U0188553

主编：影视世界

类器官及其应用

陈晔光　惠利健　主　编

上海科学技术出版社

图书在版编目（CIP）数据

类器官及其应用 / 陈晔光，惠利健主编. -- 上海：
上海科学技术出版社，2023.11
（科学专著. 前沿研究）
ISBN 978-7-5478-6372-5

Ⅰ. ①类… Ⅱ. ①陈… ②惠… Ⅲ. ①细胞培养－应
用－人体器官－研究 Ⅳ. ①R322

中国国家版本馆CIP数据核字(2023)第201368号

封面照片(脑类器官)：上海科技大学蒋琳琳、向阳飞提供
封底照片(类胚胎)：昆明理工大学艾宗勇、李天晴提供

类器官及其应用

陈晔光　　惠利健　　主编

上海世纪出版(集团)有限公司
上 海 科 学 技 术 出 版 社　出版、发行
(上海市闵行区号景路 159 弄 A 座 9F－10F)
邮政编码 201101　　www.sstp.cn
山东韵杰文化科技有限公司印刷
开本 787×1092　1/16　印张 30.5
字数 632 千字
2023 年 11 月第 1 版　2023 年 11 月第 1 次印刷
ISBN 978 - 7 - 5478 - 6372 - 5/Q·82
定价：298.00 元

本书如有缺页、错装或坏损等严重质量问题，请向印刷厂联系调换

内 容 提 要

近十年来，一种全新的三维体外研究模型——类器官迅速发展起来，成为细胞生物学和临床医学发展最快的前沿技术之一，已在肿瘤、发育和再生医学等多个基础研究领域中展现出独特的优势，并成为赋能新药研发最具潜力的研究工具之一。本书全面梳理了类器官的研究进展，涵盖了消化道组织、神经组织等多种类器官；系统介绍了各种类器官的基本结构与细胞组成、类器官的构建与鉴定以及类器官的应用。此外，本书还专门介绍了类胚胎与肿瘤类器官的研究进展，以及类器官与其他新兴生物技术（如生物芯片）的结合。展望未来，本书提出类器官的标准化，构建机制的鉴定，血管化、免疫化和神经化类器官构建等将是未来的重要技术突破方向。本书为读者构建了一个类器官研究与应用的知识体系，从而帮助读者快速了解类器官研究领域的现状和发展趋势。

本书编委会名单

主　编　陈晔光　惠利健

编委会　（按姓氏拼音排序）

边　杉　柴人杰　陈策实　陈　婷　陈晔光　程　新　高　栋　胡　苹
华国强　惠利健　李天晴　秦建华　饶　栓　席　莹　向阳飞　薛　天
杨黄恬　姚雪彪　张　兵　章　真

编撰者　（按姓氏拼音排序）

艾宗勇（昆明理工大学）

曹议元（上海科技大学）

付天龙（中国科学院分子细胞科学卓越创新中心）

侯　雷（河南省肿瘤医院）

江　芸（同济大学附属东方医院再生医学研究所）

蒋德伟（中国科学院昆明动物研究所）

金　悦（中国科学院分子细胞科学卓越创新中心）

李　春（中国科学院分子细胞科学卓越创新中心）

李铃睿（昆明医科大学）

李思奇（广州国家实验室）

李夏琳（中国科学技术大学）

刘海涛（中国科学院大连化学物理研究所）

刘　行（中国科学技术大学）

刘　晟(广州国家实验室)

刘　媛(清华大学生命科学学院)

罗倩梅(中国科学院昆明动物研究所)

吕　涛(复旦大学附属肿瘤医院放射治疗中心)

门碧莹(南方医科大学南方医院)

彭韵怡(中国科学院分子细胞科学卓越创新中心)

齐洁玉(东南大学附属中大医院)

邵先龙(中国科学院分子细胞科学卓越创新中心)

谭榕辉(广州国家实验室)

陶婷婷(中国科学院大连化学物理研究所)

王烁铭(中国科学院分子细胞科学卓越创新中心)

王亚清(中国科学技术大学苏州高等研究院)

伍炜杰(上海科技大学)

袁　凯(中南大学)

张冬卉(湖北大学生命科学学院)

张　龙(复旦大学附属肿瘤医院肿瘤研究所)

张　鹏(中国科学院上海营养与健康研究所)

张　鹏(西湖大学)

张莎莎(东南大学附属中大医院)

张盈欣(南方医科大学南方医院)

章　梅(中国科学技术大学)

章正涛(中国科学院分子细胞科学卓越创新中心)

赵联正(清华大学生命科学学院)

周泽豪(南方医科大学南方医院)

《科学专著》系列丛书序

进入 21 世纪以来,中国的科学技术发展进入到一个重要的跃升期。我们科学技术自主创新的源头,正是来自科学向未知领域推进的新发现,来自科学前沿探索的新成果。学术著作是研究成果的总结,它的价值也在于其原创性。

著书立说,乃是科学研究工作不可缺少的一个组成部分。著书立说,既是丰富人类知识宝库的需要,也是探索未知领域、开拓人类知识新疆界的需要。特别是在科学各门类的那些基本问题上,一部优秀的学术专著常常成为本学科或相关学科取得突破性进展的基石。

一个国家,一个地区,学术著作出版的水平是这个国家、这个地区科学研究水平的重要标志。科学研究具有系统性和长远性,继承性和连续性等特点,科学发现的取得需要好奇心和想象力,也需要有长期的、系统的研究成果的积累。因此,学术著作的出版也需要有长远的安排和持续的积累,来不得半点的虚浮,更不能急功近利。

学术著作的出版,既是为了总结、积累,更是为了交流、传播。交流传播了,总结积累的效果和作用才能发挥出来。为了在中国传播科学而于1915 年创办的《科学》杂志,在其自身发展的历程中,一直也在尽力促进中国学者的学术著作的出版。

几十年来,《科学》的编者和出版者,在不同的时期先后推出过好几套中国学者的科学专著。在 20 世纪三四十年代,出版有《科学丛书》;自 20世纪 90 年代以来,又陆续推出《科学专著丛书》《科学前沿丛书》《科学前沿进展》等,形成了一个以刊物名字样科学为标识的学术专著系列。自1995 年起,截至 2010 年"十一五"结束,在科学标识下,已出版了 25 部专著,其中有不少佳作,受到了科学界和出版界的欢迎和好评。

　　为了继续促进中国学者对前沿工作做有创见的系统总结，"十二五"期间，《科学》的编者和出版者决定对**科学**系列学术著作做新的延伸，将**科学**专著学术丛书扩展为三个系列品种，即《**科学**专著：前沿研究》《**科学**专著：生命科学研究》《**科学**专著：大科学工程》，继续为中国学者著书立说尽一分力。

　　随着中国科学研究向世界前列的挺进，我们相信，在**科学**系列的学术专著之中，一定会有更多中国学者推陈出新、标新立异的佳作问世，也一定会有传世的名著问世！

周光召

（《科学》杂志编委会主编）

2011 年 5 月

序

类器官是干细胞、前体细胞和／或分化细胞通过细胞-细胞间以及细胞-基质间的互作而自发组织形成的体外三维结构,能在多个方面再现体内相应组织或器官的结构和功能。由于类器官能在体外模拟人体器官发育和各种人类疾病病理状态,因此其在科学研究中迅速得到广泛的应用。具体来说,相比动物模型(如常用的啮齿动物),人类器官能更准确地模拟人类的生理和病理特征。基于这一重要优势,类器官技术越来越多地被用于基础和医学研究,其在疾病建模、药物研发和个性化医疗中有众多应用。例如,患者来源的肿瘤类器官能够快速预测药物反应,指导个性化治疗。此外,将类器官与前沿技术,比如同基因编辑和器官芯片结合起来,进一步拓展了其在基础生物学研究、生物技术和疾病治疗中的应用。类器官技术革命性地改变了基础和医学研究的范式,其应用前景才刚刚开始被探索。

在过去十几年里,中国科学家对类器官技术的发展做出了重大贡献,他们的成就得到了全球的认可。他们在人类囊胚、胰岛、肝脏、大脑、癌症和许多其他组织类器官的构建上取得了重大成果。这些新的发现使研究人员能够在体外研究这些器官的结构和功能,从而更好地理解这些器官的发育或病理机制。此外,患者来源的类器官模型的构建推动了个性化医疗的发展,而基于疾病类器官的药物筛选助力了潜在新疗法的发现。中国科学家还发展了类器官移植技术,例如,在糖尿病患者中移植胰岛类器官,为再生医学提供了一个有前景的方向。

显然,目前迫切需要一本有关类器官的学术专著,从而向不同领域的研究人员系统地介绍过去十几年该领域取得的重要进展。出版这样一本专著不仅可以为这个快速发展的领域做一个系统的知识梳理,还可以将这些知识以一种更加方便而系统化的方式进行传播。我的中国同事们现在花巨大努力来组织这样一本专著,真是适得其时。

这本书全面系统地描述了不同组织类器官和癌症类器官的研究现状,

不仅概述了下一代类器官技术的开发,如含有基质细胞和功能性血管的复杂类器官以及能模拟多器官互作的类人体系统,还探讨了类器官技术面临的挑战和未来的发展方向。我相信这本书将帮助研究人员了解类器官领域的最新进展,并将这些知识应用到他们自己的工作中。我希望在整个国际学界的共同努力下,类器官技术能为疾病治疗提供更多的理论基础和实践解决方案。

Hans Clevers

医学博士、哲学博士

荷兰乌得勒支大学分子遗传学教授

瑞士罗氏制药研究与早期开发首席科学家

2023 年 10 月

Organoids are defined as three-dimensional structures derived from stem cells, progenitor, and/or differentiated cells that self-organize through cell-cell and cell-matrix interactions to recapitulate aspects of the native tissue architectures and functions in vitro. The application of organoids in scientific research is gaining momentum owing to their ability to model human organ development and various human pathologies in a dish. Specifically, human organoids offer advantages compared to animal models (such as rodents, which are commonly used) as they represent human physiologies and pathologies with unprecedented precision. Given this significant advantage, organoid technology is increasingly used in basic and medical research, with numerous applications in disease modeling, drug discovery, and personalized medicine. For instance, patient-derived cancer organoids enable rapid prediction of drug response in a personalized fashion. Combining organoids with cutting-edge technology, such as gene editing and organ-on-chips, have profound implications in fundamental biological research, biotechnologies, and disease treatment. The potential for organoids to revolutionize the field of medicine is immense, and the possibilities for their use are only beginning to be explored.

Chinese scientists have contributed significantly to the development of the field of organoid technology in the last 10 years, and their achievements are globally recognized. They have been successful in the construction of human blastocyst, pancreatic islet, liver, brain, cancer, and many other tissue organoids. These novel findings enable researchers to study the structure and functions of these organs in vitro, leading to a better understanding of the development and pathologies of these organs. Additionally, the creation of patient-derived organoids has facilitated the development of personalized medicine, and drug screening of various diseases has helped to identify potential new therapies. Furthermore,

Chinese scientists have developed organoid transplantation, e. g., transplantation of islet organoids in treating diabetic patients, enabling a promising direction for regenerative medicine.

Clearly, there is an urgent need for a book of organoids that would systematically introduce the current understanding and the important progresses made in the field over the past decade to researchers in different fields. Publication of such an academic book would not only provide knowledge in this fast-progressing field, but also communicate and disseminate it into a convenient and systematic format. It is timing that my Chinese colleagues have made the effort to organize such a book.

This book offers a comprehensive overview of organoids for multiple organs and cancer tissues. It outlines the progresses in developing next-generation organoid technologies, such as complex organoids with stromal cells and functional vessels and a human body-like system with multi-organ interactions. The challenges and future directions of organoid technology are also discussed. I am sure that this book will help researchers to learn the latest advances in the field of organoids and apply this knowledge to their own work. I wish that with the efforts from the whole international society organoid technology would provide more crucial theoretical foundations and practical solutions for disease treatment.

Hans Clevers, MD, PhD

Professor in Molecular Genetics, Utrecht University, Netherland

Head of Roche Pharma Research & Early Development, Switzerland

October 2023

前　言

在现代生命科学和医学研究中,对于生命现象和相关机制的探索很大程度上取决于是否有合适的模型体系。许多重要发现都是如此,比如染色体遗传学的建立依赖于摩尔根的果蝇模型,细胞凋亡的发现依赖于布雷内的线虫模型,更不用说生命科学中常用的小鼠模型对生命科学和医学研究的巨大推动作用。除了这些动物模型,理解人类相关的生命和医学问题还常常用到一系列体外模型,特别是人类细胞系模型。这些体外培养的人类细胞系不仅是细胞生物学和遗传学研究的有力工具,而且也提供了人类疾病模型和药物研发体系。

在过去十几年中,一种全新的体外模型——类器官(organoid)出现在生命科学领域。关于类器官,本书采用 2021 年国际同行们给出的定义:类器官是干细胞、前体细胞和／或分化细胞通过细胞-细胞间以及细胞-基质间的互作而自发组织形成的体外三维结构,能在多个方面再现体内相应组织或器官的结构与功能。类器官可以从两个层面来理解,一个是生物学层面的,这样的类器官完全依靠细胞自组装实现结构和功能;另一个是功能性层面的,这样的类器官的构建不只是依赖细胞自组装,还需要引入其他组织工程材料等辅助构建。自从 2009 年第一个严格意义上的类器官(小肠类器官)成功构建以来,类器官的研究和应用迅速扩展到了几乎所有组织类型,从消化道组织到神经组织、再到生殖系统相关组织,甚至体外的胚胎构建以及模拟组织间互作的生物芯片的构建等。相比于以往的动物模型和细胞系,类器官具有众多独特的优势,在生命医学领域展现了广阔的应用前景。

相比于动物模型,从人类组织样品或者人源多能干细胞分化而来的类器官具有以下几方面的特点。首先,可以更忠实地反映人类组织的结构和功能特点,比如特定的胚层发育过程、代谢能力、复杂的神经组织类型等。其次,在对人类疾病发生病理过程的模拟领域也展现出特有的优势,比如病毒的感染和复制过程、人类遗传病的发病过程等。再次,类器官相比于动物模型,在遗传学上更为稳定,在制备上更容易规模化,因此提供了动物模型所不具备的人类疾病研究模型和药物筛选体系。最后,从动物福利角度考虑,类器官体的广泛应用也会减少生物医学研究对小鼠等动物模型的依赖。

相比于二维培养的细胞模型,类器官能够体现组织的结构复杂性以及多细胞互作复杂性。首先,由于细胞的自组织特性,类器官可以模拟组织的基本形态结构,比如肠道干细胞龛、大脑皮层的多层细胞结构等,这些空间组织结构在二维培养中是完全不可能形成的,但正是这些结构形成了组织功能的基础。其次,类器官在三维空间的构建产生了更丰富的可变性,比如可以通过自组装,也可以融合,还可以结合生物芯片或者3D打印形成复杂多样的结构。最后,类器官内存在多种细胞类型,这些细胞类型的存在不是静态的,而是时间上互相演变、空间上互相作用,从而提供了二维细胞培养完全不具备的组织复杂度。

因此,毫不奇怪,在短短的十多年里,类器官成为一个全新的研究热点。加上类器官模型的巨大应用潜力,有大量的研究者满怀热情地涌入这个领域,希望在其中一展身手。因为新,所以大量的数据和进展主要以论文的形式存在。对刚刚进入这个领域的研究者而言,如果想要较为全面地了解这个领域,甚至是一个细分方向,都需要大量的阅读才能实现。显然,一本系统介绍、深入浅出的参考书将会帮助大家快速了解这个领域。可以想象,这样的一本参考书将会受到相当多研究人员的欢迎。

2022年5月,还在上海疫情封控期间,上海科学技术出版社王娜编辑联系我们,希望能够就类器官这个领域的进展和应用组织一本学术专著。我们被这个想法打动,也很高兴能为推动领域发展做些贡献。因此,在解封后的夏天,我们开始邀请各个方向的专家参与本书的撰写。让我们感动的是,几乎所有的受邀专家都爽快地答应了写作任务。要知道,这些专家平时事务繁忙,只有在他们看来真正重要的事才能打动他们,让他们投入宝贵的时间和精力。2023年5月,所有章节初步完成,这些章节的内容,甚至在对领域有相当了解的专家看来,也是有很多可以学习的地方,并处处闪烁着思想的火花。

整本书的结构是所有撰稿专家一起讨论商定的。第一章是总论,由我们主笔,并请部分撰稿专家审稿。之后是各个组织器官的类器官进展和应用介绍,每一章都包含了该组织器官的基本介绍、相应类器官的构建和鉴定以及应用。再之后将类胚胎构建和肿瘤类器官的构建单独设立两章,单独设立的原因是类胚胎的构建是对生命形成的研究,而肿瘤研究则是类器官模型目前最有代表性的应用场景。在这两章之后,纳入了对新技术的讨论,主要是从生物芯片技术对于构建复杂类器官以及多器官互作的重要性角度考虑。最后是总结和展望,由多位撰稿专家审稿。展望未来,我们期待在类器官应用的标准化,空间结构形成的机制,类器官的血管化、免疫化和神经化,以及多组织类器官互作这些方向有更多更大的突破。

在本书的编撰过程中,中国科学院分子细胞科学卓越创新中心(原生化细胞所)的章正涛博士和陈笑涛女士承担了大量的联络工作,上海科学技术出版社王娜编辑花费了大量心血加工书稿,也借此机会表示衷心感谢。我们希望本书能够作为一本有价值的工具书,给领域内不同方向、不同层次的研究者以实实在在的帮助。当然,由于我们的局限,书中的任何不足或者错误之处,还请读者不吝指正。

陈晔光　南昌大学、清华大学

惠利健　中国科学院分子细胞科学创新卓越中心

2023 年 7 月

目　录

第 *1* 章
类器官研究总论

1.1 类器官的定义

类器官(organoid)是体外细胞自组织形成的能模拟原位组织结构与功能的 3D 组织模型。自从 2009 年荷兰科学家 Hans Clevers 利用小鼠小肠干细胞成功培养类器官以来[1],类器官技术得到快速发展和广泛重视。目前,研究者将人体内几乎所有的组织或者器官都在体外构建了对应的类器官,这些类器官模型在人体器官发育、再生和人类疾病研究中得到了广泛的应用。随着类器官技术的不断发展和广泛应用,类器官的定义也在随之发生变化。之前的报道认为类器官的形成来源于干细胞的自我更新与分化,但是现在已有明确的证据表明类器官也可以起始于分化细胞,如肝实质细胞和胆管上皮细胞。相关研究人员努力就类器官的定义和命名形成共识,从而便于形成相对统一的理解。因此,在本书开篇我们也希望读者对类器官定义有明确的理解:类器官是干细胞、前体细胞和／或分化细胞通过细胞-细胞间以及细胞-基质间的互作而自发组织形成的体外三维结构,能在多个方面再现体内相应组织或器官的结构与功能。目前,该定义已经得到 16 个国家的超过 60 位研究专家的认同,明确的类器官定义需要逐步在研究领域内推广,并形成共识[2]。

1.2 类器官的发展历史

1.2.1 类器官的起源:细胞自组织能力的发现

类器官技术起源于对细胞自组织能力的研究。人们对动物细胞自组织能力的认识始于 20 世纪初。1907 年,H. V. Wilson 等发现在合适的条件下,分散的海绵细胞可重聚再生成为新的个体。这一实验首次展示了无脊椎动物的细胞具有自组织能力[3],也是人们第一次认识到多细胞结构可以基于细胞的自组织潜能实现,该过程既无需外部信号引导,也不需要细胞从特定的胚胎结构开始发育,这一认识为类器官技术的建立和发展奠定了基础。

高等动物细胞是否也具有这种自组织的能力呢? 答案是肯定的。20 世纪 50 年代,许多研究者利用细胞分离-再聚合的方法,在体外将组织细胞打散,观察其再聚合情况,以探究高等动物(例如脊椎动物)细胞的自组织行为。例如,1952 年,Aron Moscona 观察到,在体外培养分离的鸡肾细胞时,上皮细胞聚集形成簇状结构,并逐渐形成小管结构,而基质细胞则包裹在外。这种排列结构与细胞分离前的中肾类似,表明部分高等动物的胚胎细胞也具备自组织能力[4]。1960 年,Paul Weiss 和 A. Cecil Taylor 分别对来自鸡胚胎的肾脏、肝脏和皮肤细胞进行了再聚合的实验,并将这些细胞聚集体分别移植到鸡胚绒毛尿囊膜中,他们发现这些来源于不同组织的细胞聚集体都可以形成和发挥相应组织的结构和功能[5],因此,这种自组织能力并不依赖于细胞本身在胚胎中的空间位置。此外,Aron Moscona 还发现不同物种的同一组织来源细胞也可以自组织形成嵌合的聚集体。他们将悬浮的小鼠肝细胞和鸡胚胎肝细胞混合,观察到它们在重聚形成空间组织时能够共同作用,这种共同作用与细胞所属的物种无关。这表明,细胞在分离再聚合时组织类型特异性可能比物种特异性更强[6]。

1.2.2 多能干细胞与类器官

自从多能干细胞(pluripotent stem cells,PSCs),包括胚胎干细胞(embryonic stem cells,ESCs)[7-9]和诱导多能干细胞(induced pluripotent stem cells,iPSCs)[10-12]建立后,研究者们利用体内发育的原理,从 PSCs 诱导分化获得了不同的组织细胞类型。其中,Yoshiki Sasai 团队利用 PSCs 体外模拟器官发育做了许多早期探索,并成功地在体外建立了重现大脑、视网膜和脑垂体等中枢神经单元三维培养的方法。这是从 PSCs 向类器官迈出的重要一步,不仅实现细胞的分化,还模拟组织或器官三维结构的形成[13]。

2008 年,Yoshiki Sasai 团队建立了胚状体(embryoid body,EB)的无血清漂浮培养体系。在缺乏神经分化抑制因子(如 BMP、Nodal 和 Wnt)的情况下,使 ESCs 自发向神经分化,形成连续的神经上皮,随后发育为分层的皮层样组织,其中包含神经干细胞、深层神经元、浅层神经元、Cajal-Retzius 细胞等。在缺乏生长因子的情况下,生成的皮质组织将自发地形成下丘脑口侧结构。而区域性的结构,如嗅球、吻侧和尾侧皮质、下摆和脉络膜丛等,可以通过添加特定的因子,包括 FGF、Wnt 和 BMP,来选择性地诱导[14]。进一步,该团队于 2011 年在无生长因子培养基中,从重聚的小鼠 ESCs 产生悬浮的胚状体,建立了首个含神经系统的完全三维模型——视杯类器官。在视杯类器官中,视网膜细胞分层具有顶-基极性,视网膜和色素上皮的标记物也以空间正确的方式表达[15]。2012 年,他们利用人胚胎干细胞(human embryonic stem cells,hESCs)培养产生了较大尺寸的视杯类器官,该模型具有人类细胞特有的特征,且形成的神经视网膜可发育成包含杆状细胞和锥状细胞的多层组织[16]。

2013 年,Juergen A. Knoblich 团队则在这些工作的基础上进一步优化了培养体系,他们利用人诱导多能干细胞(human induced pluripotent stem cells,hiPSCs)或 hESCs 首次构建了人脑类器官[17]。不同的是,他们并没有通过添加生长因子来诱导特定脑区结构的形成,而是将诱导分化的神经外胚层组织培养在人工基膜(matrigel)中来诱导复杂结构的形成,最后将 matrigel 中培养的类器官在转瓶生物装置中培养来进一步促进类器官的分化成熟。所形成的人脑类器官能形成视网膜、背侧皮层、腹侧前脑、中-后脑交界区、脉络丛和海马等不同脑区结构[17]。

这些先驱工作体现了 PSCs 在构建类器官方面的巨大潜力,目前通过 PSCs 已经可以建立人脑、视网膜、肠道、肝脏、胰腺、心脏和肾脏等不同类器官[18,19](表 1-1)。

表 1-1　类器官发展历史简介

年　份	类 器 官 构 建
1907	H.V. Wilson 发现分散的海绵细胞具有自组织再生成为新的个体的能力[3]
1952	Aron Moscona 发现分离的鸡中肾细胞能在体外自组织形成中肾类似结构[4]
1960	Paul Weiss 和 A. Cecil Taylor 发现分离的鸡胚胎来源的肾脏、肝脏和皮肤细胞具有自组织形成相应器官结构与功能的能力[5]
1963	Malcolm S. Steinberg 提出了黏附差异假说(differential adhesion hypothesis)[24]
1981	Martin Evans 从小鼠胚胎中建立了 PSCs[7];Gail R. Martin 从小鼠胚胎中分离获得了 PSCs,提出"ESCs"的概念[8]
1998	Jeffrey M. Jones 团队从人胚泡中分离和培养出第一个 hESCs[9]
2007	James Thomson 以及 Shinya Yamanaka 团队分别从已分化的体细胞诱导获得 hiPSCs[11,12]
2008	Yoshiki Sasai 团队使用 SFEBq 方法诱导 ESCs 分化获得 3D 培养的大脑皮层组织[14]
2009	Hans Clevers 团队将单个小鼠 Lgr5[+] 小肠干细胞在 Matrigel 中进行 3D 培养,获得了由单细胞扩增形成的具有肠隐窝-绒毛结构的肠类器官[1]
2011	James M. Wells 团队实现了用 hESCs 和 hiPSCs 体外构建人肠道类器官[25];Yoshiki Sasai 团队诱导小鼠 ESCs 分化获得了视杯类器官[15]
2012	Yoshiki Sasai 团队诱导 hESCs 分化获得了视杯类器官[16]
2013	Juergen A. Knoblich 团队诱导 hPSCs 分化获得脑类器官[17];Juan Carlos Izpisua Belmonte 团队诱导 hPSCs 分化获得输尿管芽类器官[26];Hideki Taniguchi 团队构建了人肝芽类器官[27];Anne Grapin-Botton 团队[28]和 Hans Clevers 团队[29]分别构建了小鼠胰腺类器官;Eri Hashino 团队诱导小鼠 ESCs 分化构建了小鼠内耳类器官[30];Hans Clevers 团队从 Lgr5[+] 肝脏细胞中构建了小鼠肝脏类器官[31]
2014	Hans Clevers 团队构建了小鼠和人前列腺类器官[32];Michael M. Shen 团队构建了小鼠前列腺类器官[33];Robert P. Coppes 团队构建了小鼠唾液腺类器官[34];James M. Wells 团队利用 hESCs 体外构建了人胃类器官[35];Carla F. Kim 团队将细支气管肺泡干细胞与肺内皮细胞共培养构建肺类器官[36]

年　份	类 器 官 构 建
2015	Thomas F. Meyer 团队构建了人输卵管类器官[37]； Yoshiki Sasai 团队诱导 hESCs 分化获得人海马体类器官[38]； Hans Clevers 团队构建了人胆管类器官[39]； Christina H. Scheel 团队构建了人乳腺类器官[40]； Ludovic Vallier 团队和 Anand Ghanekar 团队利用 hPSCs 分别构建了人胆管类器官[41,42]
2017	Melissa H. Little 团队利用 hiPSCs 构建了人肾脏类器官[43]
2018	Hugo Vankelecom 团队建立了小鼠和人子宫内膜类器官[44]； 多个团队分别建立了肝细胞类器官[45-47]
2019	Ashley Moffett 团队构建了人胎盘类器官[48]
2020	Hans Clevers 团队从人肾脏组织或者尿液中建立人肾小管上皮类器官[49]； Karl R. Koehler 团队诱导 hPSCs 分化建立人皮肤类器官[50]； 曾艺团队从 Procr+ 前体细胞中构建了小鼠胰岛类器官[51]

1.2.3　成体干细胞与类器官

　　成体干细胞(adult stem cells, ASCs)或称为组织干细胞(tissue stem cells, TSCs)也是构建类器官的重要细胞来源。通过在体外模拟组织生理条件下自我更新或损伤修复的干细胞微环境,研究者们构建了一系列类器官。

　　这里以最早构建的肠道干细胞来源的小肠类器官为例,简述其发展过程。自从 1998年, Hans Clevers 团队首次报道肠道干细胞以来[20], Wnt 信号通路被认为是 ASCs 形成和维持的关键因子[21]。因此,很多 Wnt 信号激活因子,包括 Wnt3a、R - spondin 以及GSK3 的抑制剂 CHIR99021,是大多数 ASCs 培养基中的关键成分。Lgr5 作为 Wnt 激动剂 R - spondin 的受体,可以标记多种上皮组织中的 ASCs。2009 年, Hans Clevers 团队将小鼠 Lgr5+ 小肠干细胞在 Matrigel 中进行 3D 培养,在含有三个重组蛋白 R - spondin - 1、EGF 和 Noggin 的无血清培养基中,单个小肠干细胞扩增形成了具有肠隐窝-绒毛结构的小肠类器官[1],这是首个利用 ASCs 体外形成的类器官。将 Wnt3a 添加到上述的培养基中,也可以实现小鼠结肠类器官的扩增培养[18]。2011 年, Eduard Batlle和 Hans Clevers 团队发现在上述培养基中额外添加烟酰胺以及 TGF - β 抑制剂 A83 -01 和 p38 抑制剂 SB202190 可以实现人小肠和结肠类器官的长期培养[22,23]。Lgr5+ 小肠干细胞能在体外形成类似体内肠道结构的类器官,这一结果令人鼓舞,随后该培养系统迅速被推广用于其他组织类器官的构建,并引发了人们对类器官研究的关注。

　　以 ASCs 或组织来源细胞起始,除上述介绍的肠类器官外,目前不同组织类器官,包括肝、胃、胰腺、肺、前列腺等器官已经在体外被成功构建[18],为不同组织的生理和病理机制研究提供了良好的模型(表 1 - 1)。

1.3　类器官结构的形成机制

　　类器官的形成本质上是组织器官发育或者再生的体外重现。那么细胞是如何相互作用形成特定的组织结构？通常认为，细胞自组织可以定义为，即使暴露在相同的信号环境中，细胞也会通过重排，自发地形成有序结构的组织。自组织可以拆分为自体模式（self-patterning events）和形态重排（morphogenetic rearrangement）事件。自体模式从对称性破缺（symmetry breaking）起始。对称性破缺涉及细胞分化、细胞自我聚集以及相邻细胞间的互作反馈，其结果是边界和信号中心的建立[19]。

　　细胞自我聚集是指具有相似黏附特性的细胞倾向于聚集在一起，是类器官形成特定结构的一个关键过程。关于细胞自我聚集的机制，Malcolm S. Steinberg 于 1963 年提出了"黏附差异假说（differential adhesion hypothesis）"[24]。在该假说中，细胞的自组织行为依赖于细胞表面表达的黏附蛋白。不同的黏附蛋白会有不同的结合强度，同型黏附蛋白的结合强度高于异型黏附蛋白。黏附蛋白介导的细胞结合能降低自由能，进一步增强结合强度，使得聚集细胞的熵降低，维持热力学稳定状态[24]。在这个假说下，细胞在运动中倾向于与同类细胞结合，形成热力学稳态，细胞因此自我聚集形成不同的细胞群。

　　自提出黏附蛋白介导细胞自我聚集假说以来，该假说得到了较多体外细胞混合实验结果的支持。在同型或者异型黏附蛋白介导的结合实验中，对不同细胞的相对黏附强度进行测量后发现，这些黏附强度可以预测细胞的自我聚集行为。Ramsey A. Foty 和 Malcolm S. Steinberg 在同一细胞系的不同克隆上表达不同数量的相同黏附蛋白，发现细胞可以按照黏附能力的强弱进行聚集，黏附能力最强的细胞会聚集在中心[52]。也有研究表明在体内组织或者器官发育的过程中黏附差异介导了细胞自我聚集，如在脊椎动物神经和表皮外胚层分化中，上皮和神经钙黏着蛋白的差异表达介导了细胞的自我聚集[53,54]。当然，细胞的自我聚集过程中还包含着其他更加复杂的分子机制，并不能简单地用自由能最小化来概括[55]。但通过将细胞自组织能力的描述简化为对细胞表面黏附蛋白黏附能力的定量测定，可以提供一种预测细胞自我聚集过程的方法。通过测量不同细胞的相对黏附强度，进而预测不同细胞的自组织过程。

　　对称性破缺在体内发育或体外类器官形成过程中持续发生。当同一胚层的细胞聚集在由细胞外基质基底膜排列的隔室腔中时，会产生或者响应特定的信号模式，导致对称性打破，开始形成特定的亚结构，这些亚结构将发展为各种器官前体。例如，小鼠的胚状体在短时间 Wnt 信号刺激下，导致前后对称性破缺，形成小鼠类原肠结构[56,57]。值得注意的是，绝大多数胚状体只形成一个原条样结构，并且沿特定轴向发育和延伸，提示该过程中细胞之间的互作反馈调节[58]。

　　一旦对称性被打破，来自信号中心区域的特定信号会进一步诱导和建立器官的形态。例如，在大脑发育中，顶板和底板中背侧和腹侧的信号中心通过 Wnt／BMP 和 Shh

信号向相邻的祖细胞发出信号,并影响它们的细胞命运[59]。研究发现,神经管类器官在脉冲式维甲酸处理下可自发形成底板信号中心[60]。同样,在脑类器官中,前脑背侧的信号中心也可自发形成[61]。这些信号中心对于适当的组织结构和边界区域的形成是必要的。当器官或组织的祖细胞形成并获得特定的区域特征后,其内在的结构可以进一步塑造组织形态并形成不对称结构。例如,在发育的大脑中,神经干细胞具有从脑室内部延伸到外表面的细长形状。由于神经干细胞的细胞体完全占据了内部的脑室区,更多的分化子细胞被迫向上,实际上它们会利用放射状胶质的细长基底向外迁移到皮层板[62]。这种定位对于形成灰质的正确结构和白质的形成很重要,白质的形成则决定了大脑的正确连接和功能。

另一种可能影响组织形态重排发生的机制是不同细胞类型的分选和空间限制等重组决定的。细胞分选是由不同的细胞类型之间的物理相互作用介导的,如细胞-细胞黏附等,而结构重排是由细胞运动或空间限制变化引起的力学变化介导的。在前体细胞分化为成熟子代细胞的过程中,有限的空间限制了分化子代细胞的分裂方向,使这些子代细胞被迫迁移到特定的位置,造成器官结构中的分层现象[19]。脊椎动物的视网膜发育就是一个很好的例子:神经上皮细胞分化形成一个复杂细胞谱系的过程中,子代细胞在时间和空间上受到限制,进一步产生视网膜的各个组织层[19]。类器官形成的过程中也遵循同样的规律来形成组织结构。研究表明,将 Lgr5$^+$ 肠干细胞培养在预先构建好的仿生支架凹陷内,可以自发形成小肠隐窝和绒毛的仿生结构,并且肠干细胞可以在仿生的隐窝结构处形成干细胞微环境,维持肠干细胞增殖和分化的能力[63]。

1.4　类器官的结构与功能鉴定

类器官在体外三维培养环境中能形成与体内组织类似的结构,并具有复杂的细胞与细胞间互作。这就需要对类器官的细胞组成、细胞间互作通信,以及形成的结构与功能进行全面细致的研究,帮助我们理解类器官结构形成的分子调控机制,进一步优化类器官培养方案,并指导类器官在模拟体内组织发育、再生与疾病中的应用。

单细胞测序技术的快速发展,使我们能从单细胞水平深入解析细胞状态的变化以及复杂的细胞间相互作用。目前该技术在类器官鉴定中广泛应用,一方面是解析类器官的细胞组成,与组织发育或再生过程的单细胞测序数据相比较,鉴定类器官中是否具有组织中对应的细胞类型,还可以进一步评估不同细胞的成熟情况;另一方面是鉴定类器官中复杂的细胞与细胞间相互作用,通过受体-配体分析可以建立细胞与细胞间的互作通信网络,帮助理解类器官结构形成的细胞机制。例如,Barbara Treutlein 团队通过单细胞测序技术分析了体外肝芽类器官形成过程中不同细胞间的互作,并结合小分子抑制剂功能实验,发现 VEGF 信号介导了血管网络的形成和肝母细胞的分化[64]。把研究组织发育、再生和疾病发生发展的类器官与单细胞测序技术结合起来,将帮助我们发现组织发育和再生中的调控信号,解析疾病发生过程中细胞病变以及细胞通信变化的分子机制。

虽然单细胞测序技术可以提供丰富的单细胞维度上的信息,但缺少了组织空间位置信息,而这些信息对于理解组织结构与功能非常重要。近年来,空间多重原位分析技术快速发展,使得空间的信息得以被挖掘。空间原位分析技术可以分为两大类,一类是利用核酸探针或者抗体来分别定量分析核酸或者蛋白表达的技术,如 RNA Fish 技术以及基于多种不同抗体的多重原位染色技术;另一类是基于测序和空间位置标注的空间转录组技术[65]。多重原位染色技术在类器官鉴定中应用非常广泛,可用于鉴定类器官中不同细胞组成及功能状态等。近年来多重原位染色技术得到快速发展,新的多重原位染色技术如 CODEX(Co-detection by indexing)和 MIBI‐TOF(Multiplexed ion beam imaging by time of flight)技术也得以建立[66,67],并已在肿瘤免疫微环境鉴定中广泛应用。利用 30~50 种不同抗体,可以充分鉴定肿瘤微环境的细胞组成、细胞密度的空间分布、细胞功能状态的变化以及不同细胞形成的空间结构等。而空间转录组技术则能在空间位置信息标注的情况下对组织进行测序分析,结合单细胞测序技术,可以实现对组织空间细胞分布、细胞通信、结构和功能变化等的分析[65]。空间原位分析技术在类器官鉴定中的应用将进一步增加空间维度的信息,帮助理解细胞类型的分布和不同细胞间的相互作用。

近年来长时程实时活细胞成像技术的快速发展,使得在体内或者体外长时程记录观察细胞行为成为可能。例如,何爱彬团队构建了定制垂直光片显微镜的实时成像系统,此外,通过配备的小鼠胚胎培养模块,利用心跳门控成像策略和数字图像处理框架,实现了单细胞分辨率水平的小鼠心脏发育的三维成像,并且可以不间断记录细胞谱系分化 1.5 天[68]。类器官技术与活细胞成像技术结合可以记录和分析类器官结构的形成过程。Orly Reiner 团队建立了人脑类器官芯片,可以在体外模拟人脑褶皱的生理表型。研究人员结合实时活细胞成像技术对人脑类器官体外发育和自组织的过程进行了长达数周的观察分析,发现类器官在临界细胞密度和最大核应变时出现弯曲;进一步发现类器官中心的细胞骨架收缩和表面细胞周期依赖性核扩张两种相反的作用力会造成这种差异生长模式[69]。这项工作为体外研究人脑折叠的物理过程提供了很好的模型,也是一个利用长时程活细胞成像技术深入理解类器官自组织过程的很好的例子。

1.5 类器官的应用

类器官吸引人们兴趣的主要原因之一是其具有转化应用的广阔前景。当前疾病模型及药物筛选主要依赖于细胞系及动物模型。然而,传统的细胞系难以模拟体内组织三维结构。虽然动物模型相对于细胞系能模拟体内的生理环境,但是,一方面动物模型相对复杂,需要耗费大量的人力、物力和财力;另一方面,由于物种之间的差异,动物模型是否能真实反映人类组织功能和疾病状态需要进一步验证。类器官作为一种不同于传统细胞系和动物模型的新型实验系统,不仅能在体外部分模拟组织的三维结构,还兼有细胞系可传代、通量高等优点,并且还可建立多器官互作的模型。因此,类器官在基础医学研究领域、作为疾病模型进行药物筛选、毒理学、肿瘤学、微生物学以及再生医学等领域具有巨大的应用潜力。

1.5.1 肿瘤模型

在肿瘤研究的过程中,简单的细胞系模型无法提供肿瘤微环境以及肿瘤 3D 结构。动物模型虽然有免疫以及血管系统,但是能够提供的更多的是关于动物而非人的肿瘤学信息。类器官在人类肿瘤研究中,提供了新的切入点。

肿瘤类器官的构建,可以来自患者的活检或者手术切除组织。目前,针对大多数肿瘤已经建立了相应的肿瘤类器官生物库。例如,Hans Clevers 团队建立了包含 22 例结直肠癌类器官[70]和 95 例乳腺癌类器官[71]的生物库。复旦大学章真/华国强团队构建了包含 80 例直肠癌类器官的生物库[72]。2014 年,Yu Chen/高栋团队构建了人前列腺癌类器官生物库,并显著提高了从前列腺癌患者组织中建立相应类器官模型的效率[73]。这些类器官生物库在肿瘤精准治疗和肿瘤药物研发中发挥了重要作用。

此外,随着基因编辑技术的发展,研究者能利用类器官探究特定癌基因功能缺失、增强或者突变对于肿瘤发生发展的作用。例如,利用基因编辑技术在正常人结肠类器官中引入结直肠癌中高频突变基因 APC、KRAS、SMAD4 和 TP53,从而模拟人肠腺瘤-癌症的发展过程。将基因编辑的结肠类器官移植到小鼠体内,发现能形成侵袭性结直肠癌[74,75]。Stephen J. Meltzer 团队利用 CRISPR - Cas9 技术在人巴雷特食管类器官中敲除 APC 基因,结果发现编辑后的类器官表现出组织结构异型和增殖速率增强,证明了 Wnt/β-catenin 信号激活在巴雷特食管早期癌变的关键作用[80]。惠利健团队在人诱导类肝细胞(human induced hepatocyte-like cell,hiHep)形成的肝类器官体中,分别过表达 c-Myc 和 RAS^{G12V},不仅模拟了肝癌和肝内胆管癌早期发生发展的分子和病理结构特征[81],而且指出了肝内胆管癌可以从肝细胞演化而来。

1.5.2 药物筛选

类器官作为一种新型的体外模型,相比于传统的细胞系能更好地保留其来源组织/器官的结构和功能,同时又兼具细胞系相对容易培养和通量高的特征,迅速受到药物研究领域的青睐。

肿瘤组织来源的类器官在预测患者疗效和药物靶点筛选等方面发挥了重要作用。例如,复旦大学章真/华国强团队对局部进展期直肠类器官进行了 5 - FU、伊立替康和 X 射线敏感性测试后与患者新辅助治疗疗效进行匹配,发现直肠癌类器官预测新辅助疗效的准确性为 84%[72]。Nicola Valeri 团队从转移性结直肠癌和胃食管癌患者组织中建立了类器官,并且评价了紫杉醇、西妥昔单抗和 TAS - 102 在类器官中的敏感性以及对应患者的临床响应,他们发现类器官能准确预测其来源患者的临床响应[76]。这些例子体现了肿瘤类器官作为用于预测肿瘤患者疗效的体外模型的巨大潜力。除了预测患者疗效，肿瘤类器官还可用于高通量药物筛选，发现新的治疗靶点。Hans Clevers 团队在 22 例结直肠癌类器官中进行了 83 个化合物筛选，首次证明了肿瘤类器官模型库用于高通量药物筛选的可能性[70]。Meritxell Huch 团队在 6 个肝癌类器官中筛选了 29 个小分子药物，并发现肝癌类器官对 ERK 抑制剂 SCH772984 非常敏感，他们进一步在类器官体内移植模型中验证了这一发现，表明 ERK 是肝癌治疗的一个潜在靶点[77]。除上述例子，基于肿瘤类器官模型库的高通量药物筛选的工作已有很多报道（详情请见第 14 章）。

　　除了肿瘤类器官在药物筛选中的应用外，非肿瘤类器官在药物筛选中也表现出巨大潜力，为其他非肿瘤疾病治疗提供了新思路。肾病类器官在模拟人多囊性肾病和进行相应药物筛选方面已经开展了很多研究（详情请见第 6 章）。例如，Andrew P. McMahon 团队利用 hESCs 在低贴附板诱导分化为肾脏类器官，高通量地获得肾脏类器官。该团队进而通过 CRISPR - Cas9 技术敲除多囊性肾病相关的基因 *PKD1* 和 *PKD2* 构建了多囊性肾病类器官模型，并利用该系统对 247 个蛋白激酶抑制剂进行了高通量药物筛选，他们发现 NF - κB 抑制剂 QNZ 能有效抑制多囊性肾病类器官中囊肿的形成，是一种潜在的多囊性肾病治疗药物[78]。

　　囊性纤维化治疗药物的发现是非肿瘤类器官药物筛选的成功案例。囊性纤维化（cystic fibrosis）是由囊性纤维化跨膜传导调节器（cystic fibrosis transmembrane conductance regulator，CFTR）氯离子通道的一系列突变引起的，该通道在许多器官的上皮细胞中正常表达。forskolin 可以诱导细胞内环腺苷酸（cyclic AMP，cAMP）浓度升高并激活 CFTR，从而引起正常肠道类器官分泌液体到类器官腔室，进一步引起肠道类器官的膨胀。但是，囊性纤维化患者构建的肠道类器官对 forskolin 不响应，只有在添加 CFTR 恢复的化合物时才能实现 forskolin 引起类器官膨胀的表型[74]。基于这一发现，研究者可以利用 forskolin 诱导类器官膨胀试验，对源自携带不同 CFTR 突变的患者的类器官进行药物敏感性测试。随后，研究者也通过类器官的药物筛选找到了潜在的治疗药物，并在临床上获得了良好的治疗效果[79]。

　　上述案例表明不管是肿瘤类器官还是非肿瘤类器官，在人类疾病模拟和筛选相关的治疗药物方面都展现出巨大潜力，这或许将开启药物研究的新篇章。

1.5.3　遗传疾病模型

　　类器官在器官特异性遗传突变疾病的研究中也发挥了重要的作用。通过利用 CRISPR - Cas9 技术在 hPSCs 中对特定致病基因进行编辑，并进一步诱导编辑后的 hPSCs 分化形成相应的类器官可以模拟基因突变疾病的病理表型。例如，Joseph V. Bonventre 团队采用基因编辑技术对 hESCs 中 *PKD1* 和 *PKD2* 基因进行敲除，诱导形成肾小管类器官，经过 35 天培养能够观察到明显的囊肿表型[82]。通过建立患者来源的 hiPSCs，并诱导分化形成相应的类器官也可以模拟基因突变疾病的病理表型。Jürgen

Knoblich 团队在一名严重小头畸形的患者中发现了 *CDK5RAP2* 突变,并利用患者的 hiPSCs 构建了脑类器官。他们发现该类器官仅含有部分神经上皮区域,同时形成了神经分化不成熟的表型,而在该类器官中重新引入 CDK5RAP2 蛋白的表达则可以修复这个病理表型[17]。

此外,利用患者来源的组织也可以直接建立相关的遗传疾病类器官模型。例如,上述所说的从囊性纤维化患者直肠活检组织构建的肠道类器官能模拟患者组织不响应 forskolin 刺激的表型,并能作为体外模型筛选相关的治疗药物[74]。阿拉日耶综合征 (Alagille syndrome,ASG) 通常是由 Notch 信号通路基因突变(如 *JAG1*,*NOTCH2* 突变)导致的一种遗传性肝内胆管发育不良症,表现为部分或者完全胆道的闭塞。Hans Clevers 团队从 ASG 患者活检组织中建立了类器官模型[39]。研究人员发现患者来源的类器官在诱导胆管谱系分化的培养条件下无法上调胆管的标志基因 *KRT19* 和 *KRT7*,进一步分析发现 KRT19+ 细胞在类器官腔内发生凋亡[39],由此可见 ASG 患者来源的类器官能模拟胆管组织发育异常的表型。

上述的例子说明了类器官在模拟人遗传性疾病方面具有重要价值,为我们研究遗传性疾病发生发展机制、开发相应的治疗药物提供了良好的模型。结合基因编辑技术,类器官还有望进一步应用于再生医学,为这些遗传性疾病治疗提供新思路。

1.5.4 代谢性疾病模型

组织作为一个多细胞互作的整体,疾病的发生发展常常是多种细胞相互作用以及细胞与细胞外基质互作产生的结果。类器官技术的发展为我们进一步理解这些疾病的致病机理提供了新的有力工具。

酒精性脂肪肝会引发一系列严重的肝脏病变,从简单的肝脏脂肪变性、肝炎进一步发展为肝纤维化、肝硬化,最后甚至发展为肝癌[83]。Yunfang Wang 团队将胚胎来源的间质细胞与 hESCs 来源的肝脏类器官共培养,构建了一个人源化多细胞肝脏类器官模型[84]。他们发现在乙醇连续处理 7 天后,肝脏类器官出现了纤维化、炎症因子上调、氧化应激和线粒体功能失调等与体内酒精性脂肪肝相似的病理表型[84],表明肝脏类器官能在体外模拟酒精性脂肪肝病的众多病理特征。

在过去的 20 年里,由于肥胖、Ⅱ 型糖尿病以及代谢综合征患病率的快速上升,代谢相关脂肪性肝病(metabolic associated fatty liver disease,MAFLD)逐步成为全球慢性肝脏疾病的主要发病原因。该疾病起始阶段为简单的脂肪变性,若不加以诊断及后续治疗,则会进一步演变为非酒精性脂肪肝炎,并最终发展为肝纤维化、肝硬化,甚至肝癌。Takanori Takebe 团队分别利用 hiPSCs 和 hESCs 在体外诱导分化形成包含类肝细胞、星形细胞、胆管细胞和库普弗细胞的复杂器官。他们发现复杂器官在游离脂肪酸处理下出现了脂肪变性、纤维化程度增加以及免疫细胞浸润增多等表型,较好地模拟了体内脂肪肝炎的主要特征[85]。Alejandro Soto-Gutierrez 团队在 hiPSCs 诱导分化的肝细胞中

通过下调 *SIRT1* 表达,发现分化的肝细胞中脂肪酸合成增加,进而导致脂肪积累。进一步,他们将 *SIRT1* 表达下调的肝细胞与人成纤维细胞、微血管内皮细胞、间充质干细胞和巨噬细胞共同灌注到脱细胞的大鼠肝脏中来构建工程化的人肝脏组织。结果发现,该工程化人肝脏组织发生大量脂滴的积累,并上调促炎相关信号[86]。这些案例表明人类器官能较好地模拟 MAFLD 关键的病理特征,为研究该代谢性疾病提供了新的模型。

1.5.5　感染性疾病模型

类器官在 3D 培养环境中能形成组织类似的结构以及复杂的细胞间互作,为研究复杂的人类感染性疾病提供了良好模型。Guoli Ming 团队开发了一种迷你转瓶生物反应器体系,并利用该体系在体外将 hiPSCs 诱导分化形成前脑类器官。该类器官重现了大脑发育的许多特点,同时形成了人脑独有的放射胶质细胞层。随后,利用塞卡病毒(ZIKV)感染这些类器官,发现塞卡病毒优先感染神经祖细胞,并导致细胞死亡、增殖减少、神经元细胞层的体积减小,从而在体外部分模拟了塞卡病毒导致的小头畸形的病理特征,为塞卡病毒对于人脑发育的影响提供了强有力的证明[87]。

除此之外,类器官在研究新型冠状病毒感染(Corona Virus Disease 2019,COVID-19)致病机理和筛选抗病毒药物方面发挥了重要作用。新冠感染是由严重急性呼吸综合征冠状病毒 2 型(SARS-CoV-2)感染引起的。新冠感染主要感染人呼吸道,Shuibing Chen 团队利用 hESCs 诱导分化建立了人肺类器官并用于测试 SARS-CoV-2 的感染,结果发现肺类器官能感染 SARS-CoV-2 并产生大量细胞因子和趋化因子[88]。该团队进一步利用 hESCs 诱导分化建立了人结肠类器官。结果发现结肠类器官中多种细胞类型,尤其是肠上皮细胞表达 SARS-CoV-2 的受体 ACE2 能被 SARS-CoV-2 感染[88]。另外两项独立的研究中,研究人员利用 SARS-CoV-2 感染人小肠类器官,发现 SARS-CoV-2 也能在人小肠类器官中进行活跃复制,并且感染后的小肠类器官可以产生具有感染性的病毒颗粒[89,90]。同时,Rafael Kramann 团队对 SARS-CoV-2 感染后的肾脏类器官进行单细胞测序后发现病毒会感染近段小管上皮细胞和足细胞,并发现促纤维化信号通路被激活[91]。这为临床上发现新冠感染与急性肾损伤、慢性肾脏疾病存在相关性提供了有力证据。以上案例证明了类器官是 SARS-CoV-2 感染研究的有力工具,因此研究人员想进一步利用这些类器官模型来筛选相关的抗病毒药物。Shuibing Chen 团队利用建立的人肺类器官和结肠类器官筛选了 FDA 批准的药物,结果发现伊马替尼、麦考酚酸和盐酸喹那克林等药物在生理作用浓度下,可以显著抑制 SARS-CoV-2 对人肺类器官和人结肠类器官的感染[88]。

类器官系统除了可用于研究病毒的感染,还可用于研究细菌的感染。例如,Hans Clevers 团队利用手术切除样本构建了人胃类器官,并利用这些胃类器官模拟了胃上皮细胞对幽门螺旋杆菌感染的反应。该方法不仅可用于研究细菌的 LPS 或者鞭毛等不同成分对于引起胃组织反应的作用,还可用于研究胃组织不同区域细胞对幽门螺旋杆菌感染后响应的差异,而这些研究在其他培养体系中是很难实现的[92]。

1.5.6 再生医学应用

初步研究表明可扩增的类器官可安全地移植到动物体内,这个概念首先在小肠中得到了验证[93]。小肠类器官移植到体内结肠部位后,仍可保持部分重要特征,例如绒毛结构、Paneth 细胞等[93]。该研究也证明了类器官移植到动物体内后仍具有稳定的表型。Hideki Taniguchi 团队利用 hiPSCs 体外诱导分化为肝脏前体细胞,并将其与内皮细胞和间充质干细胞混合培养,形成模拟体内肝脏发育的肝芽结构(hiPSC - LBs),将其移植到小鼠肠系膜可以挽救药物诱导的致命性肝衰竭[27]。近期,Ludovic Vallier 团队将体外培养的胆管类器官移植到体外常温灌注保存的人类肝脏中,100 小时后胆管细胞在肝脏发生整合,同时部分修正了肝脏的胆汁分泌功能[94]。这些基于类器官体的移植治疗工作,为相关的疾病治疗提供了全新的策略和思路。

1.6 挑战与展望

类器官技术的快速发展,为我们研究器官发育、再生与疾病提供了革命性的工具,使得很多生理和病理过程能在体外进行模拟和研究,但是类器官的构建与应用也面临很多挑战。第一,器官构建的可重复性与标准化是类器官推广应用的基础,也恰恰是目前类器官研究领域面临的重大难题。第二,目前还缺乏对类器官形成机制的深入理解。第三,现有的类器官只能部分模拟组织在生理或病理状态下的功能与结构,构建结构和功能高度仿生的类器官将是类器官未来发展的一个重要方向。第四,构建多器官互作体系从而用于研究不同器官间的相互作用是未来令人兴奋的领域。

未来类器官的发展需要重视类器官构建的可重复性,并形成标准化操作流程。所谓的可重复性是指在相同的培养条件下,同一批次以及不同批次的类器官可以形成高度相似的表型特征,包括类器官的大小、形状、细胞组成和三维结构等。类器官的可重复性对于类器官的应用研究至关重要。对于一个模型系统,必须要能稳健地模拟组织/器官在生理或者病理状态下的表型,才能确切地反映其规律。例如,如果要利用类器官模拟组织与器官发育,那么类器官必须要能准确并可重复地模拟组织与器官发育的特征,我们才能进一步利用类器官模拟探究发育的分子与细胞机制。同样,利用类器官研究疾病发生发展的机制以及研究药物响应等,都要求其能稳定地反映疾病特征和指示药物响应的变化。利用类器官进行再生医学应用研究,除了要求类器官培养的可重复性,还需要类器官能规模化生产并且保证安全和有效。

生物工程技术是一种提高类器官构建可重复性的可能方法。在组织发育和再生的过程中,相关的形态生成素和物理因素的梯度会持续帮助建立组织极性和结构的多样性。同样,类器官能模拟组织发育和再生的原理,连续局部微环境的变化会快速诱导复杂细胞模式的出现,并进一步促进类器官结构形成。但是传统的类器官培养,其结构形成很随机,如小肠类器官通过对称性破缺随机形成隐窝结构[1]。这就需要通过对生物化学和生物物理信号进行有序的控制,从而引导类器官结构的形成。通过工程设计可以实现对类器官培养环境的控制,包括化学信号梯度,如生长因子、整合素结合蛋白等,以及生物物理参数,如几何形状、流体力学等[95]。例如,基于微流控和光化学技术可以实现对信号分子的有序控制,包括信号分子的浓度梯度、作用时间和空间分布等。Jianping Fu团队结合器官芯片设计和微流控技术实现了对 BMP、Wnt 以及 TGF - β 等信号通路的可控诱导,在体外实现了外胚层和羊膜发育过程中特定结构模式的诱导形成,还研究了不同信号的时空变化对 PSCs 向人类外胚层和羊膜发育的影响[96]。基于工程技术可以实现对组织几何形状的设计构建,从而引导类器官的生长。Matthias P. Lutolf 团队利用组织工程技术仿生设计了小肠绒毛-隐窝结构,利用该设计的三维结构引导小肠干细胞的生长可以在体外形成小肠组织,并再现小肠绒毛-隐窝结构。该小肠组织能维持小肠的生理特征,如小肠的细胞组成,干细胞定位、组织再生能力,以及与微生物互作的能力等[97]。相比三维细胞外基质生长的小肠类器官结构的随机性,工程技术引导构建的小肠类器官结构更加均一,并且重复性好。该研究团队进一步开发了高通量制备工程设计引导的小肠类器官,并结合高通量细胞成像技术探究了小肠结构形成的调控机制,发现组织几何形状能促进小肠结构的形成[63]。这些开创性的工作提示巧妙的工程设计制造可以大大提高类器官构建的可重复性,实现类器官的可控诱导。

类器官构建面临的第二个挑战是缺乏对类器官形成机制的深入理解。许多类器官研究都集中在最终形成类器官结构和功能的解析上,缺乏对类器官形成过程的深入研究。在对类器官最终形成的结构与功能有了一定了解的基础上,是时候进一步探究类器官形成过程的分子与细胞机制。类器官形成过程本质上是模拟器官发育或再生的过程,因此,体内器官发育或者再生的相关知识可以帮助我们理解类器官形成的过程并对该过程进行进一步优化,反过来,器官技术则提供了一个检验这些知识的机会。Richard Feynman 曾说过一句名言:"凡我不能构建的,我就不理解。"[98]近年来,类器官与其他新技术的结合推动了对器官形成过程的研究。Prisca Liberali 团队结合单细胞测序和活细胞成像技术研究了从单个细胞到形成小肠类器官的过程,并发现小肠类器官的形成是由转录调节因子 YAP1 瞬时激活所驱动的再生过程。小肠类器官形成过程中细胞与细胞间 YAP1 活性的差异会启动 Notch 和 DLL1 的激活,从而促进对称分裂打破并分化形成第一个 Paneth 细胞。Paneth 细胞的出现会进一步形成干细胞壁龛,进而导致不对称结构隐窝和绒毛的形成[99]。为解析小肠类器官形成的机制,该研究团队进一步建立了基于图像分析的高通量筛选系统,并对将近 2 800 个小分子进行测试,建立了类器官表型与小分子靶点的关联图谱,发现视黄酸 X 受体(RXR)抑制剂能抑制小肠类器官的分化,促进小肠组织的再生[100]。这些工作为解析类器官形成的机制提供了很好的范例。

第三个挑战是类器官只能部分模拟组织和器官的功能与结构,缺少血管、神经和免疫系统等重要组成部分,这使得类器官只能部分模拟疾病特征。构建功能性血管网络一直以来是类器官领域以及组织工程领域试图解决的难题。构建较大体积的实体类器官受限于氧气和营养与代谢废物导致的组织坏死或结构功能损伤。关于类器官血管化构建,一个常用的方法是将类器官移植到体内,例如将肝芽和脑类器官移植到动物体内,类器官可以形成血管网络[27,101]。关于体外类器官血管化构建,研究者们也尝试了不同的构建策略。肾脏类器官中血管的形成是利用 hiPSCs 分化为肾脏细胞的过程中,自发分化出部分内皮细胞,而将分化后的肾脏类器官置于微流控装置中,在流通液体的刺激下,可以形成功能性血管网络[102]。脑类器官的研究中,功能性血管网络的形成可通过在细胞中过表达 ETV2 基因,诱导细胞发生趋内皮细胞的定向分化,再经过其与神经外胚层细胞的自组织后形成部分可贯通的血管网络[103]。

类器官神经系统的引入也已有研究报道。例如,Mina Gouti 团队诱导 hiPSCs 或者 hESCs 分化成神经中胚层前体细胞(neuromesodermal progenitors,NMPs),并进一步将获得的 NMPs 进行 3D 培养并诱导形成人神经肌肉类器官。神经肌肉类器官包含由终末施旺细胞支持的功能性神经肌肉连接,它们收缩并形成类似中枢模式生成器的神经元电路。研究人员成功使用神经肌肉类器官模拟了重症肌无力的关键病理表型[104]。Sergiu P. Pasca 团队获得了大脑皮层或后脑/脊髓类器官,并将它们与人类骨骼肌球体组装起来,以生成三维大脑皮层-运动类器官,融合后类器官可以维持形态与功能的完整长达 10 周之久[105]。

免疫微环境在疾病发生发展以及治疗,特别是癌症治疗方面也发挥着重要作用。研究者们正在积极构建含有免疫微环境的类器官模型。例如,Takanori Takebe 团队利用 hiPSCs 和 hESCs 在体外诱导分化获得含库普弗细胞的复杂肝脏类器官[85]。关于构建含有免疫微环境的肿瘤类器官,Calvin J. Kuo 团队利用气-液培养的方式,构建了能保留肿瘤组织浸润免疫细胞的类器官,并且证明这些肿瘤类器官能模拟患者特异的抗 PD1/PDL1 免疫治疗的响应[106]。这些工作为进一步构建结构与功能更为复杂的类器官奠定了基础,积累了丰富的经验,未来科研工作者们需要继续为构建高度仿真的类器官而努力。

除了构建多细胞的类器官之外,建立多器官互作类器官模型也是未来类器官领域面临的挑战。为了模拟体内不同组织/器官之间的互作,研究者们进行了很多前期探索。其中一种方法是通过 3D 共培养方式实现不同类器官之间的直接接触,这种融合后的类器官称为"组装类器官(assembloid)"。相比单一的类器官,组装类器官可以建立不同类器官间的互作,从而形成新的结构与功能。例如上述描述的大脑皮层类器官与骨骼肌类器官形成的组装类器官可以建立神经-肌肉的连接,从而可以模拟谷氨酸释放或皮质球状体的光遗传刺激引发 3D 肌肉的强劲收缩的表型。采用相似的策略,Takanori Takebe 团队建立了肝-胆-胰多器官互作的组装类器官[107]。近年来,类器官与器官芯片技术的结合为构建多器官互作体系提供了新的解决方案。通过器官芯片的设计,结合微流控技术可以实现多种类器官的共同培养[108]。除此之外,类胚胎构建技术的建立为构建多器官互作体系提供了另一种全新的思路,通过高度模拟体内发育过程可以建立人的类胚胎组织,从而可用于研究早期发育过程中多组织／器官的互相作用[109]。这些新的组织培养技术的建立为构建多器官互作体系提供很多新的思路,未来需要更多创新的培养技术建立,从而促进多器官互作体系构建的发展。

　　总之,类器官技术的兴起和快速发展无疑为生物学研究提供了重要的研究工具,由于类器官具有更贴近体内组织或器官的结构与功能,以及在体外易于操作和培养的特点,其在疾病模拟、药物筛选和再生医学等方面呈现出巨大的应用前景。当然,类器官构建将面临很多挑战,未来仍需在构建规范化类器官操作流程、深入理解类器官结构形成的机制,以及构建结构与功能高度仿真的类器官等方面努力。

(章正涛,李春,金悦,刘媛,陈晔光,惠利健)

参考文献

[1]　Sato T, Vries R G, Snippert H J, et al. Single Lgr5 stem cells build crypt-villus structures in vitro without a mesenchymal niche. Nature, 2009, 459(7244): 262 – 265.

[2]　Marsee A, Roos F J M, Verstegen M M A, et al. Building consensus on definition and nomenclature of hepatic, pancreatic, and biliary organoids. Cell Stem Cell, 2021, 28(5): 816 – 832.

[3]　Wilson H V. A new method by which sponges may be artificially reared. Science, 1907, 25 (649): 912 – 915.

[4]　Moscona A. Cell suspensions from organ rudiments of chick embryos. Exp Cell Res, 1952: 535 – 539.

[5]　Weiss P, Taylor A C. Reconstitution of complete organs from single-cell suspensions of chick embryos in advanced stages of differentiation. Proc Natl Acad Sci U S A, 1960, 46(9): 1177 – 1185.

[6]　Moscona A. The development in vitro of chimeric aggregates of dissociated embryonic chick and mouse cells. Proc Natl Acad Sci U S A, 1957, 43(1): 184 – 194.

[7]　Evans M. Origin of mouse embryonal carcinoma cells and the possibility of their direct isolation into tissue culture. J Reprod Fertil, 1981, 62(2): 625 – 631.

[8]　Martin G R. Isolation of a pluripotent cell line from early mouse embryos cultured in medium conditioned by teratocarcinoma stem cells. Proc Natl Acad Sci U S A, 1981, 78(12): 7634 – 7638.

[9]　Thomson J A, Itskovitz-Eldor J, Shapiro S S, et al. Embryonic stem cell lines derived from human blastocysts. Science, 1998, 282(5391): 1145 – 1147.

[10]　Takahashi K, Yamanaka S. Induction of pluripotent stem cells from mouse embryonic and adult fibroblast cultures by defined factors. Cell, 2006, 126(4): 663 – 676.

[11]　Takahashi K, Tanabe K, Ohnuki M, et al. Induction of pluripotent stem cells from adult human

fibroblasts by defined factors. Cell, 2007, 131(5): 861 – 872.

[12] Yu J, Vodyanik M A, Smuga-Otto K, et al. Induced pluripotent stem cell lines derived from human somatic cells. Science, 2007, 318(5858): 1917 – 1920.

[13] Eiraku M, Sasai Y. Self-formation of layered neural structures in three-dimensional culture of ES cells. Curr Opin Neurobiol, 2012, 22(5): 768 – 777.

[14] Eiraku M, Watanabe K, Matsuo-Takasaki M, et al. Self-organized formation of polarized cortical tissues from ESCs and its active manipulation by extrinsic signals. Cell Stem Cell, 2008, 3(5): 519 – 532.

[15] Eiraku M, Takata N, Ishibashi H, et al. Self-organizing optic-cup morphogenesis in three-dimensional culture. Nature, 2011, 472(7341): 51 – 56.

[16] Nakano T, Ando S, Takata N, et al. Self-formation of optic cups and storable stratified neural retina from human ESCs. Cell Stem Cell, 2012, 10(6): 771 – 785.

[17] Lancaster M A, Renner M, Martin C A, et al. Cerebral organoids model human brain development and microcephaly. Nature, 2013, 501(7467): 373 – 379.

[18] Clevers H. Modeling development and disease with organoids. Cell, 2016, 165(7): 1586 – 1597.

[19] Lancaster M A, Knoblich J A. Organogenesis in a dish: modeling development and disease using organoid technologies. Science, 2014, 345(6194): 1247125.

[20] Korinek V, Barker N, Moerer P, et al. Depletion of epithelial stem-cell compartments in the small intestine of mice lacking Tcf – 4. Nat Genet, 1998, 19(4): 379 – 383.

[21] Clevers H, Loh K M, Nusse R. Stem cell signaling. An integral program for tissue renewal and regeneration: Wnt signaling and stem cell control. Science, 2014, 346(6205): 1248012.

[22] Jung P, Sato T, Merlos-Suarez A, et al. Isolation and in vitro expansion of human colonic stem cells. Nat Med, 2011, 17(10): 1225 – 1227.

[23] Sato T, Stange D E, Ferrante M, et al. Long-term expansion of epithelial organoids from human colon, adenoma, adenocarcinoma, and Barrett's epithelium. Gastroenterology, 2011, 141(5): 1762 – 1772.

[24] Steinberg M S. Reconstruction of tissues by dissociated cells. Some morphogenetic tissue movements and the sorting out of embryonic cells may have a common explanation. Science, 1963, 141(3579): 401 – 408.

[25] Spence J R, Mayhew C N, Rankin S A, et al. Directed differentiation of human pluripotent stem cells into intestinal tissue in vitro. Nature, 2011, 470(7332): 105 – 109.

[26] Xia Y, Nivet E, Sancho-Martinez I, et al. Directed differentiation of human pluripotent cells to ureteric bud kidney progenitor-like cells. Nat Cell Biol, 2013, 15(12): 1507 – 1515.

[27] Takebe T, Sekine K, Enomura M, et al. Vascularized and functional human liver from an iPSC-derived organ bud transplant. Nature, 2013, 499(7459): 481 – 484.

[28] Greggio C, De Franceschi F, Figueiredo-Larsen M, et al. Artificial three-dimensional niches deconstruct pancreas development in vitro. Development, 2013, 140(21): 4452 – 4462.

[29] Huch M, Bonfanti P, Boj S F, et al. Unlimited in vitro expansion of adult bi-potent pancreas

progenitors through the Lgr5／R-spondin axis. EMBO J, 2013, 32(20): 2708 – 2721.

[30] Koehler K R, Mikosz A M, Molosh A I, et al. Generation of inner ear sensory epithelia from pluripotent stem cells in 3D culture. Nature, 2013, 500(7461): 217 – 221.

[31] Huch M, Dorrell C, Boj S F, et al. In vitro expansion of single Lgr5$^+$ liver stem cells induced by Wnt-driven regeneration. Nature, 2013, 494(7436): 247 – 250.

[32] Karthaus W R, Iaquinta P J, Drost J, et al. Identification of multipotent luminal progenitor cells in human prostate organoid cultures. Cell, 2014, 159(1): 163 – 175.

[33] Chua C W, Shibata M, Lei M, et al. Single luminal epithelial progenitors can generate prostate organoids in culture. Nat Cell Biol, 2014, 16(10): 951 – 961, 1 – 4.

[34] Nanduri L S, Baanstra M, Faber H, et al. Purification and ex vivo expansion of fully functional salivary gland stem cells. Stem Cell Reports, 2014, 3(6): 957 – 964.

[35] McCracken K W, Cata E M, Crawford C M, et al. Modelling human development and disease in pluripotent stem-cell-derived gastric organoids. Nature, 2014, 516(7531): 400 – 404.

[36] Lee J H, Bhang D H, Beede A, et al. Lung stem cell differentiation in mice directed by endothelial cells via a BMP4 – NFATc1 – thrombospondin – 1 axis. Cell, 2014, 156(3): 440 – 455.

[37] Kessler M, Hoffmann K, Brinkmann V, et al. The Notch and Wnt pathways regulate stemness and differentiation in human fallopian tube organoids. Nat Commun, 2015, 6: 8989.

[38] Sakaguchi H, Kadoshima T, Soen M, et al. Generation of functional hippocampal neurons from self-organizing human embryonic stem cell-derived dorsomedial telencephalic tissue. Nat Commun, 2015, 6: 8896.

[39] Huch M, Gehart H, van Boxtel R, et al. Long-term culture of genome-stable bipotent stem cells from adult human liver. Cell, 2015, 160(1 – 2): 299 – 312.

[40] Linnemann J R, Miura H, Meixner L K, et al. Quantification of regenerative potential in primary human mammary epithelial cells. Development, 2015, 142(18): 3239 – 3251.

[41] Ogawa M, Ogawa S, Bear C E, et al. Directed differentiation of cholangiocytes from human pluripotent stem cells. Nat Biotechnol, 2015, 33(8): 853 – 861.

[42] Sampaziotis F, de Brito M C, Madrigal P, et al. Cholangiocytes derived from human induced pluripotent stem cells for disease modeling and drug validation. Nat Biotechnol, 2015, 33(8): 845 – 852.

[43] Takasato M, Er P X, Chiu H S, et al. Kidney organoids from human iPS cells contain multiple lineages and model human nephrogenesis. Nature, 2016, 536(7615): 238.

[44] Boretto M, Cox B, Noben M, et al. Development of organoids from mouse and human endometrium showing endometrial epithelium physiology and long-term expandability. Development, 2017, 144(10): 1775 – 1786.

[45] Hu H, Gehart H, Artegiani B, et al. Long-Term Expansion of Functional Mouse and Human Hepatocytes as 3D Organoids. Cell, 2018, 175(6): 1591 – 1606.

[46] Peng W C, Logan C Y, Fish M, et al. Inflammatory cytokine TNFalpha promotes the long-term expansion of primary hepatocytes in 3D culture. Cell, 2018, 175(6): 1607 – 1619.

[47] Zhang K, Zhang L, Liu W, et al. In vitro expansion of primary human hepatocytes with efficient liver repopulation capacity. Cell Stem Cell, 2018, 23(6): 806 – 819.

[48] Turco M Y, Gardner L, Kay R G, et al. Trophoblast organoids as a model for maternal-fetal interactions during human placentation. Nature, 2018, 564(7735): 263 – 267.

[49] Schutgens F, Rookmaaker M B, Margaritis T, et al. Tubuloids derived from human adult kidney and urine for personalized disease modeling. Nat Biotechnol, 2019, 37(3): 303 – 313.

[50] Lee J, Rabbani C C, Gao H, et al. Hair-bearing human skin generated entirely from pluripotent stem cells. Nature, 2020, 582(7812): 399 – 404.

[51] Wang D, Wang J, Bai L, et al. Long-term expansion of pancreatic islet organoids from resident procr(＋) progenitors. Cell, 2020, 180(6): 1198 – 1211.

[52] Foty R A, Steinberg M S. The differential adhesion hypothesis: a direct evaluation. Dev Biol, 2005, 278(1): 255 – 263.

[53] Fujimori T, Miyatani S, Takeichi M. Ectopic expression of N-cadherin perturbs histogenesis in Xenopus embryos. Development, 1990, 110(1): 97 – 104.

[54] Detrick R J, Dickey D, Kintner C R. The effects of N-cadherin misexpression on morphogenesis in Xenopus embryos. Neuron, 1990, 4(4): 493 – 506.

[55] Monier B, Pelissier-Monier A, Sanson B. Establishment and maintenance of compartmental boundaries: role of contractile actomyosin barriers. Cell Mol Life Sci, 2011, 68(11): 1897 – 1910.

[56] van den Brink S C, Baillie-Johnson P, Balayo T, et al. Symmetry breaking, germ layer specification and axial organisation in aggregates of mouse embryonic stem cells. Development, 2014, 141(22): 4231 – 4242.

[57] ten Berge D, Koole W, Fuerer C, et al. Wnt signaling mediates self-organization and axis formation in embryoid bodies. Cell Stem Cell, 2008, 3(5): 508 – 518.

[58] van den Brink S C, Alemany A, van Batenburg V, et al. Single-cell and spatial transcriptomics reveal somitogenesis in gastruloids. Nature, 2020, 582(7812): 405 – 409.

[59] Dessaud E, McMahon A P, Briscoe J. Pattern formation in the vertebrate neural tube: a sonic hedgehog morphogen-regulated transcriptional network. Development, 2008, 135(15): 2489 – 2503.

[60] Meinhardt A, Eberle D, Tazaki A, et al. 3D reconstitution of the patterned neural tube from embryonic stem cells. Stem Cell Reports, 2014, 3(6): 987 – 999.

[61] Renner M, Lancaster M A, Bian S, et al. Self-organized developmental patterning and differentiation in cerebral organoids. EMBO J, 2017, 36(10): 1316 – 1329.

[62] Rakic P. Extrinsic cytological determinants of basket and stellate cell dendritic pattern in the cerebellar molecular layer. J Comp Neurol, 1972, 146(3): 335 – 354.

[63] Gjorevski N, Nikolaev M, Brown T E, et al. Tissue geometry drives deterministic organoid patterning. Science, 2022, 375(6576): eaaw9021.

[64] Camp J G, Sekine K, Gerber T, et al. Multilineage communication regulates human liver bud development from pluripotency. Nature, 2017, 546(7659): 533 – 538.

［65］　Elhanani O, Ben-Uri R, Keren L. Spatial profiling technologies illuminate the tumor microenvironment. Cancer Cell, 2023, 41(3): 404 – 420.

［66］　Keren L, Bosse M, Thompson S, et al. MIBI-TOF: A multiplexed imaging platform relates cellular phenotypes and tissue structure. Sci Adv, 2019, 5(10): eaax5851.

［67］　Goltsev Y, Samusik N, Kennedy-Darling J, et al. Deep profiling of mouse splenic architecture with CODEX multiplexed imaging. Cell, 2018, 174(4): 968 – 981.

［68］　Yue Y, Zong W, Li X, et al. Long-term, in toto live imaging of cardiomyocyte behaviour during mouse ventricle chamber formation at single-cell resolution. Nat Cell Biol, 2020, 22 (3): 332 – 340.

［69］　Karzbrun E, Kshirsagar A, Cohen S R, et al. Human brain organoids on a chip reveal the physics of folding. Nat Phys, 2018, 14(5): 515 – 522.

［70］　van de Wetering M, Francies H E, Francis J M, et al. Prospective derivation of a living organoid biobank of colorectal cancer patients. Cell, 2015, 161(4): 933 – 945.

［71］　Sachs N, de Ligt J, Kopper O, et al. A living biobank of breast cancer organoids captures disease heterogeneity. Cell, 2018, 172(1 – 2): 373 – 386.

［72］　Yao Y, Xu X, Yang L, et al. Patient-derived organoids predict chemoradiation responses of locally advanced rectal cancer. Cell Stem Cell, 2020, 26(1): 17 – 26.

［73］　Gao D, Vela I, Sboner A, et al. Organoid cultures derived from patients with advanced prostate cancer. Cell, 2014, 159(1): 176 – 187.

［74］　Matano M, Date S, Shimokawa M, et al. Modeling colorectal cancer using CRISPR-Cas9-mediated engineering of human intestinal organoids. Nat Med, 2015, 21(3): 256 – 262.

［75］　Drost J, van Jaarsveld R H, Ponsioen B, et al. Sequential cancer mutations in cultured human intestinal stem cells. Nature, 2015, 521(7550): 43 – 47.

［76］　Vlachogiannis G, Hedayat S, Vatsiou A, et al. Patient-derived organoids model treatment response of metastatic gastrointestinal cancers. Science, 2018, 359(6378): 920 – 926.

［77］　Broutier L, Mastrogiovanni G, Verstegen M M, et al. Human primary liver cancer-derived organoid cultures for disease modeling and drug screening. Nat Med, 2017, 23(12): 1424 – 1435.

［78］　Tran T, Song C J, Nguyen T, et al. A scalable organoid model of human autosomal dominant polycystic kidney disease for disease mechanism and drug discovery. Cell Stem Cell, 2022, 29 (7): 1083 – 1101.

［79］　Dekkers J F, Wiegerinck C L, de Jonge H R, et al. A functional CFTR assay using primary cystic fibrosis intestinal organoids. Nat Med, 2013, 19(7): 939 – 945.

［80］　Liu X, Cheng Y, Abraham J M, et al. Modeling Wnt signaling by CRISPR-Cas9 genome editing recapitulates neoplasia in human Barrett epithelial organoids. Cancer Lett, 2018, 436: 109 – 118.

［81］　Sun L, Wang Y, Cen J, et al. Modelling liver cancer initiation with organoids derived from directly reprogrammed human hepatocytes. Nat Cell Biol, 2019, 21(8): 1015 – 1026.

［82］　Freedman B S, Brooks C R, Lam A Q, et al. Modelling kidney disease with CRISPR-mutant kidney organoids derived from human pluripotent epiblast spheroids. Nat Commun, 2015,

6: 8715.

[83] Fuster D, Samet J H. Alcohol use in patients with chronic liver disease. N Engl J Med, 2018, 379 (13): 1251 – 1261.

[84] Wang S, Wang X, Tan Z, et al. Human ESC-derived expandable hepatic organoids enable therapeutic liver repopulation and pathophysiological modeling of alcoholic liver injury. Cell Res, 2019, 29(12): 1009 – 1026.

[85] Ouchi R, Togo S, Kimura M, et al. Modeling steatohepatitis in humans with pluripotent stem cell-derived organoids. Cell Metab, 2019, 30(2): 374 – 384.

[86] Collin de l'Hortet A, Takeishi K, Guzman-Lepe J, et al. Generation of human fatty livers using custom-engineered induced pluripotent stem cells with modifiable SIRT1 metabolism. Cell Metab, 2019, 30(2): 385 – 401.

[87] Qian X, Nguyen H N, Song M M, et al. Brain-region-specific organoids using mini-bioreactors for modeling ZIKV exposure. Cell, 2016, 165(5): 1238 – 1254.

[88] Han Y, Duan X, Yang L, et al. Identification of SARS – CoV – 2 inhibitors using lung and colonic organoids. Nature, 2021, 589(7841): 270 – 275.

[89] Lamers M M, Beumer J, van der Vaart J, et al. SARS – CoV – 2 productively infects human gut enterocytes. Science, 2020, 369(6499): 50 – 54.

[90] Zhou J, Li C, Liu X, et al. Infection of bat and human intestinal organoids by SARS – CoV – 2. Nat Med, 2020, 26(7): 1077 – 1083.

[91] Jansen J, Reimer K C, Nagai J S, et al. SARS – CoV – 2 infects the human kidney and drives fibrosis in kidney organoids. Cell Stem Cell, 2022, 29(2): 217 – 231.

[92] Bartfeld S, Bayram T, van de Wetering M, et al. In vitro expansion of human gastric epithelial stem cells and their responses to bacterial infection. Gastroenterology, 2015, 148(1): 126 – 136.

[93] Fukuda M, Mizutani T, Mochizuki W, et al. Small intestinal stem cell identity is maintained with functional Paneth cells in heterotopically grafted epithelium onto the colon. Genes Dev, 2014, 28 (16): 1752 – 1757.

[94] Sampaziotis F, Muraro D, Tysoe O C, et al. Cholangiocyte organoids can repair bile ducts after transplantation in the human liver. Science, 2021, 371(6531): 839 – 846.

[95] Garreta E, Kamm R D, Chuva de Sousa Lopes S M, et al. Rethinking organoid technology through bioengineering. Nat Mater, 2021, 20(2): 145 – 155.

[96] Zheng Y, Xue X, Shao Y, et al. Controlled modelling of human epiblast and amnion development using stem cells. Nature, 2019, 573(7774): 421 – 425.

[97] Nikolaev M, Mitrofanova O, Broguiere N, et al. Homeostatic mini-intestines through scaffold-guided organoid morphogenesis. Nature, 2020, 585(7826): 574 – 578.

[98] Huch M, Knoblich J A, Lutolf M P, et al. The hope and the hype of organoid research. Development, 2017, 144(6): 938 – 941.

[99] Serra D, Mayr U, Boni A, et al. Self-organization and symmetry breaking in intestinal organoid development. Nature, 2019, 569(7754): 66 – 72.

[100] Lukonin I, Serra D, Challet Meylan L, et al. Phenotypic landscape of intestinal organoid regeneration. Nature, 2020, 586(7828): 275 - 280.

[101] Mansour A A, Goncalves J T, Bloyd C W, et al. An in vivo model of functional and vascularized human brain organoids. Nat Biotechnol, 2018, 36(5): 432 - 441.

[102] Homan K A, Gupta N, Kroll K T, et al. Flow-enhanced vascularization and maturation of kidney organoids in vitro. Nat Methods, 2019, 16(3): 255 - 262.

[103] Cakir B, Xiang Y, Tanaka Y, et al. Engineering of human brain organoids with a functional vascular-like system. Nat Methods, 2019, 16(11): 1169 - 1175.

[104] Faustino Martins J M, Fischer C, Urzi A, et al. Self-organizing 3D human trunk neuromuscular organoids. Cell Stem Cell, 2020, 26(2): 172 - 186.

[105] Andersen J, Revah O, Miura Y, et al. Generation of functional human 3D cortico-motor assembloids. Cell, 2020, 183(7): 1913 - 1929.

[106] Neal J T, Li X, Zhu J, et al. Organoid modeling of the tumor immune microenvironment. Cell, 2018, 175(7): 1972 - 1988.

[107] Koike H, Iwasawa K, Ouchi R, et al. Modelling human hepato-biliary-pancreatic organogenesis from the foregut-midgut boundary. Nature, 2019, 574(7776): 112 - 116.

[108] Ronaldson-Bouchard K, Teles D, Yeager K, et al. A multi-organ chip with matured tissue niches linked by vascular flow. Nat Biomed Eng, 2022, 6(4): 351 - 371.

[109] Fu J, Warmflash A, Lutolf M P. Stem-cell-based embryo models for fundamental research and translation. Nat Mater, 2021, 20(2): 132 - 144.

第2章
消化道类器官

消化道是食物摄取、消化、吸收与外排的重要场所。消化道包括口腔、咽、食管、胃、小肠和大肠。除了口腔和咽,消化道管壁由内向外分为四层,依次为黏膜、黏膜下层、肌层和外膜。最内层的黏膜又分为上皮层、固有层和黏膜肌层。食管黏膜为复层扁平鳞状上皮,主要起保护作用;而胃肠道则为单层柱状上皮,主要参与食物的消化和吸收。

2.1 消化道的结构与功能

2.1.1 食管

食管是食物和水进入胃的必经之路,根据黏膜层的细胞组成不同可分为两段:与口腔相连延伸至接近胃的食管主要由复层鳞状上皮细胞组成,其主要起保护作用;食管与胃贲门部连接处的复层鳞状上皮移形为单层柱状上皮。然而,啮齿类动物的食管均由鳞状上皮细胞组成,且表现为明显的角质化[1]。同时,由于啮齿类动物的前胃和远端胃的细胞构成与人体食管下段一致,因此普遍认为人类食管胃交界处的过渡区域对应啮齿类动物前胃和远端胃的交界处[2,3]。

人的上段食管上皮由具有增殖能力的基底细胞和角质细胞组成,后者逐渐迁移至管腔表面,最终脱落进入管腔,随后新形成的角质细胞将填补原来的位置。这样完整的更新过程往往需要几周的时间,也正是因为这样的动态过程,使食管黏膜上皮细胞形成增殖分化梯度,保证了食管黏膜上皮的完整性[4]。与胃、肠不同,尽管人的食管也有能产生黏蛋白的腺体,但其管腔表面并不覆以密集的黏液层。管腔内最外层细胞与分泌的黏蛋白和吞入的唾液以紧密连接的形式形成了一个保护屏障,以防止摄入的毒素、微生物和反流胃酸造成的损伤[5]。

2.1.2 胃

胃在食物贮存和消化中起着重要作用,根据解剖位置分为贲门(cardiac)、胃底(fundus)、胃体(corpus)和幽门(pylorus)。胃上皮由单层柱状上皮细胞组成,覆以不溶性黏液以防止胃液对黏膜的消化损伤[6]。啮齿类动物还具有鳞状上皮覆盖的前胃(forestomach),因此其远端胃才对应人类的全胃。胃上皮细胞具有持续自我更新的能力,脱落的细胞由胃小凹底部和胃腺颈部的胃分化细胞增殖补充,因此能确保黏膜完整和功能正常以抵御细菌和毒素等有害物质的侵染[7]。

胃黏膜主要由黏液细胞组成,并向基底层下陷形成密集的腺体结构,从外到里分别为胃小凹(pit)、峡部(isthmus)、颈部(neck)和基底部(base)。根据所在位置和结构的不同又可分为胃底/胃体腺(fundic/corpus gland)和胃窦腺(antral gland),前者主要参与胃酸和蛋白酶原的分泌,后者则参与黏液和溶菌酶的分泌[8]。胃底/胃体腺主要由参与黏液分泌的颈黏液细胞(neck mucous cell)、负责分泌胃酸的壁细胞(parietal cell)、分泌激素的内分泌细胞(enteroendocrine cell)和分泌消化酶的主细胞(chief cell)组成;而胃窦腺同样具备胃小凹细胞、颈黏液细胞、内分泌细胞和主细胞等[9]。胃体腺和胃窦腺的细胞组成及分布如图 2-1 所示[10]。

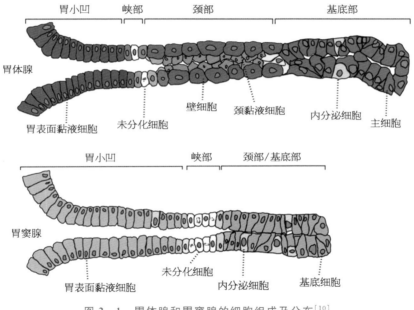

图 2-1　胃体腺和胃窦腺的细胞组成及分布[10]

2.1.3　小肠

小肠是食物消化和吸收的主要场所,由十二指肠(duodenum)、空肠(jejunum)和回肠(ileum)组成,三者结构相似。小肠管腔内通过形成皱襞、绒毛和微绒毛三级结构,显著增大小肠的吸收表面积[11]。

小肠的黏膜层主要由向腔内突出的绒毛(villus)和向基质内陷的隐窝(crypt)连接而成,均为单层柱状上皮细胞。小肠绒毛主要由成熟的肠吸收细胞(absorptive cell)、杯状细胞(goblet cell)、肠内分泌细胞(enteroendocrine cell)和簇细胞(tuft cell)组成;而内陷的隐窝则主要包括未成熟的祖细胞(progenitor)、瞬时扩增细胞(transient amplifying cell, TA cell)、潘氏细胞(paneth cell)和肠干细胞(intestinal stem cell)[12,13] (图 2 - 2)。干细胞和潘氏细胞以相互交错的形式覆盖整个隐窝底部,但目前对＋4 位干细胞仍存在争议[14]。肠吸收细胞的主要功能是负责营养物质和水分的吸收;而包括杯状细胞、潘氏细胞、簇细胞和肠内分泌细胞在内的分泌细胞负责分泌黏液、抗菌肽和肠道激素等,维持小肠黏膜屏障的完整和功能的正常。此外,微皱襞细胞(M 细胞)对肠道内容物进行摄取,并将管腔抗原转运至淋巴结构成基础免疫细胞,从而调控免疫反应。

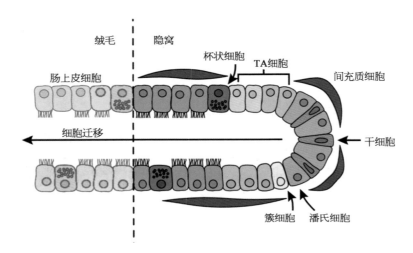

图 2 - 2　小肠上皮的细胞组成及分布[15]

2.1.4　大肠

大肠由盲肠(cecum)、阑尾(vermiform appendix)、结肠(colon)、直肠(rectum)和肛管(anal canal)组成,主要是将食物残渣形成粪便排出的场所,同时参与水的再摄取。啮齿类动物的盲肠不但没有退化反而异常发达。与小肠的黏膜层不同,大肠的黏膜层只有向固有层内陷形成的密集的隐窝结构,但两者在细胞组成上却十分相似。大肠的黏膜层均为单层柱状上皮,靠近管腔侧主要由吸收细胞、肠内分泌细胞、大量的杯状细胞和少量的簇细胞组成;而 TA 细胞和干细胞则位于隐窝底部。相较于小肠,大肠的隐窝缺乏潘氏细胞,但它们的功能可以被类潘氏细胞样的细胞替代[16]。大肠的生理结构和功能决定了此处也是大量微生物群定植的地方,为了维持机体的稳态,大肠被覆着厚厚的黏液层,在为菌群提供定植场所的同时也隔绝了有害物质对肠上皮的直接损伤。同时,肠干细胞的自我更新和分化也保证了黏膜上皮细胞的稳定。

2.2　消化道类器官的构建

2009 年,Hans Clevers 实验室报道了肠类器官的构建,他们将单个肠干细胞在体外培养成类器官结构,具有体内肠上皮组织隐窝和绒毛的基本特征[17]。这项具有里程碑意义的研究成果,并与其他相关发现正式揭开了类器官研究领域的序幕。迄今为止,在类器官研究中,消化道类器官是研究最成熟的领域之一。在本节中,我们将按照细胞来源阐述消化道类器官的构建方法,包括多能干细胞来源、成体干细胞来源和成体分化细胞来源。

2.2.1　多能干细胞来源

多能干细胞(pluripotent stem cells,PSCs)具有能够自我更新、产生机体所有细胞类型的能力,包括胚胎干细胞(embryonic stem cells,ESCs)和诱导多能干细胞(induced pluripotent stem cells,iPSCs)。胚胎干细胞一般来源于植入前胚胎的内细胞团,而诱导多能干细胞一般来源于体细胞重编程(reprogramming)[18]。PSCs易于在体外培养扩增,并且便于进行遗传操作,已经成为研究生长发育、疾病发生等方面的重要模型[19]。由于 PSCs 能够产生机体所有的细胞类型,因此其可以通过在体外定向分化,产生不同组织器官的细胞并最终形成类器官[20,21]。

多能干细胞来源的类器官的构建,本质上是一个模拟器官发育的过程,其中三胚层的出现为各器官的形成提供了基础。消化道来源于定型内胚层(definitive endoderm),因此构建由多能干细胞来源的消化道类器官,首先需要诱导分化出定型内胚层。作为转化生长因子-β(transforming growth factor β,TGF-β)超家族的一员,Activin A 能够在体外促进干细胞向定型内胚层分化[22],目前已经被广泛应用于多能干细胞来源的消化道类器官的构建过程[22-27]。通过在培养基中加入 Activin A 刺激,贴壁生长的干细胞会逐渐形成光滑的片状内胚层结构,并伴随转录因子 FOXA2 和 SOX17 等内胚层标志物的表达。

在胚胎发育过程中,内胚层经过特化形成前肠和(中)后肠,即原始肠管(gut tube),随后进一步特化形成不同器官原基,其中前肠发育成为食管、胃等消化系统器官及其他系统器官,后肠发育为消化系统中的肠道[28]。因此,为构建消化道类器官,在多能干细胞分化为定型内胚层后,需要进一步诱导其向前肠或后肠的特化。研究表明,成纤维细胞生长因子(fibroblast growth factor,FGF)信号和 Wnt 信号能够促进内胚层向后肠的特化,并且如果在该过程中抑制骨形成蛋白(bone morphogenic protein,BMP)信号和激活视黄酸(retinoic acid,RA)信号,那么内胚层会向前肠进行特化[28-30]。据此,多能干细胞经 Activin A 诱导形成定型内胚层后,FGF4 和 Wnt3A 的处理会使其向后肠部分进行特化[26,31],在此基础上加入 Noggin(BMP 信号抑制因子)和 RA 处理会使其向前肠部分进行特化[23,24,27,31]。值得注意的是,Wnt 信号和 RA 信号激活时间的差异会导致前肠进一步向不同区域分化,其中短时间的激活会使其向前肠前端(即食管)分化,而长时间的激活则会趋向于前肠后端(即胃)的分化[27]。因此,这些处理均是在体外模拟体内前后肠的发育过程。体外诱导前后肠特化的过程中,在片状的内胚层表面会自发形成三维的细胞团结构,又称为类球体(spheroids)[32],这些类球体可以从内胚层表面自然脱离进入培养基中,代表了分化成熟的前肠或后肠细胞,并表达特异性细胞标志物 SOX2(前肠)或 CDX2(后肠)等。类球体的出现是前后肠成功特化的重要标志,也是二维生长的干细胞向三维类器官转变的重要阶段。

前肠或后肠的类球体脱离进入培养基后,将其收集并包裹至富含层粘连蛋白的基质胶(matrigel)中进行三维培养,最终可发育成为类器官[32]。而不同的生长因子组合,可以诱导类球体分化成为不同种类的类器官。研究表明,表皮生长因子(epidermal growth factor,EGF)和 FGF10 可以在三维培养中诱导前肠前端类球体发育成为食管类器官,在该过程中,类器官单层上皮逐渐发育成熟为复层鳞状上皮结构,很好地再现了体内食管上皮的发育过程,并且各种细胞类型标志物的表达水平与体内一致,体内移植实验也证明食管类器官具备一定的生理功能[27,33,34]。相似地,前肠后端类球体在 EGF、Noggin 和 RA 的处理下,能够在三维培养中特化成为胃类器官,并且可以分别发育为不同胃区的类器官,包括胃体类器官[23]和胃窦类器官[24],其中,胃体类器官的发育需要 Wnt 等信号的激活[23],不同胃区类器官的建立表明类器官系统是探究器官区域化的有力工具(图 2-3)。

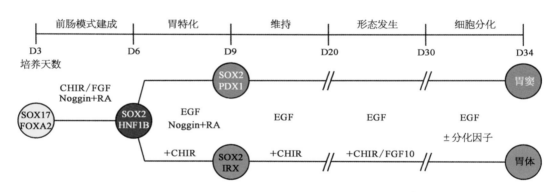

图 2-3 干细胞来源的胃体和胃窦类器官的构建过程[23]

前肠部分能够发育成为多种器官,而后肠最终发育成为消化道中的肠道。三维培养的后肠类球体能够发育为成熟的肠道类器官,该过程需要的生长因子与成体小肠类器官体外培养所需要的生长因子一致,即 EGF、Noggin 和 R-spondin1(Wnt 信号激活因子)[35]。与体内组织结构一致,分化成熟的肠道类器官具有绒毛和隐窝样结构,并且具有功能性吸收型细胞及其他分化细胞,包括杯状细胞、潘氏细胞和内分泌细胞等。将这些类器官移植至小鼠体内会产生人小肠上皮结构,并且具有生理功能[26]。此外,在多能干细胞来源的类器官中,还存在间充质细胞(mesenchymal cells),其包裹在上皮结构周围,这些细胞可能是来源于内胚层诱导后残留的中胚层细胞[36]。

2.2.2 成体干细胞来源

目前,已在成年生物个体的许多组织器官中鉴定出成体干细胞。与胚胎干细胞不同,成体干细胞是具有限分化潜能的多能或单能干/祖细胞,只能产生特定的细胞类型。成体干细胞所在的特定微环境称为干细胞生态位或壁龛(stem cell niche),该环境能提供调节细胞命运和更新的外在信号,这也解释了为什么不同组织器官来源的成体干细胞的培养条件都有所不同。同时,成体干细胞来源的类器官的主要优势是能够长期保持细胞的基因组稳定性和组织学特征。需要指出,成体干细胞来源的类器官只有上皮细胞,缺乏间质、血管等微环境因素[37]。

成体干细胞来源的类器官的构建,本质上是模拟生理细胞更新迭代和损伤修复的过程。目前主要采用的培养方式是以基质胶包裹为主的培养系统:将从各个组织器官中获取的、具有再生能力的成体干细胞包裹进基质胶中,从而模拟成体天然的细胞外环境骨架。此外,气液界面(air-liquid interface)的培养系统也被越来越多的研究者用于共培养等领域的探索中[38]。成体干细胞来源的类器官在该环境下一般能建立或保持完整的干细胞生态位,因此只需要在培养基中添加其他微环境的细胞因子即可。类器官中的干细胞通常表现出强大的自我更新能力,因此大多数培养的类器官主要以未成熟分化的干细胞和祖细胞组成,但可根据实际需要调整培养基中生长因子或小分子等成分的种类或浓度,进而诱导其定向分化成熟。

在各段消化管中,黏膜的结构差异较大,是各自功能的决定性区域,也是上皮成体干细胞的主要聚集区域。因此,对各段消化道的干细胞位置与功能的认知,对于成体干细胞来源的类器官的构建与鉴定有着重要的作用。

1. 食管

尽管目前对于食管上皮的干细胞群依旧存在争议,但普遍认为食管上皮是通过基底细胞群的增殖分化来维持黏膜上皮的稳态。在最近的小鼠模型中也证实了表达角蛋白 KRT5、转录因子 SOX2 和 P63 的基底细胞能持续更新以维持上皮稳态[39]。Aaron D. DeWard 等首次从小鼠食管黏膜中建立了具有复层鳞状上皮的食管类器官,并发现表达 SOX2 的基底细胞中包含干细胞和转运扩增细胞[40]。而后续 Youngtae Jeong 等发现高表达 CD49F 和低表达 CD24 的未分化的食管基底细胞呈现出更高的克隆形成能力,其中,P63 在调节基底细胞的自我更新基因表达中起重要作用[41]。同时,Véronique Giroux 等鉴定出一个长寿的干/祖细胞群,并发现表达 KRT15 的基底细胞在类器官中显示出自我更新、增殖和分化的能力。因此,在分离食管黏膜层后,可通过分选干细胞群或直接将其置于基质胶中进行培养,从而自发形成食管类器官。与其他类器官的培养类似,食管类器官的培养也离不开 Wnt 信号、EGF 信号和 Notch 信号的支持。Véronique Giroux 等在此基础上进行了优化,从而实现从小鼠正常食管上皮中提取细胞进行类器官培养,而人类食管类器官的培养则是在小鼠培养系统的基础上进行优化并建立的[42]。

2. 胃

长期以来,位于胃腺体峡部区域具增殖能力的细胞一直被认为是胃上皮的干细胞。

但后续又有研究者在胃窦腺的底部发现肠干细胞标志物 Lgr5,并且通过谱系追踪的方式证明了这群细胞的干细胞特征,具有能分化为胃窦腺上皮所有类型细胞的能力[9,43]。同时,通过谱系追踪的方式也发现了位于胃底/体腺底部的表达 Troy 的细胞具自我更新并生成对应腺体所有类型细胞的能力[44]。需要指出,前期研究表明 Troy+ 细胞为完全分化的主细胞,但后续研究发现其能被特定的条件激活,从静止状态恢复到能够增殖的状态,因此也被称为储备干细胞[45]。近期,Joseph Burclaff 等也分别证实了峡部的干细胞具有多能性,且通过自我更新的方式维持附近区域细胞的更新迭代;而 Troy+ 干细胞群则主要维持腺体底部主细胞的再生[46]。

尽管目前对胃干细胞的存在特征依旧存在争议,但对于成体干细胞来源的类器官构建而言,获取胃上皮完整的腺体结构是成功构建的先决条件。上文提及胃不同部位具有不同的腺体结构,因此根据腺体的来源将胃腺体类器官分为两种:胃底/胃体腺类器官和胃窦腺类器官。从不同区域获得相应的腺体后,直接将腺体或分选出的干细胞与基质胶混合进行培养,最终能够形成对应腺体的类器官。首例成功构建的成体干细胞来源的胃类器官源自小鼠胃窦腺表达 Lgr5 的细胞[9],通过在肠道类器官培养基的基础上添加 FGF10 和胃泌素(gastrin)来实现长期稳定培养,这样的培养体系后续也被证实可以用于 Troy+ 干细胞来源的小鼠胃类器官的培养。在该培养条件下形成的类器官以空泡形态为主,可以观察到主细胞(LIPF+ 和 PGA5+)和颈黏液细胞(MUC5AC+ 和 MUC6+),适当降低 Wnt 的浓度即可诱导表面黏液细胞(MUC5AC+)和内分泌细胞(GAST+、GHRL+、SST+ 和 HDC+)的产生。当完全撤去 Wnt、Noggin 和 FGF10 后,可以观察到分化的胃小凹细胞(GKN1+ 和 GKN2+)的形成[47]。然而,目前还没有比较完善的体系能够长期稳定维系壁细胞(parietal cell)质子泵(ATP4A 和 ATP4B)的表达与功能。而对于人胃类器官的培养,只需要在小鼠的培养体系中加入小分子 A8301(TGF-β 信号抑制剂)即可维持其长期稳定的生长。

3. 小肠

在正常生理情况下,肠上皮进行快速自我更新,该过程通过隐窝底部肠干细胞的增殖和分化来完成。隐窝底部的 Lgr5+ 干细胞通过不对称分裂产生瞬态放大(transiently amplified)细胞[46,48],随后瞬态放大细胞演变为分化倾向的祖细胞,并向上迁移至绒毛区域,逐渐分化成为吸收型上皮细胞和分泌型上皮细胞(包括肠内分泌细胞、杯状细胞和簇细胞);而向下迁移的瞬态放大细胞则分化为潘氏细胞。通过分离小肠上皮的隐窝结构并置于基质胶中进行培养,其能自发性地形成类器官结构。

首例成体干细胞来源的小肠类器官是从小鼠 Lgr5+ 干细胞构建的[49]。Wnt、Notch、EGF、Hippo 和 BMP 信号通路已被证明对肠上皮的稳态维持十分重要,因此在培养基中补充 EGF、Noggin 和 R-spondin1 即可实现长期稳定的培养。而人类小肠类器官的培养则相对复杂,需要额外加入 Wnt3a、烟酰胺(nicotinamide)、A8301、胃泌素和 SB202190(p38 抑制剂)才能保证类器官的长期稳定生长。然而在该培养条件下,类器官处于高增殖状态,当撤去 Wnt3a、烟酰胺和 SB202190 后,方可观察到杯状细胞、肠内分泌细胞和潘氏细胞的分化。

4. 大肠

结直肠类器官是第一个成功构建的类器官模型,并且展示表达 EPHB2 的细胞在体外能扩增为未分化和具有多潜能的细胞群[50]。Toshiro Sato 等在参照小肠类器官的方式进行结直肠类器官的构建时发现,其需要更高的 Wnt 信号才能维持正常存活。但需要明确,在该条件下形成的结直肠类器官呈现高增殖的状态,并且失去正确的分化细胞类型,只有撤去 Wnt 后才逐渐形成正常的分化谱系[50]。但仅撤去 Wnt 时并不能促进人结直肠类器官的成熟分化,还需要将培养基中的烟酰胺和 SB202190 一并撤去后才能观察到成熟的杯状细胞(MUC2$^+$)和肠内分泌细胞(CHGA$^+$)的形成,类器官整体表现为出芽结构。

2.2.3　成体分化细胞来源

成体分化细胞来源类器官的建立,一般首先需要将成体分化细胞重编程为诱导多能干细胞,然后按照前述多能干细胞来源类器官的建立方法进行。传统的多能干细胞的重编程方法依赖于转录因子的过表达[51],例如在人或鼠的成纤维细胞中同时过表达转录因子 OCT4、SOX2、KLF4 和 C‑MYC,可诱导其重编程为多能干细胞[52,53],然而该过程的诱导效率较低[18]。近年来,化学重编程的方法发展迅速,即使用化学小分子处理成体分化细胞,可以完全替代转录因子的过表达,进而诱导重编程,该方法的优势在于操作简便并且具有较高的诱导效率[54],例如,6 种小分子的组合 VC6TFZ(VPA、CHIR99021、616452、tranylcypromine、forskolin 和 dznep)可以有效诱导小鼠胚胎成纤维细胞重编程为多能干细胞[55]。利用重编程获得的多能干细胞,可以按照前述步骤分化为定型内胚层及消化道类器官。

2.3　消化道类器官的鉴定

随着对类器官研究的不断深入和相关技术的发展,类器官的鉴定成为类器官研究的先决条件。通过组织学、细胞分子生物学等方法可以确定类器官与其来源组织的一致性,本节主要围绕组织学和细胞分子生物学两部分简述消化道类器官的鉴定。

类器官的组织学鉴定主要包括对类器官细胞形态、组成结构和关键蛋白的鉴定,主要的鉴定方法有 HE 染色、免疫组化、免疫荧光和电镜等。而类器官的细胞分子生物学鉴定主要包括对类器官遗传相关信息的鉴定,其中包括但不限于全外显子测序(whole exon sequencing)或全基因组测序(whole genome sequencing)、转录组测序(RNA‑seq)特别是单细胞转录组测序、DNA 甲基化分析、STR(short tandem repeat)鉴定等。

2.3.1 食管类器官的鉴定

如前所述,在 PSCs 来源的类器官构建中,PSCs 经过诱导分化产生前肠,可进一步分化为食管类器官。在该过程中,可以通过胚胎食管标记物,如 KRT5 和 KRT7 来鉴定和标记食管祖细胞(esophageal progenitor cells,EPCs)。同时可以通过分选表达上皮特异性标记 EPCAM 和 ITGB4 的细胞来纯化 EPCs。纯化后的 EPCs 经诱导分化成为食管基底细胞,BMP 和 Notch 信号通路的激活导致 KRT13 和 Involucrin 等分化标志物表达增加,使得 EPCs 进一步分化成熟为食管类器官[27]。

食管类器官形成了从基底细胞到成熟鳞状细胞的上皮分化梯度[56]。复层鳞状上皮的细胞组成决定了其衍生出的类器官整体表现为类似实心圆球的结构。在基质胶中,食管类器官从单个细胞自发组织形成球型结构,并且向中心形成扁平化鳞状上皮的增殖-分化梯度,最外层是基底细胞,向内为不同分化程度的角质细胞。同样地,组织学染色表明,类器官的切面多为圆形,最外层为基底细胞,角质细胞向内移行并逐渐分化成熟,最内层可见无核染色的类角质层结构。通过检测关键蛋白的分布和表达水平,发现 P63、KRT5 和 SOX2 等在最外层的基底细胞中高表达,内层的角质细胞主要表达 KRT4 和 KRT13 等[39,57,58]。单细胞测序结果也证明了食管是从基底干细胞到终末分化角质细胞的线性进展[47],但 KRT5 在食管上皮中为泛表达,并在早期角质细胞中表达水平最高。此外,还鉴定出一群高表达 COL17A1、KRT15 和 Notch 通路相关基因 *DLL1* 和 *JAG2* 的静止的食管干/祖细胞[47]。

2.3.2 胃类器官的鉴定

由 PSCs 诱导分化成为胃类器官的过程中,首先发生的过程是形成以 SOX2 和 HNF1B 共表达为特征的前肠后端类球体。随后,RA 信号的刺激将前肠后端类球体诱导至指示胃窦命运的表达 SOX2/PDX1 分子的上皮细胞中[24]。干细胞向类器官转化的下一个阶段特征是假复层上皮细胞生长成精细的腺上皮细胞。培养 3～4 周时,类球体急剧膨胀为含有复杂柱状上皮的类器官。在后期阶段,类器官显示出高度结构化的组织,并形成未成熟的小窝和腺体结构域。早期未成熟的假复层上皮共表达转录因子 SOX2、PDX1、GATA4 和 KLF5。然而在后期,随着上皮细胞形成腺体和凹陷,SOX2 被下调,而其他因子的表达得以维持。此外,早期球状中胚层在类器官分化过程中扩张,表达包括 FOXF1 和 BAPX121 在内的间充质转录因子,并分化成为黏膜下成纤维细胞和少量 ACTA2 上皮下肌成纤维细胞[24]。胃窦类器官还含有表达 Lgr5 的干细胞和专门的内分泌细胞。后期在腺体底部包含完整的内分泌细胞谱系,这些内分泌细胞可分泌激素胃泌素、生长素释放肽、生长抑素和血清素。

而由 ASCs 来源的胃类器官一般呈空泡状,通过免疫组化或免疫荧光等方法可以观察到表达 PGA5 的主细胞和表达 MUC6 的颈黏液细胞。通过调整培养基中的成分可以诱导更多细胞类型的成熟,其中包括表达 MUC5AC 的胃表面黏液细胞、表达 GAST、

GHRL、SST 和 HDC 的内分泌细胞。对人胃的单细胞测序发现贲门区和胃体区的胃细胞聚集在一起,而幽门区的胃窦腺则形成单独的细胞簇,与其他上皮细胞分开。并且,人和小鼠胃的单细胞测序表明,除了胃固有因子在小鼠的主细胞和人的壁细胞是特异表达外,胃上皮细胞,如主细胞与壁细胞之间,还存在更多的表达差异基因[47]。在人胃中还鉴定出一群高表达 FABP5、NME1、MYC 和增殖基因的干／祖细胞群[59]。

2.3.3　肠类器官的鉴定

如前所述,肠类器官可以通过诱导 PSCs 分化或从分离的肠干细胞中衍生而来。经典的绒毛-隐窝状结构被认为是小肠类器官成功建立的重要标志,表现出适当的出芽(分支)形态,中间为空腔(图 2-4)。在芽的最外侧,可以检测到 Lgr5$^+$ 干细胞,以及相邻的 Lyz1$^+$ 潘氏细胞。沿着芽的顶端至中间空腔区域,还能检测到吸收细胞(表达 SLC35A1)和杯状细胞(表达 MUC2),并且在空腔区域还能检测到由杯状细胞分泌的黏液[15,50],反映了类器官的分化和成熟水平。人肠道类器官在光学显微镜下应为囊球状或芽体状,外侧为紧密接触的柱状上皮细胞。空腔及与外界交界处的边缘清晰,细胞透亮。人小肠类器官中应检测到碱性磷酸酶及溶菌酶,人大肠类器官中应检测到黏蛋白[60]。

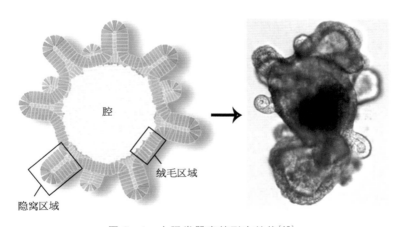

腔

绒毛区域

隐窝区域

图 2-4　小肠类器官的形态结构[17]

人肠癌类器官在光学显微镜下应边缘清晰、透亮,由细胞簇组合而成,呈现致密型、松散型、囊泡型或混合型等形态特征。分化型肠腺癌类器官的免疫组化标志蛋白 CDX2 和 CK20 应呈阳性且表达分布无极性、排列紊乱[61]。肠腺癌类器官可不同程度地表达 CEA、CDX2、CK20、PCNA 和 Ki67。

单细胞测序结果可进一步明确肠道中各类细胞标志物的表达,如 LYZ 在潘氏细胞中表达,ASCL2 在干细胞中表达,DMBT1 在 TA 细胞中表达,KRT20、ANEP 和 CEACAM6 在肠吸收细胞中表达,以及 REG4 在肠内分泌细胞中表达。值得注意的是,小鼠小肠的潘氏细胞表达 Wnt3 和 Wnt11[62],而在人十二指肠的潘氏细胞中并未检测到

Wnt 家族成员的表达,这提示了人肠干细胞完全依赖于相邻生态位的 Wnt 信号[47]。此外,结直肠类器官的单细胞测序结果也进一步明确了表达 FABP1 的肠上皮细胞、MUC2 的杯状细胞、RAGAB 的潘氏细胞和表达 OLFM4 的干细胞等。

对于消化道肿瘤类器官,其应具有与原始肿瘤组织一致的形态学表型,其组成细胞应具有肿瘤细胞的异型性特征,如核深染、异常核分裂象、核质比失调等。对其进行基因变异检测时,检测结果应与原肿瘤组织的基因变异结果一致。此外,还需进行 STR 检测和分型鉴定,结果应与供体 STR 一致。

2.4 消化道类器官的应用与展望

类器官不仅具有与体内组织器官相似的细胞组成与空间结构,同时作为体外模型,便于进行长期扩增和遗传操作,因此成为基础研究和临床研究的有力工具。本节将从模拟发育、模拟再生、模拟疾病等方面对消化道类器官的应用进行详细介绍。

2.4.1 模拟消化道发育

如前文所述,PSCs 来源的类器官的构建,本质上是一个模拟器官发育的过程,该过程以干细胞为起点,通过内胚层分化与器官发生,最终发育为不同类器官。因此,可以利用该过程模拟器官发育并探究其调控机制。首先是不同器官特化的调控机制。前肠除了能够发育成为消化道外,还能发育成为其他类型器官,如呼吸道类器官,这些发育方向受到精确严密的调控。研究发现,在构建多能干细胞来源的食管类器官时需要抑制 TGF - β 信号和 BMP 信号,BMP 信号的额外激活能够转变其命运,使其向呼吸道类器官发育,表明 BMP 信号在呼吸道特化过程中具有重要作用[34]。Wnt 信号和 RA 信号在前肠中具有明显的浓度梯度,沿前端向后端逐渐变强。在诱导前肠类球体向类器官分化的过程中,通过操纵 Wnt 和 RA 信号分子处理时间的长短来模拟体内信号的浓度梯度,能够达到分别向前端食管类器官和后端胃类器官进行分化的目的[63]。除了信号通路外,多能干细胞诱导类器官的过程还能用于探究转录因子在器官特化中的重要功能。通过使用多能干细胞模拟前肠发育轨迹,研究人员发现前肠特异性转录因子 SOX2 通过抑制 Wnt 信号来维持向食管方向的发育[9]。此外,由于类器官本身便于进行遗传操作,因此也能够直接用于探究转录因子的功能。例如在成体小肠类器官中敲除转录因子 Cdx2,小肠类器官会转变为胃类器官,证明了 Cdx2 在小肠类器官命运维持中的重要作用[64]。类似地,如果在大肠类器官中敲除转录因子 Satb2,大肠类器官会向小肠类器官转变[65]。不同类型消化道类器官的相互转变,也表明消化道类器官系统可以用于探究细胞的可塑性。

除了探究器官特化的调控机制,PSCs 分化为类器官的过程还能用于探究器官发育成熟的调控机制。在体内食管的发育过程中,最初的单层上皮会发育成熟为复层鳞状上皮,这一变化也能够在多能干细胞诱导类器官的过程中重现[27]。通过转录组测序和染色验证,研究人员发现 Notch 信号在多能干细胞诱导的食管前体细胞和人胚胎食管上皮中高度富集,如果在诱导过程中加入 DAPT(Notch 信号抑制剂),食管类器官复层鳞状上皮的发育成熟会受到抑制,而这一现象同样在基因敲除小鼠模型中得到验证,均表明食管复层鳞状上皮的发育成熟受到 Notch 信号的调控[66]。与食管不同,胃在发育成熟过程中会划分为不同区域,包括前胃(小鼠)、胃体和胃窦,不同区域具备不同的分化细胞类型,发挥不同的生理功能[43]。在多能干细胞诱导分化为胃类器官的过程中,前肠后端类球体在 EGF 的刺激下,能够分化成熟为胃窦类器官[24];如果额外添加 Wnt 信号激动剂和FGF10,则会向胃体类器官分化[67],因此,该系统可以用于模拟胃的区域化并探究其下游调控机制。除此之外,该系统还能用于探究不同细胞类型的分化成熟过程。胃体中富含大量的壁细胞,负责分泌胃酸。在胃体类器官的分化过程中,BMP4 和 MEK 信号抑制剂的联用能够显著促进壁细胞的分化成熟[24],表明壁细胞的分化受到这两种信号通路的调控。与此类似,多能干细胞诱导小肠类器官的过程也伴随着各种分化细胞的出现与成熟[26],因此,同样可作为探究小肠细胞分化调控机制的良好模型。

消化道的发育涉及内胚层、中胚层和外胚层的协同作用,其中内胚层来源的上皮细胞、中胚层来源的间充质细胞以及外胚层来源的神经细胞不断地进行信号交流,以保证器官的正常发育[68,69]。如前所述,PSCs 来源的类器官系统中,尽管有部分间充质细胞存在,但这些细胞占比较低,无法与体内的细胞比例相匹配,因此该系统本质上只涉及内胚层的发育过程。为了能在体外利用类器官系统模拟不同胚层间的相互作用,研究者将胚胎干细胞分别分化成为前肠类球体(即上皮细胞)、间充质细胞和神经细胞,然后将三者进行整合,最终发育成为的类器官具有三胚层结构,包括胃腺体,以及功能性平滑肌和神经元,将该类器官移植到小鼠体内,能够发育成为功能性组织,该系统也证明了神经细胞能够促进间充质细胞的发育及胃腺的形态发生[70]。同时,三胚层的整合方法也能用于食管类器官的培养,表明组织工程和类器官模型相结合的方法是模拟发育、探究下游调控机制的有力工具[70]。值得一提的是,该方法也能够用于探究肠神经发育和功能紊乱相关疾病,克服了目前没有相关疾病人类模型的缺陷,例如将神经细胞与肠类器官整合后,神经细胞能够发育成为神经元和胶质细胞,并表现出神经元活性[71],这样就能够用于探究相关基因突变所引起疾病的细胞和分子机制。

2.4.2　模拟消化道再生

消化道上皮在受到损伤后,会启动再生(regeneration)过程,以修复受损部位,维持稳态和功能。类器官能在体外模拟这一过程,目前已经成为再生机制探究的良好模型,尤其是在肠上皮的损伤再生研究中应用较为广泛。在葡聚糖硫酸钠诱导的小鼠结肠炎模型中,受损的上皮细胞会进入一种原始状态,特征是表达胎儿相关的细胞标志物,分离这部分细胞进行体外类器官的培养,长成的类器官呈类球体结构,表面光滑,缺少分化细胞,代表处于高增殖、再生状态下的上皮细胞,将该种类器官进行原位移植,仍旧能够产生肠上皮的各种分化细胞,表明类器官可以很好地模拟再生过程,并用于下游的机制探究过程[72]。在寄生虫诱导的肠上皮损伤模型中,也具有相似的结论[73]。

肠类器官培养环境的改变也能够模拟肠上皮的损伤和再生过程。将结肠类器官转移至气-液交界面上进行长时间的二维培养,结肠上皮细胞进行自组装后变成柱状,并且含有交替出现的增殖和分化区域,模拟了体内稳态下的结构。将其浸入液体环境中能够引起上皮损伤,与结肠炎的基因表达特征相似,再重新暴露至气-液交界面中便可以诱导再生过程,这样便形成了稳态-损伤-再生-稳态的循环过程[74]。通过改变培养基的成分,研究人员建立了一种新型的肠道类器官培养体系,能够模拟损伤后肠上皮细胞再生,产生增生的隐窝,为研究肠道上皮细胞再生提供了新工具[75]。此外,直接将类器官暴露在辐射条件下也能够模拟体内的再生过程,可用于探究细胞可塑性的存在[76]。图 2-5 总结了类器官模型在肠上皮再生中的应用[77]。

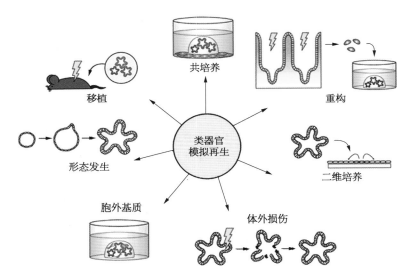

图 2-5 类器官模型在肠上皮再生中的应用[77]

2.4.3 模拟消化道疾病

1. 遗传性疾病模型

随着基因编辑技术的不断发展和成熟(例如 CRISPR - Cas9 等),研究者能够在人 PSCs 和 ASCs 来源的器官中引入或纠正致病基因突变,进而研究特定基因功能异常导致的遗传性疾病。

囊性纤维化(cystic fibrosis,CF)是类器官模拟人类遗传病最佳的例子。囊性纤维化是由囊性纤维化跨膜传导调节因子 CFTR 基因缺陷引起,囊性纤维化跨膜传导调节因子是氯离子通道,其功能是向细胞外分泌氯离子。囊性纤维化跨膜传导调节因子基因缺陷

(如 ΔF608)导致囊性纤维化跨膜传导调节因子蛋白水平或定位异常,从而使外分泌氯离子减少,导致胞外黏液密度增加,最终导致包括胃肠道在内的多个器官功能异常。囊性纤维化患者的胃肠上皮细胞对囊性纤维化跨膜传导调节因子突变引起的 cAMP 增加的肿胀反应丧失。Johanna F. Dekkers 等首次利用囊性纤维化患者的直肠组织建立类器官模型[78],并发现其对 forskolin(可促使 cAMP 合成)不响应,但使用囊性纤维化跨膜传导调节因子恢复化合物预孵育或通过 CRISPR - Cas9 纠正突变后可恢复类器官对 forskolin 的响应。基于这一发现,研究人员可以利用 forskolin 诱导类器官肿胀实验,对源自携带不同囊性纤维化跨膜传导调节因子突变的患者的类器官进行药物敏感性检测[79]。

发育不良是胃肿瘤中癌前病变的关键时期,Jimin Min 等从 Mist1 - KRAS(G12D)小鼠模型中构建类器官[80],发现 KRAS 激活可以控制细胞动力学和发育不良的进展。此外,Mohammed Soutto 等发现 TFF1 敲除的小鼠胃类器官容易导致促炎的表型[81],并伴随发育不良腺癌在内的一系列微损伤,同时发现 TFF1 通过阻碍 IL - 6 - STAT3 促炎致癌信号传导轴,进而预防胃肿瘤的发生。

Bigorgne 和 Schwerd 等在极早发型炎症性肠病(VEO - IBD)患者中发现了 *TTC7A* 基因的双等位基因错义突变,导致了 RhoA 依赖性蛋白的过度激活,表现为肠上皮顶端基底细胞的极性丧失,而通过在类器官培养物中添加 RhoA 激酶抑制剂能够逆转这样的表型[82,83]。此外,*STX3* 基因纯合截短突变引起的微绒毛包涵体病(MVIX)患者来源的类器官表现为刷状微绒毛的部分丢失和小泡的尖端下积聚[84]。类似地,Michael J. Workman 等通过 iPSCs 来源的肠类器官成功模拟了 *PHOX2B* 突变导致的先天性巨结肠症[71]。

遗传性弥漫性胃癌(HDGC)是一种罕见的弥漫性胃癌,目前已经得知的致病原因是 E -钙黏着蛋白的基因突变,但有超过一半的患者都无法明确其遗传突变的原因[85]。通过在类器官水平进行单基因编辑,可以帮助临床诊断,并且能在一定程度上改善患者愈后。

2. 炎症模型

当食管黏膜上皮受到反复的慢性炎症侵扰时,原来的自我更新、增殖和分化的稳态受到破坏,当正常的复层鳞状上皮被柱状上皮取代后,便形成了类似于具有杯状细胞和黏液层的肠上皮样的巴雷特(Barrett)食管,这是引发食管癌的高危因素之一。Toshiro Sato 等通过抑制 Notch 通路以促进分泌细胞谱系的分化[50],从而建立了人巴雷特食管类器官,并且通过加入 FGF10 以维持其长期的传代培养。后续 Ming Jiang 等将表达 KRT5 和 KRT7 的 P63⁺基底细胞鉴定为潜在的巴雷特食管细胞来源[86],并在类器官水平进行了功能验证。

此外,通过对正常食管类器官添加刺激的方式,可以定向诱导产生特定类型的炎症,极大丰富了食管炎症相关研究。如 Toshiro Sato 等通过对正常食管类器官中 Notch 信号通路的抑制,发现其并不影响类器官中细胞的增殖[50],但表现出明显的基底细胞增生,而这种增生可能是分化受损的结构,因为这与嗜酸性食管炎患者的组织病理学结果是一致的,这是一种以食管上皮基底细胞增生和嗜酸性粒细胞增加为特征的疾病。并且,后续研究发现 IL-13 等因子也可以用于模拟嗜酸性食管炎的表型,并且能在类器官中检测到相关基因(SOX2、LOX、CCL26 等)的过表达,并且通过 TGF-β1、TNFα 和 IL-13 刺激单细胞来源的小鼠食管类器官,可以观察到类器官中基底细胞的扩增[57,87],这与人类食管炎活检标本中发现的反应性上皮变化和基底细胞增生的结果相一致。

炎症性肠病(inflammatory bowel disease, IBD),包括溃疡性结肠炎(ulucrative colitis, UC)和克罗恩病(Crohn's disease, CD),是一种由遗传、环境等多因素共同作用导致的肠道慢性炎性疾病。溃疡性结肠炎仅局限于大肠黏膜表面,从直肠开始以连续的方式延伸到整个结肠,症状的严重程度取决于炎症所涉及的肠道区域;而克罗恩病则涉及小肠和大肠,常伴有阶段性或透壁性等严重的炎症反应[88]。炎症性肠病患者来源的类器官保留了原始组织的遗传和表观遗传特征,因此可用于研究炎症性肠病的致病机制。此外,对炎症性肠病患者上皮细胞类型的研究可以帮助确定疾病的亚型和表型,以进一步了解其行为和结果。

Isabella Dotti 等鉴定了一组基因,包括 Lyz、Cldn18 和 Hyal1 等,发现它们在活动性 UC 患者的黏膜和衍生的类器官中上调;并且编码连接蛋白的基因,如 ZO-1、Ocln 和 Ctnnb 等,在 CD 患者的肠隐窝和衍生的类器官中的表达水平相似[89]。而 Schwerd T.等构建了 Nox1 p.n122h 突变的炎症性肠病患者来源的结肠类器官[83],与正常类器官相比,这些类器官表现出明显更少的组成性超氧化物的产生,这种缺陷可能有利于管腔微生物的隐窝定植。此外,上文提到,在 VEO-IBD 患者中发现了 TTC7A 基因的双等位基因错义突变,其导致 RhoA 依赖性蛋白的激活,通过改变细胞极化和增殖来调节细胞骨架结构,并且在类器官水平中得到证实[83]。除此之外,最近的一项研究表明,与非炎症性肠病儿童患者相比,炎症性肠病类器官中的 DNA 甲基化前体的变化与炎症性肠病发病机制密切相关[90],并且在炎症性肠病患者中检测到杯状细胞数量减少、黏液分泌减少等现象。此外,还观察到炎症性肠病患者中潘氏细胞的组成性防御素表达减少[91]。这些结果都表明不同类型的肠上皮细胞在维持肠道内稳态中发挥着重要作用。

3. 病原微生物感染模型

慢性幽门螺杆菌(Helicobacter pylori, HP)感染是胃癌的高危风险之一,胃类器官技术的发展使得人们对 HP 感染引发的胃疾病的发病机制有了更深入的了解。Sina Bartfeld 等通过显微注射的方式将 HP 注射到人胃类器官的腔体中[92],发现 NF-κB 信号通路显著上调,这是 HP 感染中最常观察到的现象。Kyle W. McCracken 等通过相同的方式将 HP 注射到胃类器官的腔体中,发现细胞增殖和 c-Met 的磷酸化水平上升[24],后者是 HP 病毒因子 CagA 的靶点,表明 HP 转移到宿主细胞中并参与恶性转化的过程。后续研究同样发现 HP 感染导致患者和小鼠来源的胃类器官的细胞增殖水平上升,并以 CD44 依赖的方式增加上皮-间质转化过程[93],一致的是,用 CD44 抑制剂预处理患者来源的类器官,能够抑制 *HP* 感染导致的上皮细胞过度增殖。此外,将从外周血单核细胞分离的人单核细胞衍生的树突状细胞与胃类器官进行共培养,发现 *HP* 感染导致树突状细胞产生多种趋化因子(包括 CXCL2、CXCL16、CXCL17 和 CCL20),然后向胃上皮细胞募集[94]。并且在这样的共培养系统中加入细胞毒性 T 淋巴细胞,可观察到 *HP* 通过 Shh(Sonic hedgehog)信号通路诱导 PD-L1 的表达从而进行免疫逃逸[95]。类似地,Pau Morey 等通过小鼠和人的胃类器官证明表达 Cgt 的 *HP* 能够降低受感染的胃上皮细胞中的胆固醇水平[96],从而阻断 IFN-γ 信号,进而使细菌逃避宿主的炎症反应。上述结果表明,胃类器官不仅能用于研究 *HP* 感染导致的疾病发生过程,而且也适用于研究 *HP* 感染后上皮-免疫细胞互作的相关机制。

人类的腹泻症状主要是由人类诺如病毒(human norovirus,HuNoV)和轮状病毒感染胃肠引起的,但由于缺乏支持其复制的体外培养方法,因此尚未开发出合适的疫苗。作为单程培养的肠道类器官,其允许多种 HuNoV 毒株的广泛复制。Ettayebi 等在类器官病毒共培养系统中模拟了 HuNoV 的感染[97],发现只有特定的 GII.3 HuNoV 毒株需要胆汁。此外,肠类器官中组织血型抗原表达的缺乏限制了 HuNoV 的复制,表明该培养系统可以评估潜在的治疗和预防措施。同样地,来自临床样本的轮状病毒株也可以在 PSCs 衍生的肠道类器官中增殖[98,99]。除上述病毒外,伤寒沙门氏菌(*Salmonella typhi*)和艰难梭菌(*Clostridium difficile*)是导致人类腹泻的主要致病菌。Jessica L. Forbester 等通过显微注射将伤寒沙门氏菌注射到 iPSCs 来源的肠道类器官中,发现了 NF-κB 信号通路的激活和炎症因子的分泌[63]。同样地,Jhansi L. Leslie 等将艰难梭菌毒素注射到类器官的腔体内,观察到类器官上皮结构和屏障功能被破坏[100]。此外,与正常类器官相比,艰难梭菌感染的类器官表现出 NHE3 和 MUC2 的表达降低[101]。

2020 年,由严重急性呼吸综合征病毒冠状病毒 2 型(SARS-CoV-2)引起的新型冠状病毒感染暴发,感染后表现出从轻度流感到严重肺损伤和多器官衰竭等症状。研究人员利用 SARS-CoV 和 SARS-CoV-2 感染了人小肠器官,发现肠上皮支持 SARS-CoV-2 复制,表明类器官可作为冠状病毒感染的实验模型[102]。同时,研究发现 SARS-CoV-2 在人类肠道类器官中进行活跃复制,表明人类肠道可能是 SARS-CoV-2 的传播途径之一[103]。同时,单细胞测序数据表明人消化道包括食管、小肠和大肠中均表达新冠病毒 ACE2 受体,证实这些器官具有高度易感性。

4. 肿瘤发生发展模型

胃肠道肿瘤患者数约占所有肿瘤患者的 1/3,并且胃肠道肿瘤患者死亡率也处于较高水平[104]。对于胃肠道肿瘤发生发展机制、诊断和治疗方法的开发一直都是研究的热点。肿瘤发生发展机制的研究对肿瘤诊断和治疗技术的发展具有重要的推动作用。虽然目前对于胃肠道肿瘤研究取得了不少的成绩,但胃肠道肿瘤发生发展的相关机制仍有待进一步深入研究。

如今,我们已知经典的肿瘤发生发展机制大多来源于肿瘤细胞模型和小鼠肿瘤模型。肿瘤细胞系是体外研究肿瘤的重要模型,其建立和培养比较容易。正因为细胞系模型的这些优势使得很多生物学技术的开发都是基于细胞系模型开展的,这也进一步促进了科研工作者们利用肿瘤细胞系研究肿瘤发生发展机制的探索。虽然肿瘤细胞系模型为我们了解肿瘤发生发展机制提供了一个不错的研究工具,但是一个不争的事实是:基于肿瘤细胞系所获得的研究成果在临床应用中的转化失败率较高[105]。例如在针对靶向肿瘤治疗药物开发研究过程中,基于肿瘤细胞系筛选的结果在临床应用中往往效果并不理想[106,107]。肿瘤组织本身是一个由多细胞构成的动态混合体,同时,不同个体的肿瘤也存在不小的异质性。因此,同一种肿瘤的不同来源也会存在有明显的异质性。之前有研究团队搜集了来自两个不同实验室,共计106个不同的肿瘤细胞系进行全外显子测序分析。结果表明,来自两个实验室的同一种肿瘤细胞系存在明显的基因异质性[108]。不同环境培养的肿瘤细胞系也会存在差异,这也为肿瘤研究后续转化造成了阻碍。虽然相较于肿瘤细胞系模型而言,小鼠肿瘤模型可以更好地模拟体内状态下肿瘤发生发展环境,但值得注意的是,小鼠体内环境与人体内环境还是存在较大差异[109]。而肿瘤类器官模型不仅保留了肿瘤组织的结构,还保留了肿瘤组织内的微环境和多种细胞类群[110,111]。综上所述,为了克服传统肿瘤研究模型的局限性,肿瘤类器官成了一个非常不错的研究模型。本节将主要描述消化道类器官在食管癌、胃癌及结直肠癌发生发展机制探究中的应用。

(1) 食管类器官模拟食管癌发生发展

食管类器官已被用于研究食管复层鳞状上皮的稳态增殖分化梯度,以及利用表达食管癌相关癌基因或肿瘤抑制基因缺失的食管细胞系,以研究正常和癌前病变的进展。食管类器官共培养癌细胞系和癌相关成纤维细胞可作为一种强大的工具,模拟侵袭性肿瘤前沿,以研究食管癌细胞的侵袭。癌基因和肿瘤抑制基因(如 CCND1、EGFR、TP53 和 p120 - catenin)以及炎性细胞因子(如 IL - 1β)已靶向小鼠食管上皮,以建立食管癌前病变、浸润性癌和肿瘤微环境模型[112]。基于食管鳞状细胞癌(ESCC)中 TP53 和 KRAS 基因频繁突变和早期癌前病变中 TP53 失活的研究[113],对 TP53 和 KRAS 的遗传操作可能促进肿瘤类器官的发展。Biyun Zheng 等[114]利用小鼠通过 Cre - LoxP 重组进行致癌 KRAS(G12D)的条件性表达和 TP53 等位基因的敲除,验证了用 KRAS(G12D)和 TP53 敲除可对食管类器官进行遗传操作,在体外(三维和二维培养物)和体内(小鼠移植)中再现了早期 ESCC 的发生过程。

(2) 胃类器官模拟胃癌发生发展

人 PSCs 能够定向分化生成胃窦类器官,发育中的胃窦类器官经历了与小鼠胃窦发育几乎相同的分子和形态发生阶段。器官形成原始胃腺和凹陷样结构域、含有 LGR5 表达细胞的增殖区、表面和胃窦黏液细胞以及多种胃内分泌细胞。前文已经提及,利用胃窦类器官模拟人类疾病的发病机制时,Kyle W. McCracken 等发现 HP 感染导致毒力因子 CagA 与 c－Met 受体的快速关联,激活信号和诱导上皮细胞增殖。这与体外模型及动物模型中得出的结论相符,证明了胃癌类器官的可靠性[24]。

　　胃类器官的使用使得更多模式的研究得以进行,例如在个体化研究中,只有一小部分感染幽门螺杆菌的感染者发展为胃癌[115],这可能是由于宿主遗传特征、微生物和环境决定因素之间的特异性相互作用所致。树突状细胞在人胃黏膜中被认为是重要的抵抗幽门螺杆菌感染的细胞。Thomas A. Sebrell 等通过将从外周血单核细胞分离的人树突状细胞加入器官样培养物中,开发了一种体外共培养模型,可以探索免疫细胞在胃癌发病机制中的保护作用[116]。胃癌的异质性使其不太适合当前的"一刀切"标准诊断和研究模型,而胃类器官的发明和使用为胃癌的发病机制研究提供了更有利、更全面的模型。

　　(3)肠类器官模拟结直肠癌发生发展

　　随着肠道类器官技术的发展,科研工作者们逐渐开始利用肠道类器官模型研究肿瘤发生发展的机制。遗传突变在肿瘤发生发展过程中扮演着重要的角色,经典的结直肠癌致病基因突变在类器官模型上可以得到很好的验证。在正常人肠道类器官中,利用 CRISPR－Cas9 过表达突变原癌基因 *KRAS* 和 *PIK3CA*,以及敲除抑癌基因 *TP53* 和 *SMAD4* 后,将肠道类器官移植到小鼠体内可以模拟结直肠腺癌发生发展过程[117,118]。最近也有研究通过在他人肠道类器官中过表达 *R－spondin1* 来模拟锯齿状腺瘤的发生过程[119]。炎症性肠炎能够提高结直肠癌的患病风险,因此对于炎症性肠炎的研究是非常有意义的。最近一项关于炎症性肠炎研究中,患者来源的肠道类器官具有完整的上皮屏障功能,用 EGTA 处理肠道类器官可以破坏上皮屏障[120]。该模型有望成为肠道类器官炎症损伤模型。虽然目前利用肠道类器官研究肠道细菌与结直肠癌发生发展的研究较少,但肠道类器官的确是一个用于研究肠道细菌与结直肠癌发生发展的良好模型。最近有研究工作用肠道类器官来研究聚酮合成酶-致病大肠杆菌在结直肠癌发生过程中的作用。当研究人员将聚酮合成酶[+]致病大肠杆菌注射至正常的人肠道类器官内,并连续培养 5 个月后,通过全基因组测序惊奇地发现,被感染的肠道类器官出现了一些与结直肠癌相似的基因突变[121]。这一结果为肠道菌群异常诱导肿瘤发生发展提供了一定的科学依据。

　　结直肠癌的发生发展机制目前仍然存在一些问题有待进一步研究,相信利用肠道类器官模型我们可以更加深入地了解肿瘤的发生发展机制,从而为结直肠癌的诊断和治疗提供科学理论基础。正常肠道类器官和结直肠癌的肿瘤类器官的建立方法已经成熟,但肠道其他肿瘤和肠道肿瘤相关的综合征在类器官水平上的模型还需要去建立和研究,同时,肠道类器官层面上的技术方法还需要广大科研工作者们的努力开发和普及。

2.4.4　药物筛选

　　由于类器官具有保留原组织特征和功能的特点,加上其培养相对容易且通量高的特点,因此,药物敏感性检测是目前类器官主要且最成熟的应用领域。目前已经有各种组织器官来源的肿瘤类器官通过药物敏感性筛选找到了许多潜在的治疗靶点和用药方案（详情请见第 14 章）。除此之外，非肿瘤类器官的药物筛选也为其他疾病的研究提供重要的参考和验证。

上述提到的囊性纤维化患者是类器官药物筛选的首个受益对象。研究者基于类器官的 forskolin 诱导肿胀实验开始用于测试从携带不同 *CFTR* 突变的患者中分离的类器官的药物反应，随后也通过类器官的药物筛选找到了潜在的治疗药物，并且在临床上也获得了很好的疗效[78]。也正是因为这样的一次尝试开拓了类器官药物筛选的先河，而基于类器官测试的一种治疗囊性纤维化患者的药物也被美国 FDA 批准用于特定类型囊性纤维化患者突变患者的治疗[122,123]。

此外，在炎症性肠病研究中，Anica Sayoc-Becerra 等利用人类结肠类器官发现，Tofacitinib 能够通过重新定位紧密连接蛋白而不是通过增加其表达来对抗 IFN - γ 对上皮通透性的损害[124]。而 Katie Lloyd 等最近通过患者来源的类器官首次证明了大环内酯类药物，特别是 Clarithromycin 在治疗炎症性肠病的潜在用途[125]。除此之外，消化道副作用是大多数药物都存在的常见副作用之一，胃肠道类器官也是用于高效评估药物安全性的重要手段之一。

2.4.5　再生医学

外伤和许多消化系统疾病均会损害消化道的完整性及其屏障和吸收功能，对人体健康和生活质量造成严重影响。现有医学技术尚无法解决这一问题，只能通过长期静脉营养方式进行维持治疗。随着消化道类器官培养技术的逐渐成熟，通过将类器官与材料科学和组织工程学相结合，可以对类器官进行人工改造，构建出符合临床修复应用需求的消化道组织，不仅有望解决临床问题，符合再生医学发展的需求，而且也是类器官技术应用的一大重要方向。

1. 基于胃肠道类器官的组织工程

除了基于基质胶、I 型胶原或水凝胶的类器官培养方法外，也出现了利用组织工程技术，基于脱细胞基质、生物材料或合成材料三维支架的胃肠道类器官组织工程培养方法，在再生医学领域展现出较大前景。此外，基于微流控芯片的 gut-on-a-chip 也具有独特优势。它可以通过蠕动泵进行灌注以模拟体内环境、延长培养时间，可以建立稳定的气体液体界面以促进细胞分化，还可以在装置上设置电极，通过检测跨细胞膜电阻来对类器官的屏障功能进行非侵入性持续监测。

2. 类器官在消化道再生修复中的应用

消化道的再生修复是医学领域的重大难题，类器官在这一方面具有独特优势。胃肠道类器官球状体既可以直接用于消化道的再生修复，也可以作为体外扩大培养方式，为消化道组织工程提供细胞来源[126]。Todd Jensen 等研究者使用大鼠内皮细胞和平滑肌细胞种植在生物可降解聚乳酸-乙醇酸共聚物（PLGA）与聚己内酯（PCL）静电纺丝支架上,制成组织工程食管,在生物反应器内培养后植入大鼠食管缺损部位。植入后,该组织工程食管可以在宿主体内稳定存在长达 2 周,并与宿主组织融合[127]。Robert P. Fordham 等研究者使用 DSS 结肠损伤 Rag2$^{-/-}$ 小鼠模型,将单个 Lgr5$^+$ 细胞培养形成的 EGFP$^+$ 器官消化后与基质胶混合,进行肠腔内灌注。进行了移植的小鼠在 16 天后观察到 EGFP$^+$ 细胞在溃疡面的生长,4 周后形成包含所有细胞类型的隐窝,并表现出正常的屏障功能,且小鼠出现显著的体重增加。在长达 25 周的观察中,EGFP$^+$ 细胞在小鼠肠道内维持了正常的增殖、分化和各细胞亚群比例,这证明了类器官在胃肠道再生修复中的潜能[128]。胃肠道类器官除了能进行消化道再生修复外,还可以用于药物递送。研究者发现,通过将 IBD 治疗药物 5 - ASA 装载到 PLGA 纳米颗粒后,与肠道类器官混合,可以利用类器官的摄取功能,使载药颗粒被摄入器官的囊腔并稳定存在 3 天。这些研究展现了类器官作为一种递送工具的潜能。

但是,胃肠道类器官无法直接产生大量有功能小肠,因此无法实现短肠综合征等疾病的治疗。随着技术进步,小肠组织工程(intestinal tissue engineering)成为一个方向。Toshiro Sato 等研究者将大鼠的小肠切除后,将人小肠类器官移植到去除上皮的大鼠回盲部,形成了具有新生血管和淋巴的空肠化回肠,并有效缓解了大鼠 SBS 症状[129]。Mikhail Nikolaev 等研究者使用水凝胶制成的鱼骨形微流控芯片对类器官进行灌注培养,诱导类器官形成管腔结构。研究者发现通过这种方式培养出的类器官细胞组成比球状体更贴合生理情况[130]。Laween Meran 等研究者通过将人小肠的内镜活检标本培养成类器官后,和成纤维细胞一起种植到脱细胞的人小肠手术标本薄片,在生物反应器中培养 2～3 周,制成了含有完整基质、基质细胞和上皮的小肠黏膜补片[131]。Tracy C. Grikscheit 等研究者使用管状 PLGA 涂层 PGA 支架,种植大鼠回肠类器官后移植到切除回肠的大鼠。接受移植的大鼠有显著的临床症状改善和更好的营养水平[132]。Barrett P. Cromeens 等研究者使用相同人造材料,将人活检标本培养出的小肠类器官种植在包被了 I 型胶原的 PCL 支架内壁后,固定在 NOD/SCID 小鼠的腹膜上,制成组织工程小肠。组织学显示这样制成的小肠含有潘氏细胞、基质细胞等,具有和正常小肠相同的组织结构和细胞组成[133]。

2.4.6　消化道类器官应用的医学伦理问题

消化道类器官可以为消化道组织的再生和修复提供材料[134]。该技术的使用同样也涉及一些伦理和监管方面的挑战[135]。由于胃肠道类器官主要来源于干细胞,胃肠道类器官的伦理问题与干细胞研究和干细胞疗法的伦理问题类似[135],比如动物实验、审查和患者同意等因素[134]。除此之外,由于人类细胞与动物细胞外基质产物的存在相容性差异,在人类胃肠道类器官生产中使用动物源性基质胶被认为存在伦理问题[135]。现阶段缺乏标准化的协议和审查流程,可能会对消化道类器官在组织再生过程中的应用造成一定阻碍[136]。

　　自从 Hans Clevers 课题组 2009 年报道肠类器官模式体系的建立之来,不同组织功能的类器官层出不穷。类器官不仅是新颖的可视化细胞生理学研究体系与药物筛选平台,而且是良好的再生医学材料。为此,对类器官质量控制与稳定性的系统研究将有助于挖掘类器官的转化医学潜能。

　　本章中,我们首先介绍了消化道器官的结构和功能,然后详细阐述了从不同来源细胞构建消化道类器官的方法,最后系统介绍了消化道类器官的相关应用,包括发育、疾病和再生医学等方面。尽管目前消化道类器官相关研究已经日渐完善,但仍有诸多问题需要解决,例如类器官与神经、血管系统的共培养以最终达到器官重构,以及类器官的应用转化等。国家也已经出台相关政策鼓励并资助类器官基础研究以及应用转化研究,该领域已经步入快速发展的新时代。

(陈晔光,袁凯,姚雪彪,赵联正,谭榕辉)

参考文献

[1] Rosekrans S L, Baan B, Muncan V, et al. Esophageal development and epithelial homeostasis. Am J Physiol Gastrointest Liver Physiol, 2015, 309: G216 – 228.

[2] Nakagawa H, Whelan K, Lynch J P. Mechanisms of Barrett's oesophagus: intestinal differentiation, stem cells, and tissue models. Best Pract Res Clin Gastroenterol, 2015, 29: 3 – 16.

[3] Quante M, Abrams J A, Lee Y, et al. Barrett esophagus: what a mouse model can teach us about human disease. Cell Cycle, 2012, 11: 4328 – 4338.

[4] Doupé D P, Alcolea M P, Roshan A, et al. A single progenitor population switches behavior to maintain and repair esophageal epithelium. Science, 2012, 337: 1091 – 1093.

[5] Blevins C H, Iyer P G, Vela M F, et al. The esophageal epithelial barrier in health and disease. Clin Gastroenterol Hepatol, 2018, 16: 608 – 617.

[6] Karam S M. Lineage commitment and maturation of epithelial cells in the gut. Front Biosci, 1999, 4: D286 – D298.

[7] Arnold K, Sarkar A, Yram M A, et al. Sox2(＋) adult stem and progenitor cells are important for tissue regeneration and survival of mice. Cell Stem Cell, 2011, 9: 317 – 329.

[8] Karam S M, Leblond C P. Identifying and counting epithelial cell types in the "corpus" of the mouse stomach. Anat Rec, 1992, 232: 231 – 246.

[9] Barker N, Huch M, Kujala P, et al. Lgr5(＋ve) stem cells drive self-renewal in the stomach and build long-lived gastric units in vitro. Cell Stem Cell, 2010, 6: 25 – 36.

[10] Willet S G, Mills J C. Stomach organ and cell lineage differentiation: from embryogenesis to adult homeostasis. Cell Mol Gastroenterol Hepatol, 2016, 2: 546 – 559.

[11] Barker N, van de Wetering M, Clevers H. The intestinal stem cell. Genes Dev, 2008, 22: 1856 – 1864.

[12] Barker N. Adult intestinal stem cells: critical drivers of epithelial homeostasis and regeneration.

Nat Rev Mol Cell Biol, 2014, 15: 19 - 33.

[13] Clevers H. The intestinal crypt, a prototype stem cell compartment. Cell, 2013, 154: 274 - 284.

[14] Muñoz J, Stange D E, Schepers A G, et al. The Lgr5 intestinal stem cell signature: robust expression of proposed quiescent "+4" cell markers. Embo J, 2012, 31: 3079 - 3091.

[15] de Sousa E M F, de Sauvage F J. Cellular plasticity in intestinal homeostasis and disease. Cell Stem Cell, 2019, 24: 54 - 64.

[16] Wang Y, Song W, Wang J, et al. Single-cell transcriptome analysis reveals differential nutrient absorption functions in human intestine. J Exp Med, 2020, 217: e20191130.

[17] Sato T, Vries R G, Snippert H J, et al. Single Lgr5 stem cells build crypt-villus structures in vitro without a mesenchymal niche. Nature, 2009, 459: 262 - 265.

[18] Romito A, Cobellis G. Pluripotent stem cells: Current understanding and future directions. Stem Cells Int, 2016, 2016: 9451492.

[19] Clevers H. Modeling Development and disease with organoids. Cell, 2016, 165: 1586 - 1597.

[20] Kretzschmar K, Clevers H. Organoids: modeling development and the stem cell niche in a dish. Dev Cell, 2016, 38: 590 - 600.

[21] Yin X, Mead B E, Safaee H, et al. Engineering stem cell organoids. Cell Stem Cell, 2016, 18: 25 - 38.

[22] Osada S I, Wright C V. Xenopus nodal-related signaling is essential for mesendodermal patterning during early embryogenesis. Development, 1999, 126: 3229 - 3240.

[23] McCracken K W, Aihara E, Martin B, et al. Wnt / beta-catenin promotes gastric fundus specification in mice and humans. Nature, 2017, 541: 182 - 187.

[24] McCracken K W, Cata E M, Crawford C M, et al. Modelling human development and disease in pluripotent stem-cell-derived gastric organoids. Nature, 2014, 516: 400 - 404.

[25] Munera J O, Sundaram N, Rankin S A, et al. Differentiation of human pluripotent stem cells into colonic organoids via transient activation of BMP signaling. Cell Stem Cell, 2017, 21: 51 - 64.

[26] Spence J R, Mayhew C N, Rankin S A, et al. Directed differentiation of human pluripotent stem cells into intestinal tissue in vitro. Nature, 2011, 470: 105 - 109.

[27] Zhang Y, Yang Y, Jiang M, et al. 3D Modeling of esophageal development using human PSC-derived basal progenitors reveals a critical role for notch signaling. Cell Stem Cell, 2018, 23: 516 - 529.

[28] Zorn A M, Wells J M. Vertebrate endoderm development and organ formation. Annu Rev Cell Dev Biol, 2009, 25: 221 - 251.

[29] McCracken K W, Wells J M. Mechanisms of embryonic stomach development. Semin Cell Dev Biol, 2017, 66: 36 - 42.

[30] Spence J R, Lauf R, Shroyer N F. Vertebrate intestinal endoderm development. Dev Dyn, 2011, 240: 501 - 520.

[31] Koike H, Iwasawa K, Ouchi R, et al. Modelling human hepato-biliary-pancreatic organogenesis from the foregut-midgut boundary. Nature, 2019, 574: 112 - 116.

［32］ McCracken K W, Howell J C, Wells J M, et al. Generating human intestinal tissue from pluripotent stem cells in vitro. Nat Protoc, 2011, 6: 1920 – 1928.

［33］ Rustgi A K. 3D human esophageal epithelium steps out from hPSCs. Cell Stem Cell, 2018, 23: 460 – 462.

［34］ Trisno S L, Philo K E D, McCracken K W, et al. Esophageal organoids from human pluripotent stem cells delineate Sox2 functions during esophageal specification. Cell Stem Cell, 2018, 23: 501 – 515.

［35］ Leushacke M, Barker N. Ex vivo culture of the intestinal epithelium: strategies and applications. Gut, 2014, 63: 1345 – 1354.

［36］ Yu Q, Kilik U, Holloway E M, et al. Charting human development using a multi-endodermal organ atlas and organoid models. Cell, 2021, 184: 3281 – 3298.

［37］ Zhang M, Liu Y, Chen Y G. Generation of 3D human gastrointestinal organoids: principle and applications. Cell Regen, 2020, 9: 6.

［38］ Li X, Ootani A, Kuo C. An air-liquid interface culture system for 3D organoid culture of diverse primary gastrointestinal tissues. Methods Mol Biol, 2016, 1422: 33 – 40.

［39］ Whelan K A, Muir A B, Nakagawa H. Esophageal 3D culture systems as modeling tools in esophageal epithelial pathobiology and personalized medicine. Cell Mol Gastroenterol Hepatol, 2018, 5: 461 – 478.

［40］ DeWard A D, Cramer J, Lagasse E. Cellular heterogeneity in the mouse esophagus implicates the presence of a nonquiescent epithelial stem cell population. Cell Rep, 2014, 9: 701 – 711.

［41］ Jeong Y, Rhee H, Martin S, et al. Identification and genetic manipulation of human and mouse oesophageal stem cells. Gut, 2016, 65: 1077 – 1086.

［42］ Giroux V, Lento A A, Islam M, et al. Long-lived keratin 15[+] esophageal progenitor cells contribute to homeostasis and regeneration. J Clin Invest, 2017, 127: 2378 – 2391.

［43］ Kim T H, Shivdasani R A. Stomach development, stem cells and disease. Development, 2016, 143: 554 – 565.

［44］ Leushacke M, Tan S H, Wong A, et al. Lgr5-expressing chief cells drive epithelial regeneration and cancer in the oxyntic stomach. Nat Cell Biol, 2017, 19: 774 – 786.

［45］ Stange D E, Koo B K, Huch M, et al. Differentiated Troy[+] chief cells act as reserve stem cells to generate all lineages of the stomach epithelium. Cell, 2013, 155: 357 – 368.

［46］ Burclaff J, Willet S G, Sáenz J B, et al. Proliferation and differentiation of gastric mucous neck and chief cells during homeostasis and injury-induced metaplasia. Gastroenterology, 2020, 158: 598 – 609.

［47］ Busslinger G A, Weusten B L A, Bogte A, et al. Human gastrointestinal epithelia of the esophagus, stomach, and duodenum resolved at single-cell resolution. Cell Rep, 2021, 34: 108819.

［48］ Barker N, van Es J H, Kuipers J, et al. Identification of stem cells in small intestine and colon by marker gene Lgr5. Nature, 2007, 449: 1003 – 1007.

［49］ Sato T, Clevers H. Growing self-organizing mini-guts from a single intestinal stem cell: mechanism and applications. Science, 2013, 340: 1190 - 1194.

［50］ Jung P, Sato T, Merlos-Suárez A, et al. Isolation and in vitro expansion of human colonic stem cells. Nat Med, 2011, 17: 1225 - 1227.

［51］ Wang H, Yang Y, Liu J, et al. Direct cell reprogramming: approaches, mechanisms and progress. Nat Rev Mol Cell Biol, 2021, 22: 410 - 424.

［52］ Takahashi K, Tanabe K, Ohnuki M, et al. Induction of pluripotent stem cells from adult human fibroblasts by defined factors. Cell, 2007, 131: 861 - 872.

［53］ Takahashi K, Yamanaka S. Induction of pluripotent stem cells from mouse embryonic and adult fibroblast cultures by defined factors. Cell, 2006, 126: 663 - 676.

［54］ Rony I K, Baten A, Bloomfield J A, et al. Inducing pluripotency in vitro: recent advances and highlights in induced pluripotent stem cells generation and pluripotency reprogramming. Cell Prolif, 2015, 48: 140 - 156.

［55］ Hou P, Li Y, Zhang X, et al. Pluripotent stem cells induced from mouse somatic cells by small-molecule compounds. Science, 2013, 341: 651 - 654.

［56］ Spurrier R G, Speer A L, Hou X, et al. Murine and human tissue-engineered esophagus form from sufficient stem/progenitor cells and do not require microdesigned biomaterials. Tissue Eng Part A, 2015, 21: 906 - 915.

［57］ Nakagawa H, Kasagi Y, Karakasheva T A, et al. Modeling epithelial homeostasis and reactive epithelial changes in human and murine three-dimensional esophageal organoids. Curr Protoc Stem Cell Biol, 2020, 52: e106.

［58］ Sachdeva U M, Shimonosono M, Flashner S, et al. Understanding the cellular origin and progression of esophageal cancer using esophageal organoids. Cancer Lett, 2021, 509: 39 - 52.

［59］ Dong J, Wu X, Zhou X, et al. Spatially-resolved expression landscape and gene-regulatory network of human gastric corpus epithelium. Protein & Cell, 2022: pwac059.

［60］ 团体标准. 人肠道类器官. T/CSCB,2022, 2022: 0013.

［61］ 团体标准. 人肠癌类器官. T/CSCB,2022, 2022: 0014.

［62］ Sato T, van Es J H, Snippert H J, et al. Paneth cells constitute the niche for Lgr5 stem cells in intestinal crypts. Nature, 2011, 469: 415 - 418.

［63］ Forbester J L, Goulding D, Vallier L, et al. Interaction of salmonella enterica serovar typhimurium with intestinal organoids derived from human induced pluripotent stem cells. Infect Immun, 2015, 83: 2926 - 2934.

［64］ Simmini S, Bialecka M, Huch M, et al. Transformation of intestinal stem cells into gastric stem cells on loss of transcription factor Cdx2. Nat Commun, 2014, 5: 5728.

［65］ Gu W, Wang H, Huang X, et al. SATB2 preserves colon stem cell identity and mediates ileum-colon conversion via enhancer remodeling. Cell Stem Cell, 2022, 29: 101 - 115.

［66］ Dekkers J F, van Vliet E J, Sachs N, et al. Long-term culture, genetic manipulation and xenotransplantation of human normal and breast cancer organoids. Nat Protoc, 2021, 16: 1936 -

1965.

[67] Bartfeld S, Bayram T, van de Wetering M, et al. In vitro expansion of human gastric epithelial stem cells and their responses to bacterial infection. Gastroenterology, 2015, 148: 126 – 136.

[68] Le Guen L, Marchal S, Faure S, et al. Mesenchymal-epithelial interactions during digestive tract development and epithelial stem cell regeneration. Cell Mol Life Sci, 2015, 72: 3883 – 3896.

[69] Loe A K H, Rao-Bhatia A, Kim J E, et al. Mesenchymal niches for digestive organ development, homeostasis, and disease. Trends Cell Biol, 2021, 31: 152 – 165.

[70] Eicher A K, Kechele D O, Sundaram N, et al. Functional human gastrointestinal organoids can be engineered from three primary germ layers derived separately from pluripotent stem cells. Cell Stem Cell, 2022, 29: 36 – 51.

[71] Workman M J, Mahe M M, Trisno S, et al. Engineered human pluripotent-stem-cell-derived intestinal tissues with a functional enteric nervous system. Nat Med, 2017, 23: 49 – 59.

[72] Yui S, Azzolin L, Maimets M, et al. YAP/TAZ-dependent reprogramming of colonic epithelium links ECM remodeling to tissue regeneration. Cell Stem Cell, 2018, 22: 35 – 49.

[73] Nusse Y M, Savage A K, Marangoni P, et al. Parasitic helminths induce fetal-like reversion in the intestinal stem cell niche. Nature, 2018, 559: 109 – 113.

[74] Wang Y, Chiang I L, Ohara T E, et al. Long-term culture captures injury-repair cycles of colonic stem cells. Cell, 2019, 179: 1144 – 1159.

[75] Qu M, Xiong L, Lyu Y, et al. Establishment of intestinal organoid cultures modeling injury-associated epithelial regeneration. Cell Res, 2021, 31: 259 – 271.

[76] Castillo-Azofeifa D, Fazio E N, Nattiv R, et al. Atoh1(+) secretory progenitors possess renewal capacity independent of Lgr5(+) cells during colonic regeneration. EMBO J, 2019, 38: e99984.

[77] Sprangers J, Zaalberg I C, Maurice M M. Organoid-based modeling of intestinal development, regeneration, and repair. Cell Death Differ, 2021, 28: 95 – 107.

[78] Dekkers J F, Wiegerinck C L, de Jonge H R, et al. A functional CFTR assay using primary cystic fibrosis intestinal organoids. Nat Med, 2013, 19: 939 – 945.

[79] Dekkers J F, Berkers G, Kruisselbrink E, et al. Characterizing responses to CFTR-modulating drugs using rectal organoids derived from subjects with cystic fibrosis. Sci Transl Med, 2016, 8: 344ra84.

[80] Min J, Vega P N, Engevik A C, et al. Heterogeneity and dynamics of active Kras-induced dysplastic lineages from mouse corpus stomach. Nat Commun, 2019, 10: 5549.

[81] Soutto M, Chen Z, Bhat A A, et al. Activation of STAT3 signaling is mediated by TFF1 silencing in gastric neoplasia. Nat Commun, 2019, 10: 3039.

[82] Bigorgne A E, Farin H F, Lemoine R, et al. TTC7A mutations disrupt intestinal epithelial apicobasal polarity. J Clin Invest, 2014, 124: 328 – 337.

[83] Schwerd T, Bryant R V, Pandey S, et al. NOX1 loss-of-function genetic variants in patients with inflammatory bowel disease. Mucosal Immunol, 2018, 11: 562 – 574.

[84] Wiegerinck C L, Janecke A R, Schneeberger K, et al. Loss of syntaxin 3 causes variant

microvillus inclusion disease. Gastroenterology, 2014, 147: 65 – 68.

[85] Drubin D G, Hyman A A. Stem cells: the new "model organism". Mol Biol Cell, 2017, 28: 1409 – 1411.

[86] Jiang M, Li H, Zhang Y, et al. Transitional basal cells at the squamous-columnar junction generate Barrett's oesophagus. Nature, 2017, 550: 529 – 533.

[87] Kasagi Y, Chandramouleeswaran P M, Whelan K A, et al. The esophageal organoid system reveals functional interplay between notch and cytokines in reactive epithelial changes. Cell Mol Gastroenterol Hepatol, 2018, 5: 333 – 352.

[88] Yeshi K, Ruscher R, Hunter L, et al. Revisiting inflammatory bowel disease: Pathology, treatments, challenges and emerging therapeutics including drug leads from natural products. J Clin Med, 2020, 9: 1273.

[89] Dotti I, Mora-Buch R, Ferrer-Picón E, et al. Alterations in the epithelial stem cell compartment could contribute to permanent changes in the mucosa of patients with ulcerative colitis. Gut, 2017, 66: 2069 – 2079.

[90] Howell K J, Kraiczy J, Nayak K M, et al. DNA methylation and transcription patterns in intestinal epithelial cells from pediatric patients with inflammatory bowel diseases differentiate disease subtypes and associate with outcome. Gastroenterology, 2018, 154: 585 – 598.

[91] Wehkamp J, Schmid M, Stange E F. Defensins and other antimicrobial peptides in inflammatory bowel disease. Curr Opin Gastroenterol, 2007, 23: 370 – 378.

[92] Bartfeld S. Modeling infectious diseases and host-microbe interactions in gastrointestinal organoids. Dev Biol, 2016, 420: 262 – 270.

[93] Bertaux-Skeirik N, Feng R, Schumacher M A, et al. CD44 plays a functional role in Helicobacter pylori-induced epithelial cell proliferation. PLoS Pathog, 2015, 11: e1004663.

[94] Sebrell T A, Hashimi M, Sidar B, et al. A novel gastric spheroid co-culture model reveals chemokine-dependent recruitment of human dendritic cells to the gastric epithelium. Cell Mol Gastroenterol Hepatol, 2019, 8: 157 – 171.

[95] Holokai L, Chakrabarti J, Broda T, et al. Increased programmed death-ligand 1 is an early epithelial cell response to Helicobacter pylori infection. PLoS Pathog, 2019, 15: e1007468.

[96] Morey P, Pfannkuch L, Pang E, et al. Helicobacter pylori depletes cholesterol in gastric glands to prevent interferon gamma signaling and escape the inflammatory response. Gastroenterology, 2018, 154: 1391 – 1404.

[97] Ettayebi K, Crawford S E, Murakami K, et al. Replication of human noroviruses in stem cell-derived human enteroids. Science, 2016, 353: 1387 – 1393.

[98] Finkbeiner S R, Zeng X L, Utama B, et al. Stem cell-derived human intestinal organoids as an infection model for rotaviruses. mBio, 2012, 3: e00159 – 12.

[99] Yin Y, Bijvelds M, Dang W, et al. Modeling rotavirus infection and antiviral therapy using primary intestinal organoids. Antiviral Res, 2015, 123: 120 – 131.

[100] Leslie J L, Huang S, Opp J S, et al. Persistence and toxin production by Clostridium difficile

within human intestinal organoids result in disruption of epithelial paracellular barrier function. Infect Immun, 2015, 83: 138 – 145.

[101] Engevik M A, Engevik K A, Yacyshyn M B, et al. Human Clostridium difficile infection: inhibition of NHE3 and microbiota profile. Am J Physiol Gastrointest Liver Physiol, 2015, 308: G497 – 509.

[102] Lamers M M, Beumer J, van der Vaart J, et al. SARS – CoV – 2 productively infects human gut enterocytes. Science, 2020, 369: 50 – 54.

[103] Zhou J, Li C, Liu X, et al. Infection of bat and human intestinal organoids by SARS – CoV – 2. Nat Med, 2020, 26: 1077 – 1083.

[104] Bray F, Ferlay J, Soerjomataram I, et al. Global cancer statistics 2018: GLOBOCAN estimates of incidence and mortality worldwide for 36 cancers in 185 countries. CA Cancer J Clin, 2018, 68: 394 – 424.

[105] Lau H C H, Kranenburg O, Xiao H, et al. Organoid models of gastrointestinal cancers in basic and translational research. Nat Rev Gastroenterol Hepatol, 2020, 17: 203 – 222.

[106] McMillin D W, Negri J M, Mitsiades C S. The role of tumour-stromal interactions in modifying drug response: challenges and opportunities. Nat Rev Drug Discov, 2013, 12: 217 – 228.

[107] Hay M, Thomas D W, Craighead J L, et al. Clinical development success rates for investigational drugs. Nat Biotechnol, 2014, 32: 40 – 51.

[108] Ben-David U, Siranosian B, Ha G, et al. Genetic and transcriptional evolution alters cancer cell line drug response. Nature, 2018, 560: 325 – 330.

[109] Barbachano A, Fernandez-Barral A, Bustamante-Madrid P, et al. Organoids and colorectal cancer. Cancers (Basel), 2021, 13: 2657.

[110] Fujii M, Shimokawa M, Date S, et al. A colorectal tumor organoid library demonstrates progressive loss of niche factor requirements during tumorigenesis. Cell Stem Cell, 2016, 18: 827 – 838.

[111] van de Wetering M, Francies H E, Francis J M, et al. Prospective derivation of a living organoid biobank of colorectal cancer patients. Cell, 2015, 161: 933 – 945.

[112] Sachdeva U M, Shimonosono M, Flashner S, et al. Understanding the cellular origin and progression of esophageal cancer using esophageal organoids. Cancer Lett, 2021, 509: 39 – 52.

[113] Smyth E C, Lagergren J, Fitzgerald R C, et al. Oesophageal cancer. Nat Rev Dis Primers, 2017, 3: 17048.

[114] Zheng B, Ko K P, Fang X, et al. A new murine esophageal organoid culture method and organoid-based model of esophageal squamous cell neoplasia. iScience, 2021, 24: 103440.

[115] Wroblewski L E, Piazuelo M B, Chaturvedi R, et al. Helicobacter pylori targets cancer-associated apical-junctional constituents in gastroids and gastric epithelial cells. Gut, 2015, 64: 720 – 730.

[116] Sebrell T A, Hashimi M, Sidar B, et al. A novel gastric spheroid co-culture model reveals chemokine-dependent recruitment of human dendritic cells to the gastric epithelium. Cell Mol

Gastroenterol Hepatol, 2019, 8: 157 – 171.

[117]　Matano M, Date S, Shimokawa M, et al. Modeling colorectal cancer using CRISPR – Cas9 – mediated engineering of human intestinal organoids. Nat Med, 2015, 21: 256 – 262.

[118]　Drost J, van Jaarsveld R H, Ponsioen B, et al. Sequential cancer mutations in cultured human intestinal stem cells. Nature, 2015, 521: 43 – 47.

[119]　Kawasaki K, Fujii M, Sugimoto S, et al. Chromosome engineering of human colon-derived organoids to develop a model of traditional serrated adenoma. Gastroenterology, 2020, 158: 638 –651.

[120]　Xu P, Becker H, Elizalde M, et al. Intestinal organoid culture model is a valuable system to study epithelial barrier function in IBD. Gut, 2018, 67: 1905 – 1906.

[121]　Pleguezuelos-Manzano C, Puschhof J, Rosendahl Huber A, et al. Mutational signature in colorectal cancer caused by genotoxic pks(＋) E. coli. Nature, 2020, 580: 269 – 273.

[122]　Dekkers R, Vijftigschild LA, Vonk A M, et al. A bioassay using intestinal organoids to measure CFTR modulators in human plasma. J Cyst Fibros, 2015, 14: 178 – 181.

[123]　Vijftigschild L A, Berkers G, Dekkers J F, et al. β2 – Adrenergic receptor agonists activate CFTR in intestinal organoids and subjects with cystic fibrosis. Eur Respir J, 2016, 48: 768 – 779.

[124]　Sayoc-Becerra A, Krishnan M, Fan S, et al. The JAK-inhibitor tofacitinib rescues human intestinal epithelial cells and colonoids from cytokine-induced barrier dysfunction. Inflamm Bowel Dis, 2020, 26: 407 – 422.

[125]　Lloyd K, Papoutsopoulou S, Smith E, et al. Using systems medicine to identify a therapeutic agent with potential for repurposing in inflammatory bowel disease. Dis Model Mech, 2020, 13: dmm044040.

[126]　Tullie L, Jones B C, De Coppi P, et al. Building gut from scratch — progress and update of intestinal tissue engineering. Nat Rev Gastroenterol Hepatol, 2022, 19: 417 – 431.

[127]　Jensen T, Blanchette A, Vadasz S, et al. Biomimetic and synthetic esophageal tissue engineering. Biomaterials, 2015, 57: 133 – 141.

[128]　Fordham R P, Yui S, Hannan N R, et al. Transplantation of expanded fetal intestinal progenitors contributes to colon regeneration after injury. Cell Stem Cell, 2013, 13: 734 – 744.

[129]　Sugimoto S, Kobayashi E, Fujii M, et al. An organoid-based organ-repurposing approach to treat short bowel syndrome. Nature, 2021, 592: 99 – 104.

[130]　Nikolaev M, Mitrofanova O, Broguiere N, et al. Homeostatic mini-intestines through scaffold-guided organoid morphogenesis. Nature, 2020, 585: 574 – 578.

[131]　Meran L, Massie I, Campinoti S, et al. Engineering transplantable jejunal mucosal grafts using patient-derived organoids from children with intestinal failure. Nat Med, 2020, 26: 1593 – 1601.

[132]　Grikscheit T C, Ogilvie J B, Ochoa E R, et al. Tissue-engineered colon exhibits function in vivo. Surgery, 2002, 132: 200 – 204.

[133]　Cromeens B P, Liu Y, Stathopoulos J, et al. Production of tissue-engineered intestine from

expanded enteroids. J Surg Res, 2016, 204: 164 - 175.

[134] Purnell B A. Ethics of organoid research. Science, 2017, 355: 257 - 259.

[135] Bredenoord A L, Clevers H, Knoblich J A. Human tissues in a dish: The research and ethical implications of organoid technology. Science, 2017, 355: eaaf9414.

[136] Arjmand B, Rabbani Z, Soveyzi F, et al. Advancement of organoid technology in regenerative medicine. Regen Eng Transl Med, 2022: 1 - 14.

第*3*章
肺脏类器官

　　肺是哺乳动物呼吸系统的重要组成部分,在维持组织血氧平衡中发挥至关重要的作用,其主要功能是进行气体交换。肺组织分实质和间质两部分,实质即肺内支气管的各级分支及其终端的大量肺泡,间质为结缔组织及血管、淋巴管和神经等。人体的呼吸道分为传导区和呼吸区。吸入的气体经由传导区进入肺,传导区包括鼻腔通道、气管、主支气管、肺内不断分支的各级支气管和细支气管。呼吸区则包括呼吸性细支气管、肺泡管和肺泡囊,是气体交换的场所。肺泡外周被毛细血管网络包裹,为肺泡和毛细血管内的气体进行快速交换提供了结构基础。健康成年人大概有 3 亿个肺泡,将肺泡完全展开,其表面积大约有 80 m^2,有利于进行充分的气体交换。

3.1　肺的结构与功能

　　正常人肺组织中大约有 40 种细胞类型,包括上皮细胞、内皮细胞、免疫细胞和间质细胞等。这些细胞在不同部位发挥各自作用,共同维持机体正常的生命活动。肺中主要细胞类型和分布如图 3-1 所示。

　　近端的传导气道(conducting airways)覆盖的假复层上皮,由基底细胞(basal cells)、分泌细胞(secretory cells,包括 club 细胞和杯状细胞)、纤毛细胞(ciliated cells)、神经内分泌细胞(neuroendocrine cells)、tuft 细胞、离子细胞(ionocyte)等组成[1,2]。其中,基底细胞是气道上皮的干细胞,负责产生近端气道上皮的所有细胞类型[3]。人的基底细胞从气管一直延伸至终末细支气管,而小鼠的基底细胞仅存在于气管和主支气管上。小鼠的远端气道是单层上皮,主要由分泌细胞和纤毛细胞组成,其中分泌细胞 club 细胞可以自我更新,也可以产生纤毛细胞[4]。此外,神经内分泌细胞可以分化产生 club 细胞和纤毛细胞[5]。

　　肺泡上皮包括Ⅰ型肺泡上皮细胞(alveolar type Ⅰ cells,AT1)和Ⅱ型肺泡上皮细胞(alveolar type Ⅱ cells,AT2)。AT1 细胞扁平并且比较薄,覆盖肺泡表面积约 95%,执行气体交换功能;AT2 细胞呈立方体,分泌肺表面活性蛋白,维持表面张力作用,并且作为肺泡干细胞,进行自我更新和分化成Ⅰ型肺泡上皮细胞[6]。除了气体交换作用,呼吸道

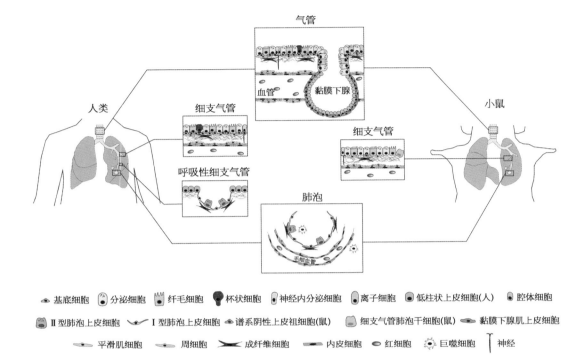

图 3-1 气道和肺泡的结构和细胞组成示意图

上皮还通过细胞间紧密连接形成屏障,有效阻挡和清除随着空气进入呼吸道的颗粒物、化学品、病原体等。

上皮细胞与其他细胞类型共同协调,发挥气体交换和防御功能。内皮细胞可以分为动脉内皮细胞、静脉内皮细胞、淋巴管内皮细胞、普通毛细血管内皮细胞(general capillary cells)、毛细血管空气细胞(capillary aerocytes)等,其中普通毛细血管内皮细胞和毛细血管空气细胞对于进行气体交换至关重要。毛细血管空气细胞是肺部特有的一类血管细胞[1,7],主要用于气体交换和白细胞的运输;普通毛细血管内皮细胞用于调节血管舒缩张力,并在毛细血管稳态和损伤修复中发挥干/祖细胞作用。2020 年的人肺单细胞转录组测序发现两类毛细血管中间态细胞(capillary intermediates 1、2),是普通毛细血管内皮细胞和毛细血管空气细胞的中间形态细胞。此外,支气管血管细胞(bronchial vessel cells)等对肺部的营养维持、清除吸入的杂质、炎症细胞的募集等也至关重要[8]。

肺脏中存在各种类型的间质细胞,包括气道平滑肌细胞(airway smooth muscle cells)、血管平滑肌细胞(vascular smooth muscle cells)、纤维肌细胞(fibromyocytes)、间皮细胞(mesothelial cells)、周细胞(pericytes)以及各类成纤维细胞,如肌成纤维细胞(myofibroblasts)、肺泡成纤维细胞(alveolar fibroblasts)、脂成纤维细胞(lipofibroblasts)、外膜成纤维细胞(adventitial fibroblasts)等[1]。这些间质细胞为肺上皮细胞提供其生长发

育所需的蛋白因子[9,10]，因此在肺部的发育、稳态维持和损伤修复中都发挥重要作用，并且与多种肺疾病的发生发展都有关，比如，哮喘发生时气道平滑肌细胞高度收缩导致气道狭窄[11]；成纤维细胞与肺纤维化的发生发展有着密切的联系[12,13]。

　　肺部的免疫细胞也有众多类型，包括巨噬细胞、粒细胞、NK 细胞（natural killer cells）、B 细胞、T 细胞等，这些免疫细胞参与稳态维持、抵抗外来有害物质的侵袭和肺再生修复的过程。比如，在小鼠肺切除后，单核细胞和巨噬细胞参与促进 AT2 细胞增殖[14]；而 T 细胞在抵御病原体、维持肺组织稳态、监测肿瘤发生发展等方面发挥着重要的作用，此外，还可以促进病理性炎症，导致哮喘等疾病的发生[15]。总的来说，肺组织内各种类型的细胞相互作用、共同协调是维持肺部稳态的必要基础。

　　目前，肺脏研究大多以小鼠为模型，但是小鼠与人体的肺脏在结构、细胞组成和细胞可塑性方面均存在差别（图 3 - 1）[2,16]。在结构上，人的左肺由两片肺叶组成，右肺由三片肺叶组成，而小鼠左肺由一片大肺叶组成，右肺由四片肺叶组成；成人肺中终末细支气管分支成呼吸性细支气管，随后分支成由肺泡排列的多个肺泡管，而小鼠没有呼吸性细支气管，小鼠肺中终末细支气管经由细支气管-肺泡管连接处直接过渡到肺泡管。在细胞组成上，人从气管到终末细支气管都是假复层上皮，而小鼠仅气管和主支气管为假复层上皮。近年来在小鼠远端气道中发现多种新的干/祖细胞群体，包括细支气管-肺泡管连接处的细支气管肺泡干细胞（bronchiolar alveolar stem cells，BASCs）[17]、谱系阴性上皮祖细胞（lineage-negative epithelial progenitors，LNEPs）[18]、H2 - K1 高表达的 club 细胞[19] 等。这些细胞在人肺中是否存在尚不清楚。人肺的呼吸性细支气管中也发现了新的细胞类型，包括终末细支气管-呼吸性细支气管中的分泌细胞（terminal respiratory bronchioles secretory cells，TRB - SC）[20]、兼具肺泡（*SFTPC*）和气道标志基因（*SCGB3A2*）的 AT0 细胞（alveolartype 0 cells）[20]，以及具有向 AT2 细胞分化能力的呼吸性细支气管分泌细胞（respiratory airway secretory cells，RAS cells）[21]。在细胞分化命运上，人和小鼠的 II 型肺泡上皮细胞具有不同的可塑性，比如有研究发现人 AT2 细胞具有分化成基底细胞的能力[22]，而该能力在小鼠 AT2 细胞中没有被发现[18]。

　　以上一系列的差别决定了人肺组织研究的必要性，但是有限的供体使得研究人的肺组织困难重重。类器官凭借其与来源组织的相似度及拟合度，在模拟发育再生、疾病建模、药物筛选等方面都展现出了巨大的潜力。接下来的章节将详细介绍肺类器官的构建、鉴定与应用。

3.2　肺类器官的构建

　　类器官常常是基于干细胞的 3D 培养系统，往往培养在基质胶（matrigel）或其他基底膜提取物，如 BME 中。这些细胞外基质成分不仅可以作为细胞生长的支架，还可以通过限制细胞信号的扩散范围和可及性来调节类器官的极性和结构[23]。目前肺类器官主要来源于人类多能干细胞(human pluripotent stem cells,hPSCs)或肺成体干/祖细胞,其中,人多能干细胞可以是诱导多能干细胞(induced pluripotent stem cells,iPSCs)或者胚胎干细胞(embryonic stem cells,ESCs);肺成体干/祖细胞包括基底细胞、Ⅱ型肺泡上皮细胞、club 细胞以及小鼠特有的 BASCs 和 LNEPs 等。

根据组成类器官的细胞类型一般将肺类器官分为气道类器官(airway organoids)、肺泡类器官(alveolar organoids)和肺类器官(lung organoids)。气道类器官由基底细胞、club 细胞、纤毛细胞、杯状细胞等组成,表达基底细胞的标志物 KRT5、KRT14 和 P63,纤毛细胞标志物 Acetylated-Tubulin 和 FOXJ1,杯状细胞标志物 MUC5AC 和 MUC5B,以及 club 细胞标志物 SCGB1A1。肺泡类器官由Ⅰ型和Ⅱ型肺泡上皮细胞组成,表达 AT2 细胞标志物 SFTPC 和 HTII-280,AT1 细胞标志物 AGER、PDPN 和 HOPX。肺类器官同时具有气道和肺泡的上皮细胞类型[24]。

在稳态条件下,肺组织通常保持静息,主要由 TGF-β/BMP/SMAD 信号、FGF 信号和 WNT/β-catenin 信号维持气道和肺泡上皮的稳态。基于此,类器官培养采用了相应的信号调节因子[25]。培养基中添加 Noggin、A8301 等 BMP、TGF-β 信号抑制剂可刺激杯状细胞的增殖,同时抑制 club 细胞和纤毛细胞分化;SB202190 是 p38 抑制剂,用于克服类器官生长停滞;FGF 信号对上皮细胞至关重要,很多研究者在肺类器官培养基中添加 FGF 配体来支持类器官生长;大多数肺类器官培养基中也会添加 WNT 信号激活剂,WNT3a 已被证实在与 FGF10 联用后可有效地促进类器官的形成和向功能细胞类型的分化,但 WNT 信号对肺泡和气道影响不同。WNT 信号通路的激活对于肺泡类器官发育过程中 AT2 细胞的克隆扩增至关重要,然而气道类器官本身表达 WNT,因此往往不再额外添加 WNT[26-28]。

3.2.1 多能干细胞来源的类器官

无论是诱导多能干细胞还是胚胎干细胞都可以通过逐步诱导的方式,在特定的阶段使用特异的生长因子和小分子组合,顺序激活或抑制不同的信号通路,模拟正常胚胎发育的过程,从而获得肺脏类器官。

胚胎发育过程中,肺产生于前肠内胚层,形成支气管和肺泡组织。因此多能干细胞来源的肺类器官的构建中一个重要步骤是形成前肠内胚层(anterior foregut endoderm,AFE)。从诱导多能干细胞或者胚胎干细胞开始,利用 Activin A 和 CHIR99021 或 Activin A、BMP4 和 FGF2,激活 TGF-β 及 WNT 信号活性,诱导多能干细胞分化为定型内胚层(definitive endoderm,DE)。在定型内胚层形成后,使用 SB431542 和 Noggin 或 SB431542 和 Dorsomorphin 抑制 TGF-β 和 BMP 信号,形成前肠内胚层。随后,激活 BMP、WNT、FGF 和 RA 信号可将前肠内胚层进一步诱导为 NKX2.1$^+$ 肺上皮祖细胞。这些祖细胞可以进一步诱导分化成气道或者肺泡上皮细胞[29-33](图 3-2)。

不同于成体干细胞来源的类器官只有上皮细胞,多能干细胞来源的类器官具有上皮

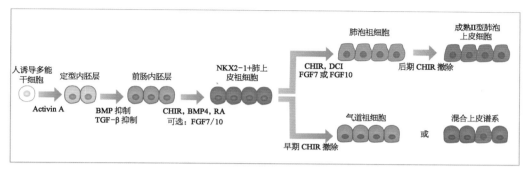

图 3 - 2　人体诱导多能干细胞分化产生肺上皮细胞过程[2]

和间质细胞。2017 年，Yawen Chen 等利用 RUES2 人胚胎干细胞系经过定型内胚层诱导、前肠内胚层诱导构建了肺芽类器官（lung bud organoids），具有内胚层细胞和少量中胚层细胞[33]。将肺芽类器官移植到免疫缺陷的 NSG 小鼠的肾包膜下，一个半月后形成管状的气道结构，表达基底细胞和杯状细胞的标志基因，周围被间质细胞包围；5 个月后形成分支结构，其中气道结构中出现基底细胞、纤毛细胞、杯状细胞、club 细胞，气道周围出现平滑肌细胞，并且分支末梢出现 AT2 细胞；7 个月后出现神经上皮小体，并且分支末梢开始出现 AT1 细胞。将肺芽类器官包埋在基质胶中进行体外培养，70 天后也形成分支结构，表达 AT2 细胞、杯状细胞和间质细胞的标志基因。

3.2.2　成体干／祖细胞来源的类器官

肺脏不同区域存在不同类型的干／祖细胞，并且成熟分化的细胞也可以再度进入细胞周期，自我更新或者分化产生新的细胞类型。因此，肺不同区域获得的类器官具有不同的特征。根据研究目的选择不同区域的肺组织提取上皮干／祖细胞进行类器官培养，或同时加入其他细胞类型共培养，可以更好地模拟体内这些细胞的特性。

如上文所述，AT2 细胞是肺泡干细胞，在气道中，基底细胞和 club 细胞具有干／祖细胞活性。此外，小鼠的 BASCs 和 LNEPs 也具有干／祖细胞活性。这些细胞都可以构建类器官，总结如图 3 - 3 所示，详细内容将在下面的章节展开。

肺成体干／祖细胞来源于新鲜的肺组织。人体肺组织可以从医院，特别是拥有肺移植项目的机构，经科研伦理委员会批准获得捐赠的正常肺组织；还可以从慢性阻塞性肺病（简称慢阻肺，chronic obstructive pulmonary disease，COPD）、哮喘或肺癌患者的支气管活检或肺切除手术获得组织样本。供体的性别、年龄、吸烟史、确诊时间、是否使用药物和疾病分类等因素都可能会影响类器官生长速度及分化效率。获得组织样本后，利用机械力和组织消化酶获得单细胞或细胞团，包埋在细胞外基质成分中进行 3D 培养，或者经流式分选出特定细胞类型后进行类器官培养。胶原酶和中性蛋白酶被广泛使用于肺组织的消化[35,36]。

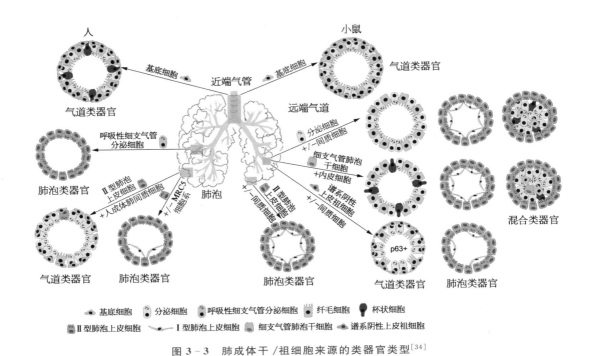

图 3 - 3　肺成体干/祖细胞来源的类器官类型[34]

1. 基底细胞来源的类器官

基底细胞是气道中的干细胞,负责产生近端气道上皮的所有细胞类型。来自大气管基底细胞的类器官被称为大气管球(tracheosphere),而来自支气管的被称为支气管球(bronchosphere)。尽管名称不同,这些类器官都具有假复层上皮,外圈是基底细胞,内圈则是分泌细胞和纤毛细胞[37]。2009 年,Brigid Hogan 实验室首次利用 KRT5-GFP[+] 的小鼠气管基底细胞构建了大气管球。将气管基底细胞包埋于无生长因子的基质胶中,置于 0.4 μm 孔径的 Transwell 上层培养 20 天后,形成中空的具有假复层上皮的气道类器官,外圈是 P63[+] KRT5/KRT14[+] 的基底细胞,而内圈是表达 Acetylated-Tubulin 的纤毛细胞[3]。进一步地,利用 NGFR 和 Integrin α6 分选人和小鼠的基底细胞,无论有无间质细胞存在的情况下,都可以培养出气道类器官,而人的气道类器官中分泌细胞以杯状细胞为主[3,38-41]。

2. Ⅱ型肺泡上皮细胞来源的类器官

AT2 细胞具有自我更新和分化成 AT1 细胞的能力,因此是肺泡中的干细胞。原代 AT2 细胞可以根据表面标志基因分选出来(人 AT2:EPCAM[+] HTII-280[+],小鼠 AT2:EPCAM[+] Sca1[−])或者利用谱系示踪小鼠(*Sftpc-CreERT2*;*Rosa-tdTomato*)分选出荧光标记的细胞。在体内,间质细胞为 AT2 提供生长因子,因此,最初的肺泡类器官培养中需要加入间质细胞,比如 PDGFRα[+] 肺成纤维细胞[6]、EPCAM[−] Sca1[+] 肺间质细胞[42] 或者肺血管内皮细胞[43]。AT2 细胞与间质细胞共培养在基质胶中大约 14 天后,形成类器官,被称为肺泡球(alveolosphere)。其中,AT2 在外围,而 AT1 在里面。近年来通过加入间质细胞分泌的细胞因子以及一些小分子抑制剂,已经建立了不依赖于间质细胞的培养体系,实现了人和小鼠 AT2 类器官的长期培养,并且不再需要血清等化学成分不明确的组分[44-46]。这些因子包括 R-Spondin1、FGF7、FGF10、EGF、Noggin、WNT 信号激活剂 CHIR99021 和 TGF-β 信号抑制剂 SB431542。

3. BASC 细胞来源的类器官

BASC 细胞位于小鼠细支气管-肺泡管连接处,同时表达 Club 细胞和 AT2 细胞的标记基因 SCGB1A1 和 SFTPC,并且具有气道和肺泡两种分化潜能。BASC 细胞在气道萘损伤后能分化产生 club 细胞和纤毛细胞,在博来霉素肺泡损伤后产生 AT2 和 AT1 细胞[17,47-49]。

2005 年,Carla Kim 等[17]首次报道 BASC 细胞后,为了进一步在体外研究其特性,于 2014 年利用 BASC 表面标记基因 Sca1 进行流式分选。分选出 CD31⁻ CD45⁻ EpCAM⁺ Sca1⁺细胞,与原代小鼠肺内皮细胞(LuMECs)共培养于无生长因子的基质胶中,置于 Transwell 上层,14 天后能形成肺泡型、支气管型、支气管肺泡型三种类器官[43,50]。其中,肺泡型类器官包含 AT1 和 AT2 细胞,分别具有 T1α 和 SFTPC 表达,支气管型类器官中具有 SCGB1A1 阳性的 club 细胞,FOXJ1 阳性的纤毛细胞和 MUC5AC 阳性的杯状细胞,支气管肺泡型类器官中不仅有 AT2 细胞、club 细胞、纤毛细胞和杯状细胞,还具有 SCGB1A1 和 SFTPC 双阳性的细胞。在 LuMEC 存在的条件下,BASC 可以在体外多次传代,并且克隆形成效率不会随着传代而下降。

4. 远端气道干/祖细胞来源的类器官

除了 BASC 细胞,成体肺中还存在其他具有多潜能干细胞活性的细胞类型。2011 年,Harold Chapman 团队首次报道了 Integrin α6β4⁺ SFTPC⁻肺上皮细胞具有肺泡和气道两种分化潜能,并建立了体内肺类器官模型[51]。该团队将成年小鼠的 Integrin α6β4⁺ SFTPC⁻肺上皮细胞与小鼠胚胎 14.5 天的肺单细胞悬液混合在一起,移植到免疫缺陷小鼠的肾包膜下,6 天后肉眼可见类器官形成,并具有与宿主联通的血管系统。在移植的第 2~6 天,移植的结构模拟了小鼠肺发育的过程。移植第 2 天的结构类似于假腺管期,上皮管道被大量间质细胞包围;第 4 天类似于微管期,既具有立方体细胞排列在上皮管道中,也具有扁平的上皮细胞形成分支结构;第 6 天则表现为胚胎 18.5 天的特征,上皮细胞呈现扁平形态。

随后,Harold Chapman 和 Frank McKeon 课题组分别报道了小鼠远端气道中存在的一群干/祖细胞,这群细胞表面表达 Integrin β4,在流感损伤后快速增殖、迁移进入肺泡区域,产生大片的 KRT5⁺ 基底样细胞。尽管不同的课题组命名不同,有的命名为谱系阴性的上皮祖细胞,简称 LNEPs[18],有的命名为远端气道干细胞,简称为 DASCs[52,53],这些细胞在严重肺泡损伤后都能快速产生 KRT5⁺ 基底样细胞,以恢复肺上皮屏障。LNEP 细胞随后被证实包含 P63⁺ KRT5⁻ 和 P63⁻ 细胞,P63⁺ KRT5⁻ 细胞负责产生 KRT5⁺ 基底样细胞[54,55],而 P63⁻ 的细胞则能分化产生 AT2 细胞[19,54]。体外培养

EPCAM$^+$Integrin β4$^+$细胞出现两种类器官,一种为气道类器官,主要包括 KRT5$^+$基底细胞、club 细胞和纤毛细胞;另一种为肺泡类器官,包括 AT1 和 AT2 细胞[54,56]。

5. club 细胞来源的类器官

在肺脏中,除了前文提到的成体干细胞能形成类器官外,还有部分成熟分化的细胞也可以形成类器官,比如分泌细胞。相比于二维(two dimensional,2D)培养,这些细胞在 3D 环境中能更好地生长,发生增殖和分化,再现了这些细胞在体内的潜能。

人和小鼠的气道中都存在一群分泌细胞 club 细胞,其标志基因为 *SCGB1A1*。在成体稳态或气道损伤后,club 细胞可以自我更新,也可以分化产生纤毛细胞[4]。club 细胞中有一个表达 UPK3A 的亚群,被称为 variant club 细胞,位于神经内分泌小体(neuroendocrine bodies,NEBs)附近,低表达细胞色素 CYP2F2[57-60]。variant club 细胞可以抵御萘损伤,并在支气管损伤后重建 club 细胞和纤毛细胞群体。

2017 年,Carla Kim 实验室[61]利用 *Scgb1a1-CreER*;*Rosa26-tdTomato* 谱系示踪小鼠经流式分选获得 club 细胞,将其与 LGR5$^+$ 或 LGR6$^+$ 的间质细胞共培养于无生长因子的基质胶,置于 Transwell 上层,能形成肺泡型、支气管型、支气管肺泡型三种类器官。其中,支气管型类器官大且圆,形成包含 club 细胞和纤毛细胞的单层腔室;肺泡类器官较小并且致密,AT2 细胞在外层,AT1 细胞在内层;支气管肺泡型类器官是混合型,既有肺泡也有气道上皮细胞存在。他们发现间质细胞影响了 club 细胞的分化命运。定位在肺泡区域 LGR5$^+$ 间质细胞促进了 club 细胞向肺泡分化,而主要定位在气道周边的 LGR6$^+$ 间质细胞则促进 club 细胞向气道分化。

2021 年,Joo-Hyeon Lee 实验室进一步优化了培养基,通过加入多种生长因子,比如 EGF、FGF7、FGF10、Wnt3a 条件培养基、RSPO1 条件培养基以及 Noggin,最终建立了不依赖于间质细胞共培养的小鼠 club 细胞类器官,具有三种分化命运[62]。此外,Joo-Hyeon Lee 团队还利用 KDR 标记分选出人的分泌细胞(EPCAM$^+$ HTII－280$^-$ KDR$^+$),重悬于无生长因子的基质胶中,以液滴形式培养,在含有 EGF、FGF7、FGF10、Noggin、A8301、SB202190 的培养基中培养 3 周后,类器官中 club 细胞和纤毛细胞为主,有少量基底细胞。

2022 年,Edward Morrisey 团队发现人呼吸性细支气管部位中存在一类具有干性的分泌细胞,命名为 RAS 细胞[21]。这群细胞表达 SCGB1A1 和 SCGB3A2。该研究团队利用 *CEACAM6* 作为标志基因,经流式分选出 EPCAM$^+$ HTII－280$^-$ NGFR$^-$ CEACAM6$^+$ 的细胞,重悬于无生长因子的基质胶中,以液滴的形式滴在细胞培养板中,加入肺泡培养基(含有 FGF7、CHIR99021、B27、N2、地塞米松、8-溴腺苷 3'5'-环单磷酸、3-异丁基-1-甲基黄嘌呤、TZV),培养 21 天后大约 60% 的类器官表达 SFTPC。

3.3 肺类器官的鉴定

肺类器官的鉴定,是通过组织、细胞以及分子生物学的方法确定类器官与来源组织的相似性。本节主要从组织学鉴定和分子生物学鉴定两部分简述肺类器官的鉴定。

3.3.1　组织学鉴定

类器官的组织学鉴定主要包括组织形态和组织特异蛋白鉴定,具体实验方法有 HE 染色、免疫组化、免疫荧光、扫描电镜等。Calvin Kuo 实验室[63]对人远端肺类器官进行 HE 染色区分其囊性和实性类器官,通过免疫荧光技术使用 SFTPC 和 KRT5 抗体分别标记 AT2 细胞和基底细胞,通过透射电镜技术观察 AT2 细胞特有的板层小体(Lamellar body)结构,从而证明该类器官的细胞类型。Michiaki Mishima 实验室[31]通过流式细胞荧光分选技术分选出羧肽酶 M(carboxypeptidase M,CPM)阳性的肺泡上皮祖细胞(alveolar epithelial progenitor cells,AEPC),通过 3D 培养分化形成了具有板层小体的球状体,其表面活性物质的表达增加,并发现肺泡标志物 SFTPB 和 SFTPC 的水平升高,同时,通过免疫荧光技术鉴定了 CPM 是 AEPC 的生物标志物。Darrell Kotton 实验室[64]通过 SFTPC 免疫荧光和遗传标记确认了多功能干细胞分化出的底层上皮球状体为肺泡类器官,并表明该种肺泡上皮类器官无需间质的支持且具备一定的自我更新能力。

3.3.2　分子生物学鉴定

HE 染色和免疫组化可在组织形态和组织特异蛋白上确定类器官与组织来源的相似性,但这些证据仍然不够,还需要更多的分子水平上的证据,其中类器官的分子生物学鉴定方法有全外显子测序(whole exon sequencing,WES),转录组测序(RNA-seq),尤其是单细胞转录组测序,全基因组测序(whole genome sequencing,WGS),DNA 甲基化分析,以及短串联重要序列(short tandom repeat,STR)鉴定。

1. 全外显子测序

全外显子测序检测基因组的外显子区域,即蛋白质编码区域。外显子区域虽然仅占基因组 1%,但大多数的孟德尔遗传病都与该区域有关,因此全外显子测序是一种广泛应用于临床的高深度测序技术[65,66]。对人体组织及其来源的类器官进行外显子测序,可以分析其特征基因的碱基突变率、碱基突变类型占比、基因拷贝数、染色体的缺失与易位。Se Jin Jang 等[67]将肺癌组织与正常支气管组织作为样本进行类器官培养,将培养的类器官与其来源的组织通过 HE 染色、免疫组化、免疫荧光等技术进行对比,发现衍生而来的类器官在形态学上与其来源的正常组织或肿瘤组织具有良好溯源性,对肺癌类器官及其肺癌原发灶组织进行全外显子测序后发现,肺癌类器官维持了原发灶组织大部分体细胞突变。虽然该研究未对正常肺组织及肺类器官进行全外显子测序,但正常组织与其衍生的类器官在基因组上具有良好的一致性是毋庸置疑的。

2. 转录组测序

转录组是特定组织或细胞在某一发育阶段或功能状态下转录出来的所有 RNA 的集合,主要包括 mRNA 和非编码 RNA。转录组测序是指利用第二代高通量测序技术进行

cDNA 测序,全面快速地获取某一物种特定器官或组织在某一状态下的几乎所有转录本。对类器官进行转录组测序,可以分析特征基因表达调控的一致性。马少华等[68]通过 RNA-seq 分析的肺类器官及其来源肺组织,发现其基因表达谱高度一致,表明肺类器官在药物筛选、个体化精准治疗、再生医学等方面较传统细胞模型具备明显的优势。

单细胞转录组测序近年来在类器官培养中应用广泛,不仅可用于鉴定类器官中的细胞类型,也能够鉴别出类器官培养过程中的过渡期细胞;结合拟时序分析等方法,还可预测细胞的分化过程。

3. DNA 甲基化分析

DNA 甲基化是指在 DNA 甲基化转移酶的作用下,在基因组 CpG 二核苷酸的胞嘧啶 5 号碳位共价键结合一个甲基基团。DNA 甲基化能引起染色质结构、DNA 构象、DNA 稳定性及 DNA 与蛋白质相互作用方式的改变,从而控制基因表达[69]。Matthias Zilbauer[70]等对人肠上皮类器官和原代肠上皮细胞进行全基因组 DNA 甲基化和转录组学分析,发现其表观遗传特征具有惊人的相似性。虽然目前尚无专门针对肺类器官及其来源肺组织的 DNA 甲基化分析,但是基于 DNA 甲基化分析对表观遗传的特异解析方式应用于肺类器官的鉴定是可行的。

4. STR 鉴定

STR 是基因位点由长度为 3～7 个碱基对的短串联重复序列组成,这些重复序列广泛存在于人类基因组中。STR 序列符合孟德尔遗传定律,个体间存在相同的短串联重复序列,但重复的次数在个体间存在差异,形成片段长度不等的等位基因,因此 STR 被称为细胞的 DNA 指纹[71,72]。因为类器官保留了亲本的复杂性和遗传性,所以 STR 可以鉴定类器官和来源组织的稳定性,比对结果可说明类器官是否由其来源个体构建而来。

3.4 肺类器官的应用与展望

类器官结合了体外系统的实验优势(包括长期传代扩增、冷冻保存和遗传操作)与体内模型所具有的细胞微环境、组织结构等特点,在模拟器官发育、再生、疾病模型以及药物发现中发挥着不可或缺的作用。以下将从几个重要的应用方向进行详细的介绍。

3.4.1 模拟肺发育

小鼠模型的研究逐渐揭示了小鼠肺发育的过程。在小鼠胚胎 9.0 天时,转录因子 Nkx2.1 在前肠腹侧的内胚层细胞中表达,从而开启了肺的发育。自 E9.5 天开始,这些上皮细胞外翻形成气管和肺芽,并完成与食道的剥离。研究表明,Nkx2.1 的表达缺失会导致气管和食管结构分离失败从而导致肺严重发育不良[73]。在 E12.5 - E16.5 假腺期,两个肺芽开始分支,产生大树形状的分支网络,这一过程又称分支形态发生。随后是 E16.5 - E17.5 小管期和 E18.5 至出生后第 5 天为囊状期,末端分支开始变窄并形成上皮囊簇。

最后,肺泡的完全成熟发生在 P0－P14 肺泡期[74]。在内胚层发育的所有阶段,中胚层(或间质)同步发育并与肺内胚层相互作用以促进分支和分化,其中涉及多种信号通路,例如来自中胚层的 FGF10 通过作用于肺内胚层的 FGFR2 来促进肺分支。无论是配体还是受体的基因缺失都会导致肺分支失败[75],说明了中胚层提供的生长因子对内胚层发育的重要性。除此之外,BMP、WNT、SHH、NOTCH、RA 等信号通路也在肺发育中起关键性作用[76,77]。人的肺发育阶段与小鼠的类似,但是受限于伦理问题很难利用人体组织进行研究,人肺类器官为研究人的肺发育过程提供了强有力的模型。

2010 年,Magnus Magnusson 实验室将人支气管上皮细胞系(VA10)与人脐带来源静脉内皮细胞(HUVECs)共培养在基质胶中可以发生形态分支并且诱导 AT2 细胞分化,在体外再现了人肺的形态发生[78]。2014 年,Aadil Kaisani 等发现将人支气管上皮细胞(HBECs)与人胚胎成纤维细胞 IMR90 共培养于基质胶上可以诱导分支发生,并且出现远端上皮细胞标志物的表达,如 SCGB1A1 和 SFTPA[79]。由于这些支气管细胞受分化方向限制,因此现在更多使用 hPSCs 来源的类器官研究肺发育。

2011 年,Michael Green 等首次将 hPSCs 来源的定型内胚层在 TGF－β 和 BMP 信号的双重抑制下高效定向诱导分化为前肠内胚层,这为后来肺的发生奠定了基础[80]。2014 年,Shimpei Gotoh 等率先使用 CPM 作为 NKX2.1+ 腹侧化的前肠内胚层细胞("ventralized" anterior foregut endoderm cells,VAFEC)的表面标志物,在表达 *SFTPC－GFP* 报告基因的 hPSCs 和胎儿肺成纤维细胞进行 3D 共培养中,发现 CPM+ VAFECs 可以分化为肺泡上皮细胞,并且具有 AT2 独有的特征:具有板层小体结构,表面活性蛋白 SFTPC 和 SFTPB 表达增加[31]。随后,Briana Dye 等使用 hPSCs 在体外培养,通过调节发育过程中重要的信号通路实现了由单层内胚层逐级生成腹侧前肠类球体、肺类器官、近端气道样结构、远端双向分化祖细胞的诱导分化,并且多种类型的间质细胞包围着上皮细胞,具有复杂多样且成熟的细胞类型和肺泡样结构,较好地模拟了不同细胞在体内的空间位置排列,其最终形态被称为人肺类器官(human lung organoids,HLOs)。研究者还使用 RNA-seq,证明其体外诱导的 HLOs 与基于全局转录组(global transcriptional profiles)的人类胎儿肺高度相似[29]。2015 年之后,关于 hPSCs 衍生的肺类器官如雨后春笋般兴起,多项工作更加细致地优化了体外培养条件[81],使我们对人肺发育的认识更进一步。

3.4.2　模拟肺再生

肺在稳态下是高度静息的组织,但由于其直接暴露在外部空气中,经常会受到环境因子的刺激,例如粉尘、病毒、细菌、真菌等。已发现肺各区域存在不同的上皮干/祖细胞,在正常生理状态下,这些干/祖细胞高度静息,但在肺损伤后,它们能快速响应,进行增殖、迁移、分化以修复受损组织。肺类器官因其 3D 结构模拟了体内的环境,能更好地模拟再生修复过程。

类器官再现了细胞因子、生长因子等对干/祖细胞命运决定的影响,也为抗体或者小分子抑制剂筛选提供了平台。例如,在肺泡类器官中进行细胞因子筛选,发现白介素 1α/β(IL1α/β)和肿瘤坏死因子 α(TNFα)促进 AT2 细胞增殖,IL1 信号被证明对于流感感染后 AT2 细胞增殖是必需的[82]。在肺泡类器官中进行小分子抑制剂筛选,发现 Tankyrase 抑制剂 IWR-1 阻断了 AT2 向 AT1 的分化,进一步确定了 TAZ 在 AT2 向 AT1 分化中发挥重要作用[83]。

利用类器官共培养不同的细胞类型为研究细胞与细胞之间的相互作用提供了有力的工具。巨噬细胞与 AT2 细胞共培养于肺泡类器官中促进 AT2 细胞增殖,再现了在肺叶切除后招募来的 CCR2+ 单核细胞促进肺泡再生的过程[14]。Carla Kim 实验室通过间质细胞共培养的方式在体外证明了间质细胞的异质性决定了 Club 细胞的分化命运[61]。Harold Chapman 实验室使用人原代成体肺成纤维细胞与人 AT2 细胞共培养,发现 AT2 可以转分化为表达 KRT5 的基底细胞[22],而人 AT2 细胞与人胚胎肺成纤维细胞 MRC5 共培养则形成肺泡类器官。这一结果充分体现了间质细胞构成的微环境决定了 AT2 细胞的命运,同时也揭示了人和小鼠的 AT2 细胞具有不同的可塑性。

类器官结合单细胞 RNA-seq(single cell RNA-seq,scRNA-seq)为捕捉再生修复过程瞬时出现的细胞类型提供了可能性。多个实验室利用肺泡类器官的单细胞测序揭示了从 AT2 向 AT1 分化过程中的过渡态细胞,过渡态细胞表达 *Krt8*、*Cldn4*、*Sfn8* 等基因,具有 P53、NF-κB、TGF-β 等信号活性以及细胞衰老特征[84,85]。

3.4.3　模拟肺遗传性疾病

遗传病是以遗传物质改变为基本特征的疾病,具有先天性、终身性和家族性的特点。采用小鼠模型研究遗传性疾病,可能出现与人体病理表型不一致的情况,如囊性纤维化(cystic fibrosis,CF)小鼠在出现呼吸症状前常死于肠梗阻[86]。而类器官具有原代组织的特征,同时可以对遗传改变和环境变化发生响应。因此,类器官结合基因编辑、检测和生物芯片等技术,能够模拟肺部疾病的发生和进展,便于深入研究肺部疾病发展过程中遗传和分子水平以及微环境中的变化。

1. 模拟基因异常遗传

基因遗传肺病是基因变异导致的一系列肺部疾病。多基因遗传肺病,如哮喘、慢阻肺等往往同时受基因和环境的多重影响,在构建类器官疾病模型时,需考虑更多的因素的参与,而单基因遗传肺病因其致病位点单一的特点,在类器官疾病模型的构建及基因治疗药物研发上更具优势。

CFTR 基因突变会导致 CF 的发生,来自 CF 患者的类器官具有上皮表面黏液层黏度增加并增加细菌感染和细胞应激风险的遗传状况。已有研究者搭建 CF 类器官生物库,用于腺嘌呤碱基编辑器的基因校正和 CFTR 修复的研究[37]。同时,*CFTR* 基因可作为基因编辑的靶点,在 CF 患者来源的类器官中,使用 CRISPR-Cas9 和同源重组来纠正 *CFTR* 位点进行基因治疗的研究。鼻基底细胞可以在不损害人体的情况下分离出来,并

培养成类器官,随后通过流体输送和球体直径测量,可检测小分子和药物调节或补偿 CF 跨膜电导调节 *CFTR* 突变体活性的能力,进行小分子和药物筛选,可推动 CF 患者个性化治疗的研究。

遗传性表面活性物质功能障碍对新生儿来说是致命性疾病。来自表面活性蛋白 B (surfactant protein B,SFTPB)缺乏患者的多能干细胞可分化为具有人类肺近端和远端间质和上皮细胞群的肺类器官,通过用携带野生型 *SFTPB* 基因的慢病毒感染缺乏 *SFTPB* 的多能干细胞并分化为类器官,可以出现正常的板层小体,并且肺表面活性物质可分泌到细胞培养基中[87],表明利用体外人肺类器官模型也可模拟致命肺部疾病被靶向纠正的过程。

2. 模拟染色体异常遗传

使用患者多能干细胞可建立 Hermansky-Pudlak 综合征(HPS)Ⅰ型肺表型模型。HPS 是一种常染色体隐性遗传疾病,HPS 患者常发生致死性 HPS 相关性间质性肺炎 (HPS-associated interstitial pneumonia,HPSIP)。该类器官模型成功再现了细胞形态和大小上的异常,显示 HPS1 患者特异性肺泡上皮细胞的线粒体功能障碍,为了解人类 HPS1 缺陷引起的 HPSIP 发病机制提供新的研究工具[88]。hPSCs 中诱导 *HPS1* 基因敲除构建的肺芽器官中,间质细胞大量产生,细胞外基质成分,如Ⅰ型胶原蛋白、纤连蛋白显著增加,模拟了体内 *HPS1* 突变驱动的肺纤维化[33]。

3.4.4　模拟其他呼吸系统疾病

肺类器官还可以模拟急性和慢性肺损伤类疾病,如急性肺损伤(acute lung injury,ALI)、慢阻肺以及特发性肺纤维化(idiopathic pulmonary fibrosis,IPF)。

肺类器官可以直接被病毒和寄生虫感染。隐孢子虫病由隐孢子虫感染引起,腹泻为主要疾病特征。隐孢子虫可以感染人源小肠和肺的上皮类器官,在类器官内繁殖并完成其复杂的生命周期,说明类器官适用于寄生虫生物学研究和抗寄生虫药物开发[89]。另外,肺类器官已被成功地用作由 SARS-CoV-2 和呼吸道合胞病毒(respiratory syncytial virus,RSV)等病毒感染引起的人类疾病的模型,在细胞和分子水平上为宿主-病原体相互作用提供了有利依据,与临床患者的血清学数据相辅相成,为潜在治疗策略的临床前和临床试验提供了有效的工具。人多能干细胞诱导的肺类器官模型中,AT2 细胞、纤毛细胞等多种细胞表达 SARS-CoV-2 受体 ACE2,因此可以被 SARS-CoV2 感染;基于类器官的感染成功模拟了人类 SARS-CoV-2 肺部感染中的炎症情况,如趋化因子增加,以及 IL17、TNFα 的上调。该感染模型也适用于高通量平台,以筛选抗 SARS-CoV-2 感染的候选药物[90]。此外,RSV 感染的肺气道类器官形态学显示了大量的上皮异常,包括细胞骨架重排、感染细胞顶端挤压和合胞体形成[27],这些表型与人体内病理变化相似。

慢阻肺是一种常见的慢性进展性呼吸疾病,包括肺气肿和慢性支气管炎,从而导致呼吸气流受阻。慢阻肺的一个标志是气道上皮重塑、杯状细胞数量增加和黏液分泌过剩。在类器官系统中加入炎症因子可以模拟炎症微环境。在气道类器官中加入炎症因子,发现IL6通过激活STAT3信号促进基底细胞向纤毛细胞分化[91],IL13、IL17A则促进基底细胞向杯状细胞分化,从而模拟了慢阻肺、哮喘、囊性纤维化患者中常发生的杯状细胞化生(goblet cell metaplasia),导致痰液过度产生引起气道阻塞的临床表现[40]。利用气道类器官进行Notch特异性抗体的筛选,发现Notch2是细胞因子引起的杯状细胞化生所必需的信号,抑制Notch2可以促进基底细胞分化成纤毛细胞[40]。此外,慢阻肺患者低表达LKB1,抑制club细胞来源的肺类器官中LKB1的表达也可模拟杯状细胞化生,杯状细胞标志物MUC5AC、CLCA3和FOXA3增加[92]。

特发性肺纤维化是慢性进展性的间质性肺疾病,以成纤维细胞增殖和细胞外基质大量积累为特征,导致肺组织结构被破坏,肺功能丧失。目前认为IPF起源于肺泡上皮细胞反复损伤引起的异常修复,导致(肌)成纤维细胞持续激活[93,94]。AT2细胞功能异常,比如端粒酶基因突变、*SFTPC*突变、AT2细胞衰老或者AT2细胞再生修复障碍等均可以自发引起或加重肺纤维化[95-99]。肺泡类器官的研究揭示了AT2细胞向AT1细胞分化过程中存在过渡态,这些细胞在纤维化组织和新冠病毒感染后的肺泡组织中大量存在,暗示肺泡再生停滞与纤维化发生的关联性。在AT2细胞中特异敲除*Cdc42*或者*Taz*基因,可阻断AT2向AT1细胞分化,导致肺泡组织过度拉伸,产生机械张力,激活AT2细胞表达TGF-β1,从而自发发生或者加重纤维化[83,99]。在AT2细胞中敲除*Tgfbr2*可以缓解纤维化,说明再生障碍的AT2细胞响应TGF-β信号,引起肺纤维化发生。将人多能干细胞来源的肺泡上皮细胞和原代人胚胎肺成纤维细胞共培养可模拟纤维化中上皮细胞对于成纤维细胞的作用。AT2细胞分泌SHH(Sonic hedgehog)引起成纤维细胞激活,造成基质胶收缩;在博来霉素诱导下,AT2细胞发生细胞衰老,产生更多的TGF-β,造成更显著的收缩,模拟了纤维化发生[100]。

细胞外基质(extracellular matrix,ECM)在特发性肺纤维化病理中起重要作用,随着类器官培养中所运用的细胞外支持成分的进一步开发及改善,类器官培养有望逐步实现标准化地长期培育和可重复性,并有助于探索细胞外基质和肺细胞之间的相互作用,评估细胞外基质在疾病,如肺纤维化发病及进展中的作用。

类器官也是研究外界环境对健康影响的理想体外模型,因为多种类型的细胞参与了对外界环境损害的反应,如吸烟诱导的相关的疾病。吸烟会导致气道上皮重塑、基底细胞和黏液生成细胞增生、鳞状化生、纤毛细胞分化改变和连接屏障完整性降低,与慢阻肺和肺癌有关。肺类器官可以直接模拟香烟烟雾提取物对肺上皮祖细胞的损害作用。用香烟提取物处理14天后类器官的大小和数量减少,可用于发现与香烟诱导的肺部损伤修复和再生相关的新靶点[101]。另一项研究则发现,间歇性吸烟小鼠的AT2细胞比持续性吸烟小鼠的AT2细胞在3D培养中更容易形成类器官,可能是脂肪酸氧化增强了AT2细胞干性,这项研究表明,肺类器官模型可以模拟间歇性和持续香烟烟雾暴露的分子机制[102]。

3.4.5　模拟肺部肿瘤发生发展

肺癌(lung cancer，LC)是世界上发病率和死亡率最高的癌症类型。肺癌约有 11 种遗传分化亚型和 2 种主要的组织病理学亚型。非小细胞肺癌(non-small cell lung cancer，NSCLC)占所有肺癌病例的 85％，另有 15％被归类为小细胞肺癌(small cell lung cancer，SCLC)[103]。肺癌的每种组织病理学亚型都有特定的定位和不同的转移特征。对Ⅲ/Ⅳ期 NSCLC 患者活检样本的单细胞转录组分析显示细胞调节过程、分子肿瘤发展和细胞表型存在显著分化，具有相同组织病理类型的肺癌患者之间肿瘤的遗传、分子和表型特征存在高度异质性[104]。

肺癌体外研究主要依赖于已建立的细胞系，具有诸多局限性，例如缺乏异质性以及与肿瘤微环境的相互作用，并且可能在体外培养时积累遗传和表观遗传畸变。目前，临床前肺癌模型已经发展到包括患者来源的异种移植(patient-derived xenografts，PDXs)和肺癌类器官(lung cancer organoids，LCOs)。与细胞系相比，PDXs 和 LCOs 都再现了亲本肿瘤的遗传和组织学异质性，更真实地反映了肺癌的发病机制。多种研究方式验证了肺肿瘤类器官与原代肿瘤组织在形态学与组织学方面的相似性。肺癌类器官既可以是囊性的，也可以是实性的，单纯从类器官形态上无法区别肺肿瘤类器官和肺正常类器官。在大多数研究中，采用 HE 染色结合免疫组化对肺癌类器官进行鉴定。不同的肺癌类型来源的类器官高表达不同的蛋白标志物，并与原代组织情况一致，如肺腺癌类器官高表达 TTF1、CK7、NAPSIN；肺鳞癌类器官高表达 P40、KRT5/6，不表达 TTF1；在肺肿瘤类器官中 P63 表达丧失极性[67]。通过全外显子组测序和评估拷贝数变异、变异等位基因分数(VAF)分布和单核苷酸多态性分析，可比较肿瘤标本和相应的肿瘤类器官的遗传特征。另外，scRNA-seq 是最精确的细胞多样性分析工具之一，可用于验证肿瘤类器官是否还原了原发肿瘤的特征和异质性。

肺癌类器官培养的成功取决于几个不同的因素，包括类器官的形成、长期扩增和肿瘤细胞纯度。正常细胞和肿瘤细胞混合生长时，在某些培养条件下可能会引发正常细胞过度增殖。因此，为提高培养的肺癌肿瘤细胞纯度，应仔细选择原代组织来源和培养基。比如，可从转移组织或恶性积液中获得肿瘤细胞，从而排除正常的肺细胞；与手术切除的肿瘤相比，来自肿瘤核心的活检组织有更高的肿瘤细胞纯度，但同时需注意组织太小会降低类器官构建的成功率。肺癌类器官培养基的选择是肺癌类器官面临的主要挑战，目前的研究致力于确定一种具有选择性的肺癌类器官培养基，例如减少培养基中的细胞因子抑制正常肺细胞的生长，或添加 Nutlin - 3a 对肿瘤细胞进行选择。然而，根据癌症基因组图谱数据，大约 40％的肺癌携带野生型 P53，Nutlin - 3a 无法排除正常细胞，且肿瘤间和肿瘤内的异质性也会给培养基的优化带来很大困难。某些肺肿瘤组织在现有的培养条件下不能长成类器官，而某些肺肿瘤组织在所有培养基中都能很好地生长成类器官，包括无血清 DMEM/F12 培养基，这些现象强调了根据原发肿瘤的特点选择合适的培养基的重要性[105,106]。

肿瘤类器官的构建来源于肿瘤干细胞,这些干细胞同时进行自我更新和分化,分别产生干细胞和非干细胞。肿瘤类器官可作为研究癌症干细胞异常自我更新和分化的模型,也可用于研究特定基因突变对肿瘤发生发展的影响。Antonella Dost 等研究者使用来自人类 iPSC 和小鼠肺上皮细胞的类器官系统来模拟肺腺癌的发展,首次利用肺类器官研究正常上皮祖细胞与早期肺癌的转录和蛋白质组学变化,提供了 KRAS 驱动的肺肿瘤发生的全面分子图景[107]。在 iPSC 来源的人肺类器官中外源性表达 HER2,可诱导形成肿瘤样结构和类似于 HER2 扩增的肺腺[108]。通过分析不同肺癌类型来源的肿瘤类器官基因表达谱,可发现不同组织类型在免疫调节、炎症和信号通路上的差异。肺癌基因组图谱的复杂性使个性化治疗的实施更加复杂。此外,即使由相同的致癌驱动因素定义的患者亚组也显示出巨大的分子多样性,从而导致患者不同的临床症状和对抗癌治疗的不同反应。患者来源的类器官可用于研究肺癌的临床变异性,而不需要事先对患者的遗传背景进行分析。可以从手术摘取、活检组织或外周血中获得构建类器官的样本,以针对各个时期肺癌患者构建肺癌类器官,模拟肺癌的病理进程。因此,肺癌类器官生物库的建立也为寻找个体特异生物标志物提供了依据。

肿瘤-肿瘤微环境相互作用在支持恶性增殖、化疗耐药、免疫逃逸和转移性扩散中起着关键作用。因此,通过合适的共培养平台观察肿瘤-肿瘤微环境相互作用,对于理解肿瘤发展各个阶段的生物学机制至关重要。类器官是模拟肿瘤-肿瘤微环境之间相互作用的有效工具,比如,目前已建立肿瘤类器官与肿瘤相关成纤维细胞(cancer associated fibroblasts,CAFs)或免疫细胞共培养模型。肺癌类器官与 CAFs 共培养,显示 CAFs 可促进肿瘤细胞增殖和侵袭性[109]。肺肿瘤类器官与自体 T 细胞共培养可用于分析肿瘤对免疫治疗的敏感性或耐药性的机制,并可能生成患者肿瘤特异性 T 细胞产物[110]。除在肿瘤类器官培养中,外加其他细胞重构肿瘤微环境外,也有研究通过空气-液体界面共培养(air liquid interface,ALI)系统从肺和其他肿瘤中构建保留内源性肿瘤实质、基质和嵌入的免疫细胞的类器官,代表了原生(或整体)的肿瘤微环境模型,但由于免疫细胞和成纤维细胞不能在 ALI 系统中长期繁殖,需进一步调整该培养系统以满足不同肿瘤微环境细胞类型的需要[111]。

3.4.6 药物筛选

1. 肺类器官应用于药物筛选

肺类器官已广泛应用于药物筛选。Yuling Han 等[90]利用人类多能干细胞生成的肺和结肠类器官系统,对 FDA 批准的药物进行了高通量筛选:将培养好的类器官模拟 COVID-19 肺部感染后的炎症变化,通过 RNA-seq 证实了病毒感染,随后对几种 SARS-CoV-2 的抑制剂进行高通量筛选;发现包括伊马替尼、麦考酚酸和盐酸喹那克林在内的三种药物在生理水平下,可以显著抑制 SARS-CoV-2 对人类多能干细胞的肺类器官模型(hPSC-LOs)和人类多能干细胞的结肠类器官模型(hPSC-COs)的感染。

这表明经过 SARS - CoV - 2 感染的 hPSC - LOs,可以作为研究新冠病毒感染和鉴定潜在的 COVID - 19 治疗药物的疾病模型,实现药物的高通量筛选。

2. 肺类器官应用于药物筛选的优势与不足

相比于传统的 2D 细胞模型和动物模型,肺类器官更加接近生理状态下的细胞组成和生理功能。对肺类器官进行基因操作很便捷,不会引起伦理争议。此外,肺类器官在培养过程中经历多次增殖传代并维持基因组稳定性。这些优势使得肺类器官非常适合进行药物筛选和构建肺类器官库。

早期的肺类器官需要大量的起始细胞,其通量低,体外活力较差,不适用于药物筛选。随着多能干细胞、祖细胞的分离技术进步,目前已能获得重复性好、寿命长的类器官;并配合微流控细胞芯片技术,形成了适用于高通量药物筛选的肺类器官模型。然而,肺类器官仍然有不足之处,虽然类器官在体外培养实验中具有自组装、更新以及分化等特点,但是经过几次传代后,细胞活性和功能均会降低;其次,它不具有真正生物体内的血管网络系统,使得营养供给和代谢产物的排出都会成为棘手的问题,并且无法完美展示组织-组织相互作用、组织微环境的情况。再者,肺类器官疾病模型还不够完善,例如目前肺癌器官基本可以覆盖 95% 的肺癌类型,但是仍然有一些罕见的肺癌亚型待发展成类器官。以上这些缺陷可能会影响药物筛选的结果。

3. 构建肺类器官库

构建肺类器官的生物样本库可以作为有效的药物筛选平台,缩短临床前研究和临床研究的周期,减少新药开发的成本和风险,助力精准医疗和肺部疾病的研究。目前已经有构建好的肺癌类器官库[67],该器官库建立了肺癌和非肿瘤性支气管黏膜的 5 种组织学亚型。肺癌类器官库作为一种体外细胞模型,可以维持非常接近体内肿瘤细胞的基因组特征,通过结合基因组测序数据和组织形态可以鉴定出各类肿瘤亚型。

4. 肺类器官芯片用于药物筛选

类器官与微流控细胞芯片的结合也是一种新趋势,它不仅拥有器官特定功能,能够模拟器官的生长发育过程,还能精准调控发育过程中的信号分子,做到了实时检测。肺类器官芯片根据肺部结构主要分为肺泡芯片和气道芯片。肺泡芯片将肺泡上皮细胞与血管内皮细胞共培养,主要展现肺泡上皮细胞与大量毛细血管相互交织的空间结构,能够反映呼吸作用时肺泡收缩扩张的机械运动。而气道芯片则是气道上皮细胞和血管内皮细胞共培养,模拟多层次多结构的黏膜功能性单位,以建立屏障功能。此外,还有高通量培养肺类器官的芯片、具有呼吸可视化功能的新型肺芯片、模拟三维肺泡结构的类器官等。

(1) 经典的肺类器官芯片

① 肺泡芯片(lung alveolus-on-chip)

由哈佛大学 Donald Ingber 等开发的最早的肺器官芯片是一种肺泡芯片[112]。肺泡芯片成功模拟了人体肺泡的气液界面,以及肺泡在呼吸时受到的肺牵张力。

    由图 3 - 4 可见,肺泡芯片是面积只有几平方厘米的多孔双层聚二甲基硅氧烷(polydimethylsiloxane,PDMS)夹膜,上侧植入肺泡上皮细胞,下侧植入毛细血管内皮细胞。从肺泡上皮侧通入空气,毛细血管侧通过培养液,从而模拟人体肺泡的气液平面。另外,在肺芯片两边的侧室进行循环抽真空,模拟胸膜腔随着呼吸运动而扩大和缩小,形成了类似肺牵张力的作用,拉扯 PDMS 膜,达到模拟肺泡在呼吸时的效果。早期的肺泡芯片主要用于研究固体机械力(肺部上皮细胞周期性的拉伸)和流体机械力(液体表面张力)对肺功能的影响,以及肺泡与免疫细胞和病原体的相互作用、肺泡上皮和内皮屏障功能等。

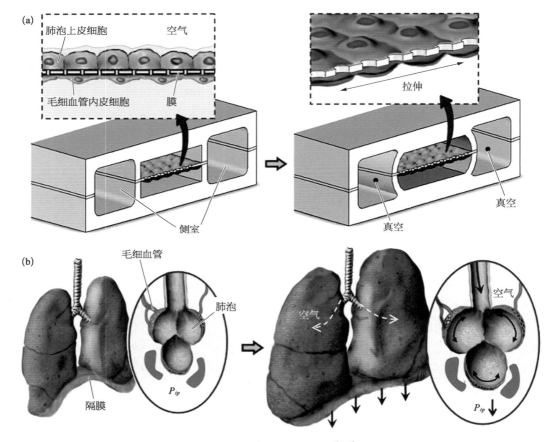

图 3 - 4　肺泡芯片的结构[112]

模拟人体肺芯片微型装置的设计示意图。(a) 模拟人体肺芯片微型装置利用 PDMS 膜、肺泡上皮细胞、毛细血管内皮细胞,形成肺泡-毛细血管屏障。该装置通过向侧室施加真空并导致 PDMS 膜的机械拉伸,形成肺泡-毛细血管屏障,从而再现生理呼吸运动;(b) 在肺吸气过程中,隔膜的收缩会导致胸膜内压降低,进而引起肺泡和肺泡毛细血管界面的物理拉伸

    在肺泡芯片的研究基础上,Dongeun Huh 利用 TNFα 不仅诱导出中性粒细胞从毛细血管到肺泡室募集的整个过程,还通过吸入二氧化硅纳米颗粒模拟肺泡机械损伤,成功复制

了传统细胞培养模型无法实现的仿生微流体系统。并且构建了肺水肿的病理模型,发现了潜在的治疗药物血管生成素-1(angiopoietin-1)和离子通道抑制剂(GSK2193874)[113]。Haiqing Bai 等将 H3N2 流感病毒引入肺泡芯片的空气通道,感染肺泡芯片,不仅成功观察到流感感染的已知标志发展,还观察到肺泡芯片对 H3N2 产生了免疫反应,表明利用肺泡芯片可以重现肺部感染 H3N2 发生的情况。此外,还发现了一种钙结合蛋白 S100A7 在静态芯片中未检测到,但在应变芯片中高度表达,表明其产生是由机械拉伸诱导的,并且该蛋白表达增加可以上调与先天性免疫反应有关的许多其他基因的表达,包括多种炎症细胞因子[114]。

② 气道芯片(airways-on-chip)

最早的气道芯片,是将两层 PDMS 膜置入上下两个腔室之间,供双侧小气道上皮细胞(small airway epithelial cell,SAEC)的生长和附着(图 3-5)。SAEC 在膜上生长,并在上腔室和下腔中灌注培养基,直到它们汇合。汇合之后,在上腔通入空气,以在细胞上形成空气-液体界面。该方法可以模拟液态栓塞形成和破裂时压力波对 SAEC 的损伤[115]。

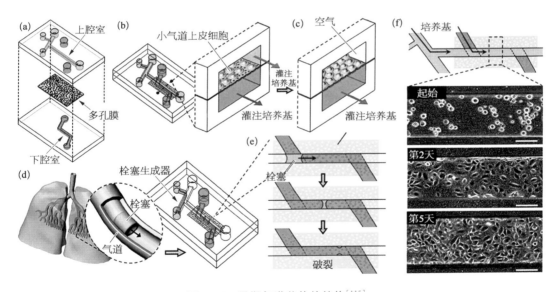

图 3-5 早期气道芯片的结构[115]

(a) 早期的小型气道芯片由上腔室、PDMS 膜、下腔室组成;(b) SAECs 黏附在 PDMS 膜上,在上下室灌注培养基;(c) 一旦 SAECs 汇合后,在上腔进行通气,形成气-液界面;在气-液界面培养过程中,SAECs 进行细胞分化;(d) 在小型气道芯片系统中,通过栓塞生成器,重新建立生理气道闭合;(e) 栓塞生成器中产生的液体塞在上皮细胞单层上进行,并在下游区域破裂,在体外重新打开小型气道;(f) 连续灌流的培养基支持细胞生长为单层,具有典型的上皮外观

但是,双侧 SAEC 结构不能很好地模拟功能营养单位。Katelyn Sellgren 等通过双层 PDMS 膜将模型分为三个垂直堆叠的腔室:上层的气道上皮细胞腔室、中层的肺成纤维细

胞腔室和底层的微血管内皮细胞腔室,并且用原代细胞代替了永生化细胞系(图3-6)[116]。这样的结构重现了三层细胞的空间排布,已经应用于多种呼吸系统疾病的研究。Alexander Nesmith 等重现了人类哮喘时肌肉组织的结构和功能特征,证明了 HA1077 靶向抑制 Rho A 介导的收缩,可以有效缓解 IL-13 引起的过度刺激[117]。Kambez Benam 等通过构建健康人和 COPD 患者的小气道芯片模型,有节律地控制烟雾的进出,观察到了分子、细胞、组织水平上,健康人和 COPD 患者在吸烟时引起损伤反应的差异[118]。

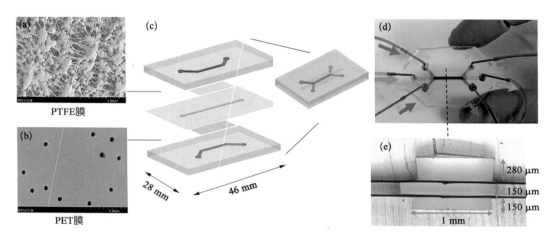

图 3-6　Katelyn Sellgren 等设计的气道芯片结构[116]

(a,b) PTFE 和 PET 膜的扫描电子显微镜图像;(c) 其展开图和示意图;(d) 在三个流体通道中有染料的 10×1 mm 装置的照片;(e) 10×1 mm 装置截面的光学显微镜图像

相较于肺类器官,肺芯片技术既能实现接种细胞的增殖和分化,又能满足仿生组织中层次结构的重现,是对肺类器官技术的一种补充和拓展。肺器官芯片通过微流控技术对流路的控制,解决了持续新鲜培养基及后续药物的供给问题,也通过工程手段部分模拟了在体器官的功能。但是由于其培养的细胞仍是 2D 细胞,因此仍然存在不能完全模拟生理状态的局限性。

(2) 肺芯片最新进展

① 集成超疏水微孔阵列芯片

在肺癌领域,肿瘤类器官模型的构建和应用受限于效率和耗时等问题,肿瘤体外药敏预测的开展较其他癌种更为困难。Yawei Hu 等首先建立了一种有效的机械样本处理方法,处理了 103 例手术切除的肺癌组织样本,用以制备肺癌类器官,该过程保留了亲代肿瘤的组织学和遗传学特征,能在长期体外培养和传代后保持稳定,并具有无限扩增的潜力。为加快药敏检测的进程,该团队研发了一种集成超疏水微孔阵列芯片(integrated superhydrophobic microwell array chip,InSMAR-chip)用于 LCOs 的高通量培养与分析(图3-7)[119]。该芯片表面注入了超疏水涂层,由于接触角大于 160° 的超疏水表面的排斥作用,使得微孔之间有物理隔绝,保证了每个微孔独立的液体环境,便于加样和换液的操作,当过量的培养基从芯片中吸出时,可在微孔阵列中自发形成均匀的培养基液滴阵列。另外,微孔间距与 1536 孔板保持一致,更适配商用的成像和检测仪器。由于芯片微孔结构体积为纳升量级,大大缩短了药敏检测时间,结果显示数百个 LCOs 可在一周内产生具有临床指导意义的药物反应,表明自制的 InSMAR - chip 比观测基因突变更能反映肿瘤耐药性,可用于探究患者治疗反应。

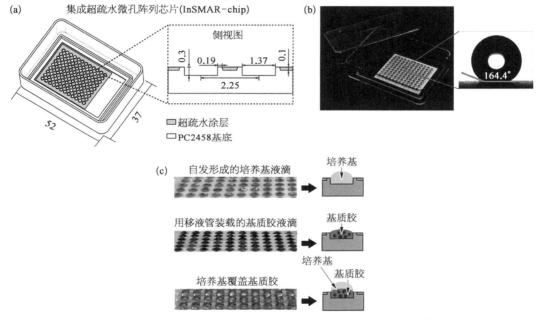

图 3 - 7　在微孔中具有液滴阵列的 InSMAR - chip 芯片图[119]

(a) InSMAR 芯片原理图(左)和芯片横切面图(右);(b) 微孔中液滴阵列的 InSMAR 芯片照片;(c) 上图当多余的培养基从芯片中吸出时,培养基的液滴阵列自然形成;中图:用电子移液器将 Matrigel 液滴阵列装入微孔;下图:用斑点覆盖法将基质液滴覆盖在培养基上

② 具有呼吸可视化功能的新型仿生 3D 肺器官芯片系统[120]

该系统具有生理尺度的肺泡阵列,并在芯片结构上涂敷颜色材料,通过颜色变化来对肺器官芯片的伸缩进行实时监测。由于肺器官芯片在运行过程中的规律循环变形,可以模拟有节奏的呼吸时肺泡的扩张和收缩,以及结构形变所引发的结构颜色的同步变化,使得该芯片系统可提供细胞力学方面的自动监测(图 3 - 8)。

该芯片采用阵列方式在芯片的上下两层进行气体和液体的分布,来分别模拟相应的气道呼吸或血液流动,在呼吸过程中循环气流会被引入肺器官芯片上的肺泡结构,来重现呼吸过程中的节奏,在结构颜色结合下,不同的机械结构形变大小会呈现不同的视觉效果(图 3 - 9)。

通过对肺芯片上的肺细胞进行表征,发现在动态拉伸的条件下,F -激动蛋白(绿色)

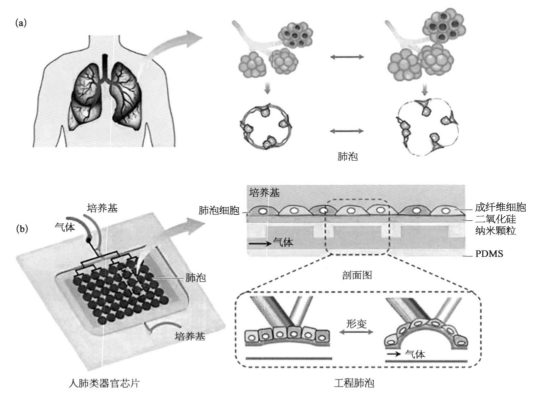

图 3 - 8　具有呼吸可视化功能的新型仿生 3D 肺器官芯片的结构[120]

(a) 规律呼吸情况下的肺泡示意图;(b) 当循环气体流入到仿生 3D 肺器官芯片装置时,再现了呼吸过程中有节奏的拉伸;结合结构的颜色,呼吸过程表现出细胞的机械性视觉效果

可呈现更为致密和完整的单层细胞,并且反映细胞间紧密连接的标记物 ZO - 1(红色)也有很明显提升(图 3 - 10)。通过改变循环拉伸强度来对肺泡的形变进行监测发现,低气流下(15 kPa)和高气流下(30 kPa)肺泡在循环峰值处 PDMS 薄膜的形变颜色波长范围不同,更高的形变会使波长范围增大,同时在 15 个呼吸周期下,不同位置反射位移值也因气流的增强而变大。

　　最后,该团队利用 TGF - β 处理构建了肺纤维化模型。通过循环拉伸来抑制成纤维细胞增殖并诱导细胞外基质成分分泌。利用构建好的 IPF 芯片,该团队发现了二甲双胍和羟氯喹是 IPF 的潜在治疗方案,且羟氯喹的效果可能比二甲双胍更好。

　　③ 模拟三维肺泡结构的类器官芯片

　　Di Huang 等[121]利用反蛋白石结构与肺泡结构的高度相似性,成功以甲基丙烯酸酐化水凝胶(gelatin Methacryloyl,GelMA)为基质,构建了类生理结构、会“呼吸”的三维肺泡结构。同时,外围的 PDMS 芯片既可以通过位于 GelMA 支架下方的微流控通道为其中的肺泡上皮提供营养,实现气-液培养模式,还可以通过控制芯片单元的两侧真空腔运

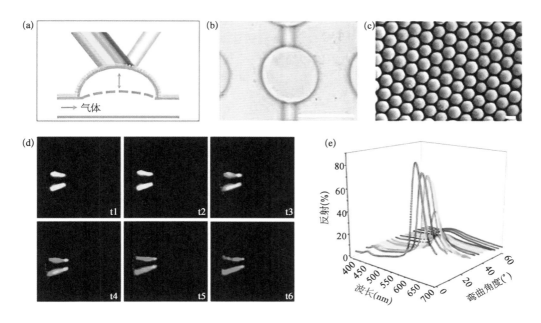

图 3 - 9　形变程度不同的肺泡有不同的视觉效果[120]

具有自主神经的人类肺芯片系统的表征显示。(a) 肺泡的截面视图;(b) 肺泡的明场图像;(c) HFL - 1/
HPAEPIC 的扫描电子显微镜图像;(d) 光学显微镜下特定位置结构颜色变化的图像,肺泡用红色虚线圆圈表
示;(e) 不同视角的彩色 PDMS 膜的动态反射率波长

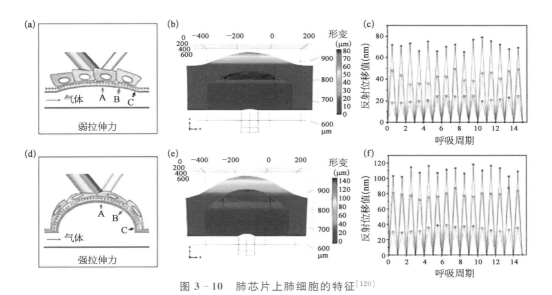

图 3 - 10　肺芯片上肺细胞的特征[120]

(a) 在低气流(15 kPa)条件下的 PDMS 薄膜变形示意图;(b) 在低气流下,通过数值模拟计算了 PDMS 薄膜在循
环峰值时的变形;(c) 在低气流下,肺芯片的肺泡在 15 个呼吸周期里不同位置的反射位移值;(d) 在高气流
(30 kPa)条件下的 PDMS 薄膜变形示意图;(e) 在高气流下,通过数值模拟计算 PDMS 薄膜在循环峰值时的变
形;(f) 在高气流下,肺芯片的肺泡在 15 个呼吸周期里不同位置的反射位移值

动,赋予芯片呼吸功能(图3-11)。肺泡内壁附着肺泡上皮细胞,在周期性"扩张-收缩"作用下,肺泡可吸入不同气体,如空气、烟、新冠病毒等。该研究证明,这种三维支架比二维平面更有利于肺泡上皮细胞的生长和功能化。

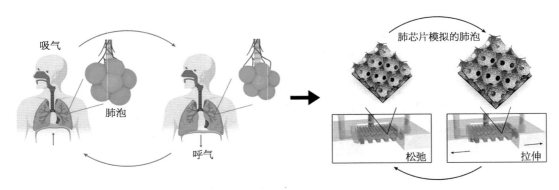

图3-11 逆向工程的肺泡芯片示意图[121]

会呼吸的人类肺泡肺芯片,图示远端肺、呼吸周期和呼吸肺泡肺的体外芯片模型

基于此芯片,构建了吸烟引起的肺急性损伤模型和伪新冠病毒感染模型,并在伪新冠病毒感染模型中探究发现几种抗病毒药物,包括阿莫地喹(amodiaquine)、瑞德西韦(remdesivir)和羟氯喹(plaquenil),对于细胞病变均有显著的抑制作用。

3.4.7 应用再生医学

作为现代医学重要的一部分,再生医学旨在通过替代缺失或修复功能缺陷受损的细胞、组织或器官,促进机体再生,进而帮助机体恢复或者建立正常的功能。目前,供体来源匮乏、移植后的免疫排斥反应等因素致使临床器官移植具有局限性。而类器官具备体外扩增的能力,并有着发展成为整个器官的潜能,可以为临床的再生移植提供丰富的个体来源细胞,具有许多在临床治疗方面的潜在价值[122]。

1. 肺类器官移植

类器官的原位及异位移植近年来逐渐成为再生医学的一大研究热点。许多研究将类器官移植应用于多种动物疾病模型,显示了多种组织来源的类器官都可应用于再生医学并具有巨大的治疗潜力。

目前,类器官移植应用于疾病治疗的可行性已在结直肠、视网膜、肝脏等类器官相关实验中初步验证[123,124]。同时,也有许多研究证实肺类器官移植对于治疗慢性气道疾病具有一定的作用。例如,Phuong-Uyen Dinh等成功地将人肺类器官经尾静脉注射植入无胸腺裸鼠体内,并在移植后小鼠的肺脏及肝脏中发现了人肺细胞。这些细胞在肺组织中特异性表达肺泡细胞($AQP5^+$、$SFTPC^+$)、分泌细胞($SCGB1A1^+$)和上皮细胞($EPCAM^+$)标志物[125]。Alyssa Miller等将hPSCs来源的芽尖祖类器官移植到受损小鼠肺部的气道中,并在存活小鼠的气管及支气管中观察到表达 SOX2 的人类细胞的植入,其中约 75% 的细胞具有产生黏液的表型,约 13% 的细胞具有纤毛细胞特征,约 0.5% 的细胞具有神经内分泌细胞特征[126]。

2. 肺类器官与工程技术结合

不同种类的类器官在所包含的细胞类型及组织模式上具有较大的差异,目前的类器官技术很难复刻具有复杂生理结构的机体组织[127]。组织工程学为类器官应用于再生医学带来了新的发展前景,生物支架可以支持细胞的生长、增殖、分化以及移植物的血管形成,同时也可以提供附着点防止细胞从植入部位脱离[128]。

Briana Dye 等比较了体外生长及接种在生物人工微孔聚丙交酯-共乙交酯支架上的肺类器官分化效率。研究者将类器官在支架中培养 5~7 天后移植到小鼠的附睾脂肪垫中。实验结果显示,在支架中培养的类器官在移植后均具有成熟气道样结构,而在对照组中并没有观察到这一特征。因此,人工支架为肺上皮的植入和存活提供了关键支持,支架和体内环境的结合确保了肺类器官上皮细胞的生长和成熟[29]。

除了将组织工程学技术与类器官技术相结合应用于再生医学领域外,基因工程学技术也可被应用在类器官移植领域。类器官技术可以与 CRISPR - Cas9 基因组编辑技术结合并应用于肺部疾病的研究,包括生成肺类器官疾病模型以及治疗遗传性疾病等[129]。

（陈晔光、李思奇、饶栓、周泽豪、门碧莹、张盈欣、席莹、曹议元、伍炜杰）

参考文献

[1] Travaglini K J, Nabhan A N, Penland L, et al. A molecular cell atlas of the human lung from single-cell RNA sequencing. Nature, 2020, 587(7835): 619 – 625.

[2] Basil M C, Katzen J, Engler A E, et al. The cellular and physiological basis for lung repair and regeneration: Past, present, and future. Cell Stem Cell, 2020, 26(4): 482 – 502.

[3] Rock J R, Onaitis M W, Rawlins E L, et al. Basal cells as stem cells of the mouse trachea and human airway epithelium. Proc Natl Acad Sci U S A, 2009, 106(31): 12771 – 12775.

[4] Rawlins E L, Okubo T, Xue Y, et al. The role of Scgb1a1+ Clara cells in the long-term maintenance and repair of lung airway, but not alveolar, epithelium. Cell Stem Cell, 2009, 4(6): 525 – 534.

[5] Song H, Yao E, Lin C, et al. Functional characterization of pulmonary neuroendocrine cells in lung development, injury, and tumorigenesis. Proc Natl Acad Sci U S A, 2012, 109(43): 17531 – 17536.

[6] Barkauskas C E, Cronce M J, Rackley C R, et al. Type 2 alveolar cells are stem cells in adult lung. J Clin Invest, 2013, 123(7): 3025 – 3036.

[7] Gillich A, Zhang F, Farmer C G, et al. Capillary cell-type specialization in the alveolus. Nature, 2020, 586(7831): 785 – 789.

[8] Wagner E M. Bronchial Circulation. 2006.

[9] Kathiriya J J, Wang C, Zhou M, et al. Human alveolar type 2 epithelium transdifferentiates into metaplastic KRT5(＋) basal cells. Nat Cell Biol, 2022, 24(1): 10 - 23.

[10] Adamson I, Hedgecock C, Bowden D. Epithelial cell-fibroblast interactions in lung injury and repair. The American Journal of Pathology, 1990, 137(2): 385 - 392.

[11] Xiong D J P, Martin J G, Lauzon A M. Airway smooth muscle function in asthma. Front Physiol, 2022, 13: 993406.

[12] Liu S S, Liu C, Lv X X, et al. The chemokine CCL1 triggers an AMFR - SPRY1 pathway that promotes differentiation of lung fibroblasts into myofibroblasts and drives pulmonary fibrosis. Immunity, 2021, 54(9): 2042 - 2056.

[13] Milara J, Hernandez G, Ballester B, et al. The JAK2 pathway is activated in idiopathic pulmonary fibrosis. Respir Res, 2018, 19(1): 24.

[14] Lechner A J, Driver I H, Lee J, et al. Recruited monocytes and type 2 immunity promote lung regeneration following pneumonectomy. Cell Stem Cell, 2017, 21(1): 120 - 134.

[15] Snyder M E, Farber D L. Human lung tissue resident memory T cells in health and disease. Curr Opin Immunol, 2019, 59: 101 - 108.

[16] Basil M C, Morrisey E E. Lung regeneration: a tale of mice and men. Semin Cell Dev Biol, 2020, 100: 88 - 100.

[17] Kim C F, Jackson E L, Woolfenden A E, et al. Identification of bronchioalveolar stem cells in normal lung and lung cancer. Cell, 2005, 121(6): 823 - 835.

[18] Vaughan A E, Brumwell A N, Xi Y, et al. Lineage-negative progenitors mobilize to regenerate lung epithelium after major injury. Nature, 2015, 517(7536): 621 - 625.

[19] Kathiriya J J, Brumwell A N, Jackson J R, et al. Distinct airway epithelial stem cells hide among club cells but mobilize to promote alveolar regeneration. Cell Stem Cell, 2020, 26(3): 346 - 358.

[20] Kadur Lakshminarasimha Murthy P, Sontake V, Tata A, et al. Human distal lung maps and lineage hierarchies reveal a bipotent progenitor. Nature, 2022, 604(7904): 111 - 119.

[21] Basil M C, Cardenas-Diaz F L, Kathiriya J J, et al. Human distal airways contain a multipotent secretory cell that can regenerate alveoli. Nature, 2022, 604(7904): 120 - 126.

[22] Kathiriya J J, Wang C, Brumwell A, et al. Human alveolar Type 2 epithelium transdifferentiates into metaplastic KRT5$^+$ basal cells during alveolar repair. 2020.

[23] Lu P, Weaver V M, Werb Z. The extracellular matrix: a dynamic niche in cancer progression. J Cell Biol, 2012, 196(4): 395 - 406.

[24] Demchenko A, Lavrov A, Smirnikhina S. Lung organoids: current strategies for generation and transplantation. Cell Tissue Res, 2022, 390(3): 317 - 333.

[25] Yang W, Li Y, Shi F, et al. Human lung organoid: Models for respiratory biology and diseases. Dev Biol, 2022, 494: 26 - 34.

[26] Nikolic M Z, Caritg O, Jeng Q, et al. Human embryonic lung epithelial tips are multipotent progenitors that can be expanded in vitro as long-term self-renewing organoids. Elife, 2017, 6.

[27] Sachs N, Papaspyropoulos A, Zomer-Van Ommen D D, et al. Long-term expanding human

airway organoids for disease modeling. EMBO J, 2019, 38(4).

[28] Rabata A, Fedr R, Soucek K, et al. 3D cell culture models demonstrate a role for FGF and WNT signaling in regulation of lung epithelial cell fate and morphogenesis. Front Cell Dev Biol, 2020, 8: 574.

[29] Dye B R, Hill D R, Ferguson M A, et al. In vitro generation of human pluripotent stem cell derived lung organoids. Elife, 2015, 4.

[30] Leibel S L, Mcvicar R N, Winquist A M, et al. Generation of complete multi-cell type lung organoids from human embryonic and patient-specific induced pluripotent stem cells for infectious disease modeling and therapeutics validation. Curr Protoc Stem Cell Biol, 2020, 54(1): e118.

[31] Gotoh S, Ito I, Nagasaki T, et al. Generation of alveolar epithelial spheroids via isolated progenitor cells from human pluripotent stem cells. Stem Cell Reports, 2014, 3(3): 394 – 403.

[32] Yamamoto Y, Gotoh S, Korogi Y, et al. Long-term expansion of alveolar stem cells derived from human iPS cells in organoids. Nat Methods, 2017, 14(11): 1097 – 1106.

[33] Chen Y W, Huang S X, De Carvalho A, et al. A three-dimensional model of human lung development and disease from pluripotent stem cells. Nat Cell Biol, 2017, 19(5): 542 – 549.

[34] Lu T, Cao Y, Zhao P, et al. Organoid: a powerful tool to study lung regeneration and disease. Cell regeneration (London, England), 2021, 10(1): 21.

[35] Chilosi M, Poletti V, Murer B, et al. Abnormal re-epithelialization and lung remodeling in idiopathic pulmonary fibrosis: the role of deltaN – p63. Lab Invest, 2002, 82(10): 1335 – 1345.

[36] Stenn K S, Link R, Moellmann G, et al. Dispase, a neutral protease from Bacillus polymyxa, is a powerful fibronectinase and type IV collagenase. J Invest Dermatol, 1989, 93(2): 287 – 290.

[37] Barkauskas C E, Chung M I, Fioret B, et al. Lung organoids: current uses and future promise. Development, 2017, 144(6): 986 – 997.

[38] Rock J R, Gao X, Xue Y, et al. Notch-dependent differentiation of adult airway basal stem cells. Cell Stem Cell, 2011, 8(6): 639 – 648.

[39] Tata P R, Mou H, Pardo-Saganta A, et al. Dedifferentiation of committed epithelial cells into stem cells in vivo. Nature, 2013, 503(7475): 218 – 223.

[40] Danahay H, Pessotti A D, Coote J, et al. Notch2 is required for inflammatory cytokine-driven goblet cell metaplasia in the lung. Cell Rep, 2015, 10(2): 239 – 252.

[41] Hild M, Jaffe A B. Production of 3 – D airway organoids from primary human airway basal cells and their use in high-throughput screening. Curr Protoc Stem Cell Biol, 2016.

[42] Mcqualter J L, Yuen K, Williams B, et al. Evidence of an epithelial stem / progenitor cell hierarchy in the adult mouse lung. Proc Natl Acad Sci U S A, 2010, 107(4): 1414 – 1419.

[43] Lee J H, Bhang D H, Beede A, et al. Lung stem cell differentiation in mice directed by endothelial cells via a BMP4 – NFATc1 – thrombospondin – 1 axis. Cell, 2014, 156(3): 440 – 455.

[44] Shiraishi K, Shichino S, Ueha S, et al. Mesenchymal-epithelial interactome analysis reveals essential factors required for fibroblast-free alveolosphere formation. iScience, 2019, 11: 318 – 333.

[45] Youk J, Kim T, Evans K V, et al. Three-dimensional human alveolar stem cell culture models

reveal infection response to SARS – CoV – 2. Cell Stem Cell, 2020, 27(6): 905 – 919.

[46] Konishi S, Tata A, Tata P R. Defined conditions for long-term expansion of murine and human alveolar epithelial stem cells in three-dimensional cultures. STAR Protoc, 2022, 3(2): 101447.

[47] Liu Q, Liu K, Cui G, et al. Lung regeneration by multipotent stem cells residing at the bronchioalveolar-duct junction. Nat Genet, 2019, 51(4): 728 – 738.

[48] Liu K, Tang M, Liu Q, et al. Bi-directional differentiation of single bronchioalveolar stem cells during lung repair. Cell Discov, 2020, 6: 1.

[49] Salwig I, Spitznagel B, Vazquez-Armendariz A I, et al. Bronchioalveolar stem cells are a main source for regeneration of distal lung epithelia in vivo. EMBO J, 2019, 38(12).

[50] Leeman K T, Pessina P, Lee J H, et al. Mesenchymal stem cells increase alveolar differentiation in lung progenitor organoid cultures. Sci Rep, 2019, 9(1): 6479.

[51] Chapman H A, Li X, Alexander J P, et al. Integrin alpha6beta4 identifies an adult distal lung epithelial population with regenerative potential in mice. J Clin Invest, 2011, 121(7): 2855 – 2862.

[52] Kumar P A, Hu Y, Yamamoto Y, et al. Distal airway stem cells yield alveoli in vitro and during lung regeneration following H1N1 influenza infection. Cell, 2011, 147(3): 525 – 538.

[53] Zuo W, Zhang T, Wu D Z, et al. p63(＋)Krt5(＋) distal airway stem cells are essential for lung regeneration. Nature, 2015, 517(7536): 616 – 620.

[54] Xi Y, Kim T, Brumwell A N, et al. Local lung hypoxia determines epithelial fate decisions during alveolar regeneration. Nat Cell Biol, 2017, 19(8): 904 – 914.

[55] Yang Y, Riccio P, Schotsaert M, et al. Spatial-temporal lineage restrictions of embryonic p63(＋) progenitors establish distinct stem cell pools in adult airways. Dev Cell, 2018, 44(6): 752 – 761.

[56] Cassandras M, Wang C, Kathiriya J, et al. Gli1 (＋) mesenchymal stromal cells form a pathological niche to promote airway progenitor metaplasia in the fibrotic lung. Nat Cell Biol, 2020, 22(11): 1295 – 1306.

[57] Reynolds S D, Giangreco A, Power J H, et al. Neuroepithelial bodies of pulmonary airways serve as a reservoir of progenitor cells capable of epithelial regeneration. Am J Pathol, 2000, 156(1): 269 – 278.

[58] Hong K U, Reynolds S D, Giangreco A, et al. Clara cell secretory protein-expressing cells of the airway neuroepithelial body microenvironment include a label-retaining subset and are critical for epithelial renewal after progenitor cell depletion. Am J Respir Cell Mol Biol, 2001, 24(6): 671 – 681.

[59] Guha A, Vasconcelos M, Cai Y, et al. Neuroepithelial body microenvironment is a niche for a distinct subset of Clara-like precursors in the developing airways. Proc Natl Acad Sci U S A, 2012, 109(31): 12592 – 12597.

[60] Guha A, Deshpande A, Jain A, et al. Uroplakin 3a (＋) cells are a distinctive population of epithelial progenitors that contribute to airway Maintenance and post-injury repair. Cell Rep, 2017, 19(2): 246 – 254.

［61］ Lee J H, Tammela T, Hofree M, et al. Anatomically and functionally distinct lung mesenchymal populations marked by Lgr5 and Lgr6. Cell, 2017, 170(6): 1149 - 1163.

［62］ Choi J, Jang Y J, Dabrowska C, et al. Release of Notch activity coordinated by IL - 1beta signalling confers differentiation plasticity of airway progenitors via Fosl2 during alveolar regeneration. Nat Cell Biol, 2021, 23(9): 953 - 966.

［63］ Salahudeen A A, Choi S S, Rustagi A, et al. Progenitor identification and SARS - CoV - 2 infection in human distal lung organoids. Nature, 2020, 588(7839): 670 - 675.

［64］ Jacob A, Morley M, Hawkins F, et al. Differentiation of human pluripotent stem cells into functional lung alveolar epithelial cells. Cell Stem Cell, 2017, 21(4): 472 - 488.

［65］ Ng S B, Turner E H, Robertson P D, et al. Targeted capture and massively parallel sequencing of 12 human exomes. Nature, 2009, 461(7261): 272 - 276.

［66］ Choi M, Scholl U I, Ji W, et al. Genetic diagnosis by whole exome capture and massively parallel DNA sequencing. Proc Natl Acad Sci U S A, 2009, 106(45): 19096 - 19101.

［67］ Kim M, Mun H, Sung C O, et al. Patient-derived lung cancer organoids as in vitro cancer models for therapeutic screening. Nat Commun, 2019, 10(1): 3991.

［68］ Jiang S, Zhao H, Zhang W, et al. An automated organoid platform with inter-organoid homogeneity and inter-patient heterogeneity. Cell Rep Med, 2020, 1(9): 100161.

［69］ Laird P W. Principles and challenges of genomewide DNA methylation analysis. Nat Rev Genet, 2010, 11(3): 191 - 203.

［70］ Kraiczy J, Nayak K M, Howell K J, et al. DNA methylation defines regional identity of human intestinal epithelial organoids and undergoes dynamic changes during development. Gut, 2019, 68(1): 49 - 61.

［71］ Cell line misidentification: the beginning of the end. Nat Rev Cancer, 2010, 10(6): 441 - 448.

［72］ Strovel J, Sittampalam S, Coussens N P, et al. Early drug discovery and development guidelines: For academic researchers, collaborators, and start-up companies//Markossian S, Grossman A, Brimacombe K, et al. Assay Guidance Manual. Bethesda (MD): Eli Lilly & Company and the National Center for Advancing Translational Sciences, 2004.

［73］ Minoo P, Su G, Drum H, et al. Defects in tracheoesophageal and lung morphogenesis in Nkx2.1 (-/-) mouse embryos. Developmental biology, 1999, 209(1): 60 - 71.

［74］ Herriges M, Morrisey E E. Lung development: orchestrating the generation and regeneration of a complex organ. Development, 2014, 141(3): 502 - 513.

［75］ Morrisey E E, Hogan B L. Preparing for the first breath: genetic and cellular mechanisms in lung development. Dev Cell, 2010, 18(1): 8 - 23.

［76］ Kadzik R S, Morrisey E E. Directing lung endoderm differentiation in pluripotent stem cells. Cell Stem Cell, 2012, 10(4): 355 - 361.

［77］ Sun X, Perl A K, Li R, et al. A census of the lung: CellCards from LungMAP. Dev Cell, 2022, 57(1): 112 - 145.

［78］ Franzdóttir S R. Airway branching morphogenesis in three dimensional culture. Franzdóttir et al

Respiratory Research, 2010, 11: 162.

[79] Aadilkaisani. Branching morphogenesis of immortalized human bronchial epithelial cells in three-dimensional culture. Differentiation, 2014, 87: 119 – 126.

[80] Green M D. Generation of anterior foregut endoderm from human embryonic and induced pluripotent stem cells. Nature Biotechnology, 2011, 29: 267 – 272.

[81] Huang S X, Green M D, De Carvalho A T, et al. The in vitro generation of lung and airway progenitor cells from human pluripotent stem cells. Nat Protoc, 2015, 10(3): 413 – 425.

[82] Katsura H, Kobayashi Y, Tata P R, et al. IL – 1 and TNFalpha contribute to the inflammatory niche to enhance alveolar regeneration. Stem Cell Reports, 2019, 12(4): 657 – 666.

[83] Sun T, Huang Z, Zhang H, et al. TAZ is required for lung alveolar epithelial cell differentiation after injury. JCI Insight, 2019, 5.

[84] Choi J, Park J E, Tsagkogeorga G, et al. Inflammatory signals induce AT2 cell-derived damage-associated transient progenitors that mediate alveolar regeneration. Cell Stem Cell, 2020, 27(3): 366 – 382.

[85] Kobayashi Y, Tata A, Konkimalla A, et al. Persistence of a regeneration-associated, transitional alveolar epithelial cell state in pulmonary fibrosis. Nat Cell Biol, 2020, 22(8): 934 – 946.

[86] Semaniakou A, Croll R P, Chappe V. Animal models in the pathophysiology of cystic fibrosis. Front Pharmacol, 2018, 9: 1475.

[87] Leibel S, Winquist A, Tseu I, et al. Reversal of surfactant protein B deficiency in patient specific human induced pluripotent stem cell derived lung organoids by gene therapy. Scientific reports, 2019, 9(1): 13450.

[88] Strikoudis A, Cieślak A, Loffredo L, et al. Modeling of fibrotic lung disease using 3D organoids derived from human pluripotent stem cells. Cell reports, 2019, 27(12): 3709 – 3723.

[89] Heo I, Dutta D, Schaefer D A, et al. Modelling Cryptosporidium infection in human small intestinal and lung organoids. Nat Microbiol, 2018, 3(7): 814 – 823.

[90] Han Y, Duan X, Yang L, et al. Identification of SARS – CoV – 2 inhibitors using lung and colonic organoids. Nature, 2021, 589(7841): 270 – 275.

[91] Tadokoro T, Wang Y, Barak L S, et al. IL – 6／STAT3 promotes regeneration of airway ciliated cells from basal stem cells. Proc Natl Acad Sci U S A, 2014, 111(35): E3641 – E3649.

[92] Li Y, Zhang Q, Li L, et al. LKB1 deficiency upregulates RELM-alpha to drive airway goblet cell metaplasia. Cell Mol Life Sci, 2021, 79(1): 42.

[93] Sakai N, Tager A M. Fibrosis of two: Epithelial cell-fibroblast interactions in pulmonary fibrosis. Biochim Biophys Acta, 2013, 1832(7): 911 – 921.

[94] Noble P W, Barkauskas C E, Jiang D. Pulmonary fibrosis: patterns and perpetrators. J Clin Invest, 2012, 122(8): 2756 – 2762.

[95] Wolters P J, Collard H R, Jones K D. Pathogenesis of idiopathic pulmonary fibrosis. Annu Rev Pathol, 2014, 9: 157 – 179.

[96] Yao C, Guan X, Carraro G, et al. Senescence of alveolar type 2 cells drives progressive

pulmonary fibrosis. Am J Respir Crit Care Med, 2021, 203(6): 707 – 717.

[97] Nureki S I, Tomer Y, Venosa A, et al. Expression of mutant Sftpc in murine alveolar epithelia drives spontaneous lung fibrosis. J Clin Invest, 2018, 128(9): 4008 – 4024.

[98] Naikawadi R P, Disayabutr S, Mallavia B, et al. Telomere dysfunction in alveolar epithelial cells causes lung remodeling and fibrosis. JCI Insight, 2016, 1(14): e86704.

[99] Wu H, Yu Y, Huang H, et al. Progressive pulmonary fibrosis is caused by elevated mechanical tension on alveolar stem cells. Cell, 2020, 180(1): 107 – 121.

[100] Suezawa T, Kanagaki S, Moriguchi K, et al. Disease modeling of pulmonary fibrosis using human pluripotent stem cell-derived alveolar organoids. Stem Cell Reports, 2021, 16(12): 2973 – 2987.

[101] Wu X, Bos I S T, Conlon T M, et al. A transcriptomics-guided drug target discovery strategy identifies receptor ligands for lung regeneration. Science advances, 2022, 8(12): eabj9949.

[102] Irie H, Ozaki M, Chubachi S, et al. Short-term intermittent cigarette smoke exposure enhances alveolar type 2 cell stemness via fatty acid oxidation. Respir Res, 2022, 23(1): 41.

[103] Lemjabbar-Alaoui H, Hassan O U, Yang Y W, et al. Lung cancer: Biology and treatment options. Biochim Biophys Acta, 2015, 1856(2): 189 – 210.

[104] Wu F, Fan J, He Y, et al. Single-cell profiling of tumor heterogeneity and the microenvironment in advanced non-small cell lung cancer. Nat Commun, 2021, 12(1): 2540.

[105] Dijkstra K K, Monkhorst K, Schipper L J, et al. Challenges in establishing pure lung cancer organoids limit their utility for personalized medicine. Cell Rep, 2020, 31(5): 107588.

[106] Ma H C, Zhu Y J, Zhou R, et al. Lung cancer organoids, a promising model still with long way to go. Crit Rev Oncol Hematol, 2022, 171: 103610.

[107] Dost A F M, Moye A L, Vedaie M, et al. Organoids model transcriptional hallmarks of oncogenic KRAS activation in lung epithelial progenitor cells. Cell Stem Cell, 2020, 27(4): 663 – 678.

[108] Miura A, Yamada D, Nakamura M, et al. Oncogenic potential of human pluripotent stem cell-derived lung organoids with HER2 overexpression. International journal of cancer, 2021, 149(8): 1593 – 1604.

[109] Nakamura H, Sugano M, Miyashita T, et al. Organoid culture containing cancer cells and stromal cells reveals that podoplanin-positive cancer-associated fibroblasts enhance proliferation of lung cancer cells. Lung Cancer, 2019, 134: 100 – 107.

[110] Dijkstra K K, Cattaneo C M, Weeber F, et al. Generation of tumor-reactive T cells by co-culture of peripheral blood lymphocytes and tumor organoids. Cell, 2018, 174(6): 1586 – 1598.

[111] Neal J T, Li X, Zhu J, et al. Organoid modeling of the tumor immune microenvironment. Cell, 2018, 175(7): 1972 – 1988.

[112] Huh D, Matthews B D, Mammoto A, et al. Reconstituting organ-level lung functions on a chip. Science, 2010, 328(5986): 1662 – 1668.

[113] Huh D, Leslie D C, Matthews B D, et al. A human disease model of drug toxicity-induced

pulmonary edema in a lung-on-a-chip microdevice. Sci Transl Med, 2012, 4(159): 159ra47.

[114] Bai H, Si L, Jiang A, et al. Mechanical control of innate immune responses against viral infection revealed in a human lung alveolus chip. Nat Commun, 2022, 13(1): 1928.

[115] Huh D, Fujioka H, Tung Y C, et al. Acoustically detectable cellular-level lung injury induced by fluid mechanical stresses in microfluidic airway systems. Proc Natl Acad Sci U S A, 2007, 104(48): 18886 – 18891.

[116] Sellgren K L, Butala E J, Gilmour B P, et al. A biomimetic multicellular model of the airways using primary human cells. Lab Chip, 2014, 14(17): 3349 – 3358.

[117] Nesmith A P, Agarwal A, Mccain M L, et al. Human airway musculature on a chip: an in vitro model of allergic asthmatic bronchoconstriction and bronchodilation. Lab Chip, 2014, 14(20): 3925 – 3936.

[118] Benam K H, Novak R, Nawroth J, et al. Matched-comparative modeling of normal and diseased human airway responses using a microengineered breathing lung chip. Cell Syst, 2016, 3(5): 456 – 466.

[119] Hu Y, Sui X, Song F, et al. Lung cancer organoids analyzed on microwell arrays predict drug responses of patients within a week. Nat Commun, 2021, 12(1): 2581.

[120] Zhu Y, Sun L, Wang Y, et al. A biomimetic human lung-on-a-chip with colorful display of microphysiological breath. Adv Mater, 2022, 34(13): e2108972.

[121] Huang D, Liu T, Liao J, et al. Reversed-engineered human alveolar lung-on-a-chip model. Proc Natl Acad Sci U S A, 2021, 118(19).

[122] Cossu G, Birchall M, Brown T, et al. Lancet commission: Stem cells and regenerative medicine. Lancet, 2018, 391(10123): 883 – 910.

[123] Yui S, Nakamura T, Sato T, et al. Functional engraftment of colon epithelium expanded in vitro from a single adult Lgr5$^+$ stem cell. Nat Med, 2012, 18(4): 618 – 623.

[124] Gagliardi G, Ben M'barek K, Chaffiol A, et al. Characterization and Transplantation of CD73 – Positive Photoreceptors Isolated from Human iPSC-Derived Retinal Organoids. Stem Cell Reports, 2018, 11(3): 665 – 680.

[125] Dinh P C, Cores J, Hensley M T, et al. Derivation of therapeutic lung spheroid cells from minimally invasive transbronchial pulmonary biopsies. Respir Res, 2017, 18(1): 132.

[126] Miller A J, Hill D R, Nagy M S, et al. In vitro induction and in vivo engraftment of lung bud tip progenitor cells derived from human pluripotent stem cells. Stem Cell Reports, 2018, 10(1): 101 – 119.

[127] Mcmurtrey R J. Multi-compartmental biomaterial scaffolds for patterning neural tissue organoids in models of neurodevelopment and tissue regeneration. J Tissue Eng, 2016, 7: 2041731416671926.

[128] Rahmani S, Breyner N M, Su H M, et al. Intestinal organoids: A new paradigm for engineering intestinal epithelium in vitro. Biomaterials, 2019, 194: 195 – 214.

[129] Strikoudis A, Cieslak A, Loffredo L, et al. Modeling of Fibrotic Lung Disease Using 3D Organoids Derived from Human Pluripotent Stem Cells. Cell Rep, 2019, 27(12): 3709 – 3723.

第4章
肝脏类器官

肝脏是人体内最大的代谢器官。大部分位于右季肋区和腹上区,小部分位于左季肋区,外观似楔形,右侧钝厚、左侧扁窄,分上下两面和前后左右四缘。被镰状韧带分为左、右两叶,右叶大而厚,左叶小而薄。肝脏的主要功能包括分泌胆汁、参与代谢、解毒、吞噬防御、胚胎期造血等。

4.1 肝脏的结构与功能

肝小叶是肝脏的基本结构与功能单元,由肝细胞板组成,以门静脉、肝动脉和胆管组成的三联管为界,中央静脉为中心[1](图4-1)。肝小叶的结构在脊椎动物物种进化上是保守的[2]。

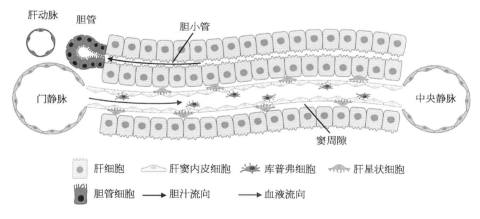

图4-1 肝小叶的结构与细胞组成

肝小叶由实质细胞和非实质细胞组成。实质细胞主要是肝细胞,非实质细胞包括胆管细胞、肝窦内皮细胞(liver sinusoidal endothelial cell, LSEC)、肝星状细胞(hepatic stellate cell, HSC)和库普弗(Kupffer)细胞等(图4-1)。肝细胞是肝脏中主要的功能细胞,沿着肝窦从中央静脉辐射到门静脉呈索状排列。同时,肝细胞是高度极性的上皮细胞,其血窦面和胆小管面有发达的微绒毛,细胞连接面有紧密连接、桥粒和缝隙连接,肝细胞的极性对肝脏的代谢、分泌和解毒等功能有重要意义。此外,研究表明肝细胞的功能具有区域性特点,不同区域的肝细胞的功能以及其与其他类型的细胞的互作都存在差异[3]。

胆管细胞形成胆管系统,与肝细胞形成的胆小管相连,起到收集肝细胞分泌的胆汁并将胆汁排出肝脏的作用。肝细胞分泌的胆汁经由胆小管以血液相反方向汇入胆管,并经过胆管从肝脏排出。胆管细胞也是极性上皮细胞,具有顶端(管腔)和基底外侧区域。它们的腔表面膜含有微绒毛和一个初级纤毛,是机械、渗透和化学压力的传感器[4]。胆管细胞具有重要的免疫调节作用,是对抗胆道微生物、异种生物和外来抗原的第一道防线[5]。在肝脏损伤时,胆管细胞还可以转变为肝细胞,参与肝脏修复[6]。

肝母细胞是肝细胞和胆管细胞的祖细胞,在胚胎发育早期(人胚胎3~4周或小鼠胚胎E8.5 - E9.0),部分内胚层细胞在多种转录因子(如 FOXA1/2、GATA4/6、HHEX 和 HNF1A/1B)作用下特化形成肝祖细胞[7],在心脏中胚层和横隔间充质(septum transversum mesenchyme,STM)的信号诱导下,肝祖细胞增殖并侵入周围的隔膜,转变为假复层柱状上皮,开始表达与肝脏代谢相关的基因,形成肝脏柱状上皮,最终分化形成肝细胞和胆管细胞[8-10]。

肝脏发育过程中受多种信号的调控,其中关键的信号包括 TGF - β、Wnt、FGF、Notch 和 BMP 信号。这些信号通过调控包括内胚层形成(Nodal、TGF - β 家族成员)、肝祖细胞的特化和扩增(FGF、Wnt、BMP)、肝细胞形成和成熟(TGF - β、Notch、Wnt、BMP、FGF)等关键步骤,保证了肝脏的正常发育[7]。此外,细胞间的相互作用对于肝脏正常发育也是必不可少的,间充质细胞(来自 STM)和内皮细胞不仅对胚胎内胚层细胞发育成肝细胞的过程起到重要的调控作用,而且还对后续胆管形成和肝细胞极化过程有重要影响[7]。

肝脏的另一个基本特征是其具有独特的血管系统。肝脏具有两套血液供给系统,即肝动脉和肝门静脉,其中肝动脉供给富含氧气的血液,肝门静脉则运输富含来自胃肠道中多种营养物质和代谢产物的血液。肝门静脉与肝动脉均会把血液排到肝窦血管(肝脏特有的毛细血管)中,而后经过肝窦血管汇集到中央静脉。LSEC 扁而薄,膜上有窗孔(fenestration)结构,外无基膜,利于物质交换[11]。LSEC 高表达清道夫受体基因如 LYVE1、FCGR2B、STAB2 等和凝血因子 F8[12]。这些特异的结构和功能使得 LSEC 在肝脏中发挥包括将血液中的代谢产物和药物通过清道夫受体和窗孔结构转运给肝细胞的关键功能[12]。窦腔内有定居的 Kupffer 细胞,可清除从胃肠进入门静脉的细菌、病毒和异物。肝窦内皮细胞与肝细胞间的腔隙称为窦周隙(space of Disse),是物质交换的场所,窦周隙内有 HSC,能够产生肝脏细胞外基质,维持肝脏的正常功能与形态,HSC 异常增多时可能会引起肝硬化等肝脏疾病。

肝脏具有强大的再生能力,肝脏再生包括细胞再生和肝脏结构的重建。目前大部分的研究主要集中在细胞再生上。肝细胞作为肝脏生理功能的主要效应细胞,是肝脏再生研究的重点。在稳态或者损伤条件下,正常肝细胞的自我扩增是肝脏再生的重要细胞来源[6]。成熟肝细胞具有可塑性,在慢性门静脉周围肝损伤中,肝细胞可通过去分化转变成肝祖细胞样细胞(liver progenitor-like cell,LPLC),后者同时表达肝细胞和胆管细胞标志基因。损伤停止后,LPLC 可以分化为肝细胞和胆管细胞,以再生肝脏。惠利健团队发现肝细胞衍生的 LPLC 在体内能够产生近 20% 的新生肝细胞[13]。在肝细胞向 LPLC 转化的过程中,几种关键的信号包括 Notch、Wnt 和 Hippo 均起到对肝细胞去分化的调节作用[6]。除了关键的信号外,惠利健团队发现染色质可及性在肝细胞去分化中也起到重要作用。他们发现 SWI/SNF 染色质重塑复合体的关键成分 *ARID1A* 赋予了肝细胞对损伤诱导后的 YAP 信号做出反应的能力,促进肝细胞去分化[13]。

由于肝脏具有强大的再生能力以及细胞可塑性的发现及其调控机制的深入理解,惠利健以及其他多个团队在这些原理的指导下分别实现了原代肝细胞的体外扩增培养[3]。这一突破为肝脏类器官构建提供了新的细胞来源。除了肝细胞,胆管细胞也具有可塑性,在严重慢性肝脏损伤条件下可以转变为肝细胞,贡献到肝脏再生[6]。肝脏再生过程中的细胞与分子机制对于肝脏类器官的构建具有重要指导作用,同样,肝脏类器官也将为进一步研究肝脏再生的机制提供全新的模型。但是,目前大部分研究主要集中在肝脏再生过程中的细胞再生,而关于肝脏再生中肝脏结构是如何重建的还知之甚少。由于肝脏类器官能模拟组织的三维结构,这也将为研究肝脏结构再生提供一种新的模型。

4.2　肝脏类器官的构建

肝脏类器官主要是通过多能干细胞(pluripotent stem cells,PSCs)、组织前体细胞或者成体细胞,依靠细胞自组装能力构建的,包括单一细胞类型的肝细胞类器官和胆管类器官以及含有复杂细胞成分和组织结构的复杂肝脏类器官。近年来,肝脏类器官的构建及其应用领域取得了一系列进展(图 4-2)。

4.2.1　简单肝脏类器官的构建

肝细胞和胆管细胞是肝脏中两种主要的功能细胞。简单肝脏类器官包括肝细胞类器官和胆管细胞类器官(图 4-3)。肝细胞类器官表现为形态良好的肝实质样聚集,相比二维培养的肝细胞具有细胞极性增加和肝向功能提高等优势。胆管类器官常表现为囊状中空结构,并具有胆汁吸收和液体转运等功能。本小节将描述简单肝脏类器官的构建方法以及结构与功能特征。

1. 肝细胞类器官

肝细胞类器官主要是利用 PSCs 分化或者直接转分化获得的类肝细胞、原代肝细胞通过体外细胞自组装形成的。

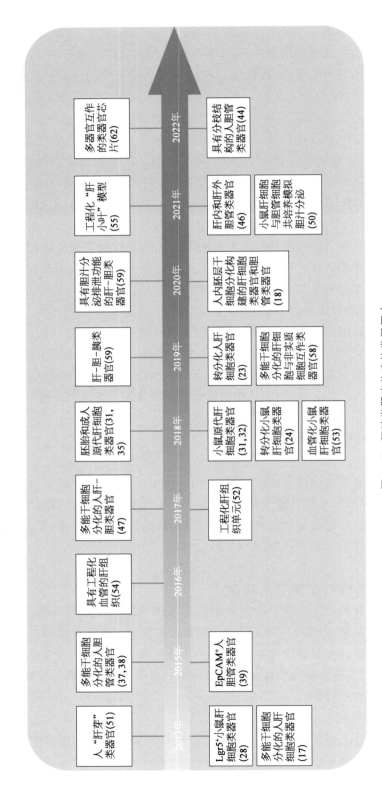

图 4 - 2　肝脏类器官构建的发展历史

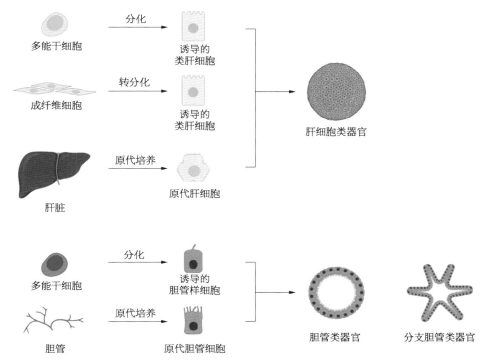

图 4 - 3　肝细胞类器官和胆管类器官的构建

（1）多能干细胞的分化

从人类胚胎干细胞（human embryonic stem cell，hESCs）和人类诱导多能干细胞（human induced pluripotent stem cells，hiPSCs）中产生组织特异性细胞类型的方法促进了人类发育和疾病的新型体外模型构建的发展。多项研究工作已经证明，通过模拟体内肝脏发育原理，在体外培养过程中逐步添加相关的生长因子或化学小分子可以实现细胞分化并生成功能性肝细胞，其可以作为一种重要的肝细胞来源，用于肝细胞类器官的构建[3]。

胚胎发育过程中，肝细胞起源于内胚层，因此根据胚胎发育原理，多能干细胞首先需要在 Activin A 的诱导下分化为内胚层细胞群。在内胚层细胞形成后，向培养体系中添加 FGF4 和 BMP2 诱导肝向命运分化。随后，利用 HGF 和 KGF 等生长因子促进肝母细胞扩增，并用 oncostatin M（OSM）、Dexamethasone 进一步诱导分化出肝细胞群[14-16]。人多能干细胞（human pluripotent stem cells，hPSCs）来源的类肝细胞在代谢研究和细胞治疗等方面的应用都依赖于类肝细胞的成熟代谢功能。研究者们发现 hPSCs 来源的类肝细胞自组装形成三维器官可以促进类肝细胞的成熟[17]。程新团队证明肝细胞类器官也可以通过从人内胚层干细胞直接分化构建，他们建立了大规模生产制备可满足移植细胞数量需求的悬浮培养系统[18]。

（2）重编程肝细胞的自组装

类肝细胞除了能由 PSCs 分化获得之外，还可以通过重编程成纤维细胞获得。强制激活肝向分化的关键转录因子可将成纤维细胞直接转分化为类肝细胞，该过程被称为肝细胞的转分化。小鼠成纤维细胞在 Gata4、Hnf1a 和 Foxa3 过表达诱导下能够转分化为类肝细胞，其具有与成熟肝细胞相似的基因表达谱。过表达 FOXA3、HNF1A 和 HNF4A 能够使人胎儿成纤维细胞（human fetal fibroblasts, HFFs）、成人成纤维细胞（human adult fibroblasts, HAFs）和成人脂肪组织的间充质干细胞（adipose derived mesenchymal stem cell, AD－MSC）通过重编程高效生成人诱导类肝细胞（human induced hepatocyte-like cell, hiHep）。hiHep 表现出成熟肝细胞的功能，特别是药物代谢相关的 CYP 酶活性等，可以用于药物开发、再生医学和组织工程等[19-22]。重编程获得的类肝细胞在低贴附板中能够自组装形成三维肝细胞类器官。重编程获得的类肝细胞的肝向功能包括白蛋白（ALB）分泌和药物代谢等都显著提高，并且形成了胆小管、微绒毛和细胞间紧密连接等结构，表明肝细胞类器官获得了成熟肝细胞的结构和功能特征[23]。

在机制上，Hippo 信号的激活被认为是肝细胞类器官成熟的关键。在小鼠诱导类肝细胞（induced hepatocyte-like cell, iHep）自组装形成过程中，肌动蛋白重组和细胞间黏附诱导 Yap 失活，并上调 Hnf1α 表达。Hnf1α 进一步作为核心转录因子，调控 iHep 细胞类器官中肝向基因的表达，并诱导 iHep 细胞的生长停滞和功能成熟[24]。

（3）原代肝细胞的自组装

肝细胞在体内具有强大的增殖能力，但在早期的研究中，受限于培养技术无法实现其体外的长期扩增，而且原代肝细胞在体外培养中会快速丢失肝向功能。近年来，细胞培养技术的突破使得体外扩增培养原代肝细胞成为可能。因此，体外扩增培养的原代肝细胞也成为构建肝细胞类器官的另一个重要细胞来源[3]。

Wnt 靶基因 Lgr5 标记了由 Wnt 信号驱动的自我更新组织（如小肠、结肠、胃和毛囊）中增殖活跃的组织干细胞。来自组织中的 Lgr5+ 干细胞能够在三维培养系统中长期扩增，并形成对应的类器官，保留来源组织的诸多结构和功能特征[25-27]。虽然健康小鼠肝脏中不表达 Lgr5，但在肝脏损伤后 Wnt 信号高度激活，胆管附近会出现少量 Lgr5+ 细胞，在肝脏修复中生成肝细胞和胆管细胞。从成年小鼠肝脏中流式分选出的损伤诱导的 Lgr5+ 细胞，可以在基质胶中自发形成三维类器官。向培养基中添加 EGF、FGF10、HGF、R－spondin 1 和烟酰胺能够维持 Lgr5+ 细胞在体外长期培养 12 个月。抑制类器官的 Notch 和 TGF－β 信号可以在体外诱导肝向命运分化，分化后的类器官高表达成熟肝细胞标记物 G6pc、Alb、Cyp3a11、Fah 等，但是前体细胞特征基因 Lgr5 的表达下调[28]。有研究表明胚胎小鼠肝脏组织来源的 Lgr5+ 肝母细胞可以在体外扩增为具有双向分化潜能的祖细胞群，并自组装形成类器官[29]。

从小鼠肝脏组织分离出的原代肝细胞可以在 Wnt 激动剂（R－spondin1、CHIR99021）、TGF－β 抑制剂（A83－01）或炎症细胞因子 TNFα 的诱导下，模拟体内肝细胞在慢性肝脏损伤过程中发生去分化过程,实现体外扩增并自组装形成三维类器官[30-32]。其中,胡慧丽等发现 Wnt 激动剂诱导的小鼠肝细胞类器官可以在体外扩增约 2~3 个月,同时保留肝细胞的关键形态、功能和基因表达特征[31],而 Roel Nusse 团队发现 TNFα 诱导的类器官可以长期增殖约 6 个月[32],并且这些增殖的小鼠肝细胞类器官具有和体内部分肝切除术(partial hepatectomy)后增殖肝细胞相似的基因表达特征。

肝细胞在损伤状态下的可塑性特征除了被应用于体外扩增培养小鼠原代肝细胞外,也被用于建立人原代肝细胞体外扩增培养方法。在损伤过程中,肝细胞可被重编程为增殖性肝前体细胞(hepatocyte-derived proliferative ducts, HepPD)[33,34]。肝细胞到 HepPD 的转化可能经历双表型的中间细胞状态,其特征是共同表达肝细胞标记物和前体细胞相关标记物。利用特定的培养条件诱导原代肝细胞在体外向双表型中间细胞状态转变,结合低氧环境,能够实现人原代肝细胞的体外长期扩增培养,为人肝脏器官培养提供了新的细胞来源。当这些可扩增的双表型细胞重新聚集并自组装为三维类器官时,它们重新分化,表现出成熟肝细胞的功能和基因表达特征,丢失前体细胞的基因表达特征[35,36]。从人胎儿肝脏组织中分离获得的原代肝细胞也能够用于建立类器官。人胎儿肝脏来源的类器官能够在体外维持培养几个月,并表现出肝脏类似的结构、功能和基因表达特征[31]。

2. 胆管类器官的构建

胆管类器官的构建主要集中在两方面,一是通过 PSCs 分化和细胞自组装构建胆管类器官;二是胆管组织中分离的胆管细胞在体外三维培养自组装形成胆管类器官。

(1) 多能干细胞分化的胆管类器官

在胚胎发育中,胆管细胞分化自肝母细胞,这一分化过程是由祖细胞表达的 Notch2 和门静脉间质细胞表达的 Jagged1 相互作用介导的。同时,Notch 信号也参与调控了胆管的形态发生过程。Mina Ogawa 等诱导 PSCs 分化为内胚层细胞群后,通过添加 bFGF 和 BMP4 可以实现内胚层细胞肝向命运分化。在 PSCs 分化为肝母细胞后,将其与表达多种 Notch 配体(包括 jagged1)的 OP9 基质细胞共培养,模拟发育过程中的多种信号调控,诱导肝母细胞向胆管细胞分化和成熟[37]。Ludovic Vallier 团队发现 activin、FGF10 和维 A 酸(retinoic acid)在早期胆管细胞或胆管前体细胞分化过程中发挥关键作用。他们发现 activin 和维 A 酸可以抑制肝母细胞的标志物 AFP、HFN4A 和 TBX3 的表达,而添加 FGF10 可以诱导早期胆管特异的标志物 SOX9、HNF1B 和 CK19 的表达。他们基于该培养体系建立了诱导 hiPSCs 来源的肝母细胞高效地向胆管前体细胞分化的方法,但是获得的胆管前体细胞并不表达成熟胆管细胞的标志物。为了促进胆管前体细胞的成熟,他们将胆管前体细胞进行三维培养并发现这些类器官表达成熟胆管细胞的标志物并形成胆管特异的结构[38]。程新团队证明了胆管类器官也可以直接由人内胚层干细胞分化形成,他们发现激活丝裂原活化蛋白激酶(mitogen-activated protein kinase, MAPK)信号可以促进胆管谱系分化。形成的胆管类器官表达胆管的特征基因,包括

KRT7、*AQP1*、*CFTR*、*GGT1* 和 *SLC4A2*，并且其表达水平接近培养的原代胆管细胞的水平[18]。

（2）原代胆管细胞的自组装类器官

从成人肝脏组织分离的人原代 EpCAM+ 胆管细胞，能够在含有 Wnt 激动剂（R-spondin 1）、cAMP 激活剂（Fosklin）和 TGF-β 抑制剂（A83-01）的三维培养条件下扩增为具有双向分化潜能的前体细胞，并维持增殖状态 3 个月。扩增后的细胞能维持染色体结构的高度稳定，其自组装形成的类器官显示出典型的导管样结构，并同时表达干细胞标记物 PROM1 和 LGR5，以及胆管标记物 SOX9 和 ONECUT2[39]。

肝内胆管具有复杂的分支结构，发挥了将胆汁运输到十二指肠的功能[1,40,41]。胆管细胞排列在这些管道中，为胆汁提供物理屏障，并改变其成分[42,43]。前文提到的多项工作已经开发出了 PSCs 和原代胆管细胞来源的胆管类器官，能够形成由单层胆管上皮细胞形成的管状或囊状结构，但不具有胆管分支结构。Floris J.M. Roos 等将原代胆管细胞在常规胆管器官培养条件下[39]培养 3 天后，更换培养基为"分支胆管诱导培养基"，其中含有经典 Wnt 信号激动剂（R-spondin 1）和抑制剂（DKK1）且不含 TGF-β 抑制剂（A83-01），建立了分支胆管类器官（branching cholangiocyte organoids，BRCOs）[44]。

（3）肝外胆管类器官

胆管树是一个复杂的管状系统，包括肝外胆管（extrahepatic bile ducts，EHBDs）和肝内胆管（intrahepatic bile ducts，IHBDs），负责肝脏产生的胆汁和胰腺分泌物的引流、储存和浓缩[45]。肝外胆管按解剖区域划分，包括肝总管、胆囊（gallbladder，GBD）、囊管、胆总管（common bile duct，CBD）和胰管（pancreatic duct，PancD）[40,45]。从细胞来源的角度看，IHBDs 来源于肝母细胞，而 EHBDs 与腹侧胰腺具有相同的胚胎起源[41]。肝外胆管细胞转录谱和生物学功能等都存在区域多样性，其中 GBD 组织高表达与胆汁修饰相关的主动代谢过程相关的基因，包括异种生物、脂质和胆固醇代谢相关的基因。不同 EHBDs 解剖区域（CBD、GBD 和 PancD）来源的类器官能够在经典 Wnt 信号激活的条件下培养并自组装成胆管类器官，表达成体干细胞的标记物，如 LGR5 和 PROM1。不同解剖区域来源的 EHBDs 类器官在体外培养后依然能够部分保留与来源组织相似的表达谱特征。但是，只有 IHBDs 类器官具有双向分化能力，能够在特定肝向诱导条件下表达肝细胞标记基因[46]。IHBDs 和 EHBDs 类器官之间的差异可能和不同解剖位置细胞的胚胎起源、基因表达和生物功能差异有关。

4.2.2 复杂肝脏类器官的构建

由单一肝细胞或胆管细胞形成的简单器官尽管已经能部分模拟细胞间的互作，并形成部分体内的组织结构，但是简单类器官的结构与功能与体内肝组织差距甚远，缺少肝组织中的血管网络、免疫微环境等重要成分，使其在模拟组织发育、再生和疾病等方面存在明显不足。因此，构建结构与功能高度仿真的复杂肝脏类器官是一个重要而热门的研究方向。近年来,复杂肝脏类器官的构建虽然处于初级阶段,但是已经取得了不少进展。

1. 肝胆类器官

肝细胞类器官和胆管类器官都能通过 PSCs 或者原代细胞三维培养来进行构建,但是构建肝、胆细胞共存并实现肝细胞和胆管结构仿真的类器官(这里称为肝胆类器官)是构建复杂肝脏类器官的一大挑战。通过模拟肝脏发育经由 PSCs 共同分化获得肝细胞和胆管细胞是构建肝胆类器官的重要技术手段。由于肝细胞和肝内胆管细胞在发育上来源于共同的祖细胞肝母细胞,因此可以通过模拟发育的信号调控来诱导 PSCs 分化获得肝母细胞,然后进一步由肝母细胞同时双向分化获得肝胆类器官。Yuan Guan 等建立了诱导 hiPSCs 双向分化成表达肝细胞和胆管细胞标志物的类器官,但是该培养体系获得的肝胆类器官是混合物,包含三种类器官,即主要表达肝细胞标志物的肝细胞类器官、囊状结构的胆管类器官以及肝细胞和胆管细胞共存的类器官[47]。Fenfang Wu 等也建立了通过诱导 hiPSCs 双向分化获得肝细胞和胆管细胞共存的培养体系。虽然胆管细胞在该培养体系中形成了三维结构,但是肝细胞是二维生长的,并没有真正构建三维肝胆类器官结构[48]。

上述两项工作虽然实现了 hiPSCs 双向分化同时获得肝细胞和胆管细胞,但是所形成的肝胆共存体系并没有体现肝胆组织间的互作与功能。Yun-Shen Chan 团队通过 hiPSCs 分化获得肝母细胞类器官,随后,他们建立了 2 步分化方案,即先逐步撤去 Wnt 信号,然后抑制 Notch 信号及添加 BMP7 和 FGF19 信号从而促进肝母细胞类器官的进一步双向分化。在该培养条件下培养 24 天,肝母细胞可以形成中心紧实的细胞团而周围形成囊状结构的三维类器官。他们进一步鉴定发现中间紧实的细胞团是 ALB+ 的肝细胞,而周围囊状结构则是 CK7+ 胆管细胞。他们证明了这些类器官同时具备肝细胞和胆管细胞的功能,并发现这些肝胆类器官能建立有功能的胆汁排泄系统,可以模拟曲格列酮诱导的胆汁淤积性损伤。此外,还发现在高脂的培养条件下,肝胆类器官可以模拟代谢性脂肪肝病(metabolic associated fatty liver disease,MAFLD)诱导的胆小管网络的结构变化,并引起胆管细胞的扩增,体现了肝胆类器官在模拟胆汁淤积或胆管损伤相关疾病的应用价值[49]。这项工作首次证明了 PSCs 获得肝胆类器官的潜能,并可以模拟肝胆组织的结构与功能。

除了通过 PSCs 分化获得肝胆类器官,目前也有工作通过原代肝细胞和胆管细胞共培养来模拟肝胆组织的结构与功能。Naoki Tanimizu 等通过三明治培养体系将小鼠的肝前体细胞(small hepatocyte,SH)与 EpCAM+ 胆管细胞进行共培养。他们也发现 SH 可以与胆管细胞形成功能性的胆汁吸收和排泄系统,并利用该模型在体外模拟了胆汁吸收和排泄的过程[50]。但是值得注意的是,这项工作所采用的三明治培养方式都是平面单层细胞培养,所以肝细胞和胆管细胞并没有形成体内有序的三维结构。尽管肝胆类器官培养体系有待于进一步优化,但是上述所有工作为构建肝胆组织积累了宝贵经验,并提供了不同的研究思路。

2. 血管化类器官

肝脏是高度血管化的组织,肝脏特异的血管-肝窦血管在维持肝脏结构与功能方面发挥重要作用。血管化肝脏类器官的构建主要包括两个方面:一是将类器官移植到体内形成血管网络;二是体外构建血管化类器官。

2013 年,Takanori Takebe 等将 PSCs 分化获得的肝脏内胚层细胞与人脐静脉内皮细胞和间充质干细胞共培养,通过细胞自组装形成"肝芽"类器官。分析肝脏发育中连续上调的 83 个基因后,发现体外培养 4 天的"肝芽"类器官与人胚胎肝脏细胞形成的"肝芽"类器官具有相似的表达谱特征[51]。但是,体外"肝芽"类器官并没有形成可灌注的功能性血管。他们进一步将器官移植到严重免疫缺陷小鼠的颅窗,并实时观测"肝芽"类器官中血管与宿主血管之间的连接,结果发现 48 小时内"肝芽"类器官即可与宿主建立连接。通过灌注荧光素连接的 dextran 和小鼠 CD31 抗体进一步证实"肝芽"类器官的血管可与宿主血管连接并且具有可灌通性。功能性血管的建立可以促进"肝芽"类器官的成熟,并且可以挽救药物诱导的致死性肝衰竭小鼠[51]。

2017 年,美国麻省理工学院 Sangeeta N. Bhatia 团队利用生物工程技术构建了一个结构有序,包含人原代肝细胞、内皮细胞和基质细胞的工程组织单元(engineered tissue unit)[52]。他们发现将该组织单元异位移植到 Fah 基因缺失的免疫缺陷小鼠肠内脂肪垫中可以响应连续循环的损伤和再生信号,并且相比于无损伤的对照组,移植的肝组织单元在循环损伤条件下可以平均扩增 11 倍。他们也发现移植的肝组织单元在体内可以形成可灌注的血管,允许宿主的红细胞通过血管进入移植的肝组织单元。他们发现一个有意思的表型,即工程构建的不同组织形态的肝组织单元对体内损伤和再生信号的响应不同,这可能是不同组织结构影响了不同细胞间的相互作用以及旁分泌信号的浓度梯度,进而影响了其对损伤和再生信号响应的结果。上述两项工作都是依靠体内诱导信号实现了肝脏类器官的血管化构建,对实现肝脏类器官体内移植治疗具有重要意义。

关于体外构建血管化肝脏类器官目前也有工作报道。Yoonhee Jin 等建立了一个微流控细胞培养装置,该装置允许营养物质和代谢产物的连续交换。为了模拟体内肝脏组织的细胞外基质微环境,他们通过脱细胞技术获得了猪肝脏的细胞外基质并制备成水凝胶。然后进一步将直接转分化获得的类肝细胞——iHep 细胞与人脐静脉内皮细胞共培养在细胞外基质水凝胶中,肝脏类器官在微流控培养装置中可以形成血管网络[53]。但是在这项工作中,他们并没有鉴定血管的可灌通性,尚不清楚形成的血管网络是否能运输营养物质。但是,血管网络的形成促进了肝脏类器官的成熟,提高了肝脏类器官 ALB 分泌、尿素合成和 CYP3A4 代谢酶活性水平。血管化肝脏类器官表现出对对乙酰氨基酚(acetaminophen,APAP)药物毒性更强的响应能力,体现了其在药物诱导的肝脏毒性测试方面的应用潜力。Boyang Zhang 等利用生物工程技术制造了一种支架,称为AngioChip[54]。AngioChip 可以贴附内皮细胞,从而形成三维有分枝并且可灌注的人工微血管网络。在 AngioChip 管壁上加入纳米孔和微孔可提高渗透性,在生物分子刺激下允许细胞间的相互作用和内皮细胞的向外生长。AngioChip 能够在一个机械可调的基质上培养实质细胞,形成血管化组织。该血管化组织能够直接进行手术吻合与宿主血管进行连接。他们将大鼠原代肝细胞和 10％大鼠原代成纤维细胞与基质胶混合后注入支架的实质腔室中,利用细胞自组装和基质重塑构建了血管化肝组织。然后测试了血管化肝组织对抗组胺药特非那定的代谢作用,发现肝组织能将特非那定代谢为非索非那定,表明血管化肝组织能维持肝脏解毒代谢能力。但是需要注意的是,人工构建的血管网络限制了内皮细胞与肝细胞和基质细胞间的互作,对于进一步组织结构的形成是不利的。

　　上述两项工作都是以实现类器官血管网络构建为主,而形成的肝脏组织结构与体内还相差较远。为进一步模拟肝脏的组织结构,中国科学技术大学邱本胜团队基于肝脏基本结构单元特征仿生制造了肝小叶芯片[55]。为了简化肝小叶芯片的设计,他们假设肝小叶为规则的六棱柱,将肝小叶芯片设计成六边形棱柱结构,在棱柱六个顶点设计了门静脉(portal vein,PV)端,在六边形边缘中心位置设计了肝动脉(hepatic artery,HA)端,而在棱柱中心设计了中央静脉(central vein,CV)端,从而模拟肝脏中血管结构特点和血流方向。这项工作中独特的 PV、HA 和 CV 流道设计,克服了连续构建多个肝小叶的困难。他们将从小鼠肝脏中分离获得的肝细胞和其他非实质细胞与胶原混合后注入芯片的培养腔室中,细胞培养基分别从 PV 和 HV 端流入培养腔室然后从 CV 端流出。在该培养条件下,肝窦内皮细胞可以自组装形成血管网络并且部分血管呈现放射状排列。肝细胞可以维持 ALB 分泌、尿素合成、胆汁酸分泌等功能和代谢酶 CYP1A2、CYP2E1 与 CYP3A4 活性达 28 天。为了模拟生理状态下肝脏 PV 和 HV 血液中氧气的浓度,他们进一步设计了氧气浓度调节芯片,并通过该装置调节进入 PV 和 CV 端培养基中的氧气浓度。他们发现氧气浓度对血管形成有显著影响,生理条件下的 PV 和 HV 氧气浓度可以促进血管网络的形成,并且利于规则血管网络结构的形成。此外,生理条件下的 PV 和 HV 氧气浓度也有利于更好地维持肝细胞的功能,一旦改变该氧气浓度,肝细胞的功能将显著下调。在这项工作中,研究者通过工程技术仿生设计了肝小叶结构,并进一步结合细胞自组装在体外初步建立了肝小叶模型,为构建结构与功能更加仿真的类器官模型提供了新的思路。上述工作让我们体会到生物学、工程学和材料学多学科融合在组织构建中的强大潜力。

　　3. 肝细胞与非实质细胞互作类器官

　　除了构建肝胆类器官和血管化类器官外,研究者们也在积极构建肝实质细胞与其他非实质细胞互作的类器官。肝脏中 HSC 和 Kupffer 细胞在肝脏纤维化和肝脏炎症相关疾病中发挥重要作用。为进一步模拟肝细胞与这些非实质细胞的互作,拓展肝脏类器官在肝脏疾病模拟中的应用,研究者们正在构建含有这些非实质细胞的类器官。Tomasz Kostrzewski 等建立了三维微流控装置,将人原代肝细胞与 HSC 和 Kupffer 细胞在该装置中进行共培养,并利用该共培养模型研究了 NASH 疾病相关表型[56]。Kyung-Jin Jang

等建立了双流道器官芯片,将原代肝细胞与细胞外基质以三明治形式培养在实质细胞腔室内,而非实质细胞 LSEC、Kupffer 细胞和 HSC 则培养在与之相对的非实质细胞腔室内。为了模拟肝细胞与非实质细胞之间的互作,两个细胞腔室间通过多孔薄膜分隔开,允许细胞间信号分子的交流。他们发现该肝组织芯片可以模拟药物诱导的肝细胞和非实质细胞的损伤表型,如 APAP 对肝细胞的毒性损伤以及集落刺激因子-1 受体(colony-stimulating factor-1,CSF-1)抑制剂 JNJ-1 对 Kupffer 细胞的毒性损伤。他们还利用该肝组织芯片模拟了氨甲嘌呤(methotrexate,MTX)诱导的肝脏脂肪变性和纤维化病理表型。这两项工作利用组织工程技术实现了肝细胞与非实质细胞互作模型的构建,为构建复杂肝脏类器官模型提供了思路。

原代非实质细胞来源非常有限,大规模扩增和应用存在很大困难。Mar Coll 等建立了 hiPSCs 分化为 HSC 类似细胞(hiPSC-HSC)的方法,获得的 hiPSC-HSC 能发挥 HSC 储存维生素 A 的功能。他们发现将 hiPSC-HSC 与 HepaRG 肝细胞共培养可以自组装形成三维结构,并促使 hiPSC-HSC 维持静息状态[57]。原代 HSC 在体外培养时很容易激活,较难在体外研究肝纤维发病机制,而这项工作则为研究肝纤维化相关疾病提供了新的模型。Takanori Takebe 团队则建立了诱导 hiPSCs 同时分化获得含类肝细胞和非实质细胞器官的方法。他们先诱导 hiPSCs 分化获得前肠(Foregut)类器官,然后将前肠类器官包裹在基质胶中并用含视黄酸的培养基培养 4 天,最后用促进肝细胞成熟的培养基继续培养至 20 天。通过单细胞测序分析,发现在肝脏类器官中存在 5 个不同的细胞类群,其中类肝细胞群占 59.2%,胆管细胞群和胆管树干细胞群分别占 3.8% 和 5.1%,HSC 细胞群和 Kupffer 细胞群则分别占 31% 和 0.8%[58]。这是首次实现通过 hiPSCs 分化获得含肝细胞和非实质细胞肝脏类器官,虽然不同细胞的比例、细胞间的定位以及器官结构与肝组织还存在很大差异,但是该研究为构建复杂肝脏类器官奠定了基础。

4. 肝脏与其他器官互作类器官

单一组织类器官无法反映在损伤、疾病和治疗状态下不同器官之间的相互作用。近年来,多器官互作系统的建立已成为类器官领域内研究的一大热点。

Takanori Takebe 研究团队通过模拟多器官发育在体外首次实现了肝-胆-胰多器官互作类器官的构建[59]。肝-胆-胰区(hepato-biliary-pancreatic,HBP)在前肠和中肠之间的边界被特化[60],并形成一个上皮泡,从原始肠道向腹侧内陷。HBP 谱系的进一步分化可能是由边界区域相邻间充质细胞来源的 BMP 信号通过间接抑制后肝芽细胞中 SOX9 基因表达介导的[61]。因此,在复杂微环境中连续动态器官的发育可能由临近组织间连续的相互作用驱动。

基于这一系列体内器官发育研究的发现,他们建立了体外诱导多器官发育的方法。首先在含有 FGF4 和 CHIR99021 培养条件下,通过添加或不添加 BMP 拮抗剂来诱导定向内胚层细胞向前肠或后肠细胞命运分化,第 7 天,SOX2+ 前肠细胞和 CDX2+ 后肠细胞聚集形成三维球体;然后,将前肠与后肠球体进行融合,融合的球体进一步包裹在基质胶中进行培养。他们发现在不添加任何外源因子的情况下,培养第 10 天时,HBP 原基出现在融合球体的界面上,HBP 原基表达早期肝脏标记物 HHEX,以及前庭、十二指肠和胰腺祖细胞标记物 PDX1。第 11 天,在边界区同时表达 PDX1 和 HHEX 的细胞数量显著增加。他们进一步将培养 13 天的 PROX1⁺ HBP 类器官切割出来并在气–液界面培养系统中培养 90 天,发现 HBP 类器官表达胰腺细胞标志物 PDX1 和 NGN3,肝细胞标志物 PROX1,以及胆管细胞的标志物 CK19 和 SOX9,表明存在胰腺、肝脏和胆管三种不同组织区域。结果发现,HBP 类器官中胆管与胰腺组织区域具有功能性连接,允许胆汁酸的流通,表明 HBP 类器官不仅含有多器官成分,还建立了多器官之间的互作。

除了通过模拟发育原理来构建多器官互作类器官,组织工程技术的快速发展为构建多器官互作系统提供了另一种策略。哥伦比亚大学 Gordana Vunjak-Novakovic 团队设计了一种"多器官"组织芯片,通过为每个组织提供各自特异的培养条件、血管连接组织,以及选择性可渗透的血管屏障将血管和组织隔室分开,从而实现多器官的集成[62]。他们设计的组织芯片包含 4 种组织:肝脏、心脏、骨骼和皮肤。这些组织细胞是由 hiPSCs 分化获得的,并与基质细胞在生理相关的细胞外基质中共培养形成三维类器官,在各自分化成熟的培养条件下成熟 4～6 周,然后转移到组织芯片中并通过血管进行连接。结果发现这些组织类器官能维持相应的结构和功能超过 4 周。多器官互作系统的构建目前处于研究的初级阶段,但是已经积累了不少经验,未来这方面的研究将是单一组织类器官向复杂人体生理系统构建迈进的重要研究方向。

4.3　肝脏类器官的鉴定

随着类器官技术的不断发展和广泛应用,类器官的鉴定成为类器官研究中重要的一环。类器官鉴定的核心是评价类器官能反映组织的哪些结构与功能。目前通过多种组织学方法可以鉴定器官的形态、细胞组成和关键蛋白的表达等,而通过细胞分子生物学技术则可以进一步评价类器官的功能。在这部内容中,我们将重点阐述肝脏类器官形成的肝脏特异的结构与功能。

4.3.1　肝脏类器官的结构鉴定

组织中细胞通过相互作用形成有序的结构,而这些结构的形成与维持对于组织功能的发挥至关重要。那么器官由于其三维培养环境,细胞与细胞间是否也可以通过相互作用形成组织特异的结构已经成为类器官鉴定中十分重要的组成部分。

1. 肝细胞类器官

肝组织中肝细胞呈现非常规则的排布,并且形成特异的结构,这些结构与肝细胞的功能紧密相关。惠利健团队对重编程类肝细胞形成的类器官进行鉴定时发现类器官中的肝细胞呈多边形,核呈椭圆形,细胞间出现胆小管结构,表明肝细胞极性增加。通过透射电镜能够观察到类器官中肝细胞出现了极化上皮细胞的典型超微结构,顶端表面有微绒毛且相邻细胞之间有紧密连接[23]。他们在扩增后的人原代肝细胞自组装形成的类器官中发现了双细胞核的肝细胞[35]。肝细胞中双细胞核的表型是成熟肝细胞特异的表型,表明肝细胞在三维培养条件下通过细胞-细胞间的互作形成了肝细胞间特异的结构,这些结构与类器官中肝细胞功能的成熟相关联。

2. 胆管类器官

胆管细胞是极性上皮细胞,形成多分枝管道结构,负责将肝细胞分泌的胆汁收集并送到胆囊中。Ludovic Vallier 团队将 hiPSCs 来源的胆管前体细胞在基质胶中进行三维培养,他们发现胆管前体细胞快速增殖,48~72 小时内形成环状结构,培养 5~7 天可以形成囊状或者管状结构。通过投射电镜观察,发现胆管类器官形成了类似于原代胆管细胞的初级纤毛结构[38]。Mina Ogawa 等发现 hESCs 或 hiPSCs 来源的胆管类器官形成成熟上皮导管的顶端-基底极性结构,这些类器官表达上皮细胞的标志物 E - cadherin 和细胞紧密连接标志物 ZO - 1,而胆管细胞的标志物 CFTR 和 ASBT 则特异地定位于胆管类器官的顶端面[37],体现了成熟胆管细胞的表达模式。Floris J.M. Roos 等发现原代胆管细胞形成的 BRCOs 可以形成复杂的多分枝导管结构。BRCOs 通过分支分叉的延伸和增殖尖端的三分叉进行扩张,自组装形成能够自我更新的三维分支结构,模拟了胆管发育中分支形态发生的复杂过程[44]。

3. 复杂肝脏类器官

由单一细胞形成的肝细胞类器官和胆管类器官只能形成单一的结构,而含有多种细胞类型的复杂器官则可以形成更复杂的组织结构。肝胆类器官中肝细胞呈现极性排列并形成胆小管网络,而胆小管网络进一步与胆管类器官进行连接,形成有功能的胆汁排泄管道结构[49]。在肝脏类器官中引入血管网络,可以发现沿着血管网络,部分肝细胞形成肝板结构[55],并且血管网络的形成进一步提高了肝细胞的功能[53]。通过模拟体内发育原理可以在外实现多器官的共同发育,从而构建包含多种器官结构的类器官,用于多器官互作的研究[59]。

4.3.2　肝脏类器官的功能鉴定

肝脏类器官所具有的功能是决定其应用的先决条件。肝脏类器官的功能鉴定主要包括肝细胞功能、胆管细胞功能,以及肝细胞与非实质细胞互作形成的功能的鉴定。

1. 肝细胞类器官

肝细胞是肝脏中主要的功能细胞,具有 ALB 分泌、药物代谢和脂质储存等重要功能。肝细胞类器官要用作肝脏疾病模拟、药物代谢和毒性检测以及再生医学应用,必须维持肝细胞特异的功能。

Shinichiro Ogawa 等结合三维培养和 cAMP 信号诱导,建立了从 hPSCs 来源的肝母细胞分化生成具有成熟代谢功能的类肝细胞的方法。hPSCs 分化的类肝细胞自组装成三维类器官后,其功能进一步成熟。肝向功能基因如 ALB、TAT 和 CYP450 基因的表达,以及表达成熟肝细胞表面标记物 ASGR1 的肝细胞比例在肝细胞类器官中显著提高[17]。惠利健团队发现 hiHep 细胞形成的类器官中,肝细胞高表达成熟肝细胞特异基因,如 HNF4A、E-cadherin、ALB 和 α1-抗胰蛋白酶等,表达谱分析进一步表明,hiHep 类器官与人原代肝细胞的基因表达特征非常相似。此外,肝细胞类器官的 ALB 分泌、糖原储存、药物代谢和脂质运输等功能都表现出明显的改善,表明类器官中的肝细胞具有成熟肝细胞的功能和基因表达特征[23]。此外,也发现体外扩增后的人原代肝细胞重新自组装形成三维类器官可以促进其功能成熟[35]。

2. 胆管类器官

胆管细胞在肝脏中主要发挥胆汁吸收和排泄的功能。PSCs 来源的胆管细胞在基质胶中进行三维培养后会形成胆管类器官,并进一步成熟,表达多种成熟胆管细胞的标记物,如 CFTR 等,其中 CFTR 介导了胆管类器官的液体分泌功能。胆管类器官表现出成熟胆管的功能,包括胆汁酸转移、碱性磷酸酶活性、γ-谷氨酰转肽酶活性以及对分泌素、生长抑素和血管内皮生长因子的生理反应等功能[37,38]。原代胆管细胞自组装形成的多分枝胆管类器官——BRCOs 中的胆管细胞表达 CK19 和 CK7 等成熟胆管细胞标记物。BRCOs 在单细胞转录组水平上与原代胆管细胞高度相似,并再现了体内胆管细胞的异质性[63-66]。BRCOs 也具有成熟胆管细胞的功能,如 CFTR 和水通道蛋白介导的离子和水的运输,以及碱性磷酸酶的活性[44]。

3. 复杂肝脏类器官

复杂肝脏类器官由于其具有复杂细胞组成和组织结构,所以能形成更为复杂的功能。肝胆类器官可以形成功能性胆管系统,能发挥肝脏胆汁排泄的功能。Yun-Shen Chan 团队发现 hiPSCs 来源的肝胆类器官能分泌 ALB 和载脂蛋白 B(apolipoprotein B),并且这些类器官具有 CYP450 酶活性,如 CYP3A4 酶活性,说明形成的类器官具备肝脏代谢功能。他们进一步分析了胆管细胞的功能,发现器官可以分泌碱性磷酸酶和 γ-谷氨酰转肽酶,并且可以响应分泌素刺激,表明肝胆类器官同时具有肝细胞和胆管细胞的功能。他们利用荧光化合物 5(6)-羧基-2,7-二氯荧光[5(and 6)-carboxy-2,7-dichlorofluorescein,CDF]或者 6-羧基荧光素二乙酸酯(6-carboxyfluorescein diacetate,6-CFDA)模拟胆汁的分泌,通过活细胞成像可以观察到荧光化合物经由肝细胞代谢然后分泌进入胆小管,并最后汇聚到胆管类器官中,由此可见,构建的肝胆类器官能再现体内肝组织胆汁分泌的功能[49]。

Naoki Tanimizu 等发现三明治培养体系中 SH 可以形成胆小管网络,而胆管细胞则可以形成管状结构,胆小管网络可与管状结构建立连接,他们将该形成的肝胆组织称为肝胆管状类器官(hepatobiliary tubular organoid,HBTO)[50]。为了进一步验证形成的胆管系统的功能,利用二乙酸氯甲基荧光素(CMFDA)处理 HBTO,并检查该化合物是否在胆管组织中积累。在含有 CMFDA 的培养基中孵育 HBTO 10 分钟后,可在胆小管网络中检测到高浓度的荧光素。继续孵育 120 分钟后,发现荧光素被运输到胆管组织中。他们进一步将荧光标记的胆汁酸-胆酰赖氨酸荧光素(CLF)添加到培养基中,发现 CLF 被肝细胞吸收,但没有进入胆管细胞。处理 30 分钟后,CLF 已分泌至胆小管中,6 小时后在胆管组织中积累,说明分泌至胆小管中的 CLF 被转运至胆管组织中。这些结果表明,HBTO 重现了体内肝胆组织运输肝细胞代谢产物的功能。

含有肝细胞和其他非实质细胞的类器官可以模拟肝细胞与非实质细胞间复杂的互作与功能。目前,已有研究可以通过诱导 hiPSCs 同时分化获得含类肝细胞和非实质细胞的类器官。利用该类器官可以模拟 MAFLD 表型,除了可以观察到肝细胞脂质积累的表型,还可以检测到纤维化和炎症因子分泌增加等表型[58],表明复杂的肝脏类器官可以模拟在病理条件下多种细胞功能的异常以及细胞-细胞间复杂的互作。

利用器官芯片技术可以实现肝脏类器官与其他类器官的互作,构建复杂的人体生理系统,实现多器官功能的耦合[62]。利用该多器官系统可以进一步研究不同组织类器官对药物毒性或其他病理条件的响应,助力药物的研发。

4.4 肝脏类器官的应用与展望

在前面的内容里,我们介绍了构建肝脏类器官的培养方法。肝脏类器官技术的快速发展,极大拓宽了我们对于肝脏生理学和病理学的认知,并在建立新药的筛选方案和治疗策略等方面发挥了重要作用。以下,我们将从肝脏发育、再生、肝脏疾病以及药物筛选和再生医学等几个方面,介绍肝脏类器官的应用(图 4 - 4)。

1. 肝脏的发育

目前,我们所获得的肝脏发育的知识主要来源于动物模型。但是由于种属之间的差异,动物肝脏发育时间和涉及的信号通路与人肝脏发育存在较大差异。受限于伦理问题,我们很难利用人体组织研究肝脏的发育,因此人肝脏类器官为研究人类肝脏发育提供了强有力的模型。

通过模拟体内肝脏发育原理,研究人员已经证明可以通过逐步添加生长因子和化学小分子来诱导 hESCs 或 hiPSCs 分化形成类肝细胞[3],但是这些研究主要获得的是二维的类肝细胞,缺乏肝脏发育的三维结构信息。

目前,利用肝脏类器官可以模拟人类肝脏发育的三维结构信息以及空间多细胞互作信号调控。Takanori Takebe 研究团队通过模拟早期肝芽发育中多细胞互作过程,首次实现了体外肝芽的构建。他们将 hiPSCs 分化的肝内胚层细胞、人脐静脉内皮细胞和人间充质干细胞共培养,发现这些细胞可以自组装形成三维结构,并促进肝内层细胞的分化成熟[51]。通过单细胞测序进一步分析发现,"肝芽"类器官中肝母细胞与二维培养的肝母细胞表达谱特征不同,这些细胞表达上皮细胞迁移的标志基因,反映了器官出芽的特

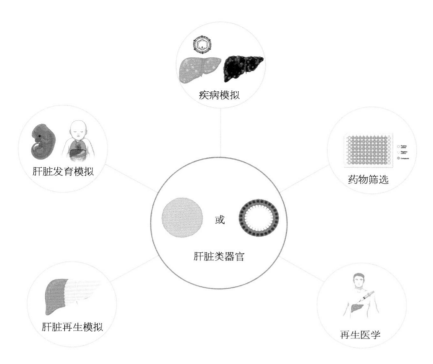

图 4-4　肝脏类器官的应用

征。进一步建立"肝芽"类器官中不同谱系细胞间复杂的互作网络后发现,VEGF 信号介导的互作参与了血管网络的形成以及肝母细胞的分化[67]。这些数据表明类器官中不同谱系细胞间的互作可调节类器官的发育。目前,关于肝脏发育的调控机制还存在众多未知问题,肝脏类器官为我们探究这些问题提供了新的研究工具。

2. 肝脏的再生

肝脏作为机体新陈代谢和解毒中心,不可避免地会接触外界有毒物质和机体产生的代谢废物,因而受到损伤,肝脏强大的再生能力是维持肝脏稳态和正常功能的重要保障。肝脏的再生涉及细胞的再生和肝脏结构的重建,理解肝脏再生的分子与细胞机制对于促进肝脏损伤后再生具有重要意义。肝脏类器官为解析肝脏再生机制提供了良好的体外模型。目前,肝脏类器官用于肝脏再生的研究主要集中在理解肝脏损伤再生信号与细胞互作方面。

肝脏组织分离获得的肝细胞和胆管细胞都可以在体外自发形成类器官结构,研究者们想探究这些类器官形成过程是否反映了肝脏再生的分子特征。胡慧丽团队利用小鼠肝组织以及人胎肝组织分离获得的肝细胞在体外形成了肝细胞类器官,他们将获得的肝细胞类器官进行了单细胞测序并与原代肝细胞聚类分析,发现这些类器官相较于正常肝细胞更接近于肝切再生的肝细胞状态。进一步将正常肝细胞和肝切再生肝细胞的差异基因挑选出来进行分析,发现类器官富集了肝切再生过程中上调和下调的基因[31],表明肝细胞类器官在形成过程中体现了肝细胞再生的表达谱特征。

除了肝细胞类器官外,Meritxell Huch 团队利用获得的胆管类器官进行了胆管再生过程的探究。他们从小鼠肝组织中分离原代胆管细胞并构建胆管类器官,发现肝脏损伤过程中胆管细胞出现的差异基因有 71% 与胆管类器官形成过程中差异基因的表达模式一致[68],表明胆管类器官能反映肝脏损伤过程中胆管细胞的表达谱特征。他们还发现新分离的胆管细胞大部分处于有丝分裂间期的 G0/G1 期,暗示胆管细胞在形成类器官之前都处于非增殖的状态。为了进一步探究胆管类器官起始过程的分子特征,他们对胆管类器官起始以及形成类器官之后的细胞进行了表达谱分析,发现胆管细胞进入细胞周期之前上调了与染色质调控相关的基因表达,包括 Hdac2、Baf155、Tet1 等,而这些基因同样也在肝脏损伤诱导的胆管细胞中上调。他们进一步证明了 Tet1 介导的羟甲基化及其调控的 ErbB - MAPK 和 YAP - Hippo 信号通路调控了胆管类器官的起始,以及体内胆管细胞的再生[68]。这些结果表明了类器官作为体外模型研究体内再生机制的潜力。

值得注意的是,在肝脏受到损伤后,肝脏中多种细胞会参与肝组织的修复过程,实现肝脏的快速增殖修复。为了探究其他细胞在再生过程中的作用,Meritxell Huch 团队利用类器官共培养系统首次揭示了基质细胞对于胆管细胞增殖的双向调控作用。具体来说,他们发现在小鼠肝脏中有一群 SCA1$^+$PDGFRa$^+$ 间充质干细胞与胆管距离很近,并分泌促肝脏再生的生长因子,在肝脏损伤再生过程中这群间充质干细胞与胆管细胞的比例以及相互接触会发生动态变化,暗示其可能在胆管细胞再生过程中具有重要作用。为了进一步探究 SCA1$^+$PDGFRa$^+$ 间充质干细胞对胆管细胞再生的作用,他们将 SCA1$^+$PDGFRa$^+$ 间充质干细胞与胆管类器官共培养,发现这群间充质干细胞可以通过旁分泌方式维持胆管类器官的生长。他们还发现这群间充质干细胞与胆管细胞的比例对胆管类器官的增殖有截然相反的作用,当间充质干细胞与胆管细胞比例接近 1:10 时,会提高胆管细胞的增殖速率,但是当充质干细胞与胆管细胞的比例超过 1:10 时,则会显著抑制胆管细胞的增殖[69],表明这群间充质干细胞还可以通过与胆管类器官的互作接触双向调控胆管细胞的增殖。这些研究工作为我们理解肝脏再生提供了新的见解。

3. 肝脏肿瘤

原发性肝癌,主要包括肝细胞癌(hepatocellular carcinoma, HCC)和肝内胆管癌(intrahepatic cholangiocarcinoma, ICC),大多数肝癌在发现时已处于晚期且预后差[70]。理解肝癌发生发展的机制,发现新的治疗靶点和有效的治疗药物,对于提高肝癌患者的生存率具有重要意义。利用类器官技术构建的肝癌类器官能反映来源肿瘤的遗传异质性和组织结构特征,是良好的肝癌发病机制研究和药物筛选的模型;此外,结合基因编辑技术还可以在正常肝脏类器官中引入致癌基因研究其在肝癌发生发展中作用,进一步揭示肝癌早期发生的机制,助力肝癌早期诊断和预防。

目前针对肝癌类器官的构建主要分为两种方式,第一种是利用肝癌患者来源的癌组织直接构建肝癌类器官。2017 年,Meritxell Huch 团队从手术切除的肝癌组织中获得癌细胞,并建立了体外长期培养肝癌类器官的培养系统[71]。Markus H. Heim 团队则建立了从穿刺活检样本中构建肝癌器官的方法[72]。通过与癌症基因组图谱(The Cancer Genome Atlas,TCGA)数据库中肝癌组织的表达谱进行对比分析,发现肝癌类器官能较好地维持肝癌标志物的表达。同时,肝癌类器官在组织形态以及突变基因上均能保持其原始肿瘤组织的特征。通过将肝癌类器官移植至免疫缺陷的小鼠体内,能够形成肿瘤并维持其来源肿瘤组织的结构特征。以上数据表明肝癌类器官可以很好地模拟体内原始肿瘤组织的分子与结构特征。

　　第二种方法则是利用基因编辑技术对正常肝脏类器官进行修饰和改造,获得遗传改造的类器官。2019 年,惠利健团队利用 hiHep 构建了肝细胞类器官,他们在类器官中过表达了 c - MYC 基因来探究其在 HCC 起始中的作用。他们发现过表达 c - MYC 基因后,肝细胞器官中线粒体相关的内质网膜系统呈现异常的结构特征,内质网与线粒体距离很近,内质网紧贴在线粒体膜上,改变了原有的线粒体的裂变和有氧呼吸,原位移植到小鼠体内可以形成 HCC。他们也在该类器官中引入了胆管癌相关的致癌因子,并发现 RAS 等基因可以使重编程的肝细胞不经过前体的阶段直接转变为胆管癌,首次证实了胆管癌可以由肝细胞直接转变形成[23]。Benedetta Artegiani 等在正常胆管类器官体中研究了 BAP1 的功能,他们发现 BAP1 的功能缺失破坏了胆管类器官体的上皮组织结构和细胞极性,进一步基因组学分析发现 BAP1 的缺失会影响细胞相互作用和细胞骨架相关基因的可及性[73]。这些研究表明结合基因编辑技术和类器官体培养技术可以模拟癌症的发生发展和研究特定基因的功能。在肝癌中,很多癌症相关的基因频率只有 5% 左右,往往缺少对应的患者来源的细胞模型,而想要研究这些基因在癌症中的作用以及对药物的响应,可以通过基因编辑技术在正常类器官体中引入这些基因进行相关的研究。

　　4. 感染性肝病

　　肝脏是许多病毒以及疟原虫的靶向器官。2015 年,全球病毒性肝炎造成 134 万人死亡,其中,66% 是由乙型肝炎病毒(hepatitis B virus,HBV)引起的慢性肝炎并发症造成的[74]。虽然已经有研究利用人肿瘤细胞系或者人源化的小鼠模型来研究 HBV 的感染,但是人肿瘤细胞系难以反映肝脏的正常生理功能,而动物模型耗费巨大,并且难以实现高通量药物筛选,这些局限性限制了这些模型在 HBV 感染机制研究中的应用[75]。肝脏类器官由于维持了肝细胞主要功能以及部分结构,因此适用于宿主肝细胞与外源病毒感染的相关研究。2019 年,鄂和新团队建立了原代肝细胞类器官,并发现培养的原代肝细胞在形成类器官后,其肝向功能提升[36]。他们将培养的肝细胞器官暴露在 HBV 环境中,发现肝细胞类器官能感染 HBV,表达乙肝表面抗原、e 抗原以及合成乙肝病毒的cccDNA。Hideki Taniguchi 团队利用 hiPSCs 分化获得的类肝细胞与脐静脉内皮细胞和间充质干细胞共培养形成复杂肝脏类器官,相较于 hiPSCs 分化获得的二维培养的类肝细胞具有更高水平的 NTCP 的表达,可以长时间维持 HBV 感染[76]。目前,肝脏类器官在丙型肝炎病毒(hepatitis C virus,HCV)感染机制研究中也有一些研究进展[77]。这些肝脏类器官模型的构建对于病毒性肝炎的发病机制研究以及药物研发具有重要意义。

5. 其他肝脏疾病

在过去 20 年里,由于肥胖、2 型糖尿病以及代谢综合征患病率的快速上升,MAFLD 逐渐成为世界慢性肝脏疾病的主要发病原因。据 2018 年统计,大约 25% 的世界人口患有 MAFLD[78]。MAFLD 的发展从单纯的肝细胞脂肪变性开始,如果不加以诊断以及后续治疗,则会出现炎症浸润和肝细胞空泡化,从而演变为非酒精性脂肪肝炎(nonalcoholic steatohepatitis,NASH),在没有过量饮酒的条件下发展为肝纤维化,并最终导致终末期肝病甚至肝癌[79]。然而目前并没有针对 MAFLD 的药物,由于缺乏相应治疗手段以及全球肥胖流行率的快速升高,未来几十年 MAFLD 患病率可能会进一步提高,给全球带来严重的医疗负担[78]。

相较于细胞系和动物模型,肝脏类器官具有维持肝细胞代谢功能,同时造模时间相对较短的优势,因此利用肝脏类器官来模拟 NASH 成为研究的热点。2019 年,Takanori Takebe 团队利用 hiPSCs 在体外诱导分化形成包含类肝细胞、HSC、胆管细胞和 Kupffer 细胞的复杂器官[58]。通过在培养基中添加游离脂肪酸,他们发现复杂器官中出现了脂肪变性、纤维化程度增加以及免疫细胞浸润增多等表型,模拟了体内脂肪肝炎的主要病理特征。此外,通过添加 FGF19 蛋白可以减缓肝脏类器官的脂肪肝炎症状,初步显示了复杂器官在药物筛选的潜力。为了进一步探究人群中易感基因对于 MAFLD 的影响,他们从 24 名供体中提取细胞并进一步诱导分化为肝脏类器官,并在游离脂肪酸的处理下诱导 NASH 的病理表型。通过将器官的 NASH 病理表型与遗传变异进行关联分析发现,葡萄糖激酶调节蛋白(glucokinase regulator,GCKR)与肝脏类器官的脂质积累具有明显的相关性[80]。他们进一步将不同基因型的 GCKR 肝脏类器官分别使用游离脂肪酸处理来模拟 NASH,其中,GCKR – rs1260326 TT 基因型的肝脏类器官积累了更多的脂质,说明该基因型的器官对于脂肪酸处理更加敏感。同时,还发现没有 2 型糖尿病的 GCKR – rs1260326 TT 基因型的 NASH 患者表现出了更少的肝脏损伤的表型,但是患有 2 型糖尿病的 GCKR – rs1260326 TT 基因型的 NASH 患者则表现出了更严重的炎症反应,表明不同疾病的代谢状态会协同 GCKR 影响 MAFLD 的病程。

MAFLD 除了诱导细胞层面的变化外,还会引起肝脏三维结构的变化。为了探究 MAFLD 相关的组织结构变化,Yun-Shen Chan 团队利用 hiPSCs 分化获得的肝胆类器官模拟了脂肪酸诱导的胆小管结构变化[49]。他们发现在培养的类器官中添加游离脂肪酸,破坏了肝胆类器官中胆小管网络的形成,模拟了 NASH 患者中肝组织胆小管三维结构变化的病理表型。但是,肝脏类器官是否可以完全模拟 MAFLD 由单纯脂肪变性逐步发展为终末期肝病的整个发展过程,仍有待于进一步探究。

除了代谢性脂肪肝病,肝脏类器官还可以模拟酒精性脂肪肝病的病理特征。王韫芳团队将胚胎来源的间质细胞与 hESCs 来源的肝脏类器官共培养,构建了一个人源化多细胞肝脏器官模型[81]。他们发现用乙醇连续处理肝脏类器官 7 天后,肝脏类器官出现了纤维化、炎症因子上调、氧化应激和线粒体功能失调等病理表型[81],表明肝脏类器官能在体外模拟酒精性脂肪肝病的众多病理特征。除上述提到的继发性肝脏疾病,也有部分研究利用患者来源的肝细胞或者胆管细胞在体外直接培养形成类器官,用于模拟遗传性肝脏疾病。其中包括从囊性纤维病[37]、α1-抗胰蛋白酶(alpha-1 antitrypsin,A1AT)缺乏症[39]、威尔逊氏症[82]和 Alagille 综合征[47]中获得患者组织用于构建器官模型,这些类器官能反映相应疾病的主要病理特点,加深了我们对于遗传性肝病的进一步理解。

6. 药物筛选

肝脏类器官为药物筛选和药物毒性测试提供了新平台。患者来源的类器官体模型(patient derived organoid,PDO)能反映来源癌症组织的基因组变异特征,可以作为临床前体外模型检测患者对不同药物的响应,筛选有效的治疗药物[71,72]。Meritxell Huch 团队在体外测试了不同 PDO 对药物的敏感性,发现 PDO 对 ERK 抑制剂 SCH772984 非常敏感,暗示 ERK 是肝癌治疗的潜在靶标[71]。此外,通过构建肝癌类器官模型平台来反映肝癌患者的遗传异质性,并整合高通量药物筛选和基因组测序数据,可以系统性研究肝癌基因与药物的关联性,发现潜在的分子标志物和药物作用靶点。但是目前肝癌类器官模型数量较少,不足以反映肝癌患者的遗传异质性,未来可以进一步构建更多的肝癌类器官模型,从而建立肝癌类器官模型平台。

药物诱导的肝脏损伤(drug induced liver injury,DILI)是导致急性肝脏衰竭以及药物研发失败的主要原因。一直以来,DILI 缺乏良好的研究模型。利用正常肝细胞形成肝细胞类器官,可用于预测 DILI,指导后续药物的开发[83-85]。2021 年,Takanori Takebe 团队通过 hiPSCs 细胞分化形成的前肠细胞,在生长因子的诱导下形成肝细胞类器官。该肝细胞类器官表达胆小管的标志物,例如 BSEP、MRP2、ZO-1 等,并且具有胆汁合成以及分泌的功能。进一步利用该肝细胞类器官构建了高通量药物筛选系统,并且测试了市售的 238 种药物对这些类器官的细胞存活率以及胆汁贮存能力的影响,他们发现那些会造成胆汁淤积的药物同样会造成类器官胆汁排泄的异常。他们还通过分析不同药物的临床最大药物浓度(Cmax),证明该类器官筛选系统对于预测药物诱导的肝脏损伤的灵敏性和特异性分别达到 88.7% 和 88.9%[85]。这些结果体现了类器官系统应用于预测 DILI 的潜力。

7. 再生医学应用

肝脏原位移植目前仍旧是治疗终末期肝脏疾病的唯一有效手段。然而肝源短缺极大限制了肝脏原位移植的应用。发展其他可行的替代疗法,对于治疗终末期肝脏疾病具有重要意义。肝脏器官具有可扩增以及功能成熟的特点,可以克服目前肝源短缺的难题,成为治疗肝脏疾病的一种新的替代方案[86]。

胡慧丽等将胚胎肝细胞类器官消化成单细胞后,移植到 *Fah* 基因缺失小鼠中,他们发现胎肝细胞在小鼠体内定植生长,并持续表达肝细胞特异性标志物,同时下调胎肝细胞的标志物,提示其在小鼠体内进一步成熟[31]。Takanori Takebe 等利用 hPSCs 体外诱导分化为肝脏内胚层细胞,并与内皮细胞和间充质干细胞混合培养,形成肝芽结构,将其移植到免疫缺陷小鼠体内,可以挽救药物诱导的致命性肝衰竭[51]。他们进一步建立了大规模生产肝芽类器官的方法,可以获得超过 10^8 个类器官并稳定维持肝细胞功能,推动了类器官的临床转化研究[87]。Ludovic Vallier 团队从肝组织中不同胆管位置分离出胆管细胞并分别构建胆管类器官,进一步将其消化成单细胞后移植到亚甲基二苯胺(4,4′-Methylenedianiline,MDA)诱导的胆管损伤的小鼠体内,发现胆管类器官显示出了一定的治疗效果[88]。他们还将胆管类器官直接移植到体外常温灌注保存的人类肝脏中,培养 100 小时后,发现胆管细胞在肝脏组织中整合,同时部分修复了肝组织的胆汁分泌功能[88]。这些基于类器官的移植治疗工作,给相关的肝脏疾病治疗提供了全新的策略和思路。

(惠利健,章正涛,李春,金悦)

参考文献

[1] Si-Tayeb K, Lemaigre F P, Duncan S A. Organogenesis and development of the liver. Dev Cell, 2010, 18(2): 175 – 189.

[2] Shiojiri N, Kametani H, Ota N, et al. Phylogenetic analyses of the hepatic architecture in vertebrates. J Anat, 2018, 232(2): 200 – 213.

[3] Sun L, Hui L. Progress in human liver organoids. J Mol Cell Biol, 2020, 12(8): 607 – 617.

[4] Huang B Q, Masyuk T V, Muff M A, et al. Isolation and characterization of cholangiocyte primary cilia. Am J Physiol Gastrointest Liver Physiol, 2006, 291(3): G500 – 509.

[5] Zhang H, Leung P S C, Gershwin M E, et al. How the biliary tree maintains immune tolerance? Biochim Biophys Acta Mol Basis Dis, 2018, 1864(4 Pt B): 1367 – 1373.

[6] Li W, Li L, Hui L. Cell plasticity in liver regeneration. Trends Cell Biol, 2020, 30(4): 329 – 338.

[7] Gordillo M, Evans T, Gouon-Evans V. Orchestrating liver development. Development, 2015, 142(12): 2094 – 2108.

[8] Houssaint E. Differentiation of the mouse hepatic primordium. I. An analysis of tissue interactions in hepatocyte differentiation. Cell Differ, 1980, 9(5): 269 – 279.

[9] Tremblay K D, Zaret K S. Distinct populations of endoderm cells converge to generate the embryonic liver bud and ventral foregut tissues. Dev Biol, 2005, 280(1): 87 – 99.

[10] Lotto J, Drissler S, Cullum R, et al. Single-Cell Transcriptomics Reveals Early Emergence of Liver Parenchymal and Non-parenchymal Cell Lineages. Cell, 2020, 183(3): 702 – 716.

[11] Wisse E, De Zanger R B, Charels K, et al. The liver sieve: considerations concerning the structure and function of endothelial fenestrae, the sinusoidal wall and the space of Disse. Hepatology, 1985, 5(4): 683 – 692.

［12］　Gage B K, Liu J C, Innes B T, et al. Generation of functional liver sinusoidal endothelial cells from human pluripotent stem-cell-derived venous angioblasts. Cell Stem Cell, 2020, 27(2): 254 – 269.

［13］　Li W, Yang L, He Q, et al. A homeostatic arid1a-dependent permissive chromatin state licenses hepatocyte responsiveness to liver-injury-associated YAP signaling. Cell Stem Cell, 2019, 25(1): 54 – 68.

［14］　Song Z, Cai J, Liu Y, et al. Efficient generation of hepatocyte-like cells from human induced pluripotent stem cells. Cell Res, 2009, 19(11): 1233 – 1242.

［15］　Si-Tayeb K, Noto F K, Nagaoka M, et al. Highly efficient generation of human hepatocyte-like cells from induced pluripotent stem cells. Hepatology, 2010, 51(1): 297 – 305.

［16］　Szkolnicka D, Farnworth S L, Lucendo-Villarin B, et al. Deriving functional hepatocytes from pluripotent stem cells. Curr Protoc Stem Cell Biol, 2014: 30.

［17］　Ogawa S, Surapisitchat J, Virtanen C, et al. Three-dimensional culture and cAMP signaling promote the maturation of human pluripotent stem cell-derived hepatocytes. Development, 2013, 140(15): 3285 – 3296.

［18］　Feng S, Wu J, Qiu W L, et al. Large-scale generation of functional and transplantable hepatocytes and cholangiocytes from human endoderm stem cells. Cell Rep, 2020, 33(10): 108455.

［19］　Huang P, Zhang L, Gao Y, et al. Direct reprogramming of human fibroblasts to functional and expandable hepatocytes. Cell Stem Cell, 2014, 14(3): 370 – 384.

［20］　Huang P, He Z, Ji S, et al. Induction of functional hepatocyte-like cells from mouse fibroblasts by defined factors. Nature, 2011, 475(7356): 386 – 389.

［21］　Sekiya S, Suzuki A. Direct conversion of mouse fibroblasts to hepatocyte-like cells by defined factors. Nature, 2011, 475(7356): 390 – 393.

［22］　Du Y, Wang J, Jia J, et al. Human hepatocytes with drug metabolic function induced from fibroblasts by lineage reprogramming. Cell Stem Cell, 2014, 14(3): 394 – 403.

［23］　Sun L, Wang Y, Cen J, et al. Modelling liver cancer initiation with organoids derived from directly reprogrammed human hepatocytes. Nat Cell Biol, 2019, 21(8): 1015 – 1026.

［24］　Yamamoto J, Udono M, Miura S, et al. Cell aggregation culture induces functional differentiation of induced hepatocyte-like cells through activation of hippo Signaling. Cell Rep, 2018, 25(1): 183 – 198.

［25］　Barker N, Huch M, Kujala P, et al. Lgr5(+ve) stem cells drive self-renewal in the stomach and build long-lived gastric units in vitro. Cell Stem Cell, 2010, 6(1): 25 – 36.

［26］　Sato T, Vries R G, Snippert H J, et al. Single Lgr5 stem cells build crypt-villus structures in vitro without a mesenchymal niche. Nature, 2009, 459(7244): 262 – 265.

［27］　Yui S, Nakamura T, Sato T, et al. Functional engraftment of colon epithelium expanded in vitro from a single adult Lgr5(+) stem cell. Nat Med, 2012, 18(4): 618 – 623.

［28］　Huch M, Dorrell C, Boj S F, et al. In vitro expansion of single Lgr5+ liver stem cells induced by

Wnt-driven regeneration. Nature, 2013, 494(7436): 247 - 250.

[29] Prior N, Hindley C J, Rost F, et al. Lgr5(+) stem and progenitor cells reside at the apex of a heterogeneous embryonic hepatoblast pool. Development, 2019, 146(12).

[30] Katsuda T, Kawamata M, Hagiwara K, et al. Conversion of terminally committed hepatocytes to culturable bipotent progenitor cells with regenerative capacity. Cell Stem Cell, 2017, 20(1): 41 - 55.

[31] Hu H, Gehart H, Artegiani B, et al. Long-term expansion of functional mouse and human hepatocytes as 3D organoids. Cell, 2018, 175(6): 1591 - 1606. .

[32] Peng W C, Logan C Y, Fish M, et al. Inflammatory cytokine TNFalpha promotes the long-term expansion of primary hepatocytes in 3D culture. Cell, 2018, 175(6): 1607 - 1619.

[33] Tarlow B D, Pelz C, Naugler W E, et al. Bipotential adult liver progenitors are derived from chronically injured mature hepatocytes. Cell Stem Cell, 2014, 15(5): 605 - 618.

[34] Yanger K, Zong Y, Maggs L R, et al. Robust cellular reprogramming occurs spontaneously during liver regeneration. Genes Dev, 2013, 27(7): 719 - 724.

[35] Zhang K, Zhang L, Liu W, et al. In vitro expansion of primary human hepatocytes with efficient liver repopulation capacity. Cell Stem Cell, 2018, 23(6): 806 - 819.

[36] Fu G B, Huang W J, Zeng M, et al. Expansion and differentiation of human hepatocyte-derived liver progenitor-like cells and their use for the study of hepatotropic pathogens. Cell Res, 2019, 29(1): 8 - 22.

[37] Ogawa M, Ogawa S, Bear C E, et al. Directed differentiation of cholangiocytes from human pluripotent stem cells. Nat Biotechnol, 2015, 33(8): 853 - 861.

[38] Sampaziotis F, de Brito M C, Madrigal P, et al. Cholangiocytes derived from human induced pluripotent stem cells for disease modeling and drug validation. Nat Biotechnol, 2015, 33(8): 845 - 852.

[39] Huch M, Gehart H, van Boxtel R, et al. Long-term culture of genome-stable bipotent stem cells from adult human liver. Cell, 2015, 160(1 - 2): 299 - 312.

[40] Castaing D. Surgical anatomy of the biliary tract. HPB (Oxford), 2008, 10(2): 72 - 76.

[41] Zong Y, Stanger B Z. Molecular mechanisms of bile duct development. Int J Biochem Cell Biol, 2011, 43(2): 257 - 264.

[42] Strazzabosco M, Fabris L. Functional anatomy of normal bile ducts. Anat Rec (Hoboken), 2008, 291(6): 653 - 660.

[43] Boyer J L, Soroka C J. Bile formation and secretion: An update. J Hepatol, 2021, 75(1): 190 - 201.

[44] Roos F J M, van Tienderen G S, Wu H, et al. Human branching cholangiocyte organoids recapitulate functional bile duct formation. Cell Stem Cell, 2022, 29(5): 776 - 794.

[45] Roberts C K, Hevener A L, Barnard R J. Metabolic syndrome and insulin resistance: underlying causes and modification by exercise training. Compr Physiol, 2013, 3(1): 1 - 58.

[46] Rimland C A, Tilson S G, Morell C M, et al. Regional Differences in Human Biliary Tissues and

Corresponding In Vitro-Derived Organoids. Hepatology, 2021, 73(1): 247 – 267.

[47] Guan Y, Xu D, Garfin P M, et al. Human hepatic organoids for the analysis of human genetic diseases. JCI Insight, 2017, 2(17).

[48] Wu F, Wu D, Ren Y, et al. Generation of hepatobiliary organoids from human induced pluripotent stem cells. J Hepatol, 2019, 70(6): 1145 – 1158.

[49] Ramli M N B, Lim Y S, Koe C T, et al. Human pluripotent stem cell-derived organoids as models of liver disease. Gastroenterology, 2020, 159(4): 1471 – 1486.

[50] Tanimizu N, Ichinohe N, Sasaki Y, et al. Generation of functional liver organoids on combining hepatocytes and cholangiocytes with hepatobiliary connections ex vivo. Nat Commun, 2021, 12(1):3390.

[51] Takebe T, Sekine K, Enomura M, et al. Vascularized and functional human liver from an iPSC-derived organ bud transplant. Nature, 2013, 499(7459): 481 – 484.

[52] Stevens K R, Scull M A, Ramanan V, et al. In situ expansion of engineered human liver tissue in a mouse model of chronic liver disease. Sci Transl Med, 2017, 9(399).

[53] Jin Y, Kim J, Lee J S, et al. Vascularized liver organoids generated using induced hepatic tissue and dynamic liver-specific microenvironment as a drug testing platform. Adv Funct Mater, 2018, 28(37).

[54] Zhang B, Montgomery M, Chamberlain M D, et al. Biodegradable scaffold with built-in vasculature for organ-on-a-chip engineering and direct surgical anastomosis. Nat Mater, 2016, 15(6):669 – 678.

[55] Ya S N, Ding W P, Li S B, et al. On-chip construction of liver lobules with self-assembled perfusable hepatic sinusoid networks. Acs Appl Mater Inter, 2021, 13(28): 32640 – 32652.

[56] Kostrzewski T, Snow S, Battle A L, et al. Modelling human liver fibrosis in the context of non-alcoholic steatohepatitis using a microphysiological system. Commun Biol, 2021, 4(1): 1080.

[57] Coll M, Perea L, Boon R, et al. Generation of hepatic stellate cells from human pluripotent stem cells enables in vitro modeling of liver fibrosis. Cell Stem Cell, 2018, 23(1): 101 – 113.

[58] Ouchi R, Togo S, Kimura M, et al. Modeling steatohepatitis in humans with pluripotent stem cell-derived organoids. Cell Metab, 2019, 30(2): 374 – 384.

[59] Koike H, Iwasawa K, Ouchi R, et al. Modelling human hepato-biliary-pancreatic organogenesis from the foregut-midgut boundary. Nature, 2019, 574(7776): 112 – 116.

[60] Udager A, Prakash A, Gumucio D L. Dividing the tubular gut: generation of organ boundaries at the pylorus. Prog Mol Biol Transl Sci, 2010, 96: 35 – 62.

[61] Palaria A, Angelo J R, Guertin T M, et al. Patterning of the hepato-pancreatobiliary boundary by BMP reveals heterogeneity within the murine liver bud. Hepatology, 2018, 68(1): 274 – 288.

[62] Ronaldson-Bouchard K, Teles D, Yeager K, et al. A multi-organ chip with matured tissue niches linked by vascular flow. Nat Biomed Eng, 2022, 6(4): 351 – 371.

[63] Aizarani N, Saviano A, Sagar, et al. A human liver cell atlas reveals heterogeneity and epithelial progenitors. Nature, 2019, 572(7768): 199 – 204.

[64] MacParland S A, Liu J C, Ma X Z, et al. Single cell RNA sequencing of human liver reveals distinct intrahepatic macrophage populations. Nat Commun, 2018, 9(1): 4383.

[65] Planas-Paz L, Sun T, Pikiolek M, et al. YAP, but not RSPO - LGR4/5, signaling in biliary epithelial cells promotes a ductular reaction in response to liver injury. Cell Stem Cell, 2019, 25(1):39 - 53.

[66] Segal J M, Kent D, Wesche D J, et al. Single cell analysis of human foetal liver captures the transcriptional profile of hepatobiliary hybrid progenitors. Nat Commun, 2019, 10(1): 3350.

[67] Camp J G, Sekine K, Gerber T, et al. Multilineage communication regulates human liver bud development from pluripotency. Nature, 2017, 546(7659): 533 - 538.

[68] Aloia L, McKie M A, Vernaz G, et al. Epigenetic remodelling licences adult cholangiocytes for organoid formation and liver regeneration. Nat Cell Biol, 2019, 21(11): 1321 - 1333.

[69] Cordero-Espinoza L, Dowbaj A M, Kohler T N, et al. Dynamic cell contacts between periportal mesenchyme and ductal epithelium act as a rheostat for liver cell proliferation. Cell Stem Cell, 2021, 28(11): 1907 - 1921.

[70] Sung H, Ferlay J, Siegel R L, et al. Global cancer statistics 2020: GLOBOCAN estimates of incidence and mortality worldwide for 36 cancers in 185 countries. CA Cancer J Clin, 2021, 71(3):209 - 249.

[71] Broutier L, Mastrogiovanni G, Verstegen M M, et al. Human primary liver cancer-derived organoid cultures for disease modeling and drug screening. Nat Med, 2017, 23(12): 1424 - 1435.

[72] Nuciforo S, Fofana I, Matter M S, et al. Organoid models of human liver cancers derived from tumor needle biopsies. Cell Rep, 2018, 24(5): 1363 - 1376.

[73] Artegiani B, van Voorthuijsen L, Lindeboom R G H, et al. Probing the tumor suppressor function of BAP1 in CRISPR-engineered human liver organoids. Cell Stem Cell, 2019, 24(6): 927 - 943.

[74] Seto W K, Lo Y R, Pawlotsky J M, et al. Chronic hepatitis B virus infection. Lancet, 2018, 392 (10161): 2313 - 2324.

[75] Gural N, Mancio-Silva L, He J, et al. Engineered livers for infectious diseases. Cell Mol Gastroenterol Hepatol, 2018, 5(2): 131 - 144.

[76] Nie Y Z, Zheng Y W, Miyakawa K, et al. Recapitulation of hepatitis B virus-host interactions in liver organoids from human induced pluripotent stem cells. EBioMedicine, 2018, 35: 114 - 123.

[77] Baktash Y, Madhav A, Coller K E, et al. Single particle imaging of polarized hepatoma organoids upon hepatitis C virus infection reveals an ordered and sequential entry process. Cell Host Microbe, 2018, 23(3): 382 - 394.

[78] Younossi Z, Tacke F, Arrese M, et al. Global perspectives on nonalcoholic fatty liver disease and nonalcoholic steatohepatitis. Hepatology, 2019, 69(6): 2672 - 2682.

[79] Reimer K C, Wree A, Roderburg C, et al. New drugs for NAFLD: lessons from basic models to the clinic. Hepatol Int, 2020, 14(1): 8 - 23.

[80] Kimura M, Iguchi T, Iwasawa K, et al. En masse organoid phenotyping informs metabolic-

associated genetic susceptibility to NASH. Cell, 2022, 185(22): 4216 - 4232.

[81]　Wang S, Wang X, Tan Z, et al. Human ESC-derived expandable hepatic organoids enable therapeutic liver repopulation and pathophysiological modeling of alcoholic liver injury. Cell Res, 2019, 29(12): 1009 - 1026.

[82]　Nantasanti S, Spee B, Kruitwagen H S, et al. Disease modeling and gene therapy of copper storage disease in canine hepatic organoids. Stem Cell Reports, 2015, 5(5): 895 - 907.

[83]　Kaplowitz N. Idiosyncratic drug hepatotoxicity. Nat Rev Drug Discov, 2005, 4(6): 489 - 499.

[84]　Koido M, Kawakami E, Fukumura J, et al. Polygenic architecture informs potential vulnerability to drug-induced liver injury. Nat Med, 2020, 26(10): 1541 - 1548.

[85]　Shinozawa T, Kimura M, Cai Y, et al. High-fidelity drug-induced liver injury screen using human pluripotent stem cell-derived organoids. Gastroenterology, 2021, 160(3): 831 - 846.

[86]　Assy N, Adams P C, Myers P, et al. A randomised controlled trial of total immunosuppression withdrawal in stable liver transplant recipients. Gut, 2007, 56(2): 304 - 306.

[87]　Takebe T, Sekine K, Kimura M, et al. Massive and reproducible production of liver buds entirely from human pluripotent stem cells. Cell Rep, 2017, 21(10): 2661 - 2670.

[88]　Sampaziotis F, Muraro D, Tysoe O C, et al. Cholangiocyte organoids can repair bile ducts after transplantation in the human liver. Science, 2021, 371(6531): 839 - 846.

第*5*章
胰腺类器官

胰腺(pancreas)兼具内分泌和外分泌功能,对于维持人体的能量稳态至关重要(图5-1)。胰腺的外分泌部分主要由腺泡细胞(acinar)和胰导管(duct)组成,负责分泌营养物质的消化酶。腺泡细胞大约占胰腺的90%,分布于胰管的末端,分泌的消化酶流经胰导管网络汇入十二指肠,可以对脂肪、蛋白质和碳水化合物进行消化。而胰腺的内分泌部分则主要由胰岛(islet of langerhans)组成,负责通过周围的毛细血管感应血糖的变化,通过向

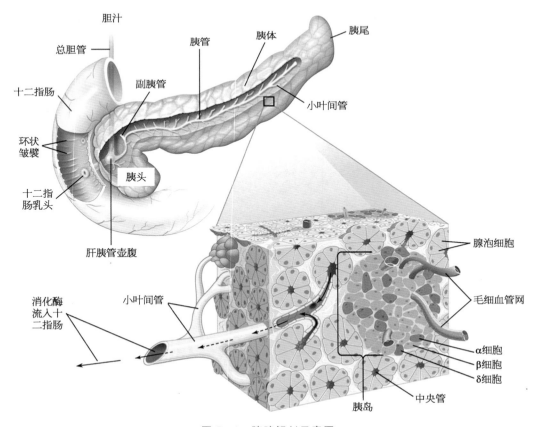

图 5-1　胰腺解剖示意图

血液中释放相关的激素维持人体的血糖稳定。胰岛大约占胰腺的 1%～2%,独立于腺泡细胞和胰导管网络而存在,含有丰富的血管和神经。胰岛主要由五类内分泌细胞构成,即 α 细胞(分泌胰高血糖素,glucagon)、β 细胞(分泌胰岛素,insulin)、δ 细胞(分泌生长激素抑制素,somatostatin)、ε 细胞(分泌饥饿素,ghrelin)和 PP 细胞(分泌胰多肽,pancreatic polypeptide)[1]。

5.1　胰腺的胚胎发育

　　人类的胰腺发育起源于内胚层原肠管(primitive gut tube)的前肠后端(posterior foregut)(图 5-2)。在小鼠胚胎发育的 E8.5 或人妊娠期第 26 天前后,原肠管背侧由于与脊索(notochord)接触而导致该区域细胞的 Sonic hedgehog 信号被抑制,进而诱导胰腺发育的关键转录因子 PDX1 的表达,这些细胞通过外翻形成胰腺早期的背侧原基(dorsal bud)。妊娠期第 29～30 天,成对的背侧动脉(dorsal aortae)融合,阻断了背侧原基与脊索的接触,并且随着脏壁中胚层(splanchnic mesoderm)的形成,融合的背侧动脉在妊娠期第 35～37 天也会与背侧原基分离。此外,来自临近轴旁中胚层(paraxial mesoderm)的 Retinoic acid 信号对背侧原基的形成也十分重要。随后在小鼠胚胎发育的 E9.5 或人妊娠期第 30 天,与背侧原基相对的腹侧原肠管则会在横膈膜和心脏中胚层(cardiac mesoderm)的诱导下形成两个腹侧原基(ventral bud),左侧的腹侧原基会逐渐消退,而右侧的腹侧原基会在小鼠胚胎发育的 E10.5 或人妊娠期第 35 天左右向后端迁移,并在妊娠期 6～7 周左右发生肠管旋转时与背侧原基发生融合。在随后的发育中,两个胰腺原基都会延伸进周围的间充质中,间充质能提供胰腺上皮细胞生长与增殖所需的 FGF7 及 FGF10,此时的胰腺原基主要由表达转录因子 PDX1、SOX9、NKX6-1、GATA4 及 FOXA2 的胰腺前体细胞组成,并且胰腺前体细胞间会形成一个主要的中央腔结构以及众多散布的微腔结构[2,3]。

　　从小鼠胚胎发育的 E12.5 或人妊娠期第 40 天左右开始,胰腺发育开始进入形态建成和细胞分化的重要阶段,在这个过程中,胰腺前体细胞通过扩增和分支形成复杂且有序的胰腺管道系统,同时伴随着胰腺前体细胞向 Tip 细胞和 Trunk 细胞的特化。在小鼠胚胎发育的 E14.5 或人妊娠期第 45～47 天前后,胰腺原基的上皮结构会开始分支并形成小叶结构。妊娠期第 7 周开始,位于原基中央的管状结构(trunk)中高表达 SOX9 和 NKX6-1 的细胞开始不再表达 GATA4,而位于原基边缘的簇状结构(tip)中的细胞则维持高表达 SOX9、NKX6-1 和 GATA4。到妊娠期第 14 周,管状结构和簇状结构分化完成,此时 GATA4 阳性的簇状结构细胞不再表达 SOX9 及 NKX6-1。在后续的发育过程中,簇状结构会分化为腺泡细胞,管状结构细胞是双潜能前体细胞,能够分化为胰管细胞或者内分泌细胞。其中,NGN3 是调控内分泌前体细胞分化的关键转录因子。在小鼠的胰腺中特异性敲除 *Ngn3* 时,无法形成内分泌细胞;人妊娠期第 7.5 周可以在胚胎胰脏胰

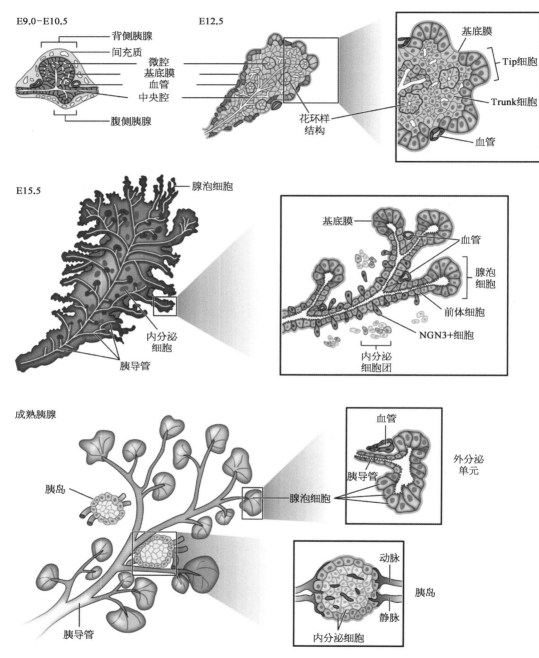

图 5－2　小鼠胰腺发育模式图[3]

腺中检测到 NGN3 的表达，这与表达胰岛素的内分泌细胞出现的时间相同。然而人类 *NGN3* 纯合突变个体的胰腺中仍有少量的胰腺 β 细胞形成，这暗示了在人类胰腺发育过程中可能存在不依赖于 NGN3 的内分泌细胞形成路径。在小鼠胰腺的胚胎发育中，

Notch 通路是调控 Ngn3 表达的关键信号,Notch 通路的抑制对于 Ngn3 的表达是必需的,这种调控机制在人类胰腺发育中也是高度保守的[2,3]。

内分泌前体细胞分化为不同的内分泌细胞后迁移出管道上皮,聚集形成初始胰岛结构,最终在内皮细胞、间充质细胞和神经细胞等多种非胰腺细胞的参与下完成胰岛功能建成。关于胰岛形成的方式存在不同的理论模型。最早的理论认为,内分泌前体细胞在胰腺管道上皮中分化为不同的内分泌细胞,并聚集形成初始胰岛结构,随后从管道上皮上整体脱落形成完整的胰岛[4]。后来的研究认为,内分泌前体细胞首先从胰腺管道上皮迁出,迁移出的内分泌细胞再重新聚集形成初始胰岛结构。该模型认为,内分泌前体细胞随着 Ngn3 表达的上调失去极性,细胞骨架的粘连分子发生改变,经过上皮-间充质细胞转变(epithelial-mesenchymal transition,EMT)过程失去上皮细胞性质变为间充质细胞,迁移出的内分泌细胞重新聚集形成初始胰岛结构,在此期间已迁移的内分泌细胞会给新迁移的细胞提供招募和聚集信号[5]。但近期的研究结果更支持 Walter Hard 等最早提出的模型,即内分泌细胞并不是通过迁移和再聚集形成胰岛,而是在发育过程中一直维持细胞间相互接触的状态,后分化的内皮细胞将先分化的内分泌细胞不断外推,在导管上形成"半岛型"的凸起结构(peninsular structure)。在半岛结构的表面是最先分化的是 α 细胞,而之后分化的 β 细胞构成了半岛结构的核心。半岛结构随着分化细胞数量的增加而逐渐增大,并从导管上脱落形成胰岛[6]。值得注意的是,最早在小鼠胚胎发育 E8.5 - E12.5,胰腺背侧原基会出现一群同时表达 Glucagon 和 Insulin 的内分泌细胞,这些细胞在后续的发育过程中继续成熟为分泌 Glucagon 的胰腺 α 细胞,和分泌胰岛素的胰腺 β 细胞。但是与小鼠不同的是,人类胰腺发育过程中最早在妊娠期 7.5 周前后才会第一次出现表达胰岛素的内分泌细胞,随后在妊娠期第 8 周出现表达胰高血糖素的细胞和表达生长激素抑制素的细胞,在第 9 周出现表达饥饿激素的细胞[2,3]。

小鼠和人类的胰腺在胎儿出生后的很长一段时间内会继续发育,主要包括细胞数量增加和细胞功能成熟。内分泌细胞的数量在出生后直至青少年时期不断增加,但是增加的内分泌细胞并不是通过新生(de novo generation)的方式产生,而是通过已有的内分泌细胞分裂增殖产生;出生后的胰岛会在内皮细胞、间充质细胞和神经细胞参与下形成复杂的血管和神经网络,从而实现血糖稳态的快速和精确调控;负责外分泌功能的腺泡细胞数量在出生后也会显著增加,并且腺泡细胞通过调控粗面内质网比例满足消化酶分泌的需求。在胎儿出生后,母乳喂养和自主进食等饮食方式的变化也会进一步促进内分泌细胞和外分泌细胞的功能成熟[7]。

5.2　胰腺类器官的构建

此前的大量研究致力于阐释胰腺的发育和功能、解析胰腺的生理和病理机制、寻找糖尿病和胰腺肿瘤等胰腺相关疾病的有效治疗方法,而这些研究高度依赖于有效的胰腺体内外模型。但是由于人体的胰腺活检存在引发胰腺炎症等众多致命风险,难以获得满足研究需求的人体胰腺组织样本,因而绝大多数研究只能依赖于小鼠和斑马鱼等动物模型。然而,由于动物和人在遗传背景和病理机制等方面存在差异,这些基于动物模型的研究难以精准地反映人类的生理和病理过程。

近年来,利用各种来源的人体细胞构建胰腺体外模型成为研究热点。以永生化胰腺细胞系作为体外模型部分解决了人类胰腺细胞的来源问题,但其应用则受制于两个致命弱点:① 永生化细胞在培养过程中极易发生基因表达的改变和细胞功能的丢失,难以维持稳定的性状表型;② 体外二维培养的永生化细胞缺乏应有的组织结构、细胞间相互作用等关键要素,难以重现体内组织的功能。基于细胞自组装特性的三维培养技术,为解决二维培养细胞在体外组织发生及功能模拟上的缺陷提供了新思路;21 世纪初出现的、基于胚胎干细胞体外分化和自组装的拟胚体技术是细胞三维培养的代表,为模拟胚胎早期发育的原肠运动(gastrulation)过程供了独特的动态体外模型[8]。在此基础上,得益于新型细胞外基质(例如源于 Engelbreth-Holm-Swarm 小鼠肉瘤细胞分泌的 Matrigel 等)在三维培养系统中的广泛应用,类器官培养技术应运而生。2009 年,Hans Clevers 团队率先使用 Matrigel 包埋的培养方法,实现了小鼠小肠干细胞的体外维持、扩增和分化[9];在 Wnt 信号通路激活剂、BMP 和 TGF - β 信号通路抑制剂以及细胞因子 EGF 和 FGF10 的诱导下,小肠干细胞在 Matrigel 中形成与小肠具有相似细胞组成和结构的、可长期维持和扩增的小肠类器官。在后续的研究中,类器官培养技术开始大量应用于小鼠和人体的各种组织的体外维持和扩增,并建立了包括胰腺类器官在内的多种器官培养系统。作为体外模型,胰腺类器官克服了动物模型以及二维培养永生化细胞的一系列短板问题,在研究胰腺器官发育、疾病模拟、药物筛选和胰腺组织体外再造等方向具有广阔的应用前景。

胰腺类器官根据起始细胞的来源可以分为:胚胎细胞来源、成体细胞来源、多能干细胞及下游干细胞来源三大类。胰腺类器官根据胚层来源可以分为:仅包含内胚层来源细胞的类器官及包含两种以上胚层(内胚层、中胚层等)的类器官两大类。

5.2.1　胚胎来源的胰腺类器官

胚胎发育的不同阶段存在多种中间过渡类型的、具有增殖能力的胰腺前体细胞,前期研究表明这些细胞可用于建立胰腺类器官的培养系统。最早的尝试是 Chiara Greggio 团队与 Takuya Sugiyama 团队的研究,他们使用 Matrigel 包裹小鼠 E10.5 - E11.5 的胰腺前体细胞并进行体外培养,获得了具有空腔球状结构的胰腺类器官[10,11]。这些胰腺类器官可以进行有限扩增和传代,但是随着传代次数的增加,其内分泌细胞分化能力显著降低。值得注意的是,如果在培养基中去除 Retinoic acid 并添加经典 Wnt 信号通路激活剂,胰腺类器官内会出现具有复杂分支结构的导管网络、腺泡细胞以及 INS+ 内分泌细胞,其结构类似 E10.5 的胰腺原基。上述研究也表明,相比 Ngn3+ 内分泌前体细胞,Sox9+ 胰腺前体细胞具有更高的类器官形成效率。后续的研究发现,E12 - E13 以及 E14.5 的胰腺前体细胞也可以在 Matrigel 中形成类器官[12,13]。在不依赖 Matrigel 的悬浮培养系统中,E10.5 胰腺前体细胞也可以形成胰腺类器官;但是,这些胰腺类器官为实心球状结构,包含胰腺前体细胞、内分泌细胞和腺泡细胞等多种细胞类型[14]。

　　人类胚胎发育中胰腺也可以在体外形成胰腺类器官。Paola Bonfanti 等人将妊娠 8～11 周的胚胎胰腺消化为组织块后,包裹在 Matrigel 中培养,获得了表达胰腺前体细胞关键转录因子(PDX1、SOX9 等)的、具有空心球体结构的胰腺类器官[13]。在添加 EGF 的培养基中,这些胰腺类器官可以进行连续 5 个月的扩增培养;其间如果去除 EGF,其增殖能力显著降低,并且随机分化为内分泌细胞。Carla Gonçalves 等人利用妊娠 7～11 周的胚胎胰腺细胞建立了具有空心球状结构和致密球状结构的胰腺类器官的培养扩增体系,其中致密的球状类器官具有管道结构和少量内分泌细胞[15]。Cindy Loomans 等人使用妊娠 9～22 周的胚胎胰腺组织构建的胰腺类器官的结构更为复杂,除具有致密的分支结构外,还存在表达前体细胞/胰导管细胞标志物的空腔区域,转录组分析表明这些胰腺类器官在基因表达上近似胚胎而非成体胰腺[16]。

5.2.2　成体细胞来源的胰腺类器官

　　胰导管细胞是用于构建胰腺类器官的主要成体细胞类型。2013 年,Hans Clevers 团队通过类似小肠类器官培养方法,利用小鼠成体胰导管组织构建了胰腺类器官[17],并在后续的研究中,通过在添加 TGF - β 信号通路抑制剂、forskolin 和 prostaglandin E2,成功利用人成体胰导管组织构建了胰腺类器官[18]。然而,这些胰腺类器官均呈空心球状,结构和细胞组成相对简单。此外,其他研究团队也报道了利用分选的胰导管细胞亚群(CD24+/CD44+ 小鼠胰导管细胞、CA19 - 9+/CD51+ 人胰导管细胞和 CD133+ 人或小鼠胰导管细胞等)构建胰腺类器官的尝试[19-21]。

　　成体胰腺腺泡细胞(acinar cells)也可用于胰腺类器官的构建,例如 ALDH1+/E - cad1+ 的小鼠腺泡中央细胞可以在低吸附培养条件下形成具有实心球状结构的胰腺类器官[22]。此类胰腺类器官主要由腺泡细胞、内分泌细胞和少量的 SOX9+ 细胞组成,并可传代和扩增。此外,Damian Wollny 等人将基于细胞大小分选出的小鼠成体腺泡细胞包埋在 Matrigel 中成功构建了胰腺类器官;他们发现单细胞状态的单核(mononuclear)腺泡细胞和双核(binuclear)腺泡细胞均无法在 Matrigel 中扩增并形成克隆,只有单核腺泡细胞以细胞团状态培养时才能增殖并形成类器官,克隆形成效率为 5%[23]。

　　2020 年,Daisong Wang 等人通过对小鼠胰岛细胞(islet cells)进行单细胞转录组分析发现,小鼠胰岛内存在表达 Procr+ 的胰岛干细胞;分选得到的 Procr+ 胰岛细胞在体外与小鼠胰岛内皮细胞共培养时,能够形成可以长期扩增的胰岛类器官;体外诱导条件下,这些胰岛干细胞可进一步分化为包括 β 细胞在内的胰岛内分泌细胞,并可响应葡萄糖刺激分泌胰岛素;移植到 1 型糖尿病小鼠模型体内后,胰岛类器官可以使糖尿病小鼠的血糖恢复到正常水平[24]。这一发现挑战了长期以来的关于胰岛内不存在可分化为内分泌细胞的成体干细胞的固有观念,然而胰腺 Procr+ 细胞的来源及其属性尚存在争议[25,26],并且人类胰岛中是否存在类似的成体干细胞有待进一步研究。

5.2.3　多能干细胞及其下游干细胞来源的胰腺类器官

1. 多能干细胞来源的胰岛类器官

人多能干细胞(human pluripotent stem cells, hPSCs),包括胚胎干细胞(human embryonic stem cells, hESCs)和诱导多能干细胞(human induced pluripotent stem cells, hiPSCs)等,具有近似无限增殖和分化为几乎所有细胞类型的潜能[27]。近年来,多能干细胞的体外定向分化技术得到了极大的发展。通过模拟胰腺的胚胎发育过程,利用细胞因子和化学小分子组合调控胰腺发育相关信号通路,研究者已经可以在体外将多能干细胞逐步诱导分化为胰腺前体细胞、内分泌前体细胞和胰岛内分泌细胞,并开始以这些细胞为种子在体外构建具有复杂结构的胰腺类器官。

胰腺或胰岛移植可以有效克服胰岛素疗法的不足,是目前治疗胰岛素依赖型糖尿病的理想治愈手段,然而受制于供体严重缺乏和异体免疫排斥等因素而难以推广。利用多能干细胞在体外制备胰岛组织/类器官有望根本解决供体胰腺/胰岛移植的瓶颈问题,在糖尿病的细胞替代疗法中具有巨大的临床价值和应用前景,因而成为类器官领域的研究焦点之一。基于 Douglas Melton 团队在胰腺胚胎发育领域的扎实积累,Novacell 公司的研究者们首先建立了二维分化体系,将人胚胎干细胞分阶段诱导为定型内胚层、PDX1+ 胰腺内胚层和 PDX1+/NKX6-1+ 胰腺祖细胞,并证实该方法获得的胰腺祖细胞在糖尿病小鼠模型中可以进一步分化为具有功能的胰岛内分泌细胞[28]。之后,一系列研究进一步证实了多能干细胞来源的胰腺前体(或内分泌)细胞也可以在体内分化为成熟的内分泌细胞[29-33]。然而,这些体外定向分化体系获得的 INS+ 细胞,多数是既表达胰岛素也同时表达胰高血糖素和/或生长激素抑制素的"多激素前体细胞"(polyhormonal),实际上是胚胎发育中也会出现的 α 细胞的前体,无法响应血糖刺激分泌胰岛素,移植到体内后会进一步转变为 α 细胞。直到 2014 年,Timothy Kieffer 团队和 Douglas Melton 团队同时报道了新的定向分化体系,可以规模制备具有真正 β 细胞的胰岛类器官[34,35]。这些胰岛类器官包含单激素的、可以响应葡萄糖刺激的胰岛 β 细胞,以及少量的胰岛 α、δ 和 PP 细胞;移植到 Streptozotocin 诱导的糖尿病小鼠体内后,可逆转小鼠的高血糖表型。

目前较为成熟的、能在体外将多能干细胞诱导分化成胰岛类器官的方法均采用多阶段分步诱导(stage-specific differentiation)的方式(图 5-3)。第一阶段是利用高浓度 Activin A 及 CHIR99021 将多能干细胞诱导成为 FOXA2+/SOX17+/EOMES+ 定型内胚层(definitive endoderm cell)。CHIR99021 可以激活 Wnt 信号通路,使多能干细胞向中内胚层细胞分化,而高浓度的 Activin A 会模拟体内原肠运动时期 Nodal 信号促进内胚层

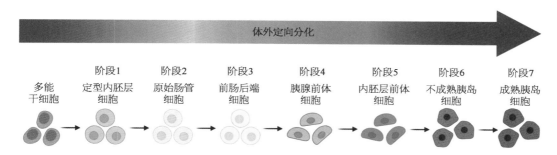

图 5 - 3　多能干细胞来源胰岛的体外制备

形成的作用;第二阶段和第三阶段是将定型内胚层细胞依次诱导分化为原始肠管细胞(primitive gut tube cell)和前肠后端细胞(posterior foregut cell)。其中,第三阶段的分化培养基中会添加特定浓度的 Retinoid Acid(在胰腺及肝的内胚层形成中激活 HOX 基因,提供重要的位置信息),以及 Sonic Hedgehog 信号通路抑制剂 SANT1(促进胰腺方向的分化)、FGF7 或 FGF10(促进 PDX1$^+$ 内胚层细胞的增殖),此时的细胞为 PDX1$^+$/SOX9$^+$ 胰腺前体细胞。第四阶段是将前肠后端细胞诱导分化为 PDX1$^+$/SOX9$^+$/NKX6 - 1$^+$ 的多潜能胰腺祖细胞(multipotent pancreatic progenitor cell)。Nostro 等发现在该阶段的培养基中添加 EGF、Noggin 和 Nicotinamide 可以高效地诱导 NKX6 - 1 的表达。在第四阶段结束后,将此时的贴壁细胞消化为细胞团,细胞团经在低吸附的培养皿中经过24 小时培养后将形成实心的细胞球,后续分化将以悬浮的三维细胞球形式进行。第五阶段是将胰腺内胚层细胞诱导分化为胰腺内分泌前体细胞(pancreatic endocrine progenitor cell)。该阶段培养基中添加 TGF - β 信号通路的抑制剂 ALK5 inhibitor II、BMP 信号通路的抑制剂 LDN193189,以及 Sonic hedgehog 信号通路抑制剂 SANT - 1 和 T3(提高内分泌前体细胞关键转录因子 NGN3 的表达)。第六阶段和第七阶段是将胰腺内分泌前体细胞依次诱导分化为不成熟的胰腺内分泌细胞(immature pancreatic endocrine cell)和成熟的胰腺内分泌细胞(mature pancreatic endocrine cell)。其中,第六阶段培养基中添加的 Notch 信号通路抑制剂 GSI - XX 可以提高 β 细胞的分化效率,第七阶段培养基中添加的 AXL 受体酪氨酸激酶抑制剂 TROLOX 和乙酰半胱氨酸可以诱导与 β 细胞功能成熟相关的关键转录因子 MAFA 的表达。经过 7 个阶段的诱导,多能干细胞可以定向分化为具有与原代细胞相似形态结构和细胞组成的胰岛类器官。

2. 内胚层干细胞来源的胰岛类器官

虽然基于多能干细胞的胰岛类器官制备体系得到了长足的发展,然而这些体系仍然面临三大瓶颈问题:① 种子细胞具有体内成瘤性;② 过程复杂、效率低;③ 胰岛细胞功能不成熟,因此极大阻碍了多能干细胞来源的胰岛类器官成为糖尿病治疗药物的进程。为了克服这些难题,程新等人于 2011 年建立了世界首例"人类原始胚层干细胞系"——"人内胚层干细胞系"(EP cells/hEnSCs)[36,37]。相比基于多能干细胞的体系，基于 hEnSCs 的胰岛类器官再造体系具有：① 种子细胞、中间过程的前体细胞以及终末分化的胰岛类器官在体内均不成瘤；② 胰岛类器官具有与成体一致的分子特征、细胞组成及功能，可高效逆转糖尿病动物(鼠及食蟹猴)模型的高血糖症状；③ 涉及的细胞培养及分化过程不依赖于动物源性成分；④ 可制备患者特异性的再生胰岛组织等一系列优势。

3. 多能干细胞来源的其他胰腺类器官

Ling Huang 等在 2015 年报道了一种基于高浓度 Matrigel 的二维培养系统[38]，用于扩增培养 PDX1+/SOX9+/NKX6-1+ 多潜能胰腺祖细胞。Goncalves 等使用 Matrigel 包埋的培养方式，实现了多能干细胞来源的胰腺前体细胞以实心球状类器官形式的持续扩增[15]，并证实 EGF 和 FGF 信号通路对于胰腺前体细胞的维持和扩增至关重要。Meike Hohwieler 等尝试使用低吸附悬浮培养和 Matrigel 包埋培养的方式，以多能干细胞来源的胰腺前体细胞为起始细胞，成功构建了腺泡细胞和胰导管细胞共存的胰腺外分泌类器官，其中腺泡细胞表达多种消化酶，胰导管细胞则表达转录因子 SOX9 并且具有碳酸酐酶活性[39]。Markus Breunig 等通过小分子化合物筛选，建立了将多能干细胞诱导分化为胰导管细胞的培养方法[40]，并以胰岛管细胞为种子构建了具有空心球状结构的胰导管类器官。Ling Huang 等则发现，激活经典 Wnt、FGF 和 Cortisol 信号通路的同时抑制 Hedgehog、Notch、BMP 和 TGF-β 信号通路，可以使多能干细胞来源的胰腺前体细胞在 Matrigel 中高效地形成腺泡类器官[41]，其中的腺泡细胞呈圆柱状，表达腺泡细胞标志物 PTF1A、RBPJL 和 CPA1，并具有少量分泌囊泡。

5.2.4　复杂胰腺类器官

上面讨论的三大类胰腺类器官均属于"内胚层唯一来源的类器官"，包含单纯由内胚层衍生的胰腺前体、内分泌前体、内分泌、腺泡或导管等细胞类型。然而人体胰腺组织中除了上述胰腺细胞外，还包含血管内皮细胞、间充质干细胞和免疫细胞中胚层衍生的细胞类型；此类细胞对于胰腺的发育和功能等同样至关重要。以血管内皮细胞为例，胰岛是胰腺中高度血管化的组织，内部有密度极高的复杂毛细血管网，几乎所有的胰岛 β 细胞都与毛细血管直接接触。胰岛体积仅占胰腺的 1% 左右，而其血流量超过胰腺血流总量的 30%；高密度的毛细血管不仅有助于胰岛内部的内分泌细胞及时感知血糖变化并快速做出响应，在胰岛的胚胎发育、功能维持和糖尿病的发生发展等生理病理过程中也起到重要作用。因此，前期研究致力于构建内皮化或血管化胰岛类器官。Yoshinobu Takahashi 等人将小鼠或人的原代胰岛内分泌细胞、血管内皮细胞与间充质干细胞以特定比例在 Matrigel 基质上进行贴壁培养，利用间充质干细胞可以重塑细胞外基质的特性，成功在体外构建了内皮化的胰岛类器官。将这些内皮化的胰岛类器官移植到小鼠体内后，其中的内皮细胞可以形成与小鼠血管吻合的血管结构，促进胰岛移植物的存活[42]。

Lisa Nalbach 等将小鼠或人的原代胰岛细胞消化为单细胞后,与从小鼠脂肪垫中分离的血管片段进行混合培养,他们发现培养 5 天后,胰岛细胞可以与血管片段聚集成为具有简单血管结构的血管化胰岛类器官[43]。Yasaman Aghazadeh 等则将人多能干细胞来源的胰岛或原代胰岛与从人脂肪组织中分离的血管片段混合后包埋在 I 型鼠尾胶原中,经过培养后可以形成血管化的胰岛组织[44]。上述血管化的胰岛类器官或胰岛组织在移植到糖尿病小鼠模型体内后,与未血管化的胰岛相比可以更快地逆转糖尿病小鼠的高血糖症状[43,44]。

5.3　胰腺类器官的鉴定

胰岛、胰导管和腺泡等不同种类的胰腺类器官在形态结构、细胞组成、基因表达以及体内外功能等方面存在较大差异。因此,对胰腺类器官的鉴定可以从上述几个方面进行。

5.3.1　胰导管和腺泡类器官的鉴定

典型的胰导管类器官形态是由一层或多层细胞组成的空心球体,组成空心球体的细胞具有极性,其中外侧为 COL IV 和 LAMA5 富集的基底侧(basal),空腔侧为 ZO - 1 富集的顶端侧(apical)[38,40,41]。此外,在透射电镜下细胞顶端侧具有典型的微绒毛(microvilli)结构,细胞间通过桥粒(desmosome)等结构连接[40]。胰导管类器官内的细胞主要表达关键转录因子 PDX1、SOX9、HNF1B,角蛋白 KRT7、KRT8、KRT19,离子通道蛋白 CFTR 以及碳酸酐酶 CA2。胰导管的主要生理功能是收集和转运腺泡细胞分泌的消化酶。离子通道蛋白 CFTR 可以被腺苷酸环化酶激活剂 Forskolin 激活,导致细胞分泌大量 HCO_3^- 并且产生离子浓度梯度和渗透压差,因此表达 CFTR 的胰导管类器官在 Forskolin 的刺激下会出现空腔结构的体积增大[40,41]。此外,通过检测 HCO_3^- 的浓度可以分析胰导管类器官的碳酸酐酶 CA2 的活性[40,41]。腺泡类器官通常为不规则的实心球,组成腺泡类器官的细胞通常表达关键转录因子 PTF1A 和 RBPJL,以及消化酶 AMY 和 CPA1 等[19,39,41]。

5.3.2　胰岛类器官的鉴定

胰岛是胰腺内负责血糖调控的内分泌功能单元。原代胰岛组织是直径为 100～300 μm 的致密实心球体。成体干细胞来源的胰岛类器官和干细胞体外定向分化获得的胰岛类器官是最主要的两种胰岛类器官,它们均具有与原代胰岛组织相似的实心球体形态,且直径大小与原代胰岛也相近[24,45]。

在细胞组成方面,现有的胰岛类器官与原代胰岛相同,均包含多种可以分泌血糖调控激素的内分泌细胞类型,例如 α 细胞、β 细胞和 PP 细胞等。但是值得注意的是,不同培养体系产生的胰岛类器官内各种内分泌细胞的比例可能与原代胰岛相比存在较大差异。

成熟的胰岛β细胞除了表达激素 INS 之外,还表达关键转录因子 NKX6-1 和 MAFA、特异性的表面标志物 CD49a 以及多种重要的功能蛋白;成熟胰岛α细胞表达激素 GCG 和关键转录因子 ARX,可以分化为成熟胰岛α细胞的多激素前体细胞同时表达激素 INS 和 GCG。单细胞转录组分析(single-cell transcriptome analysis)可以对样品的细胞组成及比例在单细胞水平上进行鉴定,Douglas Melton 团队使用单细胞测序技术对多能干细胞体外定向分化得到的胰岛类器官进行了分析。他们发现由于多能干细胞的胰岛分化效率较低并且存在分化不同步的问题,胰岛类器官内的细胞组成除了成熟的胰岛α细胞、β细胞和 PP 细胞之外,还存在少量的前体细胞、胰导管样细胞、腺泡样细胞和高表达 TPH1 的肠嗜铬细胞(enterochromaffin cell)[46]。但是,在妊娠期母体,胰岛为了满足自体和胎儿对胰岛素的需求,也会出现增殖能力较强并且高表达 TPH1 的 β 细胞前体亚群[47],因此胰岛类器官中表达 TPH1 细胞亚群的确切属性需要进行进一步的研究。

胰岛最为重要的生理功能是分泌胰岛素和胰高血糖素调控机体的血糖稳态,因此对于胰岛类器官的功能鉴定,主要分析其对葡萄糖刺激的响应能力,以及移植后的体内血糖调控能力。葡萄糖刺激的胰岛素分泌实验(glucose-stimulated insulin secretion assay,GSIS)是鉴定胰岛类器官体外功能的最直接和最重要的方法,使用低浓度和高浓度的葡萄糖缓冲液循环刺激胰岛类器官后,通过检测胰岛类器官缓冲液中分泌的胰岛素和胰高血糖素量表征其对葡萄糖刺激的响应能力。通常多能干细胞来源的胰岛类器官在高糖缓冲液中的胰岛素分泌量是在低糖缓冲液中的胰岛素分泌量的 2～3 倍[34,35],而成体干细胞来源的胰岛类器官可达到 5～10 倍[24],与原代胰岛组织接近。此外,灌流实验(perfusion assay)也可用于检测在连续时间范围内胰岛类器官对于不同浓度葡萄糖刺激的响应,与 GSIS 相比,灌流实验的采样时间点更加密集和连续,因而可以反映胰岛类器官分泌胰岛素和胰高血糖素的动态过程[45]。移植实验是检测胰岛类器官血糖调控能力的"金标准"。免疫缺陷小鼠在腹腔注射链脲霉素(streptozocin,STZ)后,其分泌胰岛素的胰岛β细胞发生特异性地损伤,进而出现与糖尿病患者相似的高血糖症状。移植实验是将胰岛类器官移植到高血糖小鼠的肾包膜下后,评估胰岛类器官在体内逆转糖尿病小鼠高血糖表型的能力。糖尿病小鼠在移植多能干细胞来源的胰岛类器官后 3 周左右,空腹血糖即可恢复至正常水平[34,35],成体干细胞来源的胰岛类器官移植通常仅需要 1～2 周即可逆转糖尿病小鼠高血糖表型[24]。

5.4 胰腺类器官的应用与展望

与传统动物模型相比,胰腺类器官在遗传背景、发育调控机制等方面更接近人体组织。相较稀有的原代组织样本,胰腺类器官由于可实现标准化和规模化的制备,因而来源和性状更稳定,同时也便于遗传操作和动态分析。因此,在发育研究、疾病模拟、药物筛选和再生医学治疗等方面具有广阔的应用前景(图 5-4)。

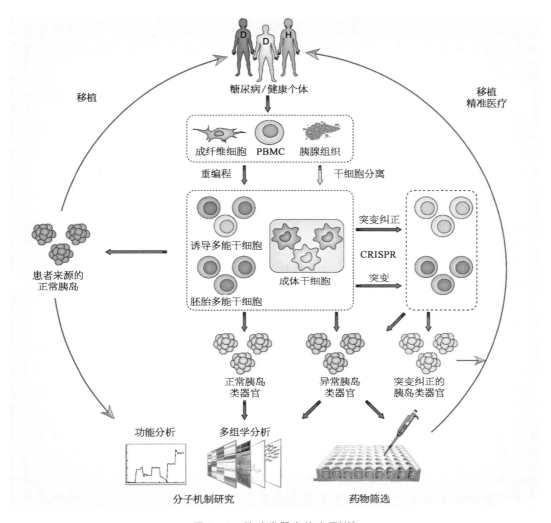

图 5 - 4　胰腺类器官的应用[48]

5.4.1　胰腺发育研究应用

首先,绝大多数类型的胰腺类器官可以由单个起始细胞扩增形成,因而胰腺类器官可以用于从单细胞水平分析特定类群细胞命运决定和功能成熟等发育动态变化过程,鉴定分化过程的关键分子调控网络并揭示其动态迁变[11,16]。相比体内谱系示踪技术,胰腺类器官模型的操作更加便利,并且可应用于人类胰腺发育的深入研究。同时,可以通过改变胰腺类器官的培养条件,分析信号通路、胞外基质和细胞互作等不同因素对细胞分化及功能成熟的影响。其次,随着基因编辑技术日益成熟,胰腺类器官可用于解析特定基因在特定发育阶段及不同细胞类型中的功能。Qing Ma 等人使用 CRISPR – Cas9 基因编辑技术建立了带有 SLC30A8 基因特定突变的人多能干细胞系及其衍生的胰岛类器官,并利用该系统证实该突变通过降低细胞内锌离子浓度,显著促进胰岛 β 细胞的功能成熟和应激条件下的存活[49]。Huangfu Danwei 团队将多能干细胞的胰腺分化技术与其开发的可诱导基因编辑系统相结合,在体外分析了 FOXA2、HHEX、GATA4/6、GLIS3、PDX1、PTF1A、RFX6、MNX1、NGN3 和 ARX 等转录因子在胰腺发育中的重要调控作用[50-55]。最后,标准化和规模化制备的胰腺类器官可以用于高通量分析,筛选与目标表型相关的调控基因或信号通路,大大提高发育相关研究的效率;例如,Takuya Sugiyama 等人集合胰腺类器官模型和慢病毒介导的 shRNA 高通量基因筛选系统,发现了 PRDM16 在胰岛 α 细胞的发育过程中具有重要的调控作用[11]。

5.4.2 疾病模拟

近期研究开始利用多能干细胞或成体细胞来源的胰岛类器官进行糖尿病和胰腺肿瘤等疾病模拟,解析相关疾病发生和发展的分子调控机制,筛选治疗药物,并取得了一些可喜进展。

糖尿病(diabetes mellitus)是一种以高血糖为主要特征的慢性代谢疾病。根据发病机制主要分为 1 型糖尿病(type 1 diabetes,T1D)、2 型糖尿病(type 2 diabetes,T2D)。其中,T1D 是由于患者自身免疫系统攻击胰岛 β 细胞,导致胰岛 β 细胞损伤和胰岛素的绝对缺乏,进而产生高血糖症状。T2D 通常的首要病理特征是胰腺外周的肌肉和肝脏等糖代谢组织的胰岛素抵抗,导致机体对胰岛素的需求量增加(胰岛素相对缺乏),并造成胰岛 β 细胞分泌胰岛素的负担随之增加;随着病理条件的恶化,胰岛 β 细胞陆续发生凋亡或退化,最终也会引起胰岛素绝对缺乏,有超过 30% 的 T2D 患者最终需依赖外源胰岛素治疗。凡是依赖于外源胰岛素治疗的糖尿病可统称为"胰岛素依赖型糖尿病"(insulin-dependent diabetes)。除了上述两种主要的糖尿病亚型,还存在诸如新生儿糖尿病(neonatal diabetes mellitus,NDM)和青少年发病的成年型糖尿病(maturity-onset diabetes of the youth,MODY)等多种由胰岛 β 细胞发育或功能相关基因突变引起的糖尿病亚型。Florian Hermann 等人构建了 MODY3 患者特异性多能干细胞系和胰岛类器官,利用该系统发现了 HNF1A$^{+/R272C}$ 胰岛 β 细胞过度分泌胰岛素,并证明了患者的高胰岛素血症是由胰岛 β 细胞中 HNF1A 介导的 KATP 通道失调引起的,确定了导致 MODY3 中胰岛 β 细胞衰竭的致病机制[56]。Douglas Melton 团队将来源于 T1D 患者的诱导多能干细胞分化为胰岛类器官,并将其与该患者来源的外周血单个核细胞(PBMC)进行共培养,用于研究免疫细胞与胰岛细胞之间的互作。研究者发现,只有胰岛 β 细胞可以激活同源 T 细胞,该过程涉及胰岛 β 细胞的内质网应激反应,并依赖胰岛 β 细胞表面的 HLA 复合体与 T 细胞表面 TCR 受体的识别[57]。Lucas Armitage 等人将 T1D 患者的诱导多能干细胞分别分化为胰岛细胞、巨噬细胞、树突状细胞和内皮细胞等多种细胞类型,并用于与同一患者血液来源的 T 细胞的体外共培养后,观察到各种细胞间抗原特异性方式的互作[58]；该共培养体系可用于研究不同遗传背景下各种 T1D 相关细胞类型的互作。程新实验室利用诱导多能干细胞来源的血管前体细胞(angioblasts)与胰岛类器官构建了具有完整血管网络的、可灌流免疫细胞的血管化胰岛组织芯片,用于在近似体内免疫微环境下模拟 T1D 的发生、发展及干预。这些研究表明,胰腺类器官在体外模拟糖尿病、评价糖尿病干预手段及药物毒性等方面有广阔的应用前景。

　　胰腺导管腺癌(pancreatic ductal adenocarcinoma, PDAC)是一种预后极差的恶性胰腺肿瘤,其 5 年生存率不足 8%。为了研究胰腺导管腺癌发生发展的分子机制,研究者利用原代样本和多能干细胞来源的胰导管类器官,构建了携带 KRAS$^{G12D/V}$、GNAS$^{R201C/H}$ 和 TP53^{R175H} 等多种突变的胰腺导管腺癌的类器官模型,并且从转录组和蛋白质组水平探寻不同类型突变在胰腺导管腺癌发生、发展、转移等进程中的分子调控机制,例如 SOX9 的核质定位与患者预后之间的相关性等[38,40,41]。这些研究对于胰腺导管腺癌的临床诊断和治疗具有重要的指导意义。

5.4.3　糖尿病治疗

　　目前,国内外治疗糖尿病的有效手段主要包括胰岛素疗法和胰岛细胞替代治疗等。尽管胰岛素强化治疗可显著减少或延缓糖尿病并发症的发生[59],但对于胰岛中 α、β 细胞均受到损伤的糖尿病仍存在着血糖高低波动、低血糖发生的风险,低血糖重者甚至发生猝死[60],因此,迫切需要其他的治疗方法来解决这一问题。胰岛细胞替代疗法包括胰腺或胰岛移植,可以有效克服胰岛素疗法的不足,是目前治疗胰岛素依赖型糖尿病的理想治愈手段。胰腺整体移植后,患者可长期脱离胰岛素,但手术创伤和免疫抑制药物剂量较大。相较而言,胰岛移植手术操作简单,围术期并发症率低。在 20 世纪 70 年代首例人体胰岛移植之后,2000 年,Edmonton 方案的提出为胰岛移植带来革命性的突破。目前,每位患者仅需注射 50 万 IEQ 当量胰岛即可获得长期的治疗效果,约 50% 以上的患者在移植 5 年内可完全脱离外源胰岛素[61]。然而,供体胰岛移植的临床应用受到供体严重缺乏和异体移植的免疫排斥问题等因素的制约,难以广泛应用于临床治疗。

　　为了解决供体胰岛移植的瓶颈问题,研究者致力于寻找新的胰岛细胞来源。多能干细胞和内胚层干细胞来源的胰岛类器官与供体胰岛在细胞组成、结构和功能等方面十分相似,有望替代供体胰岛成为理想的移植组织来源。目前,国内外已经开展多个临床实验验证了多能干细胞来源的胰腺前体细胞或胰岛类器官移植治疗 T1D 的安全性和有效性。在 2014 年,Viacyte 公司发起了第一轮 I/II 期临床试验(NCT02239354、NCT02939118 和 NCT04678557)。研究者使用特制的、具有免疫隔绝作用的包囊包裹胚胎干细胞来源的胰腺前体细胞并移植到受试者的颈部皮下;该装置的安全性、耐受性良好,但由于包囊阻断了包囊内部的血管生成,难以保证移植细胞的存活。在 2017 年,Viacyte 公司又发起了一项新的 I/II 期临床试验(NCT03162926 和 NCT03163511),通过取消包囊的免疫隔绝功能,使包囊内的血管形成成为可能,进而提高了移植物的存活率,相比前一轮试验在疗效上取得了进展。2019 年, Vertex(Semma)公司发起了一项Ⅰ/Ⅱ期临床试验(NCT04786262),他们将胚胎干细胞来源的再生胰岛类器官经肝门静脉移植到患有 1 型糖尿病的受试者肝脏内。目前已有 3 例患者接受了再生胰岛移植,其中 2 例患者接受了半剂量胰岛移植,另外 1 例患者接受了全剂量胰岛移植。最新数据显示,接受半剂量胰岛移植的受试者中,1 例受试者在移植后的第 270 天完全脱离外源胰岛素,血糖目标范围内时间(time-in-range, TIR)值由移植前的 40.1% 提高至 99.9%;另外 1 例受试者在移植后的第 150 天,外源胰岛素用量减少 30%,血糖 TIR 值由移植前的 35.9% 提高至 51.9%。接受全剂量移植的受试者的空腹血糖和 C 肽水等指标在移植后第 29 天也得到显著改善。3 例受试者在移植后均未出现与移植相关严重的不良反应。这些研究表明,多能干细胞来源的胰岛移植治疗 T1D 具有广阔的前景。值得注意的是,残留在分化系统中的未分化多能干细胞具有在体内形成畸胎瘤(teratoma)的风险。相比之下,人内胚层干细胞由于在体内不增殖,其自身及衍生细胞在免疫缺损小鼠模型体内不成瘤,因而作为种子细胞更为安全高效[36,37]。内胚层干细胞可以在 3D 悬浮培养系统中分化形成与人类胰岛相似的胰岛类器官——再生胰岛组织,这些再生胰岛移植到免疫缺损的糖尿病动物模型以及胰岛损伤性 T2D 患者体内后,可高效逆转高血糖。因此,内胚层干细胞来源的再生胰岛在糖尿病的临床治疗中具有广阔的应用前景。

5.4.4　展望

虽然胰腺类器官的出现突破了传统模型的局限性,并且已经开始应用于诸多基础和临床应用研究中,然而现有的胰腺类器官体系仍然存在亟待解决的一系列问题。

首先,现有的胰腺类器官主要由内胚层来源的各种胰腺细胞组成,尚缺乏在胰腺正常功能中起重要作用的中胚层和外胚层来源的细胞(如血管内皮细胞、免疫细胞、间充质细胞和神经细胞等),因而难以精准、全面地再现胰腺的体内生理功能及病理特征。由血管内皮和间充质细胞构成血管网络对于胰岛的胚胎发育、功能维持至关重要。此外,交感和副交感神经均参与调控胰岛内分泌细胞的激素释放,是血糖调控机制中的重要环节[62]。因此,在后续的研究中需要整合中胚层和外胚层来源细胞,使胰腺类器官具有完整的血管网络、免疫微环境和神经调控环路,从而更真实地体现胰腺的结构和功能,更准确地模拟糖尿病或癌症发生及其干预。

其次,现有的胰腺类器官主要为空心或实心球状结构,结构相对单一,与胰腺组织的复杂结构存在较大差异;同时,不同批次甚至同一批次的胰腺类器官在细胞组成、结构和功能上也存在较大差异。Nikolce Gjorevski 等使用工程化的 3D 模具,实现了大规模制备具有良好均一性的复杂小肠类器官[63],这提示组织工程、3D 打印技术、微流控芯片技术可能是解决现有胰腺类器官结构单一、均一性差等问题的有效途径。

最后,如何通过整合胰腺类器官和其他类器官构建多器官互作的体外模型将是疾病体外模拟及药物筛选的重要研究方向。微流控芯片技术在多器官芯片方面的尝试,为这一目的提供了实践基础。基于类器官的多器官互作模型有望替代动物模型,在 T1D、T2D、癌症转移的体外模拟和干预发挥重要作用。以 T1D 为例,通过器官芯片技术整合胸腺类器官、淋巴结类器官和血管化胰岛类器官,有望完整模拟病毒激发的胰岛自身免疫攻击的全过程,有利于在体外快速、准确地评价在 T1D 发生发展的不同阶段发挥作用的潜在干预手段。相似地,通过整合血管化胰岛、肝脏、脂肪及肌肉等类器官,可以模拟 T2D 周围组织胰岛素抵抗与胰岛功能损伤之间的关系[64,65]。

(程新,付天龙)

参考文献

[1] Arrojo E Drigo R, Ali Y, Diez J, et al. New insights into the architecture of the islet of Langerhans: a focused cross-species assessment. Diabetologia, 2015, 58(10): 2218 – 2228.

[2] Jennings R E, Berry A A, Strutt J P, et al. Human pancreas development. Development, 2015, 142(18): 3126 – 3137.

[3] Shih H P, Wang A, Sander M. Pancreas organogenesis: from lineage determination to morphogenesis. Annu Rev Cell Dev Biol, 2013, 29: 81 – 105.

[4] Hard W L. The origin and differentiation of the alpha and beta cells in the pancreatic islets of the rat. American Journal of Anatomy, 1944, 75(3): 369 – 403.

[5] Cole L, Anderson M, Antin P B, et al. One process for pancreatic beta-cell coalescence into islets involves an epithelial-mesenchymal transition. J Endocrinol, 2009, 203(1): 19 – 31.

[6] Sharon N, Chawla R, Mueller J, et al. A peninsular structure coordinates asynchronous differentiation with morphogenesis to generate pancreatic islets. Cell, 2019, 176(4): 790 – 804.

[7] Larsen H L, Grapin-Botton A. The molecular and morphogenetic basis of pancreas organogenesis. Semin Cell Dev Biol, 2017, 66: 51 – 68.

[8] Mcdole K, Guignard L, Amat F, et al. In toto imaging and reconstruction of post-implantation mouse development at the single-cell level. Cell, 2018, 175(3): 859 – 876.

[9] Sato T, Vries R G, Snippert H J, et al. Single Lgr5 stem cells build crypt-villus structures in vitro without a mesenchymal niche. Nature, 2009, 459(7244): 262 – 265.

[10] Greggio C, De Franceschi F, Figueiredo-Larsen M, et al. Artificial three-dimensional niches deconstruct pancreas development in vitro. Development, 2013, 140(21): 4452 – 4462.

[11] Sugiyama T, Benitez C M, Ghodasara A, et al. Reconstituting pancreas development from purified progenitor cells reveals genes essential for islet differentiation. Proc Natl Acad Sci U S A, 2013, 110(31): 12691 – 12696.

[12] Bakhti M, Scheibner K, Tritschler S, et al. Establishment of a high-resolution 3D modeling system for studying pancreatic epithelial cell biology in vitro. Mol Metab, 2019, 30: 16 – 29.

[13] Bonfanti P, Nobecourt E, Oshima M, et al. Ex vivo expansion and differentiation of human and mouse fetal pancreatic progenitors are modulated by epidermal growth factor. Stem Cells Dev, 2015, 24(15): 1766 – 1778.

［14］　Scavuzzo M A, Yang D, Borowiak M. Organotypic pancreatoids with native mesenchyme develop Insulin producing endocrine cells. Sci Rep, 2017, 7(1): 10810.

［15］　Goncalves C A, Larsen M, Jung S, et al. A 3D system to model human pancreas development and its reference single-cell transcriptome atlas identify signaling pathways required for progenitor expansion. Nat Commun, 2021, 12(1): 3144.

［16］　Loomans C J M, Williams Giuliani N, Balak J, et al. Expansion of adult human pancreatic tissue yields organoids harboring progenitor cells with endocrine differentiation potential. Stem Cell Reports, 2018, 10(3): 712 - 724.

［17］　Huch M, Bonfanti P, Boj S F, et al. Unlimited in vitro expansion of adult bi-potent pancreas progenitors through the Lgr5/R-spondin axis. EMBO J, 2013, 32(20): 2708 - 2721.

［18］　Boj S F, Hwang C I, Baker L A, et al. Organoid models of human and mouse ductal pancreatic cancer. Cell, 2015, 160(1 - 2): 324 - 338.

［19］　Jin L, Feng T, Shih H P, et al. Colony-forming cells in the adult mouse pancreas are expandable in Matrigel and form endocrine/acinar colonies in laminin hydrogel. Proc Natl Acad Sci U S A, 2013, 110(10): 3907 - 3912.

［20］　Lee J, Sugiyama T, Liu Y, et al. Expansion and conversion of human pancreatic ductal cells into insulin-secreting endocrine cells. Elife, 2013, 2: e00940.

［21］　Rezanejad H, Ouziel-Yahalom L, Keyzer C A, et al. Heterogeneity of SOX9 and HNF1beta in pancreatic ducts is dynamic. Stem Cell Reports, 2018, 10(3): 725 - 738.

［22］　Rovira M, Scott S G, Liss A S, et al. Isolation and characterization of centroacinar/terminal ductal progenitor cells in adult mouse pancreas. Proc Natl Acad Sci U S A, 2010, 107(1): 75 - 80.

［23］　Wollny D, Zhao S, Everlien I, et al. Single-cell analysis uncovers clonal acinar cell heterogeneity in the adult pancreas. Dev Cell, 2016, 39(3): 289 - 301.

［24］　Wang D, Wang J, Bai L, et al. Long-term expansion of pancreatic islet organoids from resident procr(+) progenitors. Cell, 2020, 180(6): 1198 - 1211.

［25］　Qiu W L, Zhang Y W, Feng Y, et al. Deciphering pancreatic islet beta cell and alpha cell maturation pathways and characteristic features at the single-cell level. Cell Metab, 2017, 25(5): 1194 - 1205.

［26］　Zhao H, Huang X, Liu Z, et al. Pre-existing beta cells but not progenitors contribute to new beta cells in the adult pancreas. Nat Metab, 2021, 3(3): 352 - 365.

［27］　Murry C E, Keller G. Differentiation of embryonic stem cells to clinically relevant populations: lessons from embryonic development. Cell, 2008, 132(4): 661 - 680.

［28］　D'amour K A, Agulnick A D, Eliazer S, et al. Efficient differentiation of human embryonic stem cells to definitive endoderm. Nat Biotechnol, 2005, 23(12): 1534 - 1541.

［29］　Zhang D, Jiang W, Liu M, et al. Highly efficient differentiation of human ES cells and iPS cells into mature pancreatic insulin-producing cells. Cell Res, 2009, 19(4): 429 - 438.

［30］　Jiang W, Shi Y, Zhao D, et al. In vitro derivation of functional insulin-producing cells from human embryonic stem cells. Cell Res, 2007, 17(4): 333 - 344.

[31] Kroon E, Martinson L A, Kadoya K, et al. Pancreatic endoderm derived from human embryonic stem cells generates glucose-responsive insulin-secreting cells in vivo. Nat Biotechnol, 2008, 26(4):443 - 452.

[32] D'amour K A, Bang A G, Eliazer S, et al. Production of pancreatic hormone-expressing endocrine cells from human embryonic stem cells. Nat Biotechnol, 2006, 24(11): 1392 - 1401.

[33] Nostro M C, Sarangi F, Ogawa S, et al. Stage-specific signaling through TGFbeta family members and WNT regulates patterning and pancreatic specification of human pluripotent stem cells. Development, 2011, 138(5): 861 - 871.

[34] Pagliuca F W, Millman J R, Gurtler M, et al. Generation of functional human pancreatic beta cells in vitro. Cell, 2014, 159(2): 428 - 439.

[35] Rezania A, Bruin J E, Arora P, et al. Reversal of diabetes with insulin-producing cells derived in vitro from human pluripotent stem cells. Nat Biotechnol, 2014, 32(11): 1121 - 1133.

[36] Cheng X, Tiyaboonchai A, Gadue P. Endodermal stem cell populations derived from pluripotent stem cells. Curr Opin Cell Biol, 2013, 25(2): 265 - 271.

[37] Cheng X, Ying L, Lu L, et al. Self-renewing endodermal progenitor lines generated from human pluripotent stem cells. Cell Stem Cell, 2012, 10(4): 371 - 384.

[38] Huang L, Holtzinger A, Jagan I, et al. Ductal pancreatic cancer modeling and drug screening using human pluripotent stem cell- and patient-derived tumor organoids. Nat Med, 2015, 21 (11): 1364 - 1371.

[39] Hohwieler M, Illing A, Hermann P C, et al. Human pluripotent stem cell-derived acinar/ductal organoids generate human pancreas upon orthotopic transplantation and allow disease modelling. Gut, 2017, 66(3): 473 - 486.

[40] Breunig M, Merkle J, Wagner M, et al. Modeling plasticity and dysplasia of pancreatic ductal organoids derived from human pluripotent stem cells. Cell Stem Cell, 2021, 28(6): 1105 - 1124.

[41] Huang L, Desai R, Conrad D N, et al. Commitment and oncogene-induced plasticity of human stem cell-derived pancreatic acinar and ductal organoids. Cell Stem Cell, 2021, 28(6): 1090 - 1104.

[42] Takahashi Y, Sekine K, Kin T, et al. Self-condensation culture enables vascularization of tissue fragments for efficient therapeutic transplantation. Cell Rep, 2018, 23(6): 1620 - 1629.

[43] Nalbach L, Roma L P, Schmitt B M, et al. Improvement of islet transplantation by the fusion of islet cells with functional blood vessels. EMBO Mol Med, 2021, 13(1): e12616.

[44] Aghazadeh Y, Poon F, Sarangi F, et al. Microvessels support engraftment and functionality of human islets and hESC-derived pancreatic progenitors in diabetes models. Cell Stem Cell, 2021, 28(11): 1936 - 1949.

[45] Balboa D, Barsby T, Lithovius V, et al. Functional, metabolic and transcriptional maturation of human pancreatic islets derived from stem cells. Nat Biotechnol, 2022, 40(7): 1042 - 1055.

[46] Veres A, Faust A L, Bushnell H L, et al. Charting cellular identity during human in vitro beta-

cell differentiation. Nature, 2019, 569(7756): 368 - 373.

[47] Kim H, Toyofuku Y, Lynn F C, et al. Serotonin regulates pancreatic beta cell mass during pregnancy. Nat Med, 2010, 16(7): 804 - 808.

[48] Zhang X, Ma Z, Song E, et al. Islet organoid as a promising model for diabetes. Protein Cell, 2022, 13(4): 239 - 257.

[49] Ma Q, Xiao Y, Xu W, et al. ZnT8 loss-of-function accelerates functional maturation of hESC-derived beta cells and resists metabolic stress in diabetes. Nat Commun, 2022, 13(1): 4142.

[50] Amin S, Cook B, Zhou T, et al. Discovery of a drug candidate for GLIS3-associated diabetes. Nat Commun, 2018, 9(1): 2681.

[51] Gonzalez F, Zhu Z, Shi Z D, et al. An iCRISPR platform for rapid, multiplexable, and inducible genome editing in human pluripotent stem cells. Cell Stem Cell, 2014, 15(2): 215 - 226.

[52] Lee K, Cho H, Rickert R W, et al. FOXA2 is required for enhancer priming during pancreatic differentiation. Cell Rep, 2019, 28(2): 382 - 393.

[53] Shi Z D, Lee K, Yang D, et al. Genome editing in hPSCs reveals GATA6 haploinsufficiency and a genetic interaction with GATA4 in human pancreatic development. Cell Stem Cell, 2017, 20(5):675 - 688.

[54] Yang D, Cho H, Tayyebi Z, et al. CRISPR screening uncovers a central requirement for HHEX in pancreatic lineage commitment and plasticity restriction. Nat Cell Biol, 2022, 24(7): 1064 - 1076.

[55] Zhu Z, Li Q V, Lee K, et al. Genome editing of lineage determinants in human pluripotent stem cells reveals mechanisms of pancreatic development and diabetes. Cell Stem Cell, 2016, 18(6): 755 - 768.

[56] Hermann F M, Kjaergaard M F, Tian C, et al. An insulin hypersecretion phenotype precedes pancreatic beta cell failure in MODY3 patient-specific cells. Cell Stem Cell, 2023, 30(1): 38 - 51.

[57] Leite N C, Sintov E, Meissner T B, et al. Modeling type 1 diabetes in vitro using human pluripotent stem cells. Cell Rep, 2020, 32(2): 107894.

[58] Armitage L H, Stimpson S E, Santostefano K E, et al. Use of induced pluripotent stem cells to build isogenic systems and investigate type 1 diabetes. Front Endocrinol (Lausanne), 2021, 12: 737276.

[59] Nathan D M. Realising the long-term promise of insulin therapy: the DCCT / EDIC study. Diabetologia, 2021, 64(5): 1049 - 1058.

[60] Battelino T, Danne T, Bergenstal R M, et al. Clinical targets for continuous glucose monitoring data interpretation: Recommendations from the international consensus on time in range. Diabetes Care, 2019, 42(8): 1593 - 1603.

[61] Lablanche S, Vantyghem M C, Kessler L, et al. Islet transplantation versus insulin therapy in patients with type 1 diabetes with severe hypoglycaemia or poorly controlled glycaemia after kidney transplantation (TRIMECO): A multicentre, randomised controlled trial. Lancet Diabetes Endocrinol, 2018, 6(7): 527 - 537.

［62］ Hampton R F, Jimenez-Gonzalez M, Stanley S A. Unravelling innervation of pancreatic islets. Diabetologia, 2022, 65(7): 1069 – 1084.

［63］ Gjorevski N, Nikolaev M, Brown T E, et al. Tissue geometry drives deterministic organoid patterning. Science, 2022, 375(6576): eaaw9021.

［64］ Tao T, Deng P, Wang Y, et al. Microengineered multi-organoid system from hiPSCs to recapitulate human liver-islet Axis in normal and type 2 diabetes. Adv Sci (Weinh), 2022, 9(5): e2103495.

［65］ Zandi Shafagh R, Youhanna S, Keulen J, et al. Bioengineered pancreas-liver crosstalk in a microfluidic coculture chip identifies human metabolic response signatures in prediabetic hyperglycemia. Adv Sci (Weinh), 2022, 9(34): e2203368.

第6章
泌尿生殖系统类器官

泌尿生殖系统是负责排泄和繁衍的系统。在哺乳动物中,泌尿生殖系统主要包括肾脏、膀胱等泌尿器官,雄性的睾丸、阴茎、前列腺以及雌性的卵巢、子宫等生殖器官。虽然泌尿器官和生殖器官在功能上没有关系,但从发育层面上来说,泌尿器官和生殖器官均起源自中胚层,前体均为泌尿生殖嵴或泌尿生殖窦。泌尿生殖系统是各类炎症与癌症高发的系统。例如,根据世界卫生组织国际癌症研究机构的统计数据显示,2020年,前列腺癌、宫颈癌、膀胱癌、肾癌、子宫内膜癌、卵巢癌新增病例分别位列各类癌症发病率的第3、第9、第12、第16、第17、第20位[1],泌尿生殖系统相关器官癌症发病率合计占癌症总发病率20%以上。而类器官是近年来迅速发展的组织或器官模拟工具,在疾病模拟、药物筛选以及基础研究等多个领域应用广泛。

基于此,笔者选取了泌尿生殖系统中的3个典型器官:膀胱、肾及前列腺,将具体阐述这些器官对应的类器官的功能与构建方式,以点带面地展示泌尿生殖系统类器官的研究进展。

6.1 膀胱类器官

膀胱是泌尿系统主要器官之一,为肌性囊状器官,主要负责储存和排出尿液。尿液通过双侧输尿管汇入膀胱,此时膀胱维持扩张状态储存尿液;当尿液达到一定量后,膀胱可在神经系统控制下收缩并与其他泌尿系统组织结构协调配合以排出尿液。膀胱在人体中发挥着重要作用,膀胱功能障碍、膀胱炎、膀胱癌等膀胱相关疾病均会严重影响膀胱的正常生理功能,进而损害人的生命健康。而膀胱类器官不仅可以为研究者提供更接近生理状态的生物学模型,在多种膀胱疾病的研究中发挥重要作用,而且能帮助我们更好地解决各类膀胱相关的基础生物学问题。目前膀胱类器官也已在相关研究领域获得了广泛的应用。

6.1.1 膀胱结构与功能

膀胱属于腹膜间位器官,三面被腹膜包裹,活动度较小。女性膀胱位于子宫与直肠的前方,耻骨的后方。男性膀胱位于直肠的前方,前列腺的上方(图 6-1)。膀胱空虚时呈三角锥状,分为尖、体、底、颈 4 个部分。膀胱尖朝向耻骨联合上部的背侧面,膀胱底为三角状朝向后下方,膀胱体为膀胱尖与膀胱底之间的部位,膀胱颈为膀胱最下方的部位,活动度最小,尿道内口从中穿过。空虚时膀胱收缩,内表面黏膜多褶皱,黏膜聚集成的皱襞称为膀胱襞。膀胱底存在一个光滑的三角形区域,位于左右输尿管口与尿道内口之间,称为膀胱三角。膀胱三角的组织结构与膀胱其他部位不同,此处黏膜与肌层紧密连接,无黏膜下层组织,因而在膀胱空虚或充盈时始终维持平滑状态,是炎症、肿瘤的多发部位。

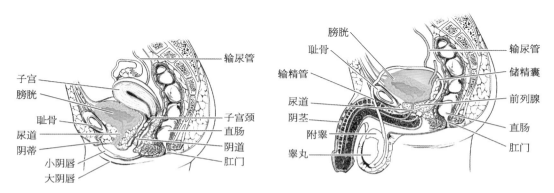

图 6-1　男性与女性膀胱位置[引自《解剖学和生理学》(*Anatomy and Physiology*)][29]

　　膀胱是一个高度膨胀的器官,膀胱壁由组织结构上各不相同的黏膜层、肌肉层、固有层等多个组织单元构成(图 6-2)。膀胱黏膜由移行上皮细胞与连接组织构成,与黏膜下层之间由基底膜隔开。移行上皮细胞组成的膀胱内表面拥有适应膀胱大体积波动变化的结构,其细胞形状与结构层次可随膀胱的扩张与收缩发生变化,成人正常的膀胱体积可从接近零至 500~600 mL。膀胱肌肉层位于固有层之上,由三层平滑肌组成,这些平滑肌被称为逼尿肌,是膀胱发挥功能的主要部分。肌肉内层和外层为纵向肌肉束,中层由环状肌纤维环绕尿道内口形成膀胱括约肌或尿道内括约肌,肌肉纤维受自主神经传出交感神经与副交感神经控制,能够通过协调运动发挥排尿功能。膀胱固有层含有丰富的血管并受神经支配。整体上,膀胱被由结缔组织层构成的外膜覆盖,外膜有利于保护膀胱壁,促进膀胱壁的血管形成和神经分布。膀胱壁的各层组织结构的细胞组成各异,同时也发挥着不同的功能。膀胱的泌尿道上皮由多层高度分化的伞状细胞构成,管腔侧的上皮还覆盖有被保护性的糖胺聚糖层。泌尿道上皮有两大主要功能,其一是构成有效的弹性屏障隔离尿液,其二是形成感觉网络,通过其旁分泌信号,刺激直接控制膀胱充盈的传入神经元。与其他上皮组织(如肠道上皮)相比,泌尿道上皮更新周转率较低,只有在上皮损伤、癌症或尿路感染的情况下,泌尿道上皮细胞才会进入高度增殖状态,以修复受损的组织。膀胱固有层的黏膜下层除了传入和传出神经末梢外,还含有成纤维细胞、脂肪细胞和间质细胞等多种类型的细胞。固有层富含Ⅲ型胶原蛋白、弹性蛋白、层粘连蛋白、纤维连接蛋白,以及各种生长因子,这些成分对泌尿道上皮细胞和平滑肌细胞的生存和增殖都至关重要。此外,有越来越多的证据表明,固有层这一富含细胞外基质、高度血管化和神经支配的结构在泌尿道上皮和逼尿肌之间的相互作用中也发挥着重要的作用[2]。

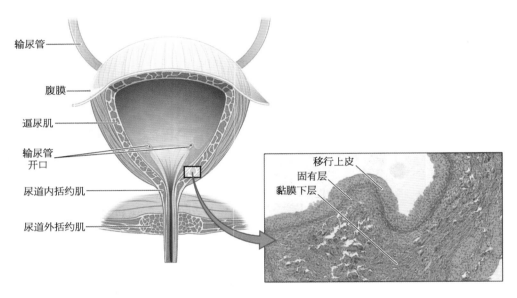

图 6 - 2 膀胱的结构层次[引自《解剖学和生理学》(*Anatomy and Physiology*)[29]]

膀胱的主要功能为储存尿液与排出尿液。正常的排尿是膀胱壁拉伸受体将神经冲动传递到脊髓的骶区产生脊髓反射的结果,由此产生副交感神经的冲动传出引起逼尿肌的收缩和尿道内非随意括约肌的松弛;同时,脊髓抑制躯体运动神经元,导致尿道外括约肌松弛与尿液的排出。控制排尿的神经包括下腹、盆腔和阴部的相关神经。自主排尿需要有完整功能的脊髓和来自骶排尿中枢的阴部神经。由于外尿道括约肌是随意肌,胆碱能神经元支配其在尿液积累膀胱充盈过程中保持收缩,同时,下腹神经的交感神经活动抑制逼尿肌的收缩,从而保持排尿的克制。随着尿液量的增加与膀胱进一步拉伸,传入信号通过骶骨盆腔神经激活副交感神经,激活神经肌肉连接处的传出神经元释放乙酰胆碱产生逼尿肌收缩进而排空膀胱。排尿反射在婴儿中很活跃,婴儿对排尿的自主控制也较差,但随着年龄的增长,儿童能够学会通过自主控制外括约肌来克制排尿反射,从而实现自主延迟排尿。

6.1.2 膀胱类器官的构建

用于构建膀胱类器官的细胞有多种来源,针对不同的研究目的可使用不同类型的细胞。目前,肿瘤细胞系、患者癌症组织来源细胞、胚胎干细胞、诱导多能干细胞、成体干细胞等均可用于构建膀胱类器官。已有研究报道可利用剥离了泌尿道上皮且植入了间充质干细胞的大鼠胚胎膀胱诱导骨髓干细胞定向分化为泌尿道上皮细胞[3]，也可将脂肪组织来源干细胞与人泌尿道上皮肿瘤细胞系共培养，诱导脂肪组织来源干细胞分化为泌尿道上皮样细胞[4]。另外，微流控芯片等生物构建方法在类器官构建中也有应用[5]。膀胱类器官的类型可大致分为正常泌尿道上皮类器官模型与膀胱癌类器官模型。正常泌尿道上皮类器官可用于研究原生泌尿道上皮的各种性质、泌尿道上皮对损伤的响应等。同时，膀胱上皮是膀胱癌的主要发病部位，正常的上皮细胞构建的类器官也可用于研究膀胱癌的发生、诱因等。当患者罹患癌症或慢性感染时，很难通过患者的膀胱组织活检获得健康的细胞，且组织活检会导致尿道疼痛、局部出血、感染等并发症。为解决这些问题，可收集上泌尿道尿液中的祖细胞用于类器官的构建。已有研究显示，尿液或者膀胱洗液中存在极少量可在体外扩增的祖细胞，且尿液中收集的祖细胞与从外科手术切除组织中获得的细胞质量相近，这些祖细胞也可以分化形成泌尿道上皮细胞、平滑肌细胞、内皮细胞、间质细胞等表达不同细胞标志物的多种不同谱系的细胞。这些尿液来源的祖细胞不仅可以用于类器官构建，也可用于泌尿道组织工程以重建膀胱组织甚至器官[6,7]。该方法相对于从组织活检中获取细胞的传统方法拥有诸多潜在的优势，如细胞获取较为容易、避免了侵入性的外科手术、细胞来源于患者自身而无免疫排斥、实验成本较低等。除泌尿道上皮细胞外，成纤维细胞在肿瘤的进展、转移等过程中也发挥着一定的作用。成纤维细胞在正常与癌症组织中均可分泌细胞外基质，是与癌症的鉴定、诊断、治疗密切相关的一种重要细胞类型，且成纤维细胞与其他基质细胞在膀胱类器官构建中的运用也较为常见。

除了上述正常细胞，膀胱癌细胞也是最常用于类器官构建的细胞类型，在特定的培养条件下肿瘤细胞能够自发形成多细胞组成的球状结构即肿瘤类器官。用于构建膀胱癌类器官的细胞可以是商业化细胞系也可以是患者来源的肿瘤细胞。根据肿瘤细胞进展状态、分化程度、侵犯性不同可以将膀胱癌细胞分为四期，研究中可按照需求选择不同癌症发展时期的细胞系进行类器官构建。对于用患者来源的肿瘤细胞所构建的类器官而言，其结构与患者原位肿瘤的组织结构与分子特征相似，能够更好地体现不同患者肿瘤的异质性，尽可能保留患者肿瘤的各项特征。

6.1.3 膀胱类器官的鉴定

为检测体外构建的膀胱类器官能否较好地模拟体内组织结构、保留体内组织的相关特征，需要使用多种方法对构建的类器官进行各方面鉴定。

从组织结构与细胞类型角度上可以使用苏木素-伊红染色、免疫组织化学染色、免疫荧光染色等方法，鉴定类器官的整体结构是否和与之对应的正常或肿瘤组织相同，是否能反映目标组织的主要结构特征。同时，通过对不同细胞标志物的染色，能够判断类器官的不同类型细胞的构成、比例、空间位置关系等。如在鼠膀胱类器官的鉴定中，可通过免疫组织化学染色的方法对 Ck5 等基底细胞（basal cell）的细胞标志物、p63 等中间细胞

(intermediate cell)的细胞标志物,以及 Ck20 和 UpkⅢ等上基部/伞状细胞(suprabasal/umbrella)的细胞标志物进行染色确定膀胱类器官的细胞组成,判断所构建的类器官是否含有上述重要细胞类型,以及不同类型细胞的排列分布是否与生理状态接近。

成功的类器官不仅需要符合对应组织的组织学特征,尤其在肿瘤类器官中,还需要保持对应肿瘤组织的基因图谱特征。针对这一点可以运用实时荧光定量 PCR、RNA 测序、基因组测序、靶向重测序、蛋白免疫印迹实验等对类器官进行鉴定。对类器官与其对应组织进行基因组测序能够鉴定类器官的基因突变特征是否与来源组织相近,也可以鉴定类器官能否保留重要的基因突变。靶向重测序则更具针对性,可将一组基因或部分基因组区域分离出来并对其进行测序,对于类器官鉴定来说,可以对选定的基因集,如已知致病基因或研究者通过不同方法筛选得到的基因进行测序,以更精准地判断原位组织中重要的基因突变特征是否被类器官保留。

6.1.4 膀胱类器官的应用与展望

与常见的 2D 平面培养细胞不同,膀胱类器官以其独特的 3D 结构特征与优势在膀胱癌、细菌感染模型的构建以及组织发育再生等研究领域有着广泛的应用。

1. 膀胱肿瘤特征研究

膀胱癌是最常见的一种泌尿系统恶性肿瘤,在我国泌尿生殖系统肿瘤发病率中排第 1 位。膀胱癌在男性中发病率更高,我国男性膀胱癌发病率在男性癌症发病率中位列第 7。国际癌症研究机构(IARC)数据显示,2020 年全球新增癌症病例中膀胱癌位列第 12。膀胱癌可发生在任何年龄,发病率随年龄增长而升高,多发于 50~70 岁。膀胱癌主要分为非肌层浸润型膀胱癌与肌层浸润型膀胱癌两大类,同时有近一半的非肌层浸润型膀胱癌会转变为肌层浸润型膀胱癌,而肌层浸润型膀胱癌手术后的 5 年死亡率为 33%~73%,这一类型的肿瘤也是泌尿系统肿瘤中最难治疗的一种。外科手术切除联合化学治疗仍然是目前膀胱癌治疗的主要方法,很多患者在治疗初期也能显示出明显的治疗效果,在实施根治性膀胱切除术后,能有高达 50%的患者得到治愈,但是他们依然存在着很高的癌转移风险,膀胱癌的远期复发率依然较高。由此可见,为更好地治疗膀胱癌,我们需要建立针对膀胱癌的更有效的临床模型以推动膀胱癌治疗药物及其他新型治疗方法的研发,而构建膀胱癌类器官模型便是一种有效的方式。类器官模型以其独特的优势,目前已在膀胱癌研究领域获得了广泛的应用。

由于肿瘤细胞的各种细胞活动均受到微环境的深刻影响,其遗传特征与基因表达也与其所处的微环境息息相关,当肿瘤细胞脱离了特定的肿瘤微环境,其各种特征均可能会与原代细胞产生较大差异。研究表明,在体外模型中,与单细胞以及 2D 细胞培养相比,3D 肿瘤类器官模型与体内肿瘤遗传特征最为接近。Dangles 等人[8]以膀胱癌患者手术切除组织为样本,培养获得了患者来源的肿瘤细胞系与肿瘤类器官,研究了单细胞、2D 单层细胞与类器官中多种肿瘤关键基因的表达情况,对比了 3 种模型间的差异。研究发现,体外模型中肿瘤细胞的基因表达谱有显著变化,针对 28 个关键基因的实时荧光定量 PCR 结果显示,同一患者来源的不同体外培养模型的细胞在 MYC、CGB 等关键基因的表达上可能存在很大差异,差异水平在几倍到几十倍不等。虽然 3 种体外模型的肿瘤基因表达均与原代在体肿瘤存在差异,但该研究也指出,对于肿瘤中有限基因集的研究而言,类器官与其他两种模型相比依然是最合适的体外模型。同时类器官的组织切片显示,类器官的组织结构与侵染性癌症患者腹水中的肿瘤细胞聚集体结构类似,进一步证明了类器官模型在模拟体内肿瘤上的优势。

由于类器官能够更好地模拟原位肿瘤,故可以运用类器官模型研究肿瘤发生发展中的重要分子、信号通路等,也可以通过检测肿瘤来源类器官表达的各类蛋白标志物,鉴定肿瘤的侵染性、黏附性、活动性等特征,甚至能够通过类器官研究发现新的蛋白标志物。Takahiro Yoshida 等[9] 即运用类器官研究了在泌尿道上皮损伤后修复以及膀胱癌中发挥重要作用的 Wnt/β-连环蛋白通路。研究显示,膀胱癌类器官的生长离不开 β-连环蛋白的存在,同时 Wnt/β-连环蛋白通路激活剂 CHIR 在膀胱癌细胞系类器官以及人原代肿瘤细胞类器官中能够促进肿瘤增殖,然而在贴壁细胞中该激活剂却会抑制细胞的增殖。这一结果也提示了运用不同研究模型可能得到完全不同的结果,故在肿瘤研究中要谨慎选择研究模型。Catherine Booth 等[10] 则运用类器官研究了细胞黏合素 C 在正常膀胱组织与膀胱癌中的表达,发现了 TGF-β1、IL-4 等重要因子对膀胱泌尿上皮细胞细胞黏合素 C 表达的诱导作用,并提出细胞黏合素 C 的免疫反应性或许能够为评估膀胱癌早期间质浸润提供新的思路。

2. 膀胱肿瘤微环境研究

肿瘤微环境主要由肿瘤细胞及其周围的免疫细胞、肿瘤相关的成纤维细胞、附近的间质组织、血管组织以及各种细胞因子和趋化因子等构成,是一个复杂的综合系统。微环境中的不同类型细胞和微环境的理化性质如 pH、氧含量等均会对肿瘤的发生、发展、侵袭、转移等产生重要影响。运用膀胱类器官模型能够研究肿瘤微环境的多种成分、性质等对肿瘤的影响。

Pawel Swietach 等[11] 用膀胱癌细胞构建的类器官作为模型,研究了碳酸酐酶 CA9 对肿瘤组织内 pH 分布的影响。CA9 在多种肿瘤中高表达,特别是在侵袭性强的肿瘤,其能够促进 CO_2 在细胞外区域内的扩散。当肿瘤类器官细胞异源性表达 CA9 时,类器官结构中的所有细胞呈现出几乎一致的胞内 pH,而当无 CA9 表达时,类器官中则会出现酸性核区域,并呈现不均匀的胞内 pH 分布。因而研究者提示,抑制 CA9 活性能够影响肿瘤 pH 的空间分布,可能成为 CA9 相关肿瘤的新的治疗策略。Dong Hui Shin 等[12] 则运用转移性的以及与之对应的非转移性的膀胱癌细胞系构建的肿瘤类器官研究了微环境中低氧与基质金属蛋白酶以及肿瘤细胞的生长迁移的关系,证明了活性氧在缺氧介导的基质金属蛋白酶 1 的表达中起着重要作用,同时在肿瘤细胞转移过程中出现了胞内氧化还原环境的升高,能使肿瘤细胞更倾向于增强缺氧反应。这一研究进一步证实了恶性肿瘤中活性氧和缺氧之间存在着重要的相互作用,转移性肿瘤细胞能够利用细胞内活性氧的增加来驱动促肿瘤转移信号的产生。

мик环境中的其他细胞与肿瘤细胞的相互作用往往会对肿瘤细胞产生较大影响,如肿瘤相关的巨噬细胞(tumor-associated macrophage,TAM)与成纤维细胞(cancer-associated fibroblasts,CAF)被认为有促瘤功能并与癌症较差的预后相关。Makito Miyake 等[13]通过类器官研究了人膀胱肿瘤微环境中 TAM 与 CAF 诱导的旁分泌情况。3D 培养的膀胱癌细胞与 TAM/CAF 的共培养实验表明,TAM/CAF 分泌的 CXCL1 在肿瘤细胞与基质细胞的细胞间黏附与相互作用中发挥着重要作用,表达 CXCL1 的 TAM/CAF 能够促进肿瘤细胞与 TAM/CAF 形成更强的黏附,促进肿瘤细胞生成更大的肿瘤球。肿瘤类器官除了能够用于研究肿瘤微环境对肿瘤细胞生长的影响,也能够用于研究肿瘤微环境对其他类型细胞的影响。Eva Gottfried 等[14]将膀胱癌等细胞系形成的类器官与单核细胞共培养,研究了各种肿瘤衍生因子包括细胞因子(如 IL－6 和 M－CSF)、肿瘤代谢产物(如乳酸)对肿瘤浸润单核细胞表型的影响。结果显示,肿瘤组织中的高乳酸浓度可以单独或与其他细胞因子联合诱导形成肿瘤特异性的树突状细胞。由此可见,相比于 2D 平面培养的肿瘤细胞,肿瘤类器官在微环境的研究中有着独特的优势。

3. 膀胱肿瘤干细胞研究

肿瘤中存在着肿瘤干细胞这一特殊的细胞亚群,肿瘤干细胞被认为具有干细胞样特征,可以进行自我更新与增殖,其数量虽然很少,却能够决定肿瘤的侵袭性、转移性、异质性与治疗抗性,因此根除肿瘤干细胞可能成为肿瘤治疗的有效方法。已有研究表明,肿瘤干细胞能够在体外培养条件下增殖形成球状结构,因而类器官也成为肿瘤干细胞体外增殖与和研究的有效模型。移行细胞癌是膀胱癌的一种常见类型,Angela Bentivegna 等[15]从人原代移行细胞癌中分离细胞并对其进行培养,通过对培养得到的类器官的克隆起源、自我更新和长期增殖能力等方面研究,进一步证明了在膀胱移行细胞癌中的确存在表现出干细胞特征的肿瘤细胞,这些肿瘤干细胞存在 CD133、Oct－3/4 等干细胞标志物的表达。而在针对膀胱癌细胞转移能力的研究中,Kaijie Wu 等[16]以高转移性的 T24－L 细胞为基础,构建了相应的类器官,发现在类器官培养中 silibinin 处理能够显著抑制肿瘤球的生长。此外,进一步的研究表明,silibinin 处理肿瘤细胞能够抑制肿瘤干细胞,即降低了干细胞标志物的表达与并抑制肿瘤细胞的上皮间充质转化,从而抑制肿瘤的转移。这一过程与 silibinin 抑制 GSK3β/β-连环蛋白通路以及下游的 ZEB1 表达有关。

4. 膀胱肿瘤治疗

由于肿瘤类器官能够保留患者特异的组织病理学特征与分子层面的多样性,其在癌症精准治疗上有着广泛的应用前景。膀胱癌患者确诊时往往处于疾病进展早期,非肌肉浸润性膀胱癌患者通常需要接受多次肿瘤切除及其他治疗遏制肿瘤进展,尽量避免实施全膀胱切除术以保证患者的生活质量。因此,以个性化培养的类器官为模型,筛选出针对特定患者有效的候选药物的方法,能够在一定程度上指导膀胱癌的治疗。同时,这种方法能够较好地避免药物治疗带来的副作用,提高早期治疗的成功率与患者的依从性。患者来源的肿瘤类器官正在逐渐成为个性化治疗中高通量药物筛选的有效体外模型。

Lucas Becker 等[17]构建了一个无标签的成像系统,利用拉曼微光谱(RMS)和荧光寿命成像显微镜(FLIM)在膀胱癌细胞系、患者来源原代肿瘤组织以及患者尿液来源细胞构建的膀胱癌类器官中通过原位细胞分析和代谢监测评估了不同药物的治疗效果。研究者使用不同浓度的膀胱癌药物,如顺铂、维列托克处理膀胱癌类器官,通过 RMS 监测药物治疗后的类器官响应,即通过多变量数据分析比较施用或未施用药物的膀胱癌类器官的拉曼光谱,基于特异性分子振动的位移和强度的变化监测药物对肿瘤细胞核、线粒体等亚细胞结构的影响,同时通过 NADH 和 FAD 局部自体荧光团的评估分析不同药物对肿瘤细胞代谢的影响。该方法实现了对肿瘤-药物相互作用的无创的、分子水平敏感性的监测,有助于优化膀胱癌患者的治疗。Suk Hyung Lee 等[18]则利用膀胱癌患者组织活检得到的组织样品,构建了来自 16 个患者的膀胱癌类器官生物样本库。研究者对这些不同来源的类器官系进行了癌症类型的鉴定,并以这一生物样本库为基础开展了药物响应实验。实验在十几个类器官系中检测了几十种化合物的施用效果,揭示了不同类器官系对药物的响应既存在着一定的相似性也有着很大的不同,而这些相似或不同在一定程度上与其细胞突变特征相关。如部分类器官对 ERK 和 MEK 抑制剂展现出很好的药物响应,这些类器官恰好存在 FGFR3 的活化突变,而 ERK 和 MEK 正是 FGFR 这一与多种肿瘤密切相关通路的下游信号分子。研究者还在异种移植模型中验证了药物筛选的结果,结果显示在多个类器官模型中筛选得到的药物组合也能够在对应的异种移植模型中产生效果,进一步展现了类器官在癌症药物筛选中的巨大潜力。

除了药物治疗,放疗也是膀胱癌常见的治疗手段,放疗能够避免实施大手术,并能尽量避免全膀胱切除,保留患者的膀胱,提高患者生活质量。但与膀胱癌根治性手术一样,放疗疗法总体生存率较低,且可施加的辐射剂量非常受限,因为过高的辐射剂量会对正常组织产生损伤,带来严重的副作用。而靶向肿瘤的特异性放射治疗,使用放射性核素与肿瘤靶向药物相结合,能够在保留正常组织的情况下对肿瘤细胞进行选择性辐射。这种治疗将大大降低辐射对邻近组织的损伤,特异性增强对肿瘤细胞的辐射,降低癌症复发率,具有替代传统放疗的潜力。[131I]间碘苄基胍([131I]- MIBG)即为一种肿瘤靶向放射性药物,膜结合去甲肾上腺素转运蛋白(noradrenaline transporter, NAT)能够促进[131I]- MIBG 的细胞摄入。类器官模型在这种靶向放疗药物的研制中也能发挥重要作用,Natasha E. Fullerton 等[19]即以膀胱癌类器官为研究模型,充分利用 NAT 这一功能,在无内源表达 NAT 膀胱癌类器官中用肿瘤特异性的启动子使肿瘤细胞产生 NAT 的外源特异性表达,显著提高了肿瘤细胞对[131I]- MIBG 的摄入,提高了肿瘤细胞的杀伤效果,证明了[131I]- MIBG 在治疗膀胱癌中也存在应用潜力。

膀胱类器官不仅可以辅助传统抗肿瘤药物的个性化筛选,也能够用于免疫治疗的相关研究。Lei Yu 等[20]以膀胱类器官为模型,在类器官与相应的患者肿瘤组织中对 CAR 可识别的抗原进行检测,发现 MUC1 在二者中均有表达。因而研究者构建了能够特异性识别 MUC1 的 CAR－T 细胞,在类器官中检测该 CAR－T 细胞对肿瘤的特异性杀伤能力。结果显示,MUC1 特异性 CAR－T 细胞能够在 MUC1 阳性类器官而不是 MUC1 阴性类器官中表现出细胞毒性。这一研究建立了一个清晰的基于患者来源的膀胱癌类器官模型的个性化临床前 CAR－T 细胞检测的工作流程,也展现出膀胱癌类器官在改善膀胱癌和其他实体肿瘤的个性化免疫治疗上所能发挥的重大作用。

5. 膀胱细菌感染

膀胱炎是一种常见的泌尿道感染性疾病,可大致分为急性无并发症膀胱炎与反复发作性膀胱炎。由于女性尿道较短且接近肛门,易遭细菌侵袭,因此女性膀胱炎发病率高于男性。膀胱炎也成为女性最常见的泌尿道感染疾病,且超过 80％由大肠杆菌感染导致[21]。急性膀胱炎会引起尿频、尿痛、下腹部疼痛等症状,为患者生活带来很大不便。同时膀胱炎中的细菌感染可扩散至血液、肾脏等其他组织或器官,引起相关并发症,进而导致病情的恶化。

目前常用小鼠模型研究膀胱细菌感染,然而小鼠模型存在一定的局限性难以在原位表征不同细菌亚群,包括胞外细菌、胞内细菌以及胞内静默菌群的细菌数量、生长动态以及它们在抗生素或免疫细胞作用下的存活情况。而膀胱类器官在研究膀胱细菌感染上展现出了独特的优势。膀胱类器官拥有与膀胱高度类似的多层分化上皮结构与中央腔体结构,能够较好地模拟膀胱的组织结构,同时,类器官的体积能够使用高分辨率的显微镜准确测定,有利于跟踪感染后组织动态的快速变化,监测宿主细胞和细菌对抗生素治疗、免疫细胞等扰动因素的响应。Kunal Sharma 等[22]运用小鼠来源的膀胱类器官对尿道致病性大肠杆菌进行研究,指出类器官模型能够较好地解决其他研究模型所存在的问题,如可以较方便地检测细菌在器官膀胱壁中的生长、能够便捷地添加或移除抗生素、观测感染后免疫细胞的迁移与响应等。运用类器官的研究进一步证实了尽管膀胱类器官腔是细菌增殖的主要场所,但在类器官壁内同样存在一群细菌,这些细菌能够产生抗药性,使得膀胱感染对抗生素及中性粒细胞的杀伤产生一定的抵抗力。

6. 膀胱组织发育和再生

膀胱功能障碍是一类较为常见的膀胱疾病,是所有尿液储存和排尿障碍的统称,包括压力性尿失禁、膀胱逼尿肌收缩力低下症、膀胱过度活动症、间质性膀胱炎／膀胱疼痛综合征等。目前治疗膀胱功能障碍有多种方法,例如针对尿失禁有行为学疗法、药物治疗、外科手术治疗等。外科手术治疗有注射尿道膨胀剂、植入人工尿道括约肌等方法。虽然这些疗法均能产生一定的治疗效果,但是也均存在一定的局限性。如植入人工尿道括约肌能够很好地治疗男性重症尿失禁,但是这种人造装置使用寿命有限,同时存在感染风险,随着使用时间的延长还可能产生尿道糜烂、萎缩等症状。因而,以干细胞为基础的相关疗法越来越多地进入人们的视野,利用干细胞重构尿道括约肌或膀胱的其他组织结构可能会更好地治疗多种膀胱功能障碍。运用干细胞构建的组织类器官也可以进行药物筛选等临床前研究,为临床治疗提供思路与指导。另外,很多膀胱癌晚期患者会进行全膀胱摘除手术,而膀胱的摘除会给患者带来诸多不便,运用类器官技术则能够在一定程度上辅助膀胱组织的重构,改善患者的术后生活。

目前,类器官技术在治疗膀胱功能障碍、膀胱组织发育过程、感染损伤修复过程、膀胱组织再生等研究领域也能发挥着较大的作用。已有以类器官与体内模型为基础的泌尿道感染模型显示,存在少量有强大扩增能力的膀胱基质上皮细胞,能够在细菌感染损伤后通过寡克隆增殖重构膀胱上皮组织[23]。同时,干细胞或祖细胞分化形成类器官的再生治疗相关研究表明,器官功能可以通过整合体外转基因组织单元来恢复,而非必须通过全器官移植实现,为膀胱组织工程提供了更多思路。

7. 膀胱类器官的局限性与新型技术发展

虽然类器官在很多生物学领域均有着广泛的应用,其依然存在诸多局限性。首先,很多类器官缺乏体内系统中包含的丰富的细胞成分(如基质细胞、血管内皮细胞以及各种免疫细胞)。如前所述,肿瘤细胞的生物学和行为会受到微环境因素的深刻影响,如在2D 或 3D 培养中生长的同来源的肿瘤细胞,在单独培养或与成纤维细胞共培养后药物敏感性存在很大差异[24]。除了难以模拟体内真实微环境的问题,某些情况下类器官的培养成功率也有待提高,从转移性组织活检中培养构建类器官系的效率仅为 15%～20%,而肿瘤相关梭形细胞的过度生长则是导致类器官培养失败的最常见原因[25]。目前研究者也在积极探索试图解决这些技术问题,如对类器官培养基进行改良、纯化癌症样本、去除肿瘤中的良性细胞和基质细胞、减少组织处理时间等。除此之外,在传统类器官培养技术的基础上也有新技术、新方法被不断开发出来。

针对目前很多类器官的构建缺乏体内的微环境,特别是免疫微环境的问题,Zhiyi Gong 等[26]提出了新的类器官构建方法,能够较好地保留膀胱癌肿瘤的免疫微环境。该技术以表面声波产生的轻柔声波力喷出细胞,能够在一天内快速构建肿瘤球,并在一周之内培养形成肿瘤类器官。与其他传统喷墨打印类器官的方法相比,该方法得到的细胞活性更高,且更适合于原代细胞的培养。同时,该方法生成的类器官能够在两周内保持与原代肿瘤类似的复杂的免疫微环境。目前研究者已使用该方法成功构建了膀胱癌肿瘤在内的多种肿瘤类器官,其克服了目前大部分类器官构建方法无法真实模拟原代肿瘤免疫微环境的问题。同时,该方法构建的类器官能够与同源的免疫细胞共培养,两天内即可以发生杀伤性 T 细胞的增殖与对肿瘤细胞的杀伤。由此可见,该类器官构建方法可用于快速构建含有患者独特免疫微环境的体外模型,这样的体外模型适用于研究患者对临床各种免疫疗法的响应,能够缩短实验周期,较好地辅助临床治疗。

目前类器官大多结构相对简单,无法形成成熟器官的复杂结构,为解决这一问题,Eunjee Kim 等[23]发明了膀胱“类组装体”的构建方法。这种膀胱类组装体是与器官类似的有 3D 结构的体外培养模型,其由正常膀胱干细胞或患者的膀胱肿瘤细胞构成,然而与类器官相比包含了更丰富的基质细胞组织成分,并更完整地构建了微环境结构。类组装体的基质细胞成分主要包括基质成纤维细胞(在肿瘤模型中即为肿瘤相关的成纤维细胞)、上皮细胞、免疫细胞与肌肉层细胞。研究者首先构建了长期培养的膀胱类器官,然而发现此种类器官缺乏正常膀胱组织的多种关键成分,如基质细胞,因而进一步使用培养时长为 200 天的膀胱类器官与鼠胚胎成纤维细胞、人肺微血管内皮细胞、肌肉层细胞构建"类组装体",成功形成了由平滑肌细胞与上皮细胞构成的组织结构。该组织结构由外层肌肉层包裹连接性基质细胞层和多层泌尿道上皮细胞组成。同时,使用类似的方法构建了人的膀胱类组装体,构建形成的类组装体从组织染色结果上看包括三层组织结构,结构较为清晰完整,类组装体对基质 Hedgehog 通路的响应也与成人体内膀胱组织相似。单细胞测序结果也显示,类组装体培养一定时间后其细胞组成与正常膀胱组织相近,其相似程度可高达 90%。此外,研究者还以膀胱癌类组装体为模型,研究了 FOXA1 -BMP - Hedgehog 轴在肿瘤可塑性中的作用,提出了增强子重编程能够在表观遗传层面影响肿瘤亚型可塑性的相关机制。由此可见,结构更为完整复杂的"类组装体"可能为类器官的研究提供了新的方法与思路。

6.2 肾脏类器官

肾脏是成对的实质性器官,是机体最重要的排泄器官,也是泌尿系统的重要组成部分。肾脏通过生成与排出尿液,在维持机体体液平衡、酸碱平衡以及内环境稳态等方面发挥着至关重要的作用。肾脏还有一定的内分泌功能。由于肾脏具有复杂的结构与功能,肾脏相关的疾病数量众多,包括慢性肾脏病、肾小球肾炎、急性肾损伤、肾脏肿瘤等。据《柳叶刀》杂志于 2017 年发布的研究报告,以慢性肾脏病为例,2017 年全球慢性肾脏病患者约有 7 亿,中国慢性肾脏病患者约有 1.3 亿[27],数量庞大的肾脏病患者为社会公共卫生带来了不小的负担。因此,有关肾脏疾病的基础研究和临床治疗显得尤为重要。近年来,随着肾脏类器官诱导和培养技术的快速发展,肾脏类器官逐渐成为模拟相关肾脏疾病的良好模型平台。

6.2.1 肾脏的结构与功能

肾脏位于脊柱两侧、腹部腹膜后,外表呈红褐色。肾脏表面有被膜包裹,称为肾被膜。肾实质分为皮质和髓质,皮质在外,髓质在内。肾单位(nephron)是肾脏结构和功能的基本单位。健康成年人每侧肾脏大约有 100 万个肾单位[28],肾单位主要由两部分构成,即肾小体和肾小管(renal tubule)。肾单位主要分为皮质肾单位以及近髓肾单位。皮质肾单位的肾小体位于皮质上部或者皮质浅表部,近髓肾单位的肾小体分布于皮质和髓质的交界处。肾小体由肾小球(glomerulus)和肾小囊(Bowman's capsule)组成。肾小球是一团毛细血管球,入球小动脉在进入肾小球后,分支成毛细血管网,然后各毛细血管汇合形成出球小动脉离开肾小球。肾小球被肾小囊所包绕,肾小囊分为两层,内层为脏层,紧包在毛细血管之外,外层为壁层,两层之间的囊腔为肾小囊腔。肾小囊与肾小管相连,肾小管包括近曲小管、髓袢(loop of henle)以及远曲小管。近曲小管连接肾小囊,髓袢分为降支和升支两部分,远曲小管与集合管(collecting duct)相连。近曲小管与髓袢降支粗段并称为近端小管(proximal tubule),髓袢升支粗段与远曲小管并称为远端小管(distal tubule)。多条远曲小管相连于同一条集合管,多条集合管汇合于同一乳头管,尿液则由肾乳头处进入肾小盏,经肾大盏、肾盂、输尿管,流入膀胱[29]。

　　肾脏大部分功能由肾单位和集合管完成,其中最主要的功能就是尿液生成与排泄。当血液流经肾小球时,经过肾小球滤过作用,水、小分子物质以及废物等进入肾小囊腔。血细胞以及大分子物质,如蛋白质等仍留在血液中。肾小囊中的滤液进入肾小管后被称为肾小管液。肾小管会重吸收肾小管液中全部的葡萄糖和氨基酸,大部分的水,部分尿素以及各种离子等,肾小管的近端小管则是重吸收的主要部位。集合管主要在抗利尿激素的刺激下对水进行重吸收,同时达到浓缩尿液的效果。与此同时,肾小管和集合管也会分泌一些物质如 K^+ 和 NH_4^+ 等到肾小管液中[30]。最终,肾小管液经过肾小管和集合管的重吸收和分泌后形成终尿。而在肾小管液被重吸收的过程中,小部分代谢废物会被重吸收,其余部分则与其他未被重吸收的物质一起,随尿液排出体外。通过肾小球的滤过作用,肾小管、集合管对于水的重吸收以及对各种盐离子的重吸收与分泌作用,肾脏可以通过尿液排出体内多余的水分以及盐分等,以维持体液平衡[31]。同时,通过肾小管对 HCO_3^- 的重吸收和肾小管、集合管对 H^+ 以及氨的分泌,肾脏在维持机体的酸碱平衡中也起着重要作用[30]。

　　此外,肾脏还行使着一定的内分泌功能,主要产生促红细胞生成素以及活性维生素 D。当血液中的氧气含量较低时,肾脏就会快速产生促红细胞生成素。促红细胞生成素在骨髓中起作用,能够刺激成熟红细胞的产生。肾脏中的 1α-羟化酶可以活化维生素 D[32],活性维生素 D 可以促进肠道对于钙、磷的吸收,调节钙、磷代谢,对于保持骨骼健康很重要,同时有助于调节免疫系统对感染的响应等。肾脏也可以产生肾素,通过肾素-血管紧张素-醛固酮系统调节血压[31]。肾脏还可以产生前列腺素,这是一类具有生理活性的不饱和脂肪酸,前列腺素种类多样,功能多样。

6.2.2　肾脏类器官的构建

1. 肾脏发育概述

　　肾脏是一个较复杂的器官,含有 10 种以上不同类型的细胞。这些细胞功能各异,细胞特征不尽相同。而类器官作为新型的研究模型已经被广泛运用于多个领域,许多组织或器官的构建方式也已较为完善。对于肾脏类器官来说,其多是通过对多能干细胞进行定向诱导分化来构建的。因此,在描述定向诱导分化方案之前,了解肾脏的发育过程对于理解诱导方案至关重要。

哺乳动物肾脏发育起始于间质中胚层(intermediate mesoderm,IM),而间质中胚层则源于原条(primitive streak,PS)。原条为胚胎由二胚层胚盘向三胚层胚盘发育的过程中形成的结构,原条细胞源自上胚层。原条细胞不断增殖,经过迁移扩展,形成了三胚层结构,即外胚层(ectoderm)、中胚层(mesoderm)和内胚层(endoderm)。其中,中胚层经过进一步分化形成轴旁中胚层(paraxial mesoderm,PM)、间质中胚层以及侧板中胚层(lateral plate mesoderm,LPM)[33]。间质中胚层会相继形成 3 种肾脏结构,分别为前肾、中肾和后肾。绝大部分前肾和中肾会在胚胎发育的过程中退化,中肾管(nephric duct,ND,又称 mesonephric duct)会被保留,后肾则会发育成人体永久肾。

作为肾脏祖细胞群体,后肾间质(metanephric mesenchyme,MM)以及输尿管芽(ureteric bud,UB)都源自间质中胚层。间质中胚层前后端存在着明显的区分,可分为前端间质中胚层(anterior intermediate mesoderm,AIM)和后端间质中胚层(posterior intermediate mesoderm,PIM)[33]。前端间质中胚层会形成中肾管,后端间质中胚层会形成后肾间质。在肾脏器官发生过程中,后肾间质会分泌胶质细胞源性神经营养因子(glial cell line-derived neurotrophic factor,GDNF)作用于中肾管,中肾管近泄殖腔端会萌出一盲管,此即为输尿管芽[34]。输尿管芽会伸入后肾间质,伸入的部分会被一些后肾间质细胞所包绕,这些细胞构成了帽状间质(cap mesenchyme,CM)。帽状间质细胞能够发育形成肾单位,而帽状间质周围的后肾间质细胞将会发育成肾脏的基质和血管成分,包括肾小球的毛细血管。输尿管芽顶端细胞产生的 Wnt9b 因子会驱动帽状间质发生间质-上皮转化(mesenchymal-to-epithelial transition,MET)[35],之后会形成肾泡(renal vesicle,RV)。肾泡经过伸长、分裂形成 S 形肾小管,之后经过进一步发育演化形成完整的肾单位结构[36]。同时,后肾间质会产生 GDNF 以促进输尿管芽前端不断分支,发育成集合管、肾盏以及肾盂,尾端则发育成输尿管。后肾间质与输尿管芽之间相互作用,不断发育分化,最终形成肾脏。

2. 多能干细胞来源的经典构建方案

自人胚胎干细胞(human embryonic stem cells,hESCs)和人诱导多能干细胞(human-induced pluripotent stem cells,hiPSCs)发现以来,体外对人多能干细胞(human pluripotent stem cells,hPSCs)进行诱导分化以生成特定组织或器官的研究已经有了长足进展。人多能干细胞来源的肾脏类器官的构建方案也随着研究方法和技术等的进步逐渐成熟。

Atsuhiro Taguchi 等[37]于 2014 年首次描述了人诱导多能干细胞来源的肾脏类器官的构建与培养。研究者们首先通过小鼠胚胎干细胞在体外构建并鉴定了 3D 后肾间质结构,在此基础上,使用人诱导多能干细胞构建并鉴定了人后肾间质的 3D 结构。骨形态发生蛋白(bone morphogenetic protein,BMP)、成纤维细胞生长因子(fibroblast growth factor,FGF)以及活化素(Activin)对于诱导人多能干细胞形成中胚层细胞十分重要,因此,在诱导的初始 24 小时,向无血清培养基中添加了 0.5 ng/mL BMP4 因子和 10 μM Y-27632(Rho 激酶抑制剂,有助于细胞存活)以诱导形成拟胚体(embryoid bodies, EBs)。接下来的两天时间里,研究者们用 20 ng/mL FGF2 和 1 ng/mL Activin A 以诱导形成上胚层。随后,中胚层细胞的诱导形成即是采用了高浓度 Wnt 激动剂(CHIR99021,10 μM)和 1 ng/mL BMP4,诱导时间为 6 天。而从中胚层细胞到后端间质中胚层细胞的诱导则是采用了 10 ng/mL Activin A、3 ng/mL BMP4、低浓度的 Wnt 激动剂(CHIR99021,3 μM)以及 0.1 μM 视黄酸(retinoic acid,RA),该诱导过程持续 3 天。最后,用 5 ng/mL FGF9 和更低浓度的 Wnt 激动剂(CHIR99021,1 μM)诱导后肾间质的形成。至后肾间质形成,诱导时间共计 14 天。同时,在后肾间质与小鼠胚胎脊髓共培养的情况下,能够看到大量的肾小管细胞和足细胞形成。免疫荧光染色结果显示,在诱导第 14 天时,大量细胞存在肾单位祖细胞标志物的表达,这些标志物包括 WT1、PAX2、SALL1 和 SIX2。

几乎与此同时,Minoru Takasato 等人[38] 报道了人类胚胎干细胞细胞系来源的肾脏类器官的体外诱导方案,阐释了一种可分为 3 个阶段的诱导方式。

第一阶段为诱导原条的形成。通过测试不同浓度的 Activin A 和 BMP4 的组合,发现高浓度 BMP4(30 ng/mL)与低浓度 Activin A(10 ng/mL)的组合能够很好地诱导人类胚胎干细胞向后端原条分化。同时,研究者们发现较高浓度的 CHIR99021(大于 7 μM)也可以起到同样效果,诱导产生的组织结构也相对高表达后端原条的标志基因 *MIXL1* 和 *T*。

第二阶段是诱导原条向间质中胚层分化。第一阶段诱导完毕时,原条中虽然出现了间质中胚层的标志物之一 *OSR1* 的表达,但是并没有出现其他间质中胚层标志物,如 *PAX2* 和 *LHX1* 的表达。因此,可能还需要一些生长因子的帮助以诱导分化,例如 FGF 信号因子。由于 FGF9 会在间质中胚层和轴旁中胚层中表达,同时,FGF2/BMP7 因子或 FGF9 因子对于后肾间质的体外培养起支持作用。进而研究者们对 FGF 信号因子家族中的 3 个因子(FGF2、FGF8 和 FGF9)进行了探究,观察它们是否能够诱导后端原条向间质中胚层分化。在诱导形成后端原条的基础上,用 200 ng/mL FGF2、FGF8 或者 FGF9 因子和 1 μg/mL 肝素(heparin)诱导分化 4 天。结果显示,FGF2 或 FGF9 能够使 OSR1、PAX2 和 LHX1 在超过 80% 的 PAX2 阳性细胞中共表达,但 FGF8 不能。这说明 FGF2 或 FGF9 可以较好地诱导间质中胚层的形成。

第三阶段是诱导后肾间质和输尿管芽的形成。视黄酸能够促进输尿管芽的萌发,视黄酸和 BMP7 在肾脏谱系细胞的诱导中发挥着重要作用,而 FGF9 能够在体外维持小鼠肾单位祖细胞的状态。因此,在第 6～17 天采用 200 ng/mL FGF9、50 ng/mL BMP7、0.1 μM 视黄酸和 1 μg/mL 肝素的组合以诱导后肾间质和输尿管芽的形成。结果显示存在后肾间质的特征标志基因 *SIX2*、*WT1*、*GDNF* 和 *HOXD11* 以及输尿管芽的特征标志基因 *C-RET* 和 *HOXB7* 的表达。这表明后肾间质和输尿管芽的诱导是成功的。

同时，Minoru Takasato 等还验证了另一种诱导路线。诱导的前两天用 8 μM CHIR99021 进行诱导，第 3~12 天用 200 ng/mL FGF9 和 1 μg/mL 肝素进行诱导，之后不使用任何生长因子。这种诱导方式也能成功诱导形成所有主要的肾脏细胞类型。

与 2D 培养相比，采用 3D 培养的肾脏组织其自组织化能力更强。研究者们通过 CHIR99021-FGF9 诱导路线，在诱导第 18 天时将细胞团消化为单细胞后转为为期 4 天的 3D 培养，结果显示形成的肾脏类器官与正常小鼠胚肾（embryonic day 13.5，E13.5）的自组织化能力没有明显区别。染色结果同样显示，不仅能够观察到 ECAD$^+$PAX2$^+$ 的输尿管芽以及包绕在其周围 WT1$^+$ PAX2$^+$ 的后肾间质，也能观察到 JAG1$^+$ ECAD$^+$ 的肾泡。

在此基础上，Minoru Takasato 等[39]于 2015 年报道了人诱导多能干细胞来源的肾脏类器官的构建方案。该方案首先通过单层培养的方式，在最初 4 天采用 8 μM CHIR99021 进行诱导形成原条，之后 3 天用 200 ng/mL FGF9 和 1 μg/mL 肝素进行诱导形成间质中胚层。接着转移至类器官培养体系，类器官培养体系形成后立即使用 5 μM CHIR99021 对类器官培育 1 小时，从而产生一种类似于脉冲刺激的效果，促进类器官的生长。CHIR99021 刺激后用含 200 ng/mL FGF9 和 1 μg/mL 肝素的培养液进行培养，培养 5 天后，不再添加任何生长因子。在类器官培养体系下培养 18 天时，成功在类器官中诱导出了集合管（GATA3$^+$ ECAD$^+$）、早期远端小管（GATA3$^-$ LTL$^-$ ECAD$^+$）、早期近端小管（LTL$^+$ ECAD$^-$）以及肾小球（WT1$^+$）结构。并且，在刚开始采用 CHIR99021 进行诱导时，CHIR99021 的诱导时间越长（最长 5 天），经过随后的 FGF9 诱导之后，在诱导第 7 天时形成的 HOXD11 阳性的后端间质中胚层细胞越多。

Ryuji Morizane 等[40]于 2015 年报道了一种人多能干细胞来源的肾单位祖细胞（nephron progenitor cells，NPCs）诱导方法，并且能够形成肾单位样的肾脏类器官结构。在对 HDF-α 人诱导多能干细胞诱导的前 4 天，首先使用 10 μM CHIR99021 诱导形成原条，紧接着用 Activin 诱导 3 天，然而在 Activin 诱导结束时，细胞中虽然产生了 HOXD11 表达，却缺少 WT1 的表达，因此研究者们认为这种诱导方式并没有成功诱导出后端间质中胚层。对比人类胚胎干细胞和人诱导多能干细胞经过 CHIR99021 诱导 4 天后的结果，发现人诱导多能干细胞表达了后端原条和侧板中胚层的标志物 FOXF1。而后端原条能够被 BMP4 梯度信号诱导，故研究者们假设 CHIR99021 可能会诱导 HDF-α 人诱导多能干细胞内源性的 BMP4 产生，从而使其向后端原条分化后向侧板中胚层分化。因此，研究者们在 10 μM CHIR99021 的基础上添加了低剂量（5 ng/mL）的 BMP4 的拮抗剂 Noggin 因子。这使得在第 4 天时，诱导产生的细胞会表达 T 和 TBX6，但不表达 FOXF1，即仅表达后端原条的标志物。随后用 10 ng/mL Activin 诱导形成 WT1$^+$ HOXD11$^+$ 的后端间质中胚层细胞，且诱导效率达到了 80%~90%。接下来为了让后端间质中胚层继续分化形成后肾间质中的肾单位祖细胞，研究者们采用 FGF9 进行诱导。研究者们使用 5~200 ng/mL 间不同浓度梯度的 FGF9 进行实验，发现 FGF9 处于较低浓度(10 ng／mL)时即可以高效地诱导形成 SIX2 阳性的细胞,其诱导效率可以达到 90％,且诱导时间仅为 1～2 天。这些 SIX2 阳性细胞同样表达一些后肾间质中肾单位祖细胞的经典标志物,如 SALL1、WT1、PAX2 和 EYA1。在第 10～14 天,如果仍以 10 ng／mL FGF9 处理,那么有些肾单位祖细胞便会下调 SIX2 的表达,分化形成 PAX8$^+$ LHX1$^+$ 的肾泡样细胞群落。如果在第 10 天时去掉 FGF9 因子,这些肾泡样结构会进行扩展和延伸,染色结果显示,这些结构中存在 LTL$^+$ CDH2$^+$ 的细胞以及 NPHS1$^+$ PODXL$^+$ 的细胞,分别类似于近端小管细胞以及足细胞。因此,在诱导的第 10 天时,去除外源因子能够让人多能干细胞来源的肾单位祖细胞分化形成肾单位早期上皮结构。同时,为了验证 3D 培养条件能够促进这种上皮结构的形成。在第 10 天时,去掉 FGF9 因子后,研究者们将肾单位祖细胞转移至圆底超低吸附培养基培养 1 周,肾单位祖细胞形成了 3D 球状聚集结构。染色结果显示在第 16 天时,存在 LTL 阳性的小管细胞和 NPHS1$^+$ PODXL$^+$ WT1$^+$ 的细胞。在转移至 3D 培养后,为了提高诱导形成肾泡结构的效率,研究者对大量生长因子进行了筛选,发现用 10 ng／mL FGF9 处理的同时,添加 3 μM CHIR99021 处理 2 天,也就是第 9～11 天,能够显著提高 SIX2 表达下降的 PAX8$^+$ LHX1$^+$ 细胞的比例约为 76％。第 11 天时有较明显的 PAX8$^+$ LHX1$^+$ LAM$^-$ 的管前聚集体结构,至第 14 天时,出现了较明显的 PAX8$^+$ LHX1$^+$ LAM$^+$ 的肾泡结构。14 天之后,去除外源 FGF9 因子,肾泡结构能够自发地延伸形成上皮肾单位结构,包括肾小球足细胞(NPHS1$^+$ PODXL$^+$)、近端小管(LTL$^+$ CDH2$^+$)和髓袢(CDH1$^+$ UMOD$^+$ BRN1$^+$)。由此,经过总共 21 天的分化,肾单位样的器官结构就此形成。

3 种较为经典的肾脏器官诱导方案简略图如图 6 – 3 所示。

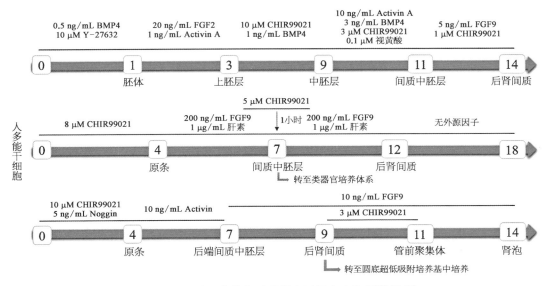

图 6 – 3　3 种经典的肾脏器官诱导方案简图[37,39,40]

3. 多能干细胞来源的其他构建方案

在这些较为经典的肾脏类器官诱导路线的基础上,后来的研究者也进行了一些改进和发展。例如,传统的人多能干细胞来源的肾脏类器官能够被诱导产生肾小球样和肾小管样结构,但是这些在静态培养基中诱导出的类器官结构多是无血管或未成熟的。因此,Kimberly Homan 等[41]就于 2019 年报道了一种在微流控组件中对类器官进行流动性培养的方法。这种方法不仅提高了内皮祖细胞的形成效率,而且产生了可灌流的被壁细胞包围的血管网络。此诱导方案大体上与 2015 年 Ryuji Morizane 等报道的相同。前 4 天的诱导因子为 3~10 μM CHIR99021 和 100~500 nM dorsomorphin(一种 ATP 竞争性的 AMP 依赖的蛋白激酶抑制剂)的组合。第 4~7 天同样为 10 ng/mL Activin A 诱导。第 7~8 天用 10 ng/mL FGF9 诱导,至第 8 天,后肾间质诱导形成。第 8~10 天转为悬浮培养,诱导因子选用 10 ng/mL FGF9 与 2.5 μM CHIR99021 的组合。至第 11 天,诱导形成管前聚集体时,转至微流控组件中,先采用会产生较低流体剪切力的培养液流速(0.04 mL/min)进行培养。第 12 天时,采用会产生较高流体剪切力的培养液流速(1~4.27 mL/min)进行培养。第 11~14 天所用的培养液为含 10 ng/mL FGF9 以及 1.5%胎牛血清(fetal bovine serum,FBS)的类器官培养基。而从第 14~21 天的培养过程中,培养液为含 1.5%胎牛血清的类器官培养液,不添加任何额外生长因子。第 21 天时,在体外观察到了 MCAM$^+$PECAM1$^+$的血管网络。并且,相对于静态培养和在低流体剪切力环境下的培养,高流体剪切力能够明显促进血管网络的形成。KDR 阳性的细胞也即内皮祖细胞(endothelial progenitor cells,EPCs)会转化为 MCAM 阳性的细胞,并最终转化为成熟的 PECAM1 阳性的血管内皮细胞。KDR 阳性的内皮祖细胞在体外能够诱导形成 SIX2$^+$PAX2$^+$SALL1$^+$的肾单位祖细胞并且可以分化形成肾单位上皮细胞。在高流体剪切力环境下,KDR 阳性的内皮祖细胞占类器官总细胞数的 11.2%,而在静态培养条件下,该比例为 4.25%。相关结果表明,流动的液体环境能够促进肾脏类器官中管状上皮的成熟和形态发生,而且高流体剪切力对肾小球血管形成起到了一定的促进作用,并使肾脏类器官形成了更成熟的足细胞以及肾小管区室。

Kohei Uchimura 等[42]于 2020 年首先根据前人的诱导方案分别诱导出了人多能干细胞来源的前端间质中胚层和后端间质中胚层,之后将二者合并,最后诱导形成了带有集合管的肾脏类器官。诱导 GATA3 阳性的前端间质中胚层的方案源自 Atsuhiro Taguchi 等[43]于 2017 年报道的工作,诱导形成 HOXD11 阳性的后端间质中胚层的方案源自 Haojia Wu 等[44]于 2018 年报道的工作。在第 7 天时,将二者消化成单细胞后按前端间质中胚层∶后端间质中胚层为 1∶1 或 3∶1 的比例混合,之后在类器官培养体系中,先用 5 μM CHIR99021 脉冲刺激 1 小时,接着采用 200 ng/mL FGF9、1 μg/mL 肝素、10 ng/mL GDNF、100 nM 视黄酸和 10 ng/mL 表皮生长因子(epidermal growth factor,EGF)的因子组合培养 5 天。随后的 13 天里,类器官将在含 10 nM 醛固酮(aldosterone)、10 nM 精氨酸加压素(arginine vasopressin,AVP)以及 100 nM K252a(一种神经营养受体酪氨酸激酶抑制剂)的基础培养液中或仅用基础培养液进行培养。对比之下,在培养的第 26 天时,研究者们发现醛固酮和精氨酸加压素能够促进集合管细胞形成,包括 AQP2$^+$ SCNN1G$^+$的主细胞(principal cells)和 AQP6$^+$ ATP6V1B1$^+$的闰细胞(intercalated cells)。并且,研究者们通过单细胞转录组测序技术(scRNA-seq)对细胞类型和成熟度进行了阐释,测序结果同样表明此诱导方案能够产生大量的集合管细胞,占总细胞数的 28.5%。同时,与胎儿和成人的主细胞相比,结果表明诱导形成的主细胞与胎儿主细胞特征更为接近,而与成人主细胞差异很大。而且,相对于 Minoru Takasato 方案诱导形成的类器官中的主细胞,Kohei Uchimura 等诱导形成的主细胞成熟度更高。

4. 成体干细胞来源的构建方案

除多能干细胞之外,成体干细胞(adult stem cells,ASCs)也可以被诱导形成肾脏类器官。成体干细胞来源的类器官培养方案虽然在肝脏、前列腺、胃、结肠等许多器官中已经有了较多相关报道,但是在肾脏类器官研究领域却少有报道。Frans Schutgens 等人[45]于 2019 年报道了一种人肾脏皮质组织成体干细胞来源的肾小管上皮类器官(tubular epithelial organoids,Tubuloids)的培养方案。首先对皮质组织进行消化,之后将消化获得的组织碎块与减生长因子基质胶混合并于特定培养基进行培养。其中,该培养基添加的特定因子包括 10% Rspo1 条件培养基、50 ng/mL EGF、100 ng/mL FGF10、10 μM Y-27632、5 μM A 83-01(TGF-β 通路 ALK4/5/7 抑制剂)以及 0.1 mg/mL primocine(一种原代细胞抗生素)。结果显示,在每周传代一次,每次按 1:3 的比例进行传代的条件下,类器官可以进行至少 20 次传代(大于 6 个月),并且在此期间可以保持正常的染色体数目。随后,他们通过转录组测序(RNA-seq)对此培养体系所形成的肾单位成分做了进一步鉴定。结果显示,在转录组层面,内皮细胞的标志物(PECAM1、CDH5、FLT1)、间质和平滑肌细胞的标志物(MEIS1、CALD1、PDGFRB)并不表达,但上皮细胞标志物(PAX8、EPCAM)高度表达。同时,研究者们发现成体干细胞的标志物(SOX9、PROM1)表达增加,但是肾脏发育过程中的两个祖细胞标志物(SIX2、LGR5)并不表达。而且,能够观察到近端小管标志物(ABCC1、ABCC3、ABCC4、SLC22A3、SLC40A1)高度表达。此外,也观察到了一些髓袢标志物(CLDN10、CLDN14)、远端小管标志物(PCBD1、SLC41A3)以及集合管标志物(CDH1、GATA3、AQP3)的表达,但并没有观察到足细胞标志物(WT1、PODXL、NPHS1)的表达。这些结果说明,他们所培养构建的肾小管上皮类器官具有一定的干细胞特征,且缺少体内不能再生的细胞类型,如肾小球足细胞。

6.2.3　肾脏类器官的鉴定

在肾脏类器官构建的过程中,往往会根据实际需求对诱导方案进行相应的调整探究,因此对处于特定诱导阶段的肾脏类器官的结构成分或功能进行鉴定是必不可少的。正如前文肾脏类器官的构建中所描述的,研究者们多是通过多种组织细胞染色的方法对肾脏类器官的组织结构和细胞类型进行鉴定区分。例如,在诱导前期,可以通过对标志物 MIXL1 和 T 进行染色以鉴别后端原条的形成;对标志物 OSR1、PAX2 和 LHX1 进行染色以鉴定间质中胚层的形成。后肾间质的形成是许多肾脏类器官诱导过程中的重要一环,可以对标志物 SIX2、WT1、PAX2、HOXD11 等进行染色以对其进行鉴别。其他分化程度较高的细胞类型,也可以通过不同的细胞标志物进行区分[46],如足细胞(WT1+ PODXL+ NPHS1+)、近端小管(LTL+ CDH2+)、髓袢(CDH1+ UMOD+)、远曲小管(CDH1+ UMOD−)以及集合管(CDH1+ GATA3+)等。

除此之外,还可以通过测序手段对肾脏类器官的组织成分做进一步鉴定。前文所提到的 Frans Schutgens 研究团队就是通过转录组测序技术对他们所构建形成的肾脏类器官成分做了进一步鉴定。并且随着测序技术和手段的进步,单细胞测序技术作为一种分辨率更高、信息输出量更大的测序手段,可以提供更开阔的视野以及更好的视角以协助鉴定。因此,他们还通过单细胞转录组测序技术以及免疫荧光染色对相关结果进行了进一步确认和分析,不仅确认了所有的肾小管上皮类器官都是 PAX8 阳性的,也具备上皮性质,还确认了集合管细胞(CDH1+ GATA3+)的存在,以及主细胞(AQP3+)和闰细胞(SLC4A1+)的存在。同时,他们还发现,髓袢特异性标志物(UMOD、SLC12A1)和远端小管标志物(CALB1)表达有限,仅在少数细胞中存在表达。又如 Haojia Wu 等人[44]利用单细胞测序技术对两种经典的诱导方案(Ryuji Morizane 方案和 Minoru Takasato 方案)所诱导出的器官进行了分析,发现两种方案都会产生 10% ~ 20% 的非肾脏细胞。

除了通过对细胞标志物进行染色以及单细胞测序技术对诱导产生的肾脏类器官的细胞类型进行鉴别以外,还可以通过 CRISPR - Cas9 基因编辑技术在人诱导多能干细胞中构建荧光报告系统以鉴别标记不同的细胞类型。Jessica Vanslambrouck 等[47]就于2019 年通过构建不同报告基因敲入的人诱导多能干细胞对诱导形成的肾脏类器官进行标记,包括肾单位祖细胞(SIX2+ CITED1+)、足细胞(MAFB+)、近端小管细胞(LRP2+ HNF4α+)以及集合管细胞(GATA3+)等。通过构建报告基因小鼠也可以对特定细胞进行标记示踪,如 Yasuhiro Yoshimura 等[48]于 2019 年就采用了 MAFB - GFP 报告基因小鼠对足细胞进行标记示踪,通过特定的诱导分化方案使小鼠肾单位祖细胞尽可能地分化形成足细胞。在此基础上,他们采用 NPHS1 - GFP 报告基因对足细胞进行示踪,对 NPHS1 - GFP 报告基因敲入的人诱导多能干细胞进行诱导分化,形成了足细胞占比大于 90% 的人肾脏类器官。

由于肾脏行使着复杂且重要的生理功能,故对于肾脏类器官进行一定的功能鉴定显得尤为必要。Frans Schutgens 等人就对肾小管上皮类器官的功能进行了评估鉴定[45]。首先是将肾小管上皮器官在含或不含近端小管外源性物质外排泵 ABCB1(P-glycoprotein,P - gp)特异性抑制剂 PSC - 833(5 μM)的培养基中进行培养。第二天均加入 1 μM 钙黄绿素 AM(calcein - AM)37℃孵育 1 小时。钙黄绿素 AM 本身并不带光,但它能够轻易穿透活细胞膜,并且可以在细胞内被酯酶剪切形成可以发出绿色荧光的钙黄绿素。所以在孵育 1 小时后,可以对细胞进行固定以用于共聚焦成像分析或进行裂解以对荧光信号强度进行读取分析。当 P - gp 在肾小管上皮类器官中能够发挥功能时,其活性应该会被 PSC - 833 抑制,从而使带荧光的钙黄绿素在细胞内积累。在含 PSC - 833 的组别中也成功观察到了绿色荧光的大量积累,且与不含 PSC - 833 的组别存在显著性差异。结果表明,该方法培养形成的肾小管上皮类器官中存在大量功能性近端小管。

6.2.4　肾脏类器官的应用与展望

随着人多能干细胞来源的肾脏类器官诱导方案的不断改善和发展,人们已经能够构建出包含多种细胞类型或较单一细胞类型的肾脏类器官。这使得肾脏类器官成为一种十分便利的研究模型,广泛用于模拟肾脏疾病、药物筛选、毒性验证、模拟肾脏发育和再生等。

1. 遗传性肾脏疾病模拟

慢性肾脏病(chronic kidney disease,CKD)是一个全球范围内的重大公共健康问题。根据《柳叶刀》杂志于 2017 年报道的数据[27],全球有近 7 亿人患有 CKD,约占全世界总人口的 9%。造成慢性肾脏病的原因多种多样,包括低出生体重、怀孕、糖尿病、高血压、肥胖和衰老等。除此之外,多囊肾病等许多遗传相关的肾脏疾病也是造成慢性肾脏病的风险因素。目前人类已知的遗传性肾脏疾病超过 160 种[46],多囊肾病是其中最为常见的疾病之一。

而最早使用肾脏类器官去模拟肾脏疾病的例子之一,就是 Benjamin Freedman 等[49]于 2015 年使用人多能干细胞来源的肾脏类器官对多囊肾病(polycystic kidney disease,PKD)进行模拟。先是采用 CRISPR - Cas9 基因编辑技术对人多能干细胞中的 *PKD1* 和 *PKD2* 基因进行敲除处理,之后诱导形成肾小管类器官。类器官在培养约 35 天后能够明显观察到囊肿(cyst),58 天时能够在肾小管类器官中观察到大的、半透明的囊肿结构。但是,囊肿的形成效率较低,大约仅有 6% 的类器官中能形成囊肿。

后来,Benjamin Freedman 和他的学生 Nelly Cruz 等[50]于 2017 年对该多囊肾病模拟方案进行了改进。在对类器官进行诱导分化 21 天时,将类器官由贴壁培养转为悬浮培养,囊肿的形成效率提升至约 75%,并且囊肿直径可达 1 cm,肉眼可见。同时,结果也表明细胞外基质微环境对于多囊肾病中囊肿的发生有重要影响。

Jian Hui Low 等[51]于 2019 年构建了常染色体隐性遗传性多囊肾病(autosomal recessive polycystic kidney disease,ARPKD)患者成纤维细胞来源的人诱导多能干细胞,然后用 CRISPR - Cas9 基因编辑技术对该患者来源的人诱导多能干细胞中 *PKHD1* 基因座上的突变碱基进行修正,形成了碱基修正后的患者来源的人诱导多能干细胞,最后将未修正与修正的人诱导多能干细胞诱导形成肾脏类器官。结果显示毛喉素(forskolin)或环磷酸腺苷(cAMP)能够明显促进人常染色体隐性遗传性多囊肾病类器官中囊肿的形成,但碱基修正后的人常染色体隐性遗传性多囊肾病类器官则展现出了和野生型人多能干细胞来源的类器官相似的表型，即仅在类器官边缘位置出现了较小的囊肿。他们还开展了体外葡聚糖摄取实验，以评估囊肿对肾脏类器官功能的影响。结果显示，与野生型人多能干细胞来源的类器官相似，无囊肿的该病患者来源的类器官会对不同大小的葡聚糖进行选择性吸收。但是无论葡聚糖大小，有囊肿形成的该病患者来源的类器官几乎丧失了对葡聚糖的吸收能力。相关结果都表明他们成功构建了人源常染色体隐性遗传性多囊肾病类器官，为该病的相关基础研究和个性化治疗与药物筛选提供了良好的平台，并为其他遗传性肾脏疾病研究开拓了思路。2021 年，Sara Howden 等[52]则通过构建 *PKHD1* 基因缺失的人诱导多能干细胞来源的输尿管上皮类器官对常染色体隐性遗传性多囊肾病中输尿管上皮起源的囊肿进行了模拟。

对于常染色体显性遗传性多囊肾病(autosomal dominant polycystic kidney disease, ADPKD)类器官模型而言，Tatsuya Shimizu 等[53]于 2020 年构建了人源常染色体显性遗传性多囊肾病类器官，并且建立了相应的药物筛选平台。Yasaman Shamshirgaran 等[54]于 2021 年使用多四环素诱导型 Cas9 人诱导多能干细胞实现了 *PKD1* 和 *PKD2* 敲除型肾脏类器官的快速构建，且敲除效率可超过 80%，成功对常染色体显性遗传性多囊肾病进行了体外模拟。

肾病综合征(nephrotic syndrome, NS)是另一种较为常见的肾脏疾病，也是导致慢性肾脏病的原因之一。肾病综合征可由 *NPHS1*(编码蛋白为 Nephrin1 蛋白)或 *NPHS2*(编码蛋白为 Podocin 蛋白)基因突变引起，其最主要的临床表现之一就是蛋白尿。肾小球毛细血管壁由内向外可分为三层结构，分别为内皮细胞层、基底膜层和上皮细胞层，这三层结构共同组成了肾小球滤过系统。其中，上皮细胞高度特化，细胞边缘存在不规则的伪足样突起，故也称为足细胞。相邻的足细胞通过裂孔隔膜(slit diaphragm, SD)连接，裂孔隔膜则是防止蛋白质被滤过的最后一道屏障。而 Nephrin1 蛋白和 Podocin 蛋白皆是跨膜蛋白，是裂孔隔膜的重要组成成分，那么 *NPHS1* 或 *NPHS2* 基因发生突变后则可能会使裂孔隔膜受损进而导致蛋白尿的形成，从而引发肾病综合征。

Shunsuke Tanigawa 等[55]于 2018 年报道了一项关于人源肾病综合征肾脏类器官的诱导与构建的研究，相应的患者存在着 *NPHS1* 基因突变。研究表明，肾病综合征患者来源的肾脏类器官可以再现肾病综合征的一些症状，如定位在细胞表面的 Nephrin1 蛋白减少和裂孔隔膜形成受损。此外，通过 TALEN 基因编辑技术对患者来源的诱导多能干细胞中 *NPHS1* 基因突变位点进行修正，修正后的诱导多能干细胞来源的类器官则能够很好地形成裂孔隔膜。2021 年，Tomoko Ohmori 等[56]又报道了两例人源肾病综合征肾脏类器官，这两例类器官来自不同 *NPHS1* 基因突变位点的肾病综合征患者，结果同样显示出细胞表面的 Nephrin1 蛋白减少。同时，Lorna Hale 等[57]也有过类似的报道，诱导构建了人源 *NPHS1* 基因突变的肾小球类器官，并发现 Nephrin1 蛋白和 Podocin 蛋白表达水平降低。

2022 年，Jitske Jansen 等[58]构建了杂合 *NPHS2* 基因突变的肾病综合征患者来源的类器官。研究显示该人源肾病综合征肾脏类器官中的 Podocin 蛋白表达水平很低且 Nephrin1 蛋白定位存在异常,同样,这种表型可以通过对该人源诱导多能干细胞中 *NPHS2* 突变位点的修正得到回补。而且,测序结果表明,修正后的诱导多能干细胞来源的类器官中血管内皮生长因子 A(vascular endothelial growth factor A,VEGFA)相关通路活性和转录因子活性增加,这表明肾病综合征可能还会对肾小球足细胞以及血管网络产生一定影响。

除多囊肾病以及肾病综合征以外,先天性肾脏和尿路畸形(congenital anomalies of the kidney and urinary tract,CAKUT)也可能会造成慢性肾脏病。在高收入国家当中,先天性肾脏和尿路畸形即是儿童患慢性肾脏病的主要原因[59]。Jaap Mulder 等[60]就于 2020 年报道了一项研究,成功从婴儿和儿童的小体积尿液或袋装尿液中收集到了可重编程细胞并构建了诱导多能干细胞,然后诱导形成了人源的先天性肾脏和尿路畸形肾脏类器官。这项研究表明小体积尿液也可以是先天性肾脏和尿路畸形患者特异性人诱导多能干细胞和肾脏类器官的可靠来源,并为人源肾脏类器官模型的构建提供了新的参考。多囊性肾发育不良(multicystic dysplastic kidney,MCDK)是先天性肾脏和尿路畸形的一种。Shin-Ichi Mae 等[61]于 2020 年通过 CRISPR – Cas9 基因编辑技术对人诱导多能干细胞中的 *HNF1β* 基因进行杂合敲除,经过特定方式地诱导分化后构建了具有多囊性肾发育不良的一些表型的输尿管芽肾脏类器官。

另有一些研究对其他可能会导致慢性肾脏病患病风险增加的遗传相关的疾病进行了模拟。如 Thomas Forbes 等[62]于 2018 年构建了人源 *IFT140* 基因突变型肾脏类器官,以对肾单位肾痨及相关纤毛病(nephronophthisis related ciliopathy,NPHP – RC)进行模拟。因载脂蛋白 L1(*APOL1*)基因的两种突变类型(G1 和 G2)会提高撒哈拉以南非洲血统人群患慢性肾脏病的风险,Esther Liu 等[63]于 2020 年通过 CRISPR – Cas9 基因编辑技术成功构建了载脂蛋白 L1 的 G1 型人肾脏类器官,并在单细胞转录组水平上建立了相应的细胞图谱。又如 Jin Won Kim 等[64]于 2021 年构建了 *GLA* 基因敲除的人诱导多能干细胞来源的肾脏类器官,以对法布里病(Fabry disease)进行模拟。

这些研究都表明人诱导多能干细胞来源的肾脏类器官能够很好地对遗传相关的肾脏疾病进行模拟,展示出相关疾病表型。同时,在多囊肾病、肾病综合征等类器官模型的构建过程中都能看到基因编辑技术的身影,这也表明基因编辑技术的快速发展对肾脏疾病类器官模型的构建起到了重要推动作用。

2. 病毒感染模拟

类器官还可以被用于研究病毒感染对肾脏的影响。例如,Louisa Helms 等[65]于 2021 利用人多能干细胞来源的肾脏类器官在 SARS – CoV – 2 对肾脏的影响方面进行了一定的探讨,结果显示 SARS – CoV – 2 相对来说更倾向于感染肾脏类器官中的近端小管细胞等。Jitske Jansen 等[66]于 2022 年通过对 SARS – CoV – 2 感染的人诱导多能干细胞来源的肾脏类器官进行单细胞测序,确认了病毒会感染近端小管上皮细胞和足细胞,同时也发现促纤维化信号通路表达上调。这也在某种程度上解释了 COVID-19 与急性肾损伤(acute kidney injury, AKI)、慢性肾脏病之间存在的相关性。

3. 肾脏肿瘤模拟

肾癌是一种常见的泌尿系统癌症,其发病率和死亡率在全球所有癌症中排第 16 位,在世界范围内的发病率约占成年人恶性肿瘤的 2%~3%,而在儿童癌症中,肾癌约占 7%。据国际癌症研究机构(International Agency for Research on Cancer, IARC)估计,2020 年全球报告了新增肾癌病例约 43 万,肾癌死亡病例约 18 万。据中国国家癌症中心于 2022 年公布的最新一期癌症数据,2016 年中国肾癌新增病例 7.58 万,发病率为 3.51/10 万,死亡病例 2.69 万,死亡率为 1.17/10 万。

肾脏肿瘤存在多种亚型,包括肾细胞癌(renal cell cancer, RCC)、肾母细胞瘤(Wilms tumor)、肾透明细胞肉瘤(clear cell sarcoma of the kidney, CCSK)和肾恶性横纹肌样瘤(malignant rhabdoid tumours of the kidney, MRTK)等。尽管有许多肾癌患者已经受益于多种化疗药物,如 5-氟尿嘧啶(5-FU)、吉西他滨(gemcitabine)等,但肾癌整体上对化疗药物的敏感性较低,化疗的临床结果整体上并不理想。而且由于肿瘤异质性等多种因素,一些肾癌靶向药物的治疗效果在个体间存在一定差异。因此,精准医疗和个性化治疗在肾癌的临床诊治方面存在巨大潜力,一方面可以区分出对化疗药物较为敏感的患者,另一方面可以根据个体情况选择不同的靶向药物等。类器官的快速发展则为个性化治疗的开展提供了良好的模型。

Camilla Calandrini 等[67]于 2019 年建立了第一个儿童肾癌类器官生物库,该肾癌类器官生物库含多种肾癌亚型,包括肾细胞癌、肾母细胞瘤、肾恶性横纹肌样瘤等。研究者们发现儿童肾癌类器官在很大程度上能够保留原有肿瘤组织的特征。研究者们能够高效地从大多数儿童肾脏肿瘤中获取对应的类器官并进行快速扩繁,这为相应患者的药物筛选和个性化治疗提供了便捷的平台,也为肾癌基础研究提供了有效的临床前模型。

Frans Schutgens 等[45]、Jenny Wegert 等[68]于 2019 年分别构建了有效的患者来源的肾母细胞瘤类器官,为肾母细胞瘤的诊疗提供了新的临床前模型,可以为更好地评估肾母细胞瘤治疗方案创造条件。Zhichao Li 等[69]于 2022 年报道了一种肾脏肿瘤类器官的培养系统,研究者们通过该系统成功获得了 33 个患者来源的肾细胞癌类器官系。结果显示肾细胞癌类器官保留了其对应肿瘤的组织结构、生物标志物表达谱、转录组特征和遗传学改变。研究者们对肾细胞癌类器官进行了化疗药物筛选,与预期一致,大多数肾细胞癌类器官对常规化疗药物不敏感。同时,研究者们也分析了靶向药物对肾细胞癌类器官的作用,结果发现 mTOR 信号通路抑制剂对几种肾细胞癌类器官的生长显示出较好的抑制作用,该结果与几个临床试验结果一致。这些结果都显示肾细胞癌类器官能够很好地保留其原始肿瘤组织的特征,并且可以作为有价值的临床前模型以供个性化治疗和相关研究的开展。

4. 药物筛选、验证与毒性试验

将肾脏类器官用于药物筛选和药物效果验证可以在一定程度上减少实验动物的使用并且可以较为便利地开展实验。同时,运用肾脏类器官可以更好地筛选出对特定肾脏疾病有效的药物。例如,错误折叠的蛋白质在细胞内大量积累会导致毒性蛋白质病。MUC1 黏蛋白肾病(mucin 1 kidney disease,MKD)是由 *MUC1* 基因移码突变(*MUC1 - fs*)引起的一种罕见病。Moran Dvela-Levitt 等[70]于 2019 年通过患者来源的类器官等多个模型表明 MUC1 黏蛋白肾病是一种毒性蛋白质病。他们通过药物筛选找到了BRD4780 这一化合物,并在人源类器官等多个模型中证明了 BRD4780 能够通过结合TMED9 来清除 MUC1 - fs 蛋白。这一发现为 MUC1 黏蛋白肾病以及其他毒性蛋白质病的治疗奠定了一定的基础。

又如,Benjamin Freedman 和他的学生 Stefan Czerniecki 等[71]于 2018 年在报道一种高通量肾脏类器官筛选平台时,意外地发现非肌肉肌球蛋白 II(NMII)抑制剂blebbistatin 在 12.5 μM 时能够明显促进多囊肾病类器官形成囊肿,这也表明肌肉蛋白相关通路可能与多囊肾病发生有关。而对于 COVID - 19,Vanessa Monteil 等人[72]早在2020 年 5 月就利用人多能干细胞来源的肾脏类器官验证了人源重组可溶性 ACE2 蛋白(human recombinant soluble ACE2,hrsACE2)对于 SARS - CoV - 2 感染的抑制作用。他们通过单细胞测序手段报道了血管紧张素转化酶 2(angiotensin converting enzyme 2,ACE2)会在人多能干细胞来源的肾脏类器官的近端小管和部分足细胞中表达。SARS - CoV - 2 会直接感染人多能干细胞来源的肾脏类器官,而添加 hrsACE2 则能够抑制SARS - CoV - 2 对肾脏类器官的感染。Jan Wysocki 等[73]也于 2021 年利用人多能干细胞来源的肾脏类器官验证了一种新型的 hrsACE2 短变体抗 SARS - CoV - 2 感染的效果。

在可以被用于验证药物有效性的同时,肾脏类器官也已经被证明可以用于进行肾毒性试验(nephrotoxicity assay)。例如,Jenny Digby 等[74]于 2019 年就利用人诱导多能干细胞来源的肾脏类器官对顺铂(cisplatin)引起的急性肾损伤进行研究评估。急性肾损伤的临床表现为肾功能的急速下降,而临床药物对于肾脏的毒副作用则是急性肾损伤的一大诱因。顺铂是一种治疗实体瘤的化疗药物,但用药剂量会受到其对肾脏的毒性的限制,而急性肾损伤则是顺铂治疗实体肿瘤的一种并发症。研究者们通过一种可以简单、高效生产类器官的方法,对顺铂损伤肾脏类器官的效应进行了评估。这项研究证实了人肾脏类器官可以用来模拟由顺铂引起的肾脏损伤,有助于发现新的急性肾损伤生物标志物以及开发更好地治疗方案。Jin Won Kim 等[75]于 2021 年用人诱导多能干细胞来源的肾脏类器官对免疫抑制剂他克莫司(tacrolimus)所产生的肾脏毒性进行了研究。结果表明,人诱导多能干细胞来源的肾脏类器官是探究他克莫司产生肾脏毒性的有效体外模型,并且自噬在他克莫司所引起的肾脏毒性中起着重要作用。Ramila Gulieva 等[76]则于2021 年使用人诱导多能干细胞来源的肾脏类器官对不同冻存保护剂的毒性进行了对比,探讨了肾脏类器官在冷冻保存研究中的潜力。还有研究者于 2022 年先用人诱导多能干细胞来源的肾脏类器官鉴定出 *HMOX1* 可以作为毒性应激的标志基因[77]。然后在人诱导多能干细胞中构建了 *HMOX1* 报告基因,使诱导形成的肾脏类器官能够对不同药物以及药物剂量引起的肾脏毒性产生相应的反应,反应的直观表现为荧光强度的强弱。

5. 其他方面应用

肾脏也发挥着一定的内分泌功能,可以合成促红细胞生成素、肾素、前列腺素以及活化维生素 D 等。肾素对于盐的重吸收、血压调节等起着重要作用。Anusha Shankar 等[78]于 2021 年通过多种成像技术以及单细胞转录组测序分析,成功对人诱导多能干细胞来源的肾脏类器官中产生肾素的基质细胞进行了定位与表征,并且发现在类器官被植入小鼠皮下后能够维持肾素的分泌。同年,他们又报道了人诱导多能干细胞来源肾脏类器官同样能够活化维生素 D[79]。

肾脏中的肾小管细胞在发生损伤后具有一定的自我修复能力。Navin Gupta 等[80]于 2022 年用人诱导多能干细胞来源的肾脏类器官对肾脏损伤和修复进行了模拟,验证了肾脏类器官中近端小管内在的损伤修复能力。而经过多次顺铂处理后,肾脏类器官近端小管对于损伤的响应则转变为不完全修复。在此基础上,通过对单细胞核转录组测序结果和公共数据库中的相关单细胞转录组数据进行分析,发现包括 *FANCD2*、*RAD51* 在内的同源介导的双链 DNA 修复(homology-directed repair, HDR)基因在肾小管内在修复过程中表达上调,但在不完全修复过程中表达下调,而 DNA 连接酶 IV 抑制剂 SCR7 能够改善类器官损伤萎缩情况,并且可以挽救 FANCD2 的表达。由此可见,肾脏类器官也可以作为一种模型帮助我们开展一些有关肾脏功能的研究。

而进一步地将基因编辑技术与肾脏类器官构建方案相结合之后,我们或许能够看到更为广阔的应用前景。例如 Rosemarie Ungricht 等[81]则于 2022 年使用多四环素诱导型 Cas9 人诱导多能干细胞建立了肾脏类器官的全基因组 CRISPR 筛选平台。基于这个平台,他们开展了功能缺失筛查,对肾脏发育过程中的功能性基因以及肾脏各细胞谱系中与细胞增殖相关的基因进行了一定探究。还在肾脏类器官诱导分化的不同时间点用多四环素诱导基因敲除,从而在肾脏类器官发育分化的不同阶段对相关基因的功能进行探究。同时,他们也对肾脏疾病相关基因进行了筛选鉴定。因此,Rosemarie Ungricht 等所构建的类器官平台在肾脏发育研究方面展现出了巨大的潜力。

6. 展望

肾脏类器官的构建方案相对来说已经发展得较为成熟,人们能够构建出人多能干细胞来源的含偏单个或多个肾脏谱系细胞的肾脏类器官,并且也能够从患者来源的多能干细胞出发,诱导出患者特异性的肾脏类器官,这为个性化诊疗提供了一个快速且便利的模型平台。尤其对于患有遗传性肾脏疾病的患者来说,这无疑是一个福音。同时在有关肾脏损伤模拟方面,肾脏类器官也展现出了较好的表型,这为可能的药物筛选和验证提供了可行的模型。

但同时,现阶段的肾脏类器官仍存在着许多亟待解决的问题。由于肾脏是一个具有复杂结构和功能的实质性器官,那么首当其冲的便是,如其滤过和重吸收功能等,如何在肾脏类器官中进行简单的模拟仍是一个十分艰难的问题。其次,大多数诱导方案所诱导出的肾脏类器官仍存在着血管化程度较低、组织不够成熟等多方面问题。这些都限制了肾脏类器官在再生医学等多方面领域的应用。庞大的慢性肾脏患者群同样代表着庞大的需求,这更为肾脏类器官的相关基础研究增添了一份使命色彩,相信随着多能干细胞定向诱导、3D 培养以及基因编辑等技术的进步,这些困难在不久的将来能够被克服。

6.3　前列腺类器官

前列腺是参与哺乳动物雄性生育的重要生殖腺。前列腺分泌的前列腺液对精子的活化至关重要。然而,每年都有大量的人罹患前列腺相关疾病,轻则导致排尿困难、生育力下降,重则危及生命。在我国,高比例的中老年人被前列腺增生所困扰,而前列腺癌更是成为继肺癌之后发病率最高的癌症。加强前列腺基础与临床方面的研究,是保障人民生命健康、增进民生福祉的重要举措。

6.3.1　前列腺的结构与功能

前列腺是参与哺乳动物雄性生育的重要生殖腺。人前列腺位于小骨盆内,在耻骨联合的后方。前列腺的尖端靠近盆底肌,后方与膀胱的颈部相连。正常人前列腺外形呈稍扁的栗子状,横径约 4 cm,垂直径约 3 cm,前后径约 2 cm。

从结构的角度来说,复杂的前列腺其实是由基质包裹上皮形成的管腔组成的。而从解剖学的角度来说,人类前列腺分成了三部分,分别是中央区(Central zone)、外周区(Peripheral zone)和过渡区(Transition zone)[82]。过渡区围绕着射精管附近的尿道。中央区域围绕射精管,并在膀胱基底下方突出。外周区是前列腺顶端、后部和侧面的主要部分。临床上,前列腺通常被描述为有两个侧叶,由中央沟和一个中叶分开,中叶可能伸入老年男性的膀胱,其中,中央沟在临床上是可以由直肠指检触摸到。这些叶片虽然不直接与组织学上定义的正常前列腺结构(即中央区、外周区、过渡区)相对应,但是与过渡区的侧向增生和外周区的向中增生有关。值得注意的是,人前列腺和小鼠前列腺表现出了一定的解剖差异[83]。小鼠前列腺主要分为前侧前列腺(Anterior prostate)、腹侧前列腺(Ventral prostate)、背外侧前列腺(Dorsolateral prostate),呈蝴蝶形。前侧前列腺紧贴储精囊,为中间稍粗,向两端逐渐变细的长条形,长度为 3~10 mm,而腹侧前列腺和背侧前列腺紧贴靠近膀胱括约肌,直径约为 1.5~4 mm。据转录组特征,小鼠的背外侧前列腺相当于人类前列腺的外围区域。

男性的生育需要男性泌尿生殖系统不同器官的配合,每个器官都执行其指定的功能。通过泌尿生殖系统各个器官的相互作用,睾丸(包含生殖细胞、支持细胞和 Leydig 细胞)、附睾和男性副腺(前列腺、精囊和球囊腺)同时参与人类精液的产生[82]。睾丸通过产生生殖细胞(精子)为精液的产生作出贡献,而副腺的主要贡献包括蛋白质(例如分别由前列腺和精囊分泌的激肽释放酶和精原蛋白)、生长因子(例如睾丸中的 Leydig 细胞分泌的睾酮和胰岛素样 3 蛋白)、微量元素(例如前列腺上皮产生的 Zn^{2+})和其他因子(例如前列腺细胞产生的代谢产物柠檬酸盐和精胺以及球窝腺产生的糖蛋白黏蛋白 MG1)。精液由精子和精浆组成,精子约占整个精液体积的 2%～5%,精浆主要由精囊、前列腺上皮和球囊腺分泌的各种液体组成。

前列腺主要由基质和上皮两部分组成。基质和上皮通过不同的信号通路相互影响,来保证前列腺的正常发育和稳态维持。基质的主要功能是维持表皮的正常微环境。在健康状态或者再生状态下,基质提供了许多维持或者恢复腺体稳态的信号,而异常活化的基质可能在前列腺炎症过程中发挥着重要的作用,比如在许多前列腺炎症的情况下,都能观察到基质细胞雄激素受体(androgen receptor, AR)表达量的显著上调,而抑制基质细胞雄激素受体可以缓解炎症情况。前列腺上皮承担了前列腺作为腺体的主要功能[82]。前列腺上皮能够分泌前列腺液,而前列腺液占到了精液的 1/5～1/3 的体积。前列腺液与其他男性生殖腺的分泌物一同在男性生殖中发挥了重要作用。前列腺液中含有许多控制射精过程的因子和激活精子成熟过程的蛋白,这些因子在精液液化和精子运动过程中是不可或缺的。发挥上述功能的因子有:KLK,丝氨酸蛋白酶亚家族的成员,包括 PSA 和 KLK3;柠檬酸,三羧酸循环的中间产物;Zn^{2+},一种存储在前列腺上皮细胞细胞质的微量元素。这些因子在作用机制上和功能上和相互关联协调。射精后的精液液化过程依赖于多种 KLK 的活化。在人体中,前列腺上皮细胞是唯一糖酵解供能高于三羧酸循环的正常细胞。相较于其他正常人的器官,前列腺的 Zn^{2+} 的含量更高,这种特性依赖于前列腺上皮细胞通过雄激素依赖的 Zn^{2+} 回收和释放循环,该循环由锌转运蛋白承担,ZIP1 - 4 负责 Zn^{2+} 的摄取,ZnT1 - 10 则负责 Zn^{2+} 释放。

前列腺上皮主要由管腔细胞、基底细胞和少量神经内分泌细胞构成。对于成年小鼠前列腺的研究,可以发现基底细胞群和管腔细胞群在很大程度上是独立的自我维持的。

管腔细胞是前列腺上皮中数目最多的细胞,呈现立方状或柱状,其分子标记主要有 CK8、CK18 等,同时会高表达雄激素受体。基于单细胞测序等数据[84],目前认为前列腺管腔细胞主要有三群,分别是管腔 A 细胞、管腔 B 细胞和管腔 C 细胞。管腔 A 细胞的标记分子为 Hoxb13、Abo 和 Spink1,管腔 B 细胞的标记分子为 Nkx3.1、Mmp7、Fgl1 和 Pbsn,管腔 C 细胞的标记分子为 Tacstd2、Ck4 和 Psca。管腔 A 细胞和管腔 B 细胞可以富集到许多功能性基因,如与蛋白质折叠、离子稳态和体液分泌等相关的基因,举例来说,前列腺分泌相关基因 Spink1 和 Pbsn 分别在 Luminal - A 和 Luminal - B 细胞中高度表达。值得注意的是,管腔 C 细胞在组织发育和上皮细胞分化中富集,表明该细胞群具有干细胞或祖细胞的特性。对于小鼠前列腺来说,管腔 A 细胞主要分布在腹侧前列腺,管腔 B 细胞主要分布于前侧前列腺和背外侧前列腺,而管腔 C 细胞在前侧、腹侧、背外侧前列腺中均有分布。管腔 C 细胞在前列腺内陷尖端形成小簇，并与前侧前列腺远端、背外侧前列腺和腹侧前列腺中的其他两个管腔细胞簇在空间上分离。而对小鼠进行体内雄激素剥夺（即利用各种手段降低动物体内雄激素水平）后，大多数的持续性管腔细胞是管腔 B 细胞，而管腔 A 细胞群比例从 34.4％ 显著下降到 12.8％。正如预期的那样，雄激素调节基因的表达显著下降，如管腔 A 细胞中的 Spink1 和 Abo，以及管腔 B 细胞中的 Pbsn 和 Nkx3.1。此外，雄激素受体非依赖性基因如 Hoxb13、Mmp7 和 Fgl1 在管腔 A 细胞或管腔 B 细胞的特异性表达得以维持[85]。值得注意的是，Ck4、Tacstd2 和 Sox9 在管腔 C 细胞中保持特异性表达。这些结果表明，即使雄激素水平显著降低后，3 种不同的管腔细胞仍然维持了谱系上的差异。

基底细胞位于基底膜上，并可能参与介导或调节基质细胞和管腔细胞之间的相互作用。基底细胞的分子标记为 CK5、CK14 等，同时也会高表达 p63 等分子[86,87]。p63 对于前列腺基底细胞的发育非常重要，敲除 p63 的小鼠前列腺不能形成正常形态的基底细胞。在正常前列腺中，增殖静息状态的基底细胞中仍然存在激活的 Src。基底细胞的雄激素受体表达水平通常要比管腔细胞低一些。对于基底细胞的分群，目前也是领域内重要的研究方向。在缺乏雄激素的情况下，基底细胞在维持前列腺导管结构方面也起着关键作用。雄激素剥夺后，正常前列腺导管会部分失去其分泌功能，大部分管腔细胞呈现凋亡状态。但在整个变化过程中，各个细胞群高度协调，因此，正常前列腺导管能够在收缩的同时保持其形态完整性。

神经内分泌细胞在前列腺中占比较少[88,89]。这类细胞会表达突触素、嗜铬粒蛋白 A 以及神经肽。神经内分泌细胞的功能尚不明确。神经内分泌细胞在形态上是存在异质性的，封闭型细胞被管腔内的其他细胞分隔开，开放型细胞可以到达腺体管腔。此外，它们还可以根据其分泌产物进行分类。例如，一些表达血清素或嗜铬粒蛋白 A 和 B，而另一些表达降钙素或蛙皮素。这些差异可能反映了它们起源的差异，例如一些神经内分泌细胞可能来自神经嵴细胞，另一些则源于胚胎泌尿生殖窦上皮细胞[90]。

对于前列腺发育过程的研究主要以小鼠发育过程为模式[83]。在小鼠胚胎发育过程中，前列腺从内胚层前泌尿生殖窦产生的时间相对较晚。在胚胎期的第 17.5 天，泌尿生殖窦上皮会开始进行出芽，这便是前列腺发育的起始。与许多其他附上皮组织或器官一样，前列腺的发育依赖于上皮与间充质的相互作用。前列腺发育所需的第一个信号来自底层间充质，并以雄激素依赖性的方式传递到泌尿生殖窦上皮。雄激素也在前列腺上皮细胞的后续发育过程中发挥重要作用，其参与维持前列腺上皮细胞的生长和分化，并促进大多数成年管腔细胞的存活。与实体上皮生长相对应的初始芽侵入下层间质，在经历了多轮分支事件和小管化后，最终导致前列腺上皮的假分层外观的形成。出生时，腹侧前列腺的主导管已经经历了 2～3 次分支事件，在出生后的头两周，大多数分支已经发生，导管分支在 60～90 天内完成。与主导管的生长相比，背外侧前列腺的形态发生略有延迟：分支发生在出生后前两周已基本结束，但上皮分泌的终末分化在出生第一个月才最终完成。

6.3.2 前列腺类器官的构建

前列腺的细胞种类相对简单,对于前列腺类器官的关注主要集中在上皮细胞。同时,因为前列腺相关疾病在男性中相对高发的态势,前列腺疾病类器官构建,尤其是前列腺癌的类器官构建,也是领域内值得关注的内容。前列腺类器官的构建思路目前已较为成熟。不论是从健康细胞还是从癌细胞出发进行前列腺类器官的构建,其成功率也越来越高。Hans Clevers 等[91]曾系统阐述了从健康小鼠和人前列腺细胞(消化或流式细胞术分选的单个管腔或基底细胞)、转移性前列腺癌病变和循环肿瘤细胞为起始进行 3D 前列腺类器官培养的策略。从健康小鼠或人前列腺培养的类器官,既含有分化的管腔细胞,也含有分化的基底细胞;而来自前列腺癌组织的类器官则能够反映前列腺肿瘤的一些特点。

1. 正常前列腺类器官的构建

鼠正常前列腺和人正常前列腺构建方式比较相似。对于鼠前列腺来讲,倘若要构建成类器官,需要将前列腺以外的部分去掉后,将前列腺切成小块,利用胶原酶和胰酶消化成单细胞,将细胞种于基质胶上。鼠前列腺类器官的因子需要包含 EGF、Noggin、R-spondin 1 等,而人前列腺类器官除此之外还需要添加 FGF10、FGF2、Prostaglandin E2 等。这些因子有些为类器官生长所必需,有些则是为了提高类器官的生长效率。值得注意的是,在传代过程中,在培养前 7 天需使用含有细胞凋亡抑制剂 Y-27632 的培养基,后续传代则不必添加细胞凋亡抑制剂。

2. 前列腺癌类器官的构建

前列腺癌类器官的构建方式同正常前列腺类器官的构建方式类似。进行前列腺癌类器官的构建时,同样需要对组织进行消化,然后将细胞种于基质胶上。值得一提的是,从循环系统中分离出前列腺癌细胞并养成类器官的方法也被建立起来。在进行类器官诱导前,需要利用化学试剂和密度梯度离心等方法去掉血液中的血细胞。同时,在更换培养基和传代过程中需要维持细胞凋亡抑制剂 Y-27632 的浓度。

6.3.3 前列腺类器官的鉴定

前列腺类器官已经成为研究前列腺细胞谱系、生理功能和病理状态的重要工具。对于前列腺类器官的鉴定,主要围绕前列腺类器官形成的不同条件和不同细胞起始的前列腺类器官最终的状态展开。

1. 前列腺类器官与细胞因子

目前,从消化前列腺到构建出相应的类器官,通常仅需要两周的时间。而构建出的类器官可以用于研究前列腺生物学的许多不同方面,包括前列腺稳态、前列腺癌发生和前列腺疾病相关治疗药物的发现。当然,前列腺类器官的培养方式也并非一成不变的,可以按照不同的需求加入不同的成分,因为前列腺类器官对于每种成分的相对需求有所区别,对各种成分所产生的相对效应也不一致,当然,这也反映了前列腺对于不同因子的响应并不相同。在前列腺培养基中添加 Noggin 可以增加类器官在初始定植过程中形成的数量,并产生了更高的生长率。但 Noggin 并不是连续传代中所必需的,这与 Noggin 敲除小鼠前列腺发育的观察结果一致,其中 Noggin 的敲除导致骨形态发生蛋白(BMP)信号传导过于活跃,导致增殖的前列腺上皮细胞比例降低和前列腺出芽减少。类似地,Wnt 激动剂 R - spondin 增强了器官的形成能力,提高了类器官的生长速率,但 R - spondin 不是类器官生长所必需的。与此相对应的是,在前列腺发育过程中,R - spondin 和 Wnt 在泌尿生殖窦中广泛表达,Wnt 信号对前列腺发育至关重要。此外,R - spondin 受体 Lgr4 对前列腺发育和分化是必不可少的,与此对应的是前列腺类器官会表达 Lgr4 和 Lgr5。二氢睾酮不是必需的,但二氢睾酮的加入能够显著提高类器官形成的效率。

2. 细胞群进行鉴定

多年来,组织重组实验(Tissue recombination assay)一直被认为是验证前列腺上皮细胞群干细胞或祖细胞潜力的金标准,通过该方法,CD117(即 c - kit,一种干细胞因子受体)等分子被鉴定为前列腺干细胞群的标志物,也利用该方法验证了前列腺研究的热点分子——Nkx3.1 维持前列腺细胞干性的功能。然而,随着类器官技术的发展,近年来,前列腺类器官技术逐渐成为干细胞或祖细胞特性测定的另一种主要方法。

有研究表明,基底细胞和管腔细胞都能够形成前列腺类器官。基底细胞和管腔细胞形成类器官的能力有差异,种植同样数目细胞的情况下,基底细胞形成类器官的数目会远高于管腔细胞。利用免疫组织化学染色等方式可以看到,这两种细胞形成的类器官都会表达基底细胞的标志分子(p63,Ck5)和管腔细胞的标志分子(Ck8)[85]。这与在前列腺最初阶段的发育过程中基底干细胞和管腔干细胞都具有分化成基底细胞和管腔细胞能力的结果是相符的。这种表型与前列腺非常相似,表明前列腺中存在双能管腔祖细胞和双能基底祖细胞。基底细胞来源的类器官和管腔细胞来源的类器官都能维持至少 4 个月的传代,同时保持稳定的核型。当使用组织重组实验将前列腺类器官与泌尿生殖间充质细胞放置在肾包膜下时,会产生重组前列腺。重要的是,在用源自前列腺各个位置的类器官传代 8 次后,这种重建特性得以保留,表明前列腺祖细胞的干性能够以类器官的形式长期保留。

曾有研究者利用组织重组实验鉴定出的一类前列腺祖细胞——抗去势 Nkx3.1 表达细胞(castration-resistant Nkx3.1 - expressing cells,CARNs,一种管腔祖细胞群),当将其作为类器官培养时,能够对外源的雄激素做出相应反应。此外,抗去势 Nkx3.1 表达细胞衍生的类器官可以在组织重组实验中形成前列腺导管,这表明由该类细胞产生的类器官中能够保留前列腺上皮祖细胞特性。位于尿道附近的 Sca - 1$^+$ Nkx3.1$^-$ 管腔细胞在雄激素剥夺的小鼠中比例升高,这些细胞表达雄激素受体,却不具有分泌功能。利用少数这类细胞构建的器官能够产生形态上不同于其他细胞群形成的类器官,这也暗示了这类细胞可能在去势抗性前列腺癌中作为癌细胞的来源。同样,利用前列腺类器官技术,Ly6d$^+$ 管腔细胞和 Zeb1$^+$ 基底细胞也被认为可能存在一定的干细胞或祖细胞特性。针对管腔细胞的分群进行研究,也充分利用了类器官这一有力的工具[84]。

上文中提到前列腺管腔细胞可以分为三群,即管腔 A 细胞、管腔 B 细胞和管腔 C 细胞。管腔 C 细胞具有相对于管腔 A 细胞和管腔 B 细胞更强的增殖能力,这一点可以利用类器官培养验证得到,前列腺近端和远端的管腔 C 细胞的类器官形成比例分别高于其他类型的管腔细胞三倍和六倍。前列腺类器官既会保留细胞的干性,又能够较好地保留细胞的表达谱。前列腺上皮来源的类器官会保留雄激素受体,加入二氢睾酮 72 小时后,CK8[+] 管腔细胞会强烈地极化,体积也会明显增加。雄激素受体的靶基因 $Kfbp5$ 和 $Psca$ 的表达也明显上调。有趣的是,来自不同前列腺上皮干细胞或祖细胞的类器官表现出不同的形态,例如圆形半透明、圆形致密、不规则致密或具有多细长结构的不规则,这表明由于基底细胞和管腔细胞的组成和排列不同,类器官内部的组织形态也不尽相同。总之,已有越来越多的研究表明前列腺类器官能够表征前列腺细胞的干细胞或祖细胞特性,而应用前列腺类器官技术,也能够为前列腺发育的研究提供重要线索和关键证据。

6.3.4　前列腺类器官的应用

前列腺类器官是研究前列腺生物学特征的重要模型之一。利用前列腺类器官,可以对前列腺的各种细胞群及细胞亚群进行鉴定,确定其各自的干细胞或祖细胞特性等;同时,利用前列腺癌类器官模型,既可以对各基因对于前列腺癌发生发展的作用进行探究,又能够研究不同来源的细胞对前列腺癌的贡献,同时还能够评估针对前列腺癌的抗癌药物的有效性。随着单细胞 RNA 测序等大量生物学新技术的兴起,前列腺类器官能够较好地保留原组织基因组和转录组的优点也使其在科研中越来越具有优势,也越来越成为研究前列腺生物学特点的重要手段。当然,同其他所有生物学技术一样,前列腺类器官技术同样存在一定的局限性,如何消除或规避这些局限性也是前列腺类器官研究领域绕不开的话题[92]。

1. 前列腺癌研究

前列腺类器官能够保有前列腺细胞的特征,前列腺癌细胞来源的类器官也能够反映前列腺细胞癌变后的一些特征。前列腺类器官技术的出现,也让前列腺癌研究长期没有合适的体外模型的问题得到解决[93]。

2014 年,陈俞等[94]报道了 7 种来源于不同疾病部位(包括循环肿瘤细胞)的人源性前列腺癌类器官系以及其详细的分子表征。这些器官系具有原发性前列腺癌的基因组特征,包括 TMPRSS2 - ERG 融合、SPOP 突变和 CHD1 缺失,以及去势抗性前列腺癌中常见的改变,包括 TP53、PIK3R1、FOXA1 和几种 DNA 修复以及染色质修饰通路相关基因的突变。此外,类器官系展现了去势抗性前列腺癌的表型多样性,包括雄激素受体依赖性肿瘤、雄激素受体阴性肿瘤、神经内分泌肿瘤和鳞状分化。利用这些类器官,还可以进行体外和体内抗肿瘤药物的测试,为寻找合适的抗肿瘤药物提供依据。后续也有许多科研团队建立起了前列腺癌的类器官模型,例如有研究者从神经内分泌前列腺癌的转移灶中用活检针取得了部分癌组织,并培养出类器官。利用这些类器官,研究人员初步揭示了参与组蛋白甲基转移的 EZH2 蛋白在驱动神经内分泌前列腺癌相关进程中的作用。LuCap PDX 模型是一个大型的、具有良好特征和临床意义的晚期前列腺癌 PDX 模型(patient-derived xenograft models,一种将患者肿瘤组织移植到免疫缺陷的小鼠,从而使肿瘤组织能够较为稳定的传代和保持自身基因组和转录组信息),有研究者尝试从 LuCap PDX 模型出发构建前列腺类器官,并发现产生的类器官能够较好地保留 PDX 模型的谱系标记和转录组。尽管并非所有测试的 LuCap PDX 模型都能产生可以连续繁殖的类器官,但这项研究依然提示我们利用前列腺类器官技术可以从现有且特征良好的 PDX 模型中建立代表性肿瘤模型[95]。

很早便有科研团队利用基因编辑小鼠对前列腺癌展开研究,常见的随着基因编辑方法产生前列腺癌手段有敲除 Pten、敲除 Rb、敲除 P53、过表达 ERG 等几种方式的组合。随着基因编辑技术的进步,可以在源自野生型前列腺上皮或基因编辑前列腺癌小鼠模型的类器官中容易地进行基因操作,从而有助于在肿瘤起始和进展期间对前列腺不同上皮谱系或亚群中的基因或基因组合进行功能分析。例如,有的科研团队使用设计了基于 CRISPR - Cas9 的基因编辑策略进行 TMPRSS2 - ERG 基因融合的试验方案,利用转基因技术对野生型小鼠上皮细胞产生的前列腺进行基因编辑,构建出 TMPRSS2 - ERG 基因融合的类器官,并利用该类器官研究 TMPRSS2 - ERG 基因融合在前列腺癌早期的作用。对于 Tip5 在前列腺癌发生和发展过程中的功能作用的评估,也是通过对前列腺类器官进行基因编辑实现的[96]。从野生型小鼠前列腺细胞培养的类器官,敲低 Pten 后,前列腺类器官变得更加坚实、紧凑,而倘若在 Tip5 敲除的前列腺类器官中敲低 Pten,则会生成半透明的具有双层结构的类器官,这暗示了 Tip5 的缺失影响了 Pten 缺失的前列腺管腔细胞转变为癌细胞的能力。有趣的是,颠倒前列腺管腔细胞中 Tip5 和 Pten 缺失的顺序则不能抑制 Pten 缺失介导的癌变,这意味着癌变过程中基因突变的时间顺序的重要性。而类器官相对容易进行基因编辑的特点也有利于进行基因突变时序的探究。其他利用对前列腺类器官进行基因编辑的研究包括对 SPOP、BAF、FOXA1 和 ERG 等基因对前列腺癌发生发展的研究。值得注意的是,将 SPOP 的 133 位的苯丙氨酸突变为缬氨酸,结合 Pten 缺失可以导致 PI3K/mTOR 和雄激素受体依赖但 ERG 不依赖的侵袭性前列腺腺癌的形成;而 BAF、FOXA1 和 ERG 则被确定为是前列腺癌中维持管腔同一性的重要调节因子[97]。与其他前列腺癌模型相比,这些结果突出了前列腺类器官技术在基因功能分析中的优势,包括时间和成本效率以及易于按照不同时间顺序对不同的基因进行编辑。

2. 前列腺癌药物评估

通过准确保存人类前列腺肿瘤的遗传和表型特征,前列腺类器官技术产生的肿瘤类器官系可用于抗肿瘤药物的敏感性和测试研究。良好的靶向药物对于癌症患者的精准治疗至关重要,不同癌症的不同突变类型会导致对于药物的敏感性产生巨大差异。在诊疗过程中,精准用药已越来越成为癌症治疗的基本要求。

然而,因为缺乏精准到个人的用药评估手段,精准治疗仍然面对着诸多挑战。利用从前列腺癌症患者体内的癌细胞培养的类器官可以发现,具有 Pten 缺失和 PI3KR1 突变的类器官,对于 PI3 激酶途径的抑制剂依维莫司(Everolimus)敏感;高表达雄激素受体的类器官则对雄激素受体的拮抗剂恩杂鲁胺(Enzalutamide)敏感,而低表达雄激素受体的类器官则对其具有耐药性[98]。对于高表达雄激素受体且 Pten 缺失和 PI3KR1 突变的类器官,同时使用 PI3 激酶途径的抑制剂和雄激素受体的拮抗剂可以显著提高类器官对于药物的反应。与使用基因编辑小鼠前列腺癌模型或 PDX 模型的常规临床前研究相比,前列腺类器官技术方法大大减少了药物疗效评估所需的时间和成本。与之相类似的研究还有,从具有 BRCA2 缺失突变的前列腺癌患者癌组织培养的类器官对于 PARP 抑制剂奥拉帕利(Olaparib)较为敏感,而当将该抑制剂用于患者治疗后确实产生了比较好的治疗效果,这也体现了使用前列腺类器官技术为患者提供及时治疗选择的优势。

此外,其他研究小组还利用前列腺类器官技术评估靶向治疗对去势抗性前列腺癌和神经内分泌前列腺癌中不同基因改变的细胞毒性效应,包括 EZH2、雄激素受体突变和扩增,以及 SPOP 突变和 Aurora A 的表达。更重要的是,一些不同的研究小组的研究也证明了使用肿瘤类器官模型进行药物敏感性评估的可行性。例如,携带 SPOP 突变的前列腺肿瘤类器官对 BET 抑制剂更具抗药性;具有 ALK 蛋白 114 位的苯丙氨酸突变为半胱氨酸的肿瘤类器官对各种 ALK 抑制剂表现出不同的反应;去势抗性前列腺癌衍生的前列腺肿瘤类器官 SLFN11 的表达状态可以预测前列腺癌患者对于铂类药物化疗的反应和预后[99]。

值得注意的是,前列腺类器官技术也可以用于筛选单一治疗方式或组合治疗方案新的候选药物。例如,有研究者使用前列腺肿瘤类器官模型证明,靶向 GPX4(前列腺癌神经内分泌分化的重要调节因子)导致了癌细胞的铁死亡;对于脂肪酸摄取和从头脂肪生成途径的双重靶向可以显著抑制源自 PDX 模型的前列腺肿瘤类器官的生长,TOP1 抑制剂茚并异喹啉(Indenoisoquinoline)和 PARP 抑制剂奥拉帕利在同源重组缺陷和 SLFN11 阳性前列腺肿瘤类器官中发挥着协同作用[100]。目前,有一些团队正在致力于建立人前列腺癌的类器官库,他们通过收集大量患者的前列腺组织,并建立相应类器官,利用单细胞测序等组学手段对前列腺癌进行系统性研究。同时,可以利用前列腺癌的类器官库对药物进行筛选,从而大大提高了前列腺癌抗癌药物筛选的速度。总之,这些结果突出了前列腺类器官技术是一个有效的体外药物测试平台,可以用于发现和验证前列腺癌的潜在药理学模式[92]。

3. 前列腺类器官技术挑战

理想情况下,前列腺类器官应该能够反映患者前列腺肿瘤的生物学特征。最终,利用患者肿瘤组织来源培养的类器官能够用于探索指导对患者的个性化治疗。为实现该目的,目前还需要解决前列腺类器官所面对的一些技术挑战和限制。

首先,并非所有前列腺癌患者的组织都能够用于制备类器官。造成类器官培养失败的原因有很多,包括培养基条件不适宜、细胞状态不好、细胞数目不够、被其他类型细胞挤占生存空间等。因为肿瘤细胞的异质性,即使相同类型的肿瘤,其培养条件也不尽相同,培养基中所需的细胞因子也有所差异,倘若没有选用合适的培养基,便会造成类器官难以生长的结果。患者的肿瘤组织在收集、运输等过程中,不可避免地造成细胞的损伤,加之从组织块消化成为单细胞的过程中,剪刀等造成的机械损伤和消化酶等造成的化学损伤也有可能会使细胞状态下降,最终导致类器官培养失败。因在从癌组织提取到类器官培养过程中,不可避免地造成细胞数目的损失,若初始的细胞量不够,最终也会导致观察不到类器官的形成。尽管癌细胞在体内有着较高的生长优势,但在体外状态下,可能会被其他更具有生长优势的细胞取代,直至消失。

另外,需要注意的是,即使养成了类器官,对于类器官传代次数也需要谨慎考量,过多的传代可能会使类器官偏离原有癌组织的生物信息,导致对癌组织信号通路改变的判断的偏差和抗癌药物的药敏实验结果的不准确。因此,我们既需要充分考虑肿瘤之间的异质性,注意总结规律、选取合适培养的培养基,又需要开发适用面更广泛的培养基;在类器官运输过程中,尽量采用低温运输的方式,在对肿瘤组织进行操作的过程中也要尽量减小对细胞的损伤;同时,进行前列腺类器官的传代时,可以主动去除基质细胞等其他类型的细胞形成的类器官,尽量保证癌细胞形成的类器官的生长优势。

大多数前列腺癌药物研究是使用可用的前列腺类器官模型进行的,前列腺类器官模型中主要是上皮细胞,没有基质成分,如免疫细胞、成纤维细胞、平滑肌细胞和内皮细胞。大量证据已经表明,上皮-基质相互作用在前列腺发育和癌变过程中起着至关重要的作用,并可能参与调节药物对肿瘤细胞的作用。有研究发现,正常的乳腺组织的上皮细胞器官和其对应的组织之间存在显著的表型差异,有的乳腺上皮类器官出现了 CD10 的丢失和 CD44 表达的增加。这很有可能是因为在建立类器官时基质相互作用细胞或固有组织结构的丢失,而且前列腺类器官很有可能也会有类似的问题[101]。所以,倘若想要类器官保持完整的组织结构和增殖能力,基质是重要的整合成分。对前列腺癌研究人员来说,将基质成分整合到前列腺类器官培养中仍然是一项具有挑战性的任务。在这一过程中,研究人员需要解决的问题包括:确定有利于基质细胞和上皮细胞生长的条件,确定不同基质群体与上皮细胞或癌细胞的比例,确定基质细胞和细胞外基质的类型和组成,确定合适的细胞外基质的硬度,以及合适的氧气和血清的供应。随着正常前列腺上皮和前列腺肿瘤的单细胞 RNA 测序分析的发展,我们可以更好地了解正常稳态和癌变过程中前列腺的细胞组成的变化。结合我们对前列腺癌基因组和代谢组学特征的理解,前列腺类器官技术的未来发展应考虑结合和保留肿瘤微环境以及间质细胞等与肿瘤相互作用的细胞。这种与体内环境更加类似的前列腺类器官也有利于促进对疾病进展的更好理解,并加速新型抗癌药物的开发。

无论如何,前列腺类器官仍然是一种体外培养系统,没有体内生理过程,因此,仍难以完全替代动物模型。例如,单纯使用前列腺类器官,很难指征血管生成、转移在肿瘤发生发展中的作用。此外,体内模型仍然是监测药物动力学和药效学、不良反应或受试药物毒性的金标准[102]。不论是基础研究还是临床研究,都要注意面对不同的条件和要求时选用不同的生物学模型,这样才能够取得准确严谨的科学结果。

(高栋,彭韵怡,邵先龙,王烁铭)

参考文献

[1] Sung H, Ferlay J, Siegel R L, et al. Global cancer statistics 2020: GLOBOCAN estimates of incidence and mortality worldwide for 36 cancers in 185 countries. CA Cancer J Clin, 2021, 71 (3): 209 - 249.

[2] Smolar J, Salemi S, Horst M, et al. Stem cells in functional bladder engineering. Transfusion medicine and hemotherapy: offizielles Organ der Deutschen Gesellschaft fur Transfusionsmedizin und Immunhamatologie, 2016, 43(5): 328 - 335.

[3] Anumanthan G, Makari J H, Honea L, et al. Directed differentiation of bone marrow derived mesenchymal stem cells into bladder urothelium. The Journal of Urology, 2008, 180(4 Suppl): 1778 - 1783.

[4] Zhang M, Peng Y, Zhou Z, et al. Differentiation of human adipose-derived stem cells co-cultured with urothelium cell line toward a urothelium-like phenotype in a nude murine model. Urology, 2013, 81(2): 465.

[5] Wu Z, Gong Z, Ao Z, et al. Rapid microfluidic formation of uniform patient-derived breast tumor spheroids. ACS Applied Bio Materials, 2020, 3(9): 6273 - 6283.

[6] Zhang Y, McNeill E, Tian H, et al. Urine derived cells are a potential source for urological tissue reconstruction. The Journal of Urology, 2008, 180(5): 2226 - 2233.

[7] Qin D, Long T, Deng J, et al. Urine-derived stem cells for potential use in bladder repair. Stem Cell Research & Therapy, 2014, 5(3): 69.

[8] Dangles V, Lazar V, Validire P, et al. Gene expression profiles of bladder cancers: evidence for a striking effect of in vitro cell models on gene patterns. British Journal of Cancer, 2002, 86(8): 1283 - 1289.

[9] Yoshida T, Sopko N A, Kates M, et al. Three-dimensional organoid culture reveals involvement of Wnt/β - catenin pathway in proliferation of bladder cancer cells. Oncotarget, 2018, 9(13): 11060 - 11070.

[10] Booth C, Harnden P, Selby P J, et al. Towards defining roles and relationships for tenascin - C and TGFbeta - 1 in the normal and neoplastic urinary bladder. The Journal of Pathology, 2002, 198(3): 359 - 368.

[11] Swietach P, Wigfield S, Cobden P, et al. Tumor-associated carbonic anhydrase 9 spatially coordinates intracellular pH in three-dimensional multicellular growths. The Journal of Biological Chemistry, 2008, 283(29): 20473 - 20483.

[12] Shin D H, Dier U, Melendez J A, et al. Regulation of MMP – 1 expression in response to hypoxia is dependent on the intracellular redox status of metastatic bladder cancer cells. Biochimica et Biophysica Acta, 2015, 1852(12): 2593 – 2602.

[13] Miyake M, Hori S, Morizawa Y, et al. CXCL1 – mediated interaction of cancer cells with tumor-associated macrophages and cancer-associated fibroblasts promotes tumor progression in human bladder cancer. Neoplasia (New York, N.Y.), 2016, 18(10): 636 – 646.

[14] Gottfried E, Kunz-Schughart L A, Ebner S, et al. Tumor-derived lactic acid modulates dendritic cell activation and antigen expression. Blood, 2006, 107(5): 2013 – 2021.

[15] Bentivegna A, Conconi D, Panzeri E, et al. Biological heterogeneity of putative bladder cancer stem-like cell populations from human bladder transitional cell carcinoma samples. Cancer Science, 2010, 101(2): 416 – 424.

[16] Wu K, Ning Z, Zeng J, et al. Silibinin inhibits β – catenin/ZEB1 Signaling and suppresses bladder cancer metastasis via dual-blocking epithelial-mesenchymal transition and stemness. Cellular signalling, 2013, 25(12): 2625 – 2633.

[17] Becker L, Fischer F, Fleck J L, et al. Data-driven identification of biomarkers for in situ monitoring of drug treatment in bladder cancer organoids. International Journal of Molecular Sciences, 2022, 23(13).

[18] Lee S H, Hu W, Matulay J T, et al. Tumor evolution and drug response in patient-derived organoid models of bladder cancer. Cell, 2018, 173(2): 515 – 528.

[19] Fullerton N E, Mairs R J, Kirk D, et al. Application of targeted radiotherapy/gene therapy to bladder cancer cell lines. European Urology, 2005, 47(2): 250 – 256.

[20] Yu L, Li Z, Mei H, et al. Patient-derived organoids of bladder cancer recapitulate antigen expression profiles and serve as a personal evaluation model for CAR – T cells in vitro. Clinical & Translational Immunology, 2021, 10(2): e1248.

[21] Colgan R, Williams M. Diagnosis and treatment of acute uncomplicated cystitis. American Family Physician, 2011, 84(7): 771 – 776.

[22] Sharma K, Thacker V V, Dhar N, et al. Early invasion of the bladder wall by solitary bacteria protects UPEC from antibiotics and neutrophil swarms in an organoid model. Cell Reports, 2021, 36(3): 109351.

[23] Kim E, Choi S, Kang B, et al. Creation of bladder assembloids mimicking tissue regeneration and cancer. Nature, 2020, 588(7839): 664 – 669.

[24] Åkerfelt M, Bayramoglu N, Robinson S, et al. Automated tracking of tumor-stroma morphology in microtissues identifies functional targets within the tumor microenvironment for therapeutic intervention. Oncotarget, 2015, 6(30): 30035 – 30056.

[25] Wang S, Gao D, Chen Y. The potential of organoids in urological cancer research. Nature reviews. Urology, 2017, 14(7): 401 – 414.

[26] Gong Z, Huang L, Tang X, et al. Acoustic droplet printing tumor organoids for modeling bladder tumor immune microenvironment within a week. Advanced Healthcare Materials, 2021,

10(22): e2101312.

[27] Webster A C, Nagler E V, Morton R L, et al. Chronic kidney disease. Lancet, 2017, 389 (10075): 1238 – 1252.

[28] McMahon A P. Development of the Mammalian Kidney. Curr Top Dev Biol, 2016, 117: 31 – 64.

[29] Wallace M A. Anatomy and physiology of the kidney. AORN J, 1998, 68(5): 800, 803 – 816, 819 – 820; quiz 821 – 804.

[30] Hamm L L, Nakhoul N, Hering-Smith K S. Acid-base homeostasis. Clin J Am Soc Nephrol, 2015, 10(12): 2232 – 2242.

[31] Sulemanji M, Vakili K. Neonatal renal physiology. Semin Pediatr Surg, 2013, 22(4): 195 – 198.

[32] Dusso A S, Brown A J, Slatopolsky E. Vitamin D. Am J Physiol Renal Physiol, 2005, 289(1): F8 – 28.

[33] Little M H, Combes A N, Takasato M. Understanding kidney morphogenesis to guide renal tissue regeneration. Nat Rev Nephrol, 2016, 12(10): 624 – 635.

[34] Costantini F. GDNF / Ret signaling and renal branching morphogenesis: From mesenchymal signals to epithelial cell behaviors. Organogenesis, 2010, 6(4): 252 – 262.

[35] Carroll T J, Park J S, Hayashi S, et al. Wnt9b plays a central role in the regulation of mesenchymal to epithelial transitions underlying organogenesis of the mammalian urogenital system. Dev Cell, 2005, 9(2): 283 – 292.

[36] Georgas K, Rumballe B, Valerius M T, et al. Analysis of early nephron patterning reveals a role for distal RV proliferation in fusion to the ureteric tip via a cap mesenchyme-derived connecting segment. Dev Biol, 2009, 332(2): 273 – 286.

[37] Taguchi A, Kaku Y, Ohmori T, et al. Redefining the in vivo origin of metanephric nephron progenitors enables generation of complex kidney structures from pluripotent stem cells. Cell Stem Cell, 2014, 14(1): 53 – 67.

[38] Takasato M, Er P X, Becroft M, et al. Directing human embryonic stem cell differentiation towards a renal lineage generates a self-organizing kidney. Nat Cell Biol, 2014, 16(1): 118 – 126.

[39] Takasato M, Er P X, Chiu H S, et al. Kidney organoids from human iPS cells contain multiple lineages and model human nephrogenesis. Nature, 2015, 526(7574): 564 – 568.

[40] Morizane R, Lam A Q, Freedman B S, et al. Nephron organoids derived from human pluripotent stem cells model kidney development and injury. Nat Biotechnol, 2015, 33(11): 1193 – 1200.

[41] Homan K A, Gupta N, Kroll K T, et al. Flow-enhanced vascularization and maturation of kidney organoids in vitro. Nat Methods, 2019, 16(3): 255 – 262.

[42] Uchimura K, Wu H, Yoshimura Y, et al. Human pluripotent stem cell-derived kidney organoids with improved collecting duct maturation and injury modeling. Cell Rep, 2020, 33(11): 108514.

[43] Taguchi A, Nishinakamura R. Higher-order kidney organogenesis from pluripotent stem cells. Cell Stem Cell, 2017, 21(6): 730 – 746.

[44] Wu H, Uchimura K, Donnelly E L, et al. Comparative analysis and refinement of human PSC-derived kidney organoid differentiation with single-cell transcriptomics. Cell Stem Cell, 2018,

23(6)：869 - 881.

[45]　Schutgens F, Rookmaaker M B, Margaritis T, et al. Tubuloids derived from human adult kidney and urine for personalized disease modeling. Nat Biotechnol, 2019, 37(3)：303 - 313.

[46]　Morizane R, Bonventre J V. Kidney organoids：A translational journey. Trends Mol Med, 2017, 23(3)：246 - 263.

[47]　Vanslambrouck J M, Wilson S B, Tan K S, et al. A toolbox to characterize human induced pluripotent stem cell-derived kidney cell types and organoids. J Am Soc Nephrol, 2019, 30(10)：1811 - 1823.

[48]　Yoshimura Y, Taguchi A, Tanigawa S, et al. Manipulation of nephron-patterning signals enables selective induction of podocytes from human pluripotent stem cells. J Am Soc Nephrol, 2019, 30(2)：304 - 321.

[49]　Freedman B S, Brooks C R, Lam A Q, et al. Modelling kidney disease with CRISPR-mutant kidney organoids derived from human pluripotent epiblast spheroids. Nat Commun, 2015, 6：8715.

[50]　Cruz N M, Song X, Czerniecki S M, et al. Organoid cystogenesis reveals a critical role of microenvironment in human polycystic kidney disease. Nat Mater, 2017, 16(11)：1112 - 1119.

[51]　Low J H, Li P, Chew E G Y, et al. Generation of human PSC-derived kidney organoids with patterned nephron segments and a de novo vascular network. Cell Stem Cell, 2019, 25(3)：373 - 387.

[52]　Howden S E, Wilson S B, Groenewegen E, et al. Plasticity of distal nephron epithelia from human kidney organoids enables the induction of ureteric tip and stalk. Cell Stem Cell, 2021, 28(4)：671 - 684.

[53]　Shimizu T, Mae S I, Araoka T, et al. A novel ADPKD model using kidney organoids derived from disease-specific human iPSCs. Biochem Biophys Res Commun, 2020, 529(4)：1186 - 1194.

[54]　Shamshirgaran Y, Jonebring A, Svensson A, et al. Rapid target validation in a Cas9 - inducible hiPSC derived kidney model. Sci Rep, 2021, 11(1)：16532.

[55]　Tanigawa S, Islam M, Sharmin S, et al. Organoids from nephrotic disease-derived iPSCs identify impaired NEPHRIN localization and slit diaphragm formation in kidney podocytes. Stem Cell Reports, 2018, 11(3)：727 - 740.

[56]　Ohmori T, De S, Tanigawa S, et al. Impaired NEPHRIN localization in kidney organoids derived from nephrotic patient iPS cells. Sci Rep, 2021, 11(1)：3982.

[57]　Hale L J, Howden S E, Phipson B, et al. 3D organoid-derived human glomeruli for personalised podocyte disease modelling and drug screening. Nat Commun, 2018, 9(1)：5167.

[58]　Jansen J, van den Berge B T, van den Broek M, et al. Human pluripotent stem cell-derived kidney organoids for personalized congenital and idiopathic nephrotic syndrome modeling. Development, 2022, 149(9)：dev200198.

[59]　Romagnani P, Remuzzi G, Glassock R, et al. Chronic kidney disease. Nat Rev Dis Primers, 2017, 3：17088.

[60] Mulder J, Sharmin S, Chow T, et al. Generation of infant- and pediatric-derived urinary induced pluripotent stem cells competent to form kidney organoids. Pediatr Res, 2020, 87(4): 647 − 655.

[61] Mae S I, Ryosaka M, Sakamoto S, et al. Expansion of human iPSC-derived ureteric bud organoids with repeated branching potential. Cell Rep, 2020, 32(4): 107963.

[62] Forbes T A, Howden S E, Lawlor K, et al. Patient-iPSC-derived kidney organoids show functional validation of a ciliopathic renal phenotype and reveal underlying pathogenetic mechanisms. Am J Hum Genet, 2018, 102(5): 816 − 831.

[63] Liu E, Radmanesh B, Chung B H, et al. Profiling APOL1 nephropathy risk variants in genome-edited kidney organoids with single-cell transcriptomics. Kidney360, 2020, 1(3): 203 − 215.

[64] Kim J W, Kim H W, Nam S A, et al. Human kidney organoids reveal the role of glutathione in Fabry disease. Exp Mol Med, 2021, 53(10): 1580 − 1591.

[65] Helms L, Marchiano S, Stanaway I B, et al. Cross-validation of SARS − CoV − 2 responses in kidney organoids and clinical populations. JCI Insight, 2021, 6(24).

[66] Jansen J, Reimer K C, Nagai J S, et al. SARS − CoV − 2 infects the human kidney and drives fibrosis in kidney organoids. Cell Stem Cell, 2022, 29(2): 217 − 231.

[67] Calandrini C, Schutgens F, Oka R, et al. An organoid biobank for childhood kidney cancers that captures disease and tissue heterogeneity. Nat Commun, 2020, 11(1): 1310.

[68] Wegert J, Zauter L, Appenzeller S, et al. High-risk blastemal wilms tumor can be modeled by 3D spheroid cultures in vitro. Oncogene, 2020, 39(4): 849 − 861.

[69] Li Z, Xu H, Yu L, et al. Patient-derived renal cell carcinoma organoids for personalized cancer therapy. Clin Transl Med, 2022, 12(7): e970.

[70] Dvela-Levitt M, Kost-Alimova M, Emani M, et al. Small molecule targets TMED9 and promotes lysosomal degradation to reverse proteinopathy. Cell, 2019, 178(3): 521 − 535.

[71] Czerniecki S M, Cruz N M, Harder J L, et al. High-throughput screening enhances kidney organoid differentiation from human pluripotent stem cells and enables automated multidimensional phenotyping. Cell Stem Cell, 2018, 22(6): 929 − 940.

[72] Monteil V, Kwon H, Prado P, et al. Inhibition of SARS − CoV − 2 infections in engineered human tissues using clinical-grade soluble human ACE2. Cell, 2020, 181(4): 905 − 913.

[73] Wysocki J, Ye M, Hassler L, et al. A novel soluble ACE2 variant with prolonged duration of action neutralizes SARS − CoV − 2 infection in human kidney organoids. J Am Soc Nephrol, 2021, 32(4): 795 − 803.

[74] Digby J L M, Vanichapol T, Przepiorski A, et al. Evaluation of cisplatin-induced injury in human kidney organoids. Am J Physiol Renal Physiol, 2020, 318(4): F971 − F978.

[75] Kim J W, Nam S A, Seo E, et al. Human kidney organoids model the tacrolimus nephrotoxicity and elucidate the role of autophagy. Korean J Intern Med, 2021, 36(6): 1420 − 1436.

[76] Gulieva R E, Higgins A Z. Human induced pluripotent stem cell derived kidney organoids as a model system for studying cryopreservation. Cryobiology, 2021, 103: 153 − 156.

[77] Lawrence M L, Elhendawi M, Morlock M, et al. Human iPSC-derived renal organoids

engineered to report oxidative stress can predict drug-induced toxicity. iScience, 2022, 25(3):
103884.

[78] Shankar A S, Du Z, Mora H T, et al. Human kidney organoids produce functional renin. Kidney
Int, 2021, 99(1): 134 – 147.

[79] Shankar A S, van den Berg S A A, Tejeda Mora H, et al. Vitamin D metabolism in human
kidney organoids. Nephrol Dial Transplant, 2021, 37(1): 190 – 193.

[80] Gupta N, Matsumoto T, Hiratsuka K, et al. Modeling injury and repair in kidney organoids
reveals that homologous recombination governs tubular intrinsic repair. Sci Transl Med, 2022,
14(634): eabj4772.

[81] Ungricht R, Guibbal L, Lasbennes M C, et al. Genome-wide screening in human kidney
organoids identifies developmental and disease-related aspects of nephrogenesis. Cell Stem Cell,
2022, 29(1): 160 – 175.

[82] Verze P, Cai T, Lorenzetti S. The role of the prostate in male fertility, health and disease. Nat
Rev Urol, 2016, 13(7): 379 – 386.

[83] Wang G, Zhao D, Spring D J, et al. Genetics and biology of prostate cancer. Genes Dev, 2018,
32(17 – 18): 1105 – 1140.

[84] Guo W, Li L, He J, et al. Single-cell transcriptomics identifies a distinct luminal progenitor cell
type in distal prostate invagination tips. Nat Genet, 2020, 52(9): 908 – 918.

[85] Chua C W, Shibata M, Lei M, et al. Single luminal epithelial progenitors can generate prostate
organoids in culture. Nat Cell Biol, 2014, 16(10): 951 – 961, 951 – 954.

[86] Crowley L, Cambuli F, Aparicio L, et al. A single-cell atlas of the mouse and human prostate
reveals heterogeneity and conservation of epithelial progenitors. Elife, 2020, 9.

[87] Rane J K, Droop A P, Maitland N J. A detailed analysis of gene expression in human basal,
luminal, and stromal cell populations from benign prostatic hyperplasia tissues and comparisons
with cultured basal cells. Eur Urol, 2017, 72(1): 157 – 159.

[88] Davies A H, Beltran H, Zoubeidi A. Cellular plasticity and the neuroendocrine phenotype in
prostate cancer. Nat Rev Urol, 2018, 15(5): 271 – 286.

[89] Beltran H, Rickman D S, Park K, et al. Molecular characterization of neuroendocrine prostate
cancer and identification of new drug targets. Cancer Discov, 2011, 1(6): 487 – 495.

[90] Beltran H, Oromendia C, Danila D C, et al. A phase II trial of the aurora kinase A inhibitor
alisertib for patients with castration-resistant and neuroendocrine prostate cancer: Efficacy and
biomarkers. Clin Cancer Res, 2019, 25(1): 43 – 51.

[91] Drost J, Karthaus W R, Gao D, et al. Organoid culture systems for prostate epithelial and cancer
tissue. Nat Protoc, 2016, 11(2): 347 – 358.

[92] Chun-Wai M, Yu S, Soon-Keng C, et al. Prostate organoid technology — the new POT of gold in
prostate stem cell and cancer research. Acta Physiologica Sinica, 2021.

[93] Puca L, Bareja R, Prandi D, et al. Patient derived organoids to model rare prostate cancer
phenotypes. Nat Commun, 2018, 9(1): 2404.

[94] Gao D, Vela I, Sboner A, et al. Organoid cultures derived from patients with advanced prostate cancer. Cell, 2014, 159(1): 176 – 187.

[95] Nguyen H M, Vessella R L, Morrissey C, et al. LuCaP prostate cancer patient-derived xenografts reflect the molecular heterogeneity of advanced disease and serve as models for evaluating cancer therapeutics. Prostate, 2017, 77(6): 654 – 671.

[96] Pietrzak K, Kuzyakiv R, Simon R, et al. TIP5 primes prostate luminal cells for the oncogenic transformation mediated by PTEN-loss. Proc Natl Acad Sci U S A, 2020, 117(7): 3637 – 3647.

[97] Talos F, Mitrofanova A, Bergren S K, et al. A computational systems approach identifies synergistic specification genes that facilitate lineage conversion to prostate tissue. Nat Commun, 2017, 8: 14662.

[98] Carver B S, Chapinski C, Wongvipat J, et al. Reciprocal feedback regulation of PI3K and androgen receptor signaling in PTEN-deficient prostate cancer. Cancer Cell, 2011, 19(5): 575 – 586.

[99] Dai X, Gan W, Li X, et al. Prostate cancer-associated SPOP mutations confer resistance to BET inhibitors through stabilization of BRD4. Nat Med, 2017, 23(9): 1063 – 1071.

[100] Viswanathan V S, Ryan M J, Dhruv H D, et al. Dependency of a therapy-resistant state of cancer cells on a lipid peroxidase pathway. Nature, 2017, 547(7664): 453 – 457.

[101] Sachs N, de Ligt J, Kopper O, et al. A living biobank of breast cancer organoids captures disease heterogeneity. Cell, 2018, 172(1 – 2): 373 – 386.

[102] Lin D, Wyatt A W, Xue H, et al. High fidelity patient-derived xenografts for accelerating prostate cancer discovery and drug development. Cancer Res, 2014, 74(4): 1272 – 1283.

第7章
肌肉类器官

肌肉分为骨骼肌、心肌、平滑肌三种,其中骨骼肌是人体最大的器官,占人体湿重的50%左右,对于人体的运动、姿态保持、体温保持、代谢稳态维持发挥至关重要的作用,其受运动神经元支配,能够随意收缩。心肌是心脏的重要组成部分,具有节律性收缩和舒张的功能,不能自主收缩,其类器官构建在心血管部分介绍。平滑肌主要位于内脏器官的内壁,受植物神经控制,不能自主收缩。

7.1 骨骼肌的结构与功能

骨骼肌的基本组成包括多核的肌纤维(myofiber)[即肌肉细胞(muscle cell)]、血管、间充质细胞、脂肪细胞等和多种胞外基质。功能性肌肉通过肌腱与骨骼相连,通过神经-肌肉接头与运动神经元相连,从而实现可控的自主运动。骨骼肌组织最大的特征是在一块骨骼肌中所有肌细胞均同向平行排列,从而使得骨骼肌能够产生同一方向性的力。每个肌细胞中含有数百至数千条平行排列的肌原纤维(myofibril),肌原纤维由粗细两种肌丝按一定规律排列而成,形成明暗交织的横纹。肌细胞彼此平行排列,通过胞外基质的包裹,进一步组成高度规范化排列的骨骼肌结构。每条肌纤维外包有一层薄的结缔组织膜,称为肌内膜(endomysium)。许多肌纤维平行排列成肌束,其周围被肌束膜(perimysium)包裹。许多肌束聚集在一起构成一块骨骼肌,在骨骼肌外面包裹着肌外膜(epimysium)(图7-1)。

构建骨骼肌类器官的关键要素既包括在所有类器官构建中都至关重要的种子细胞选择,还包括骨骼肌特异性的组织结构重建。骨骼肌类器官可以用于在体外高度仿真模拟体内的骨骼肌系统,进行发育、再生等研究和药物的药效、毒理、代谢等的研究和检测,也可以替代部分动物实验,有效降低药物研发的时间和经济成本。同时,在体外构建的具有完整3D结构和成熟功能的骨骼肌还可以直接用于大体积肌肉缺失(volumetric muscle loss)的治疗,具有重要的理论和应用价值。

平滑肌虽然在体内具有重要的作用,但是迄今尚未有成功构建平滑肌类器官的报道。因此,本章将主要介绍骨骼肌类器官的构建及应用。

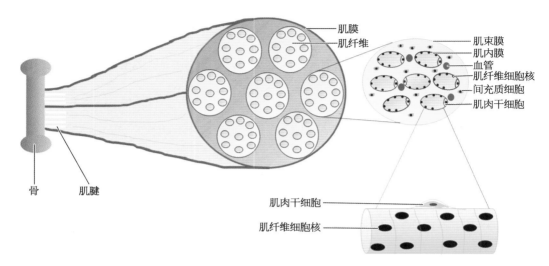

图 7 - 1　骨骼肌结构示意图

7.2　骨骼肌类器官的构建

7.2.1　人骨骼肌类器官构建的主要种子细胞

骨骼肌类器官的种子细胞包括胚胎干(embryonic stem cells,ESs)细胞、诱导多能干(induced pluripotent stem cells, iPSs)细胞和成体肌肉干细胞(muscle stem cells, MuSCs)。ESs 细胞和 iPSs 细胞能够在体外大量扩增,理论上能够提供大量的种子细胞。如何高效定向诱导人 ESs 或 iPSs 细胞分化为肌纤维,是选择这类种子细胞的重要技术关键。目前从人 ESs 或 iPSs 细胞诱导为肌肉细胞的方法分为转基因和化学诱导法两种。转基因法是指基于对骨骼肌发育和再生机制的研究,向 ESs 或 iPSs 细胞中通过病毒感染等方法引入促进肌肉细胞分化的关键调控基因,如 $Pax3$、$Pax7$、$MyoD$ 等[1-3]。化学诱导法是指基于对骨骼肌发育和再生分子机制的理解,模拟体内的发育分化过程,用多种化学分子分步向骨骼肌细胞诱导[4-6]。转基因法一般能够在较短的时间内获得较高的分化效率。但是由于引入外源基因,一方面无法完整地模拟人骨骼肌的发育分化过程,另一方面,在后续应用中需要充分验证细胞的安全性。化学诱导法的安全性较高,但是一般耗时较长,分化效率相对较低。建立安全高效的人 ESs/iPSs 细胞的骨骼肌定向诱导分化方法依然是制备人骨骼肌类器官所面临的重要挑战之一。

除了 ESs/iPSs 细胞之外,来源于成体骨骼肌组织的肌肉干细胞或肌肉前体细胞(成肌细胞,myoblast)也是制备人骨骼肌类器官的重要种子细胞。肌肉干细胞是定位于骨骼肌中的成体干细胞,能够在体外和体内高效分化为肌纤维[7,8],分化所得的肌纤维具有较高的成熟度。但是原代肌肉干细胞需要从临床骨骼肌样品中获得,细胞来源较为有限,细胞数量非常少,因此需要在体外进行大量扩增。与多数成体干细胞类似,肌肉干细胞在体外保持干性且大量扩增是应用肌肉干细胞构建骨骼肌类器官的关键难点之一。通过研究肌肉干细胞在体内的微环境,并在体外对其进行模拟,目前已经建立了一些在体外对肌肉干细胞进行较长时间传代培养的系统,在体外扩增传代 20 代以上的肌肉干细胞在移植入体内后依然能够支持骨骼肌的多次再生,回归正确的干细胞巢(niche),保持完整的干性[9]。对肌肉干细胞的干性保持机制进行进一步深入研究,鉴定更多能够保持肌肉干细胞干性的因子,进一步完善功能性肌肉干细胞体外扩增体系,均是应用肌肉干细胞作为种子细胞的关键科学问题。

应用上述种子细胞,通过自组织的方式可以获得一些具有一定功能的骨骼肌类器官。例如,应用人多能干细胞及 iPSs 细胞,通过自组织的方式构建了神经-肌肉类器官(neuromuscular organoids)[10,11]。目前的研究表明,在胚胎发育过程中,中胚层向体节、体节进一步向肌肉分化的过程目前看来不需要有机械力的刺激。通过自组织方式形成的骨骼肌类器官缺少定向力学刺激和与之密不可分的高度有序的定向结构,因而更多的是模拟早期胚胎发育过程中的肌肉形成。

7.2.2　生物材料在人骨骼肌类器官构建中的应用

与体内的多数软组织不同,骨骼肌的结构高度组织化,肌纤维的定向排列、与肌腱等相邻组织的有序连接都是构建功能性 3D 骨骼肌时所必须考虑的重要指标。因此,除了通过经典的自组织方法来制备类器官外,为了引导其中的肌源性细胞排列和融合形成高度定向分布的成熟肌纤维结构,引入生物材料为细胞的有序生长提供方向指引的物理因素,使细胞与生物材料相结合形成有序结构是构建骨骼肌类器官的重要途径。这种物理因素既可以是对生物材料本身赋予高度定向对齐的物理结构,引导结合其上的肌细胞取向排列[12-14],也可以是通过锚点固定的方式模拟骨骼肌通过肌腱固定在骨骼上产生的定向拉伸牵引力,引导细胞在力的作用下沿着锚点间连线的方向实现排列和生长[11,15]。依据材料的特性,利用适合的构建方式,可以为肌源性及非肌源性细胞提供仿生微环境,引导细胞分化、迁移、排列及融合形成复合的 3D 骨骼肌类器官。

目前已经开发出多种用于骨骼肌 3D 构建的生物材料,这些生物材料作为支架,模拟和重现天然骨骼肌组织中细胞外基质(extracellular matrix, ECM)的 3D 环境,为细胞的分化、生长、排列和融合等提供物理拓扑结构和化学微环境。这些支架材料按照其来源的不同,主要分为取材于天然组织的天然高分子材料以及人工合成高分子材料。

1. 天然高分子材料

取材自动物组织的天然高分子材料在化学成分上更接近细胞体内生长的真实微环境,具备良好的生物活性,一般不需要额外地再向支架材料中引入其他生物活性因子。这些天然高分子材料既包括一些组分单一、明确的材料,例如明胶、胶原和纤维蛋白等[14,16,17],也包括一些多组分的复合材料,例如商品化的基底膜 ECM 凝胶 Matrigel、

Geltrex[11,18]、由肌肉及其他健康组织得到的脱细胞类材料[19-21]，以及由人血小板裂解液得到的凝胶类材料等[22]。天然高分子材料也可与合成材料联用。其中，人工合成高分子材料因其机械性能易于调控且易于加工制造，常在组织工程支架中用于构建具有导向性的结构，或者为本身机械性能较弱以及降解速率较快的天然凝胶类材料提供机械支撑或延缓降解的功能[12,13,23,24]。

  2. 合成高分子材料

  合成高分子材料由于其分子结构可以自由地设计和改变，因而其物理性能可以在很大范围内自主调控，从而可以满足多种需求。合成高分子材料基本为生物惰性，虽然可以通过与分子链上的活性基团反应再引入其他生物活性分子，但更多的时候是利用其为本身机械性能较弱的天然高分子水凝胶类材料提供力学增强或机械支撑的功能。同时，合成高分子的生物惰性特性也使得它可以应用于多种条件较为严苛的加工手段，例如热熔后的模具浇铸和3D挤出打印，有机溶剂中不同温度条件下的热致相分离成型等，而不用考虑加热或有机溶剂处理过程可能对材料本身生物活性造成的不利影响。基于以上特性，合成高分子材料在各种组织工程支架中都得到了广泛的应用。

  在骨骼肌类器官制备中，主要是利用其易加工的特性，通过各种加工方式模拟天然肌肉ECM定向排列的物理结构，或者为天然高分子的水凝胶材料提供固定的锚点，从而为肌纤维的定向排列提供物理导向。目前常用的构建定向物理结构的加工方式主要包括3种：热拉伸、3D打印和静电纺丝。

  常规的脂肪族聚酯类高分子，例如聚乳酸（polylactic acid，PLA），聚乳酸-羟基乙酸共聚物[poly（lactic-co-glycolic acid），PLGA]，聚己内酯（polycaprolactone，PCL），聚三亚甲基碳酸酯（poly trimethylene carbonate，PTMC）等，因为其具有良好的生物相容性、可生物降解性、易加工、性质可调控等优点而广泛应用于多种组织工程支架[25-27]。

  3D打印作为一种个性化定制结构的成熟加工方式，其打印的方式可以根据材料的性能或细胞打印的需求进行匹配性调整，例如适用于光交联材料的激光、紫外光（UV）或可见光打印，适用于低温成型材料的低温接收打印，或者生物墨水负载细胞的直接打印再成型。合成高分子材料与3D打印相结合，在骨骼肌类器官制备中的应用主要包括直接打印构建具有平行拓扑结构的支架，以及打印支撑性结构为其他凝胶类材料提供固定支撑。例如，热塑性聚氨酯和聚氨酯脲共聚物（thermoplastic polyurethane，TPU）是由交替的硬段和软段组成的线型大分子，可以通过选择合适的软硬段组分及其质量比，为特定的应用需求定制调控其性能，同时其本身具有良好的生物相容性，从而被应用于骨骼肌类器官支架的3D打印[13]。

  用于制备3D骨骼肌类器官的生物材料通常需要模拟骨骼肌ECM的纳米纤维结构。静电纺丝技术作为现有的制备纳米纤维结构最常用、最便捷的技术之一，常用于各种支架的构建[24,28]。通过改变和设计电纺丝的接收方式，可以制备有序排列的纳米纤维支架。利用静电纺丝聚氨酯共聚物，可制备具有良好弹性、与骨骼肌的拓扑结构和生理刚度相匹配的定向排列纳米纤维支架,这一支架可以有效地引导小鼠成肌细胞系 C2C12 细胞以及人源的 iPSCs 诱导形成的成肌细胞前体细胞分化、排列和融合形成平行排列的肌纤维。将纳米纤维片悬浮在定制的丙烯酸微孔装置上,可以充分发挥聚合物的超弹性特性,实现纳米纤维和人源 iPSCs 衍生肌纤维的协同收缩,从而形成集成的混合肌肉结构[24]。

虽然堆叠法与经典的通过自组织的方式形成类器官的定义有所不同,但是相较于自组织形成的类器官,通过将种子细胞和生物材料相结合,可更好地模拟体内骨骼肌的 3D 结构和力学刺激,形成的 3D 骨骼肌具有更有序的结构、更强的力学性质和更成熟的功能。

7.3　骨骼肌类器官的鉴定

骨骼肌中的肌纤维高度有序排列,通过肌腱与骨骼相连接,在运动神经元的支配下通过自主收缩带动骨骼产生运动。成功的骨骼肌类器官构建应当能够在体外部分或全部模拟上述骨骼肌的结构与功能。

骨骼肌类器官首先应当能够模拟体内肌纤维的高度有序排列。电镜观察分析表明,无论是使用自组织还是使用组织工程支架法构建的骨骼肌类器官,都或多或少获得了平行排列的肌纤维结构[10,11]。在 2D 培养中分化获得的肌管细胞成熟度较低,肌节(sarcomere)等一些重要的肌肉结构难以形成,一些重要蛋白如 AChRE 等没有表达,另一些重要功能蛋白如 Dystrophin 的细胞膜定位不准确。3D 骨骼肌类器官通过施加电刺激、力学刺激、添加恰当的 ECM 成分、与神经元细胞或血管内皮细胞等共培养等方法,可有效地提高所获得的肌肉细胞的成熟度。应用多种方法制备的 3D 骨骼肌类器官在肌肉细胞的融合指数和肌纤维的直径等方面与 2D 培养相比均有显著提高,表明类器官中存在性能更优的单根肌纤维。3D 培养的骨骼肌中肌纤维的排列更加有序,更接近体内骨骼肌的物理结构[29,30]。在体内骨骼肌通过与运动神经元细胞的轴突相互作用形成神经-肌肉接头,从而能够在运动神经元的支配下自主收缩。同时骨骼肌是高度富血管的组织,在骨骼肌中分布着大量的血管,为骨骼肌提供氧气和其他营养物质。血管化和神经化的骨骼肌类器官能够更好地模拟体内骨骼肌的功能和结构,促进骨骼肌细胞的成熟。构建具有神经-肌肉接头的神经化的肌肉类器官方面已经有一些研究发表。应用人多能干细胞在同一体外诱导系统中向神经前体细胞和肌肉细胞分化,通过自组织的方式能够形成具有神经-肌肉接头的类器官,部分模拟运动神经元在肌纤维上的投射[10,11,30,31]。在自组织形成的神经-肌肉类器官中,肌纤维的有序排列较体内肌肉组织为差,神经-肌肉接头存在于分散在类器官立体结构各处的肌纤维结构的界面上。应用生物材料制备的支架结合肌肉细胞和运动神经元细胞共培养构建的肌肉类器官,能够更好地模拟体内肌纤维的高度取向排列,及运动神经元投至肌纤维上形成的具有特殊结构的神经-肌肉接头[11]。神经-肌肉接头的形成能够有效地促进肌纤维的成熟,提高单根肌纤维中细胞核的数量,增加肌纤维的直径。

　　神经-肌肉类器官还能进一步促进更多成熟神经-肌肉接头特异性基因的表达。例如,在体内成熟肌纤维能够在神经-肌肉接头的肌肉侧表达乙酰胆碱受体 CHRNE。2D培养的肌肉细胞无法激活 CHRNE 的表达,而在 3D 培养的肌肉类器官中可以检测到明显的 CHRNE 表达,提示肌纤维的成熟度更高,更接近体内肌肉组织的基因表达情况[30]。此外,在 3D 肌肉类器官中,神经-肌肉接头的物理结构也更成熟,更接近体内性状,能够获得更多的具有分支和中空花冠状结构的成熟乙酰胆碱受体簇[23,30]。同时,乙酰胆碱受体与 MuSK 和 Rapsyn 等神经-肌肉接头蛋白的共定位也能够在肌肉类器官中得到很好的重现,而在 2D 神经-肌肉共培养系统中,几乎观察不到这类成熟的功能性神经-肌肉接头所特有的共定位[30]。

　　3D 肌肉类器官不仅有利于神经-肌肉接头的形成和成熟,而且有利于肌纤维形成成熟的肌节结构。肌节是骨骼肌结构和功能的基本单位,由肌原蛋白(myosin)组成的粗肌丝和由肌动蛋白(actin)组成的细肌丝交错组织而成。两个肌动蛋白接头处形成 Z 线(Z line)。肌节即为在两条 Z 线之间的单元,这一单元反复重复,形成有功能的骨骼肌(图 7 - 2)。在 2D 培养中很难形成规则完整的肌节结构,而在 3D 培养的类器官中可以观察到肌节的形成[30,32]。

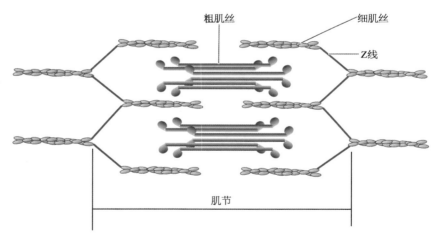

图 7 - 2　肌节结构示意图

　　应用骨骼肌脱细胞基质或通过 3D 打印,引入脂肪间充质干细胞(adipose derived stem cells,ADSCs)、人血管内皮细胞(HuVECs)等共同进行培养,能够形成具有一定血管化的类器官[23,33,34]。包裹在肌纤维束外面的肌膜既是肌肉高度有序结构的重要组成部分,同时也是肌肉干细胞的重要干细胞巢,为肌肉干细胞的干性保持提供物理微环境,在多种病理、生理过程中发挥重要的作用。应用肌肉来源的内皮细胞与人成肌细胞结合水凝胶,可以在体外构建具有血管和肌膜结构的肌肉类器官[35]。

　　与多数软组织不同,除了血管内皮、间充质细胞与运动神经元等多种细胞类型与肌肉细胞进行共培养,形成有机组织,促进类器官的成熟之外,电刺激、力学刺激等物理因素对肌肉类器官的成熟也发挥重要的促进作用。在类器官形成过程中施加电刺激,能够提高分化肌纤维的融合指数,增加融合细胞中细胞核的数量,Dystrophin 蛋白可以正确定位在细胞膜上,表达肌节特异性 α - actinin 的细胞比例也显著提高[36]。通过固定锚点构建肌肉类器官可以模拟体内肌肉受到的力学刺激。力学刺激能够促进肌纤维的有序排列,提高肌纤维直径,促进肌节及神经-肌肉接头的形成与成熟[37]。

　　收缩能力是骨骼肌的重要性质,在肌肉类器官培养系统中,形成成熟神经-肌肉接头的 3D 肌肉组织具有更高的收缩频率和更强的收缩力,与之相对应,肌肉收缩所必需的钙流也相应增强[30,36]。通过电刺激模拟神经刺激,也能够提高 3D 肌肉组织的收缩频率、收缩力量和钙流[36]。

　　除了为机体提供运动所需的力量,支持主动运动外,骨骼肌还是体内最大的代谢器官,是进行糖代谢和脂代谢的主要场所之一。2D 培养的肌肉细胞只能部分模拟体内骨骼肌的代谢,而 3D 培养的肌肉类器官能够较好地模拟体内肌肉的糖、脂和氨基酸代谢能力,其代谢流(metabolic flux)和底物使用情况都更接近体内肌肉[36]。

　　除了上述对肌纤维成熟度和肌肉功能的检测之外,单细胞测序也常用于检测类器官的细胞组成。特别是对于通过自组织方式形成的类器官,其组成细胞种类、比例等的变化对于类器官的功能有重要影响。稳定的构建方法能够每次获得细胞种类、比例较为稳定的类器官。对于这些指标的检查,单细胞测序目前发挥重要作用。

　　综上所述,人肌肉类器官在物理结构、纤维排列有序性、肌纤维成熟度、肌纤维收缩能力、钙流变化、神经-肌肉接头的完整性和成熟度等方面都更接近体内,但是目前还没有达到忠实完整模拟体内肌肉组织各方面性质的程度。因而不断改进类器官的种子细胞、生物材料的性能和构建方法,使在体外获得的类器官更接近体内骨骼肌的各方面性质是未来重要的努力方向。

7.4　骨骼肌类器官的应用与展望

　　骨骼肌类器官培养系统主要是在近 4～5 年内开始建立起来的,因而目前只有一些初步的应用问世。这些初步的应用已经展示了骨骼肌类器官在模拟体内发育和再生过程、模拟人类疾病、用于药物筛选及器官移植等方面的巨大潜能,为进一步开拓类器官的应用奠定了基础。

7.4.1　模拟发育过程模拟

　　人胚胎发育中如何生成肌肉组织、神经-肌肉接头如何发育成熟等重要科学问题目前还不能很好地回答。人神经中胚层前体细胞(neuromesodermal progenitors,NMPs)

是通过单细胞测序等方法发现的、存在于胚胎发育早期的具有运动神经元和中胚层细胞分化潜能的前体细胞[38,39]。从 hiPSs 细胞诱导的肌肉类器官能够分步模拟体内胚胎时期中从前体节中胚层(presomitic mesoderm)到体节(somite)形成的发育过程,重现体内体节发育时关键调控基因 Hes7 和 Dkk1 的周期性激活[40]。同时,结合肌肉类器官与单细胞测序,发现在胚胎发育早期肌肉生成时,CD44^{High}/CD98$^+$/MYOD1$^+$ 和传统的PAX7^{High}/FBN1^{High}/SPRY1^{High}两群细胞均能够分化为肌纤维,为理解人骨骼肌的胚胎发育提供了新的视角。

应用 NMPs 通过自组织的方式在体外形成肌肉类器官的过程部分模拟了体节发育过程中神经与中胚层细胞分化发育为神经-肌肉接头的过程。通过在肌肉类器官形成的早期和晚期进行单细胞测序,发现肌肉类器官能够稳定地模拟胚胎发育过程中 NMPs 向脊髓运动神经元和中胚层细胞分化时所产生的主要细胞类型,也能够重现脊髓后端运动神经元和成熟肌纤维的发育过程。通过电镜观察,在类器官的神经-肌肉接头的突触前神经末梢发现突触囊泡(synapticvesicles)的存在,提示类器官中的神经元具有正常的信号传递功能。当使用神经递质谷氨酸(glutamate)和乙酰胆碱(acetylcholine, Ach)对类器官进行刺激时,类器官中形成的多个神经-肌肉接头能够实现网络化的协同激活,共同产生电位和钙流,说明类器官能够部分模拟体内的神经传导网络[10]。自组织形成的类器官能够较好地模拟早期胚胎发育过程中,骨骼肌没有外界力学刺激情况下的发育成熟过程,为研究人早期胚胎发育提供了良好的模型。

通过引入生物材料支架,模拟体内力学和 ECM 环境构建的器官能够较好地模拟受到力学刺激后肌肉组织的成熟、生长和再生[34]。应用 hiPSs 细胞结合 ECM 包被的transwell,能够形成具有一定长度的神经丝的神经-肌肉类器官。在 iPSs 细胞中引入光遗传调控元件,形成的器官能够在光诱导下激活神经元,驱动肌肉,产生有规律的收缩,为研究肌肉的成熟、再生和疾病模拟提供了优良的模型[29,31]。

7.4.2　模拟疾病发生发展

除了能够模拟发育过程之外,应用患者 iPSs 作为种子细胞,形成的类器官可以模拟很多疾病的发生、发展过程。很多肌肉退行性疾病和运动神经元-肌肉退行性疾病发生在成年个体中,发病机制和病程较为复杂,难以在患者体内进行追踪研究。同时,由于病变涉及很多成熟肌纤维的性质改变,在体外 2D 培养系统中,这些成熟肌纤维的功能无法体现,因而难以进行疾病的模拟。而类器官能够较好地重现体内成熟肌纤维的基因表达、蛋白定位及肌纤维机构,是模拟肌肉退行性疾病的良好模型。在体外应用杜氏肌无力(Duchenne muscular dystrophy, DMD)患者的 iPSs 细胞成功构建肌肉类器官[34]。使用连续电刺激模拟患者的肌肉无力疲劳能够较好地再现患者体内的肌肉功能障碍[41,42]。在此模型基础上,可建立高通量器官培养系统,支持药物高通量筛选[42]。侧索硬化症(amyotrophic lateral sclerosis, ALS)是由于运动神经元发生初始病变导致的肌肉萎缩与肌肉功能丧失,其具体的发病机制和疾病发展过程中神经-肌肉接头的改变情况目前尚不清楚,也难以在患者体内进行监测。使用 ALS 患者的 iPSs 细胞,在肌肉类器官可模拟 ALS 患者中的神经-肌肉接头性质改变,为进一步理解发病机制奠定了基础[43]。

除了使用患者来源的 iPSs 细胞构建类器官,还可以通过向肌肉类器官添加致病因子对疾病进行模拟。例如,重症肌无力(myasthenia gravis,MG)是一种自身免疫性疾病,患者的免疫系统攻击神经-肌肉接头导致肌肉萎缩,肌纤维收缩功能丢失,丧失运动能力,如果攻击呼吸肌则会导致呼吸衰竭而死亡。然而,目前没有能够较好模拟 MG 的动物和细胞模型。通过向肌肉类器官中添加来源于 MG 患者血清中分离到的 IgG 混合物,能够在体外重现患者的多种病理表型[10,11]。肌肉类器官也可用于对 SARS-CoV-2 感染的研究。最近的研究表明,在新冠病毒感染较长时间后依然能够在骨骼肌中检测到 SARS-CoV-2 病毒的存在[44],但是病毒对肌肉的影响及其机制目前还不清楚。因此,应用肌肉类器官研究 SARS-CoV-2 感染对肌肉功能的影响是一个重要的研究方向[45]。肌肉类器官将为进一步揭示 SARS-CoV-2 对机体的影响提供良好的模型系统。

在类器官构建过程中,还可通过混合使用患者来源的细胞与正常细胞,从而使两种来源细胞共同形成肌肉类器官,以模拟疾病的发生。DMD 患者经常发生肌肉的纤维化,但是具体的机制目前尚不清楚。在构建肌肉类器官的时候加入来源于 DMD 患者的成纤维细胞,可以在体外构建具有肌膜的 3D 肌肉模型。在引入 DMD 患者成纤维细胞后,类器官中的 collagen I、fibronectin、α-smooth muscle actin 等与纤维化相关的基因的表达水平显著提高。成纤维细胞向肌成纤维细胞的转分化是 DMD 患者中发生的典型的病理转变,其在 2D 细胞培养系统中无法模拟,而在 3D 肌肉类器官中能够观察到 DMD 患者成纤维细胞在肌肉类器官中向肌成纤维细胞(myofibroblast)的转分化[35]。

除了在神经支配下进行收缩外,骨骼肌还是体内最大的代谢器官,在 2 型糖尿病等代谢性疾病的发生和发展中起重要的作用[46]。在 2D 培养系统中,肌管细胞的代谢与体内骨骼肌代谢有比较大的差异,因而难以模拟体内骨骼肌的代谢。3D 培养的骨骼肌类器官在代谢特性上更接近体内真实情况。例如,与体内类似,在肌肉类器官中线粒体具有更高的脂肪酸氧化代谢水平,同时能够产生较多的支链氨基酸[36]。应用 DMD 患者的 iPSs 细胞构建的骨骼肌类器官能够模拟患者体内骨骼肌发生的胰岛素抵抗、葡萄糖摄取能力下降和糖原积累等代谢异常[47],为进一步的研究奠定了基础。

骨骼肌胰岛素抵抗是 2 型糖尿病的主要缺陷,这种疾病主要与 4 型葡萄糖转运蛋白(GLUT4)的功能和含量受损有关。骨骼肌组织中 GLUT4 过表达可改善葡萄糖稳态。由纤维蛋白凝胶负载 GLUT4 过表达细胞与聚左旋乳酸(poly-L-lactic acid,PLLA)和 PLGA 混合的多孔 3D 支架相结合构建的肌肉类器官在植入肥胖小鼠模型后,能够显著降低空腹血糖水平。在植入后 4 个月,肥胖小鼠的基础葡萄糖水平明显下降和稳定。对移植后的肌肉类器官进行进一步分析,发现与代谢过程相关的肌细胞因子(如白介素 IL-6、IL-10 和 IL-13)的表达水平升高[27]。此外,过表达 glut4 的肌肉类器官在移植入胰岛素抵抗小鼠后,在高葡萄糖负荷条件下能够改善糖耐量[27]。这些结果表明,GLUT4 过表达肌肉类器官移植是一种恢复糖尿病小鼠胰岛素敏感性和改善葡萄糖稳态的有效方式,是潜在的治疗 2 型糖尿病的创新模式。

在 3D 肌肉类器官中对人类肌肉退行性疾病的准确模拟为探索这些疾病的发病机制、疾病发展过程提供了良好的模式系统。进一步优化类器官的构建方式,提高肌纤维的组织度和成熟度将有助于提高类器官在体外模拟肌肉退行性疾病的准确度。

7.4.3　药物筛选

3D 肌肉类器官不仅能够模拟各种疾病,为探索疾病的发生、发展研究提供研究模型,而且可以作为药物筛选平台用于治疗药物的筛选。例如,应用 DMD 3D 肌肉类器官,进行了小分子化合物和蛋白因子的筛选,鉴定出一些能够在体外促进肌纤维生长的因子[32,48]。肌肉类器官也用于筛选能够促进肌节形成和成熟的信号通路[32]。稳定地构建大量肌肉类器官是进行高通量药物筛选的必要条件。目前也开发出了一些基于多孔板或微流控技术的高通量类器官制备方法,用于药物筛选和药效检测。例如,通过微流控技术建立了模拟 ALS 中神经-肌肉接头功能障碍的类器官模型,能够用于高通量药物筛选[49]。在多孔板中构建具有较好的均一性的肌肉类器官用于检测药物在肌肉运动前后的功能[50]。进一步提高构建方法的稳定性和类器官的均一性是高通量构建类器官的重要努力方向。

7.4.4　再生医学应用

除了作为模式系统研究发育和疾病发生,作为平台进行药物筛选和药效检测之外,大尺度骨骼肌类器官还可以直接用于骨骼肌大体积缺失的再生医学治疗。目前在这方面也进行了一些探索。骨骼肌大体积缺失由于超出了体内肌肉干细胞能够支撑的再生能力,无法依靠机体自身的再生能力自我修复。大体积肌肉缺失还会引起慢性炎症反应,阻碍肌肉再生,促进纤维化瘢痕的产生。上述问题会导致患者出现永久性的功能丧失和长期的身体残疾等。现有的主要临床治疗手段还是瘢痕组织清创和自体肌瓣组织移植,例如临床的金标准自体肌瓣移植常伴有供体部位病变、移植肌肉坏死、组织可用性受限等问题。应用再生医学技术,在体外重构 3D 肌肉类器官,移植入体内后再造发生缺损的肌肉可以克服现有自体移植疗法的缺陷,为开发骨骼肌大体积缺失的新治疗方法带来了希望。最近几年,应用 3D 肌肉类器官在治疗大体积肌肉缺损方面进行了一些动物实验,为进一步的临床应用奠定了基础。3D 人骨骼肌类器官在移植入发生大体积肌肉缺损的免疫缺陷型小鼠中之后,能够整合至损伤部位,周围的血管组织能够进入移植的3D 肌肉类器官,移植后的肌肉类器官能够与体内神经连接,形成神经-肌肉接头并进行收缩,发生规律性钙流变化[29,51]。3D 打印构建的人肌肉类器官在移植入小鼠后也能够促进大体积肌肉缺失的修复,显著改善肌纤维直径和组织化,同时能够发生血管化和神经化,与受体内的血管和神经相连接,在体内存活较长时间[52]。

　　应用 3D 骨骼肌类器官治疗大体积肌肉缺损虽然有广阔的应用前景,但是目前仍处在起步阶段。现有研究构建的人肌肉类器官尺度较小,只能用于在小鼠等小动物中进行移植,而人的肌肉尺度较大,因此建立稳定高效地构建大尺度 3D 人骨骼肌类器官的体系对于骨骼肌类器官的临床应用至关重要。将大尺度人骨骼肌类器官在大动物中进行移植,检测其整合度和功能也是骨骼肌类器官临床实验的重要步骤。建立大动物的大体积肌肉缺损模型、移植方法及功能检测体系也是骨骼肌类器官临床应用需要解决的关键技术难点。

7.4.5　展望

　　人骨骼肌类器官的构建策略目前主要有自组织法和结合生物材料构建法两种。采用上述两种策略构建出的人骨骼肌类器官具有与体内骨骼肌相似的 3D 结构、细胞组成、代谢性质和基因表达谱,能够在体外模拟体内早期胚胎发育和出生后骨骼肌的形成、发育和再生过程,为研究人肌肉的发育与再生提供了良好的系统。骨骼肌类器官也能够较好地模拟多种肌肉退行性疾病的发生和发展,是研究骨骼肌疾病发病机制和进行药物筛选、药效评价和骨骼肌药物毒性、毒理评价的良好平台。此外,大尺度 3D 骨骼肌类器官能够直接用于大体积肌肉缺损的再生医学治疗。综上所述,人肌肉器官具有广阔的应用前景(图 7 - 3)。但是,人肌肉类器官的研究在近 5 年刚刚起步,还有很多关键科学问

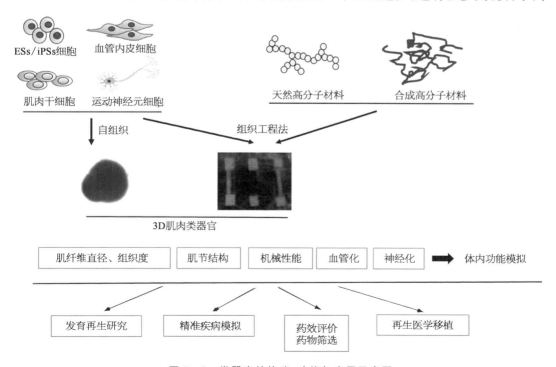

图 7 - 3　类器官的构建、功能与应用示意图

题和技术难点需要进行深入攻关研究,例如功能种子细胞的规模化扩增技术、肌肉类器官的功能检测技术、高通量类器官构建技术、大尺度肌肉类器官的构建技术、类器官移植后的体内功能评价体系等都需要进一步探索和完善。平滑肌及其相关组织目前还没有建立成熟稳定的类器官培养体系,这也是亟待解决的技术难点。结合体内研究,建立和优化多种肌肉类器官的构建方法,完善提升其功能,拓展其应用领域,是人肌肉类器官未来研究的重要方向。

(刘晟,胡苹)

参考文献

[1] Goudenege S, Goudenege, Carl, et al. Myoblasts derived from normal hESCs and dystrophic hiPSCs efficiently fuse with existing muscle fibers following transplantation. Mol Ther, 2012, 20(11): 2153 – 2167.

[2] Darabi R, Arpke R, Irion S, et al. Human ES- and iPS-derived myogenic progenitors restore DYSTROPHIN and improve contractility upon transplantation in dystrophic mice. Cell Stem Cell, 2012, 10(5): 610 – 619.

[3] Maffioletti S M, Gerli M F M, Ragazzi M, et al. Efficient derivation and inducible differentiation of expandable skeletal myogenic cells from human ES and patient-specific iPS cells. Nat Protoc, 2015, 10(7): 941 – 958.

[4] Tedesco F S, Gerli M F M, Perani L, et al. Transplantation of genetically corrected human iPSC-derived progenitors in mice with limb-girdle muscular dystrophy. Sci Transl Med, 2012, 4(140): 140ra89.

[5] Hick, Aurore, Gobert, et al. Generation of human muscle fibers and satellite-like cells from human pluripotent stem cells in vitro. Nat Protoc, 2016, 11(10): 1833 – 1850.

[6] Chal J, Oginuma M, Tanoury Z A, et al. Differentiation of pluripotent stem cells to muscle fiber to model Duchenne muscular dystrophy. Nat Biotechnol, 2015, 33(9): 962 – 969.

[7] Fu X, Zhuang C L, Hu P. Regulation of muscle stem cell fate. Cell Regen, 2022, 11(1): 40.

[8] Fu X, Wang H, Hu P. Stem cell activation in skeletal muscle regeneration. Cell Mol Life Sci, 2015, 72(9): 1663 – 1677.

[9] Xin, Fu, Jun, et al. Combination of inflammation-related cytokines promotes long-term muscle stem cell expansion. Cell Res, 2015, 25(6): 655 – 673.

[10] Martins J M F, Fisher C, Vrzi A, et al. Self-organizing 3D human trunk neuromuscular organoids. Cell Stem Cell, 2020, 27(3): 498.

[11] Bakooshli M A, Lippmann E S, Mulcahy B, et al. A 3D culture model of innervated human skeletal muscle enables studies of the adult neuromuscular junction. elife Sciences, 2019, 8.

[12] Jin Y, Shahriari D, Jeon E J, et al. Functional skeletal muscle regeneration with thermally drawn porous fibers and reprogrammed muscle progenitors for volumetric muscle injury. Adv Mater, 2021, 33(14): e2007946.

[13]　Gokyer S, Yilgor E, Yilgor I, et al. 3D printed biodegradable polyurethaneurea elastomer recapitulates skeletal muscle structure and function. ACS Biomater Sci Eng, 2021, 7(11): 5189 - 5205.

[14]　Nakayama K H, Quarta M, Paine P, et al. Treatment of volumetric muscle loss in mice using nanofibrillar scaffolds enhances vascular organization and integration. Commun Biol, 2019, 2: 170.

[15]　Juhas M, Engelmayr G, Fontanella A, et al. Biomimetic engineered muscle with capacity for vascular integration and functional maturation in vivo. Proc Natl Acad Sci U S A, 2014, 111 (15): 5508 - 5513.

[16]　Heher P, Christiane, Ruenzler, et al. A novel bioreactor for the generation of highly aligned 3D skeletal muscle-like constructs through orientation of fibrin via application of static strain. Acta Biomater, 2015, 24: 251 - 265.

[17]　Kim S H, Kim D Y, Lim T H, et al. Silk fibroin bioinks for digital light processing (DLP) 3D bioprinting. Adv Exp Med Biol, 2020, 1249: 53 - 66.

[18]　Hinds S, Bian W, Dennis R G, et al. The role of extracellular matrix composition in structure and function of bioengineered skeletal muscle. Biomaterials, 2011, 32(14): 3575 - 3583.

[19]　Choi Y J, Jun Y J, Kin D Y, et al. A 3D cell printed muscle construct with tissue-derived bioink for the treatment of volumetric muscle loss. Biomaterials, 2019, 206: 160 - 169.

[20]　Quarta M, Cromie M, Chacon R, et al. Bioengineered constructs combined with exercise enhance stem cell-mediated treatment of volumetric muscle loss. Nat Commun, 2017, 8: 15613.

[21]　Zhang Q, Chiu Y, Chen Y, et al. Harnessing the synergy of perfusable muscle flap matrix and adipose-derived stem cells for prevascularization and macrophage polarization to reconstruct volumetric muscle loss. Bioact Mater, 2023, 22: 588 - 614.

[22]　Fernandez-Garibay X, Maria A, Ortega, et al. Xeno-free bioengineered human skeletal muscle tissue using human platelet lysate-based hydrogels. Biofabrication, 2022, 14(4).

[23]　Kim J H, Kim I, Seol Y J, et al. Neural cell integration into 3D bioprinted skeletal muscle constructs accelerates restoration of muscle function. Nat Commun, 2020, 11(1): 1025.

[24]　Cheesbrough A, Sciscione F, Riccio F, et al. Biobased elastomer nanofibers guide light-controlled human-iPSC-derived skeletal myofibers. Adv Mater, 2022, 34(18): e2110441.

[25]　Liu S, Sun X, Wang T, et al. Nano-fibrous and ladder-like multi-channel nerve conduits: Degradation and modification by gelatin. Mater Sci Eng C Mater Biol Appl, 2018, 83: 130 - 142.

[26]　Das S, Browne K D, Laimo F A, et al. Pre-innervated tissue-engineered muscle promotes a pro-regenerative microenvironment following volumetric muscle loss. Commun Biol, 2020, 3(1): 330.

[27]　Beckerman M, Harel C, Michael I, et al. GLUT4 - overexpressing engineered muscle constructs as a therapeutic platform to normalize glycemia in diabetic mice. Sci Adv, 2021, 7(42): 3947.

[28]　Chen S, Du Z, Zou J, et al. Promoting neurite growth and schwann cell migration by the harnessing decellularized nerve matrix onto nanofibrous guidance. ACS Appl Mater Interfaces,

2019, 11(19): 17167 - 17176.

[29] Rao L, Qian Y, Khodabukus A, et al. Engineering human pluripotent stem cells into a functional skeletal muscle tissue. Nat Commun, 2018, 9(1): 126.

[30] Shin M K. Generation of skeletal muscle organoids from human pluripotent stem cells to model myogenesis and muscle regeneration. Int J Mol Sci, 2022, 23(9).

[31] Andersen J, Revah O, Miuva Y, et al. Generation of functional human 3D cortico-motor assembloids. Cell, 2020, 183(7): 1913 - 1929.

[32] Selvaraj S. Screening identifies small molecules that enhance the maturation of human pluripotent stem cell-derived myotubes. Elife, 2019, 8.

[33] Heidari Moghadam A. Redesigning of 3-dimensional vascular-muscle structure using ADSCs / HUVECs co-culture and VEGF on engineered skeletal muscle ECM. Cell J, 2022, 24 (7): 380 - 390.

[34] Maffioletti S, Sarcar S, Henderson A, et al. Three-dimensional human iPSC-derived artificial skeletal muscles model muscular dystrophies and enable multilineage tissue engineering. Cell Rep, 2018, 23(3): 899 - 908.

[35] Bersini S, Gilardi M, Ugolini G S, et al. Engineering an environment for the study of fibrosis: A 3D human muscle model with endothelium specificity and endomysium. Cell Rep, 2018, 25(13): 3858 - 3868.

[36] Khodabukus A. Electrical stimulation increases hypertrophy and metabolic flux in tissue-engineered human skeletal muscle. Biomaterials, 2019, 198: 259 - 269.

[37] Aydin O, Passaro A P, Elhebeary M, et al. Development of 3D neuromuscular bioactuators. APL Bioeng, 2020, 4(1): 016107.

[38] Gouti M, Delile J, Stamataki D, et al. A gene regulatory network balances neural and mesoderm specification during vertebrate trunk development. Dev Cell, 2017, 41(3): 243 - 261.

[39] Guibentif C, Griffiths J A, Imaz-Rosshandler I, et al. Diverse routes toward early somites in the mouse embryo. Dev Cell, 2021, 56(1): 141 - 153.

[40] Matsuda M, Yamanaka Y, Uemura M, et al. Recapitulating the human segmentation clock with pluripotent stem cells. Nature, 2020, 580(7801): 124 - 129.

[41] Mournetas V. Myogenesis modelled by human pluripotent stem cells: a multi-omic study of Duchenne myopathy early onset. J Cachexia Sarcopenia Muscle, 2021, 12(1): 209 - 232.

[42] Uchimura T, Asano T, Nokata T, et al. A muscle fatigue-like contractile decline was recapitulated using skeletal myotubes from Duchenne muscular dystrophy patient-derived iPSCs. Cell Rep Med, 2021, 2(6): 100298.

[43] Osaki T, Uzel S G M, Kamm R D. Microphysiological 3D model of amyotrophic lateral sclerosis (ALS) from human iPS-derived muscle cells and optogenetic motor neurons. Sci Adv, 2018, 4(10): eaat5847.

[44] Stein S R. SARS - CoV - 2 infection and persistence in the human body and brain at autopsy. Nature, 2022, 612(7941): 758 - 763.

［45］ Seixas M. Unraveling muscle impairment associated with COVID – 19 and the role of 3D culture in its investigation. Front Nutr，2022，9：825629.

［46］ Chatterjee S，Khunti K，Davies M J. Type 2 diabetes. Lancet，2017，389(10085)：2239 – 2251.

［47］ Salvatore，Iovino，Alison，et al. Myotubes derived from human-induced pluripotent stem cells mirror in vivo insulin resistance. Proc Natl Acad Sci U S A，2016，113(7)：1889 – 1894.

［48］ Xu B，Zhang M，Perlingeiro R C R，et al. Skeletal muscle constructs engineered from human embryonic stem cell derived myogenic progenitors exhibit enhanced contractile forces when differentiated in a medium containing EGM – 2 supplements. Adv Biosyst，2019，3（12）：e1900005.

［49］ Jongh R D，Spijkers X M，Svetlana P V，et al. Neuromuscular junction-on-a-chip：ALS disease modeling and read-out development in microfluidic devices. J Neurochem，2021，157(3)：393 – 412.

［50］ Reyes-Furrer A，Andrade S D，Bachmann D，et al. Matrigel 3D bioprinting of contractile human skeletal muscle models recapitulating exercise and pharmacological responses. Commun Biol，2021，4(1)：1183.

［51］ Gilbert-Honick J，Iyer S R，Somers S M，et al. Engineering 3D skeletal muscle primed for neuromuscular regeneration following volumetric muscle loss. Biomaterials，2020，255：120154.

［52］ Thangadurai M，Ajith A，Budharaju H，et al. Advances in electrospinning and 3D bioprinting strategies to enhance functional regeneration of skeletal muscle tissue. Biomater Adv，2022，142：213135.

第 8 章
心脏与血管类器官

　　心血管系统由心脏、动脉、毛细血管和静脉等组成,血液在其中定向流动,将氧、营养物质、激素、生物活性物质等输送到全身器官,同时又将组织细胞的代谢废物及二氧化碳输送到排泄器官排出体外。心血管系统还具有内分泌作用,分泌激素以调节靶器官功能及代谢。因此,心血管系统是维持机体内环境稳态、新陈代谢等正常生命活动的重要系统。人胚胎发育第 3 周已初步建立了原始心血管系统。心血管系统的发生发育和功能极易受到遗传或非遗传因素的影响而出现异常,其发育障碍或病变是全球范围造成死亡的主要原因。明确人类心血管早期发生与发育、生理功能维持和疾病发生发展机制,探究干预策略,对防治心血管疾病、减低死亡率意义重大。

　　随着干细胞生物学、心血管生理学、组织工程、生物医学工程及类器官领域等的发展,人们不仅可以体外培养心脏和血管的细胞,还可以将其进一步构建与组装为具有一定功能的三维 3D 结构的类器官。心脏和血管类器官的构建策略和方法不断拓展,为研究人类心血管发生与发育、多类群细胞互作与组装、心血管功能及调控、心血管疾病的病因与发展机制、各类药物的开发与验证提供了绝佳模型,并有可能用于组织损伤的再生修复。要实现心血管类器官的广泛及深度应用,还存在一系列重大挑战和瓶颈问题。本章节在简要介绍心血管系统结构和功能基础上,重点介绍了构建心血管类器官的主要细胞类型、策略方法、评价体系和应用场景,分析讨论了构建心血管类器官尚需解决的问题,并对心血管类器官的未来发展进行了展望。

8.1　心脏类器官

　　心脏是脊椎动物循环系统的核心器官。作为心血管系统的动力泵,心脏有节律地收缩和舒张,驱动血液在血管中循环流动。人体心肌细胞从胚胎第 4 周起开始工作,直至死亡。人类心脏类器官的构建,为人类心脏的发生、发育、功能维持和调控、遗传学和非遗传学心脏病的发生发展机制、研发防治心脏疾病的药物与药物人体毒性预测、心肌修复等研究提供了最为接近人体组织器官的模型。然而,尚需进一步发展现有的构建策略和方法以充分实现心脏类器官的功能和应用价值。此部分在简要介绍心脏结构和功能的基础上,重点介绍心脏类器官构建的细胞类型、方法、评价体系和应用,并分析和探讨构建心脏类器官面临的挑战和展望。

8.1.1　心脏的结构与功能

心脏的主要功能是为血液在机体内循环流动提供动力。随着心肌的收缩,心脏将血液通过动脉泵至身体各个部分;而伴随心肌舒张,血液又由静脉流回心脏。与此同时,心脏通过其泵功能将激素、神经递质和其他的信号分子转运至身体各末梢终端。心脏通过有节律的彼此协同收缩,避免了任何持续和强直性的收缩状态,推动血液经血管提供营养物质和信号分子到各器官,并带走代谢终产物,在维持细胞正常代谢、功能以及机体内环境相对恒定中发挥着重要作用。

人类的心脏位于胸腔中部偏左下方,是一个中空的动力器官,收缩时相当于本人的拳头大小。哺乳动物心脏内部分为左、右心房和左、右心室四个腔室,左右心房之间和左右心室之间均由间隔隔开,互不相通。可以将哺乳动物心脏看作由两个串联的泵组成,右心房接纳的体循环静脉血通过右心室泵入肺循环,而左心房接纳的肺循环富含氧的动脉血通过左心室泵入体循环。心房与心室之间的房室瓣正常情况下只向心室开放,防止心室的血液倒流回心房。左右心室与主动脉和肺动脉之间有半月瓣分隔,以分别阻止血液从肺动脉倒流入右心室和从主动脉倒流入左心室。心脏的腔室及分隔结构,确保了血液经心脏的单向流动。

包裹心腔的组织称为心壁,由心内膜、心肌和心外膜组成,其中心肌是心壁的主体。心房承受的压力远小于心室,其壁较薄。心房肌具有深、浅 2 层,浅层肌为左右两房共有,沿心房的横径环绕左、右心房;深层肌则分别包绕左、右心房。心室具有较厚的室壁,左室的收缩压峰值大概是右室的 3 倍;室壁的厚度是右室的 2 倍,质量是右室的 3 倍。心室肌纤维分浅、中、深 3 层,浅层向下斜行,在心尖处,肌纤维呈螺旋状向内凹陷,延续至中层或深层。中层分别环绕左、右心室,但在右心室较为薄弱。深层纵行,右心室的深层肌纤维较发达。心室壁的肌纤维相互交叉,形成螺旋状肌束。在心外膜下的肌纤维走向如右手螺旋,而紧靠心内膜处的肌纤维走向如左手螺旋(图 8-1)。心脏收缩时,心室壁的心室肌纤维协同工作,浅、深层肌纤维收缩使心室腔径向距离缩短,而中层肌纤维收缩使心室腔横向距离缩小。心肌肌束缠绕成腔的模式确保了心肌组织收缩时,心腔产生最大排空体积。同时,心肌束中心肌细胞及纤维排列为头尾相连的同向结构,并通过相邻心肌细胞肌膜增厚及闰盘(intercalated disk)确保细胞-细胞间的相互连接、电传导和机械联动,保障了心肌组织收缩的协同性。在快速射血期,射血量约占总射血量的 2/3。因此,心肌肌束的协同收缩是心脏泵功能的基础[1,2]。

心肌组织由心肌细胞和非心肌细胞组成。尽管心脏质量主要来自心肌细胞,但从细胞数量上看,成年心脏中仅约 30% 的细胞是心肌细胞,其他为体积较小的非心肌细胞,包括内皮细胞、平滑肌细胞、巨噬细胞、周细胞、成纤维细胞等。非心肌细胞分泌和维持的

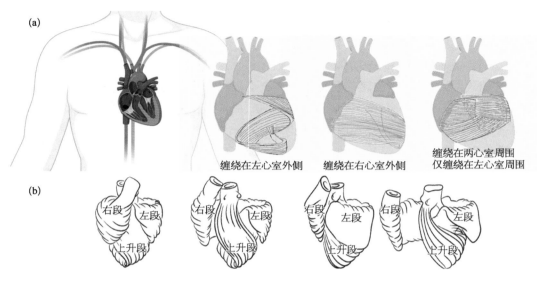

(a)

缠绕在左心室外侧　　缠绕在右心室外侧

缠绕在两心室周围
仅缠绕在左心室周围

(b)

右段　左段　上升段
右段　左段　上升段
右段　左段　上升段
右段　左段　上升段

图 8 - 1　心脏中心肌纤维束走向示意图 *

心脏的腔室结构是由肌肉束以特定方式扭曲缠绕形成。(a) 心脏肌肉束呈螺旋状排列并分为四组：第一组缠绕在左心室的外侧,第二组缠绕在右心室的外侧,在这些肌肉束下方,第三组缠绕在两心室周围,第四组仅缠绕在左心室周围;(b) 在 Torrent-Guasp 的螺旋心室心肌带模型中,整个心脏解螺旋平展后为一条完整的心肌带,起点为肺动脉根部,终点为主动脉根部,分为右段、左段、上升段、下降段。心肌带经过 3 次螺旋扭曲形成一个"8"字形的莫比乌斯环结构

结缔组织纤维决定了心脏的抗拉强度和组织硬度。新近人类心肌单细胞 RNA 测序 (single cell RNA sequencing,scRNA-seq)的研究进一步证实了心脏存在上述不同类型的细胞,并且根据基因表达的特征,相同类型的细胞可进一步分为不同亚簇[3,4]。心房和心室心肌细胞至少可分为 5 个不同的亚簇,左室和左房心肌细胞特征均与收缩功能密切相关,但收缩相关基因表达谱存在差异,如左房心肌细胞高表达肌球蛋白重链 6(myosin heavy chain 6,MYH6)、肌球蛋白轻链 4(myosin light chain 4,MYL4)、MYL7 和心肌肌钙蛋白 I(cardiac troponin I,TNNI1),而左室心肌细胞高表达 MYL7、MYL2、MYL3 和 TNNI3。左室和右室心肌细胞也存在基因的表达差异,如左室心肌细胞高表达与氧化磷酸化、心肌收缩、昼夜节律等生物学功能相关基因,而右室心肌细胞高表达内质网蛋白质加工相关基因。这些发现为不同区域心肌细胞在结构和功能上的差异提供了分子基础[5]。

　　由心脏传导系统产生的节律性兴奋传递到心脏各处,引发心脏的节律性搏动。心脏传导系统主要由位于心肌内能够产生和传导冲动的特殊心肌细胞构成,包括产生冲动的窦房结[sinuatrial(SA)node]和传导冲动的结间束(internodal tract)、房室结(atrioventricular node)、房室束(atrioventricular bundle)及其分支。窦房结是由特殊的

---

　　* 注：本章图中所用图标来自 Biorender(http：∥www.biorender.com∕)。

自律细胞(起搏细胞)、移行细胞(起传导冲动的作用)和少量浦肯野纤维(能快速传递冲动)构成的长梭形、椭圆形或半月形的结节,位于人体上腔静脉与右心房交界处界沟上端的心外膜深面。心脏动作电位通常起源于自律性最快的窦房结,经结间束传至心房肌和房室结。结间束由位于心房的一些具有不同电生理特性的心肌细胞构成,同时含有浦肯野纤维和少量混杂的移行细胞。房室结为扁椭圆形结构,位于由右心房的冠状窦口前内缘、三尖瓣隔侧尖附着缘和 Todaro 腱形成的 Koch 三角尖端的心内膜下。房室结内主要细胞为起搏细胞和过渡细胞,纤维交织成迷路状,兴奋通过时速度减慢。房室束始于房室结前端,向下在室间隔的腹部分为左、右束支,其末端与心肌纤维相连,来自窦房结的兴奋脉冲经房室结通过房室束及其分支传至心室肌,从而在心房收缩后引起心室收缩。心脏传导系统确保兴奋在心房和心室内快速有序的传导,其任何部位的异常均可导致心脏搏动的频率和(或)节律异常。

当电冲动传导至心肌组织时,电位的变化引起心肌细胞表面 L 型钙离子通道打开,细胞外钙离子内流,触发肌浆网上钙离子敏感的雷诺丁受体 2(ryanodine receptor 2,RYR2),将肌浆网钙库中储存的大量钙离子释放至细胞质。细胞质中的钙离子结合肌节收缩单元,消耗 ATP,引起心肌细胞收缩。随后,大部分钙离子又经肌浆网上的钙泵被重新储存回肌浆网,小部分经细胞膜上的钠-钙交换体排出,等待下一个周期的触发。在收缩过程中,所有心肌细胞都需要有节律的同步收缩,其收缩强度由心肌细胞内游离的钙离子浓度调节。心肌细胞的收缩障碍直接导致心肌组织的收缩功能障碍,进而影响心脏的结构和功能。同时,心脏结构和(或)功能的异常也会导致心肌组织损伤,进而心脏收缩或传导功能发生障碍,进一步引起心力衰竭、心律失常等[1,2]。

综上,心脏功能的实现和其特殊、严密和精巧的动力结构、电传导系统及信号转导通路的调控密不可分。作为精确和高效的中空肌肉泵,心脏采用"全或无"式的收缩和同步收缩方式,以其不发生强直收缩的特点保证了心肌组织收缩和舒张的交替进行,维持着全身血液的循环。

8.1.2　心脏类器官的构建

构建心脏类器官旨在体外重现心脏的基本结构与功能,其核心策略是利用人多能干细胞(human pluripotent stem cells,hPSCs)定向分化/分化的心脏谱系细胞自组装或结合生物材料,促使以心肌细胞为主,成纤维细胞、内皮细胞等间质细胞为辅的细胞群在三维空间内紧密连接、规律性排列,实现由单组分心肌细胞向多组分心肌组织的跨越,进而形成组织级别的心肌与腔室结构,并兼具机械收缩与电信号传导特性,在体外模拟人类心脏早期发育过程和心脏的基本结构与功能。

1. 构建心脏类器官的细胞类型

成年人源心脏细胞的获取极其困难,主要原因为缺乏成体人心脏供体、人成体原代心肌细胞分离技术难度极高、体外长期维持成体心肌细胞存活和功能的培养方案尚未成熟。因此,用于心脏类器官构建的心脏谱系细胞多来源于干细胞分化或是分离的动物原代心脏细胞(图 8-2)。

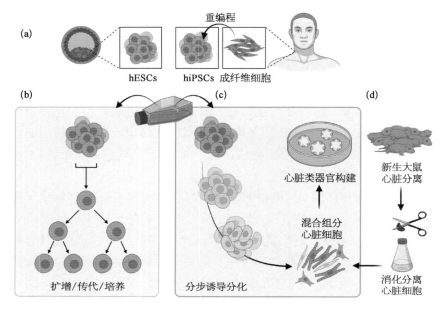

图 8-2 心脏类器官构建的细胞来源

人 PS 细胞(hPSCs)分化得到的心脏细胞和体外酶法分离得到的新生大鼠心脏细胞是用于构建心脏类器官的两种主要细胞来源。(a) 人 PS 细胞主要包括人 ES 细胞(hESCs)和人 iPS 细胞(hiPSCs),人 ES 细胞来源于人胚胎囊胚期的内细胞团,人 iPS 细胞可在体外由成纤维细胞等重编程获得;(b) 人 ES 细胞和人 PS 细胞在体外进行扩增培养;(c) 人 PS 细胞在小分子的分步定向诱导下可获得心肌细胞和其他心脏细胞用于心脏类器官的构建;(d) 新生大鼠心脏分离消化获得心脏细胞

(1) 干细胞

① hPSCs

hPSCs 包括人胚胎干细胞(human embryonic stem cells,hESCs)和人诱导性多能干细胞(human induced pluripotent stem cells,hiPSCs)。这些细胞既可以在体外长期扩增、传代;也可以被诱导分化为来自三个胚层的各种组织细胞,如神经细胞、心肌细胞、内皮细胞、平滑肌细胞、单核细胞等。

hPSCs 可以在体外分步诱导分化为中胚层细胞、侧板中胚层细胞、心脏前体细胞及心肌细胞。hPSCs 分化为心肌细胞的诱导效率可达 90%,并且分化的心肌细胞具有典型的心肌细胞特有的钙瞬变、动作电位、节律性收缩特征和对交感神经、迷走神经及药物的反应性[6-9]。hPSCs 分化获得的心肌细胞成熟度仅相当于胚胎期心肌细胞,并且存在成熟度非均一性和不同心肌细胞亚型。采用不同的诱导方案,hPSCs 可被诱导分化为非心肌细胞,如心脏成纤维细胞[10]、内皮细胞[11]、平滑肌细胞[12]及心外膜细胞[13]等多种心脏相关细胞类型(图 8-3)。这些细胞与心肌细胞交互作用并自组装形成心脏类器官。有研究显示,利用心肌细胞占比 65%～75% 的混合细胞进行类器官制备时,可以获取最佳的心肌条类器官收缩力性能[14]。

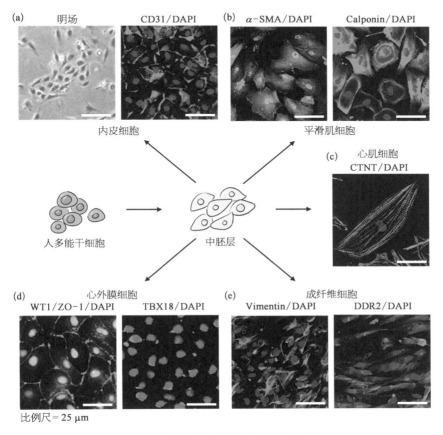

图 8 - 3　hPSCs 分化的心脏谱系细胞

人多能干细胞来源的心肌谱系细胞:(a)内皮细胞,CD31,内皮细胞标志物;(b)平滑肌细胞,α - SMA、Calponin,平滑肌细胞标志物;(c)心肌细胞,CTNT,心肌细胞标志物;(d)心外膜细胞,WT1、ZO - 1、TBX18,心外膜细胞标志物;(e)成纤维细胞,Vimentin、DDR2,成纤维细胞标志物

② 间充质干细胞(mesenchymal stem cells,MSCs)

MSCs 是一种来源广泛的成体干细胞,最早于 1966 年在骨髓中发现,之后进一步发现其可以从脐带、脐带血、脂肪组织、血管壁等组织分离获得。MSCs 具有一定的自我更新和分化潜能,可分化为成骨细胞、软骨细胞、脂肪细胞、平滑肌细胞等,具有来源广泛、易于分离扩增、免疫原性低的优点。MSCs 具有较强的旁分泌能力,其分泌的多种细胞因子具有免疫调控、促进细胞存活和血管新生的作用。这些特点有助于 MSCs 作为支持细胞参与心脏类器官的构建,调节心脏类器官内环境的稳态、促进长期存活和功能维持[15]。

（2）动物原代细胞

动物心脏分离的原代心脏相关细胞也可以用于构建心脏类器官。其中,最为常用的是新生大鼠心脏来源的原代心脏相关细胞。取出的新生大鼠心脏被均匀地切碎并置于包含胶原酶加胰酶的消化液中进行消化、分离,可获取包括心肌细胞、心脏成纤维细胞、内皮细胞和平滑肌细胞等在内的多种心肌组织细胞类型[16]。由此获取的混合细胞类型,既可以直接用于构建心脏类器官,也可以通过差速贴壁的方法去除部分非心肌细胞,构建包含不同比例心肌细胞的心脏类器官。新生大鼠心肌分离的方法简便、快速、低成本,可以为体外细胞实验或类器官实验在短期内提供大量的细胞来源,缺点为各批次间细胞类型的占比不稳定、细胞再增殖与分化能力差、消化过程可能导致心肌细胞功能丧失或受损。但是作为一种简单易用的细胞获取方案,动物原代心肌细胞适用于类器官构建、培养、功能检测体系的测试。

2. 心脏类器官构建方法

心脏类器官可以看作是具有类似心脏组织结构的功能单元。心脏类器官的构建根据起始细胞的不同可以分为从干细胞阶段起始的构建和从组织细胞起始的构建两类。根据构建的心脏类器官形态,可以分为心肌团类器官、心肌组织条类器官、心肌补片类器官等。不同的心脏类器官在细胞组成、结构和功能参数上具有很大差异(表8-1)。其构建的方法与不同的应用目的相关。

（1）基于图案化表面的心脏类器官构建

利用微纳加工的方式,可以构建图案化的聚二甲基硅氧烷(polydimethylsiloxane, PDMS)表面,利用印章转印的方式将基质蛋白转印到培养皿的表面,形成图案化的细胞贴附区域,帮助心肌细胞在培养皿表面贴附成不同长宽比的长方形或者条形。研究表明,8∶1到9∶1的长宽比可以帮助分离的新生大鼠心室肌细胞获得最佳的成熟结构[26]。利用类似方案,可以将心肌细胞直接接种至具有沟槽图案化的PDMS薄膜表面(图8-4)。一方面,柔软的材料表面给心肌细胞提供更加类似于生理环境的培养表面刚度;另一方面,沟槽结构可以引导心肌细胞在PDMS表面形成取向结构。心肌细胞在取向化的柔软表面上形成同向排列结构,在电刺激或自发收缩的情况下,心肌表层的收缩带动PDMS薄膜的收缩,其收缩的幅度和心肌的收缩力直接相关。利用此原理,Kevin Kit Parker实验室[27]构建了第一代心脏器官芯片模型。他们还利用相似的原理,将心肌细胞贴附在类似鳐鱼或机器鱼的材料表层,由心肌细胞收缩带动软体机器鱼在培养基中游动[28]。在随后发展中,多种新技术为该模型添加了新的特征和属性。例如在心肌细胞中构建光敏通道,进行光控以减少电刺激对细胞的损伤[29];利用附加结构色属性的明胶代替PDMS从而提高体系灵敏度[30];利用3D凝胶打印来代替微纳加工提高体系制备通量[31]等。同时,因为PDMS多孔的药物吸附特征,越来越多的图案化PDMS被明胶替代。

基于图案化表面的心脏类器官制备方式能够直观地表征心肌的收缩力大小,但是受

表 8-1 不同心脏类器官的细胞组成及功能参数

模型		心肌团类器官	心肌团类器官	心肌组织条	心肌组织条	心肌组织条	心肌组织条	心肌组织条	心肌补片	心肌补片
参考		[17]	[18]	[19]	[20]	[21]	[22]	[23]	[14]	[24]
细胞组成	非心肌细胞类型	hPSCs分化的内皮及成纤维细胞	—	人皮肤成纤维细胞	—	—	—	hPSCs分化成纤维细胞	—	hPSCs分化的内皮及平滑肌细胞
	心肌占比	70%	87%	75%	70%	48%	69%	80%	80%	50%
	细胞分化时间(天)	14~21	10~14	12	14~21	20	13	15	16	19
	类器官培养时间(天)	21	10~29	28	14	14	25	14	7~21	7
类器官构建	尺寸	—	100 μL	6 mm×2 mm	20×3×3 mm	600 μm 宽	8 mm,厚度约 2 mm 的圆盘	—	7 mm×1 mm	2 mm×2 mm
	构建基质	—	纤维蛋白原/基质胶	纤维蛋白原	I型胶原蛋白	I型胶原蛋白+非弹性缝合线	I型胶原蛋白	微流控通道	纤维蛋白原/基质胶	甲基丙烯酸明胶支架
	培养方案	悬浮培养	EB分化	阶段电刺激	拉伸电刺激	悬浮培养电刺激	拉伸	代谢刺激	摇床培养	摇床培养

（续表）

模型 特征	心肌团类器官 [17]	心肌团类器官 [18]	心肌组织条 [19]	心肌组织条 [20]	心肌组织条 [21]	心肌组织条 [22]	心肌组织条 [23]	心肌补片 [14]	心肌补片 [24]
参考									
膜电位 (mV)	~-78	-73.5	-70.0	—	~-80	72.4±3.4	—	-70.9	—
钠电流最大上升速度 (V/s)	~140	219	~23	—	~125	13.47±3.2	—	38.1	—
动作电位时间 (APD; ms)	APD90, ~230	—	APD90, 500	—	APD90, ~120	—	APD80, 300	APD80, 450	APD80, 270
传导速度 (cm s^{-1})	—	—	—	2.76±0.61	~15	—	—	28.5±1.0	18.8
力-频率关系	+	平缓	上升	平缓	—	+	—	平缓并缓慢下降	—
暂停后电位	存在	存在	存在	—	—	—	—	—	—
Ca^{2+} 储存和释放	—	—	SR 抑制后 Ca^{2+} 振幅降低 60%	—	—	—	—	—	—
收缩性-最大比应力 (mN/mm^2)	—	—	~3	1.3	—	11.28	~2.2	22.4	—

注：本表为参考文献[25]文中表 8.1 的修改补充

APD: action potential duration, 动作电位持续时间；SR: sarcoplasmic reticulum, 肌浆网

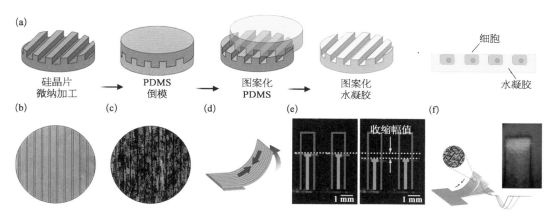

图 8 - 4　基于图案化表面的心脏类器官构建

(a) 利用微纳加工的方法,在硅晶片表面形成凹槽,PDMS 进行倒模;(b) 得到带图案化的 PDMS,利用图案化 PDMS 制备含有图案化表面的水凝胶;(c) 细胞可以在带有凹槽的水凝胶表面取向生长,形成同向排列的结构;(d),(e) 心肌细胞收缩引起图案化薄膜弯曲;(f) 利用结构色水凝胶来制备图案化薄膜,则薄膜弯曲时会同时产生幅度及颜色的变化

限于材料的性质,基于图案化表面的心脏类器官体系,只能用于检测心肌的频率负荷或药物负荷,而无法进行实际的等长拉伸或等比拉伸。

(2) 基于心肌组织条的心脏类器官构建

心肌组织条的制备和构建得益于心肌良好的自组装性能。将心肌细胞和成纤维、内皮、平滑肌或间质等细胞以一定比例混合之后,和胶原或纤维蛋白原等天然水凝胶预混并加入具有应力导向的成膜体系,心肌及其附属细胞在 1～3 天内,会逐渐在凝胶内部形成无支架的心肌组织条。在心肌组织重塑过程中,成纤维细胞等非心肌细胞对于组织的自组装起着至关重要的作用。体外构建的心肌组织条有各种不同形状,主要包括:① 两端固着于尼龙纸框、可形变纤维、PDMS 柱等上的心肌组织条[32,33];② 中间包含丝线或导线的心肌 Bio-wire[21,34];③ 包含或不包含网状心肌束的心肌组织网状贴片[14];④ 心肌组织环[35]等。体外构建的心肌组织条大小各异,边长从约 200 μm 到最大 5cm 不等。

根据心肌组织条形态和大小的不同,其收缩力检测方式也不尽相同。主要的方式包含视频分析和直接收缩力测定。在视频分析方法中,根据分析拍摄的心肌组织条在收缩过程中带来的偏移量来推算心肌组织条收缩力的大小,该方法的优点在于自动化程度高,可以进行高通量的分析和检测。但是缺点在于不能产生等长或等距拉伸情况下的心肌负荷测试。直接收缩力的测试体系通常包括高精度的力学传感器、数控单轴拉伸装置、生理及温度维持装置。利用这样的系统,可以实现心肌组织条在药物刺激、遗传操作或频率干预情况下同步检测其主动收缩力。同时,单轴拉伸装置可以对组织条进行等比或等长的拉伸,通过检测收缩力的增量,获得的主动收缩力参数可用于评价心肌组织条的功能成熟情况,被动收缩力参数则用于评价组织条本身的硬度和弹性等力学性能(图 8 - 5)。

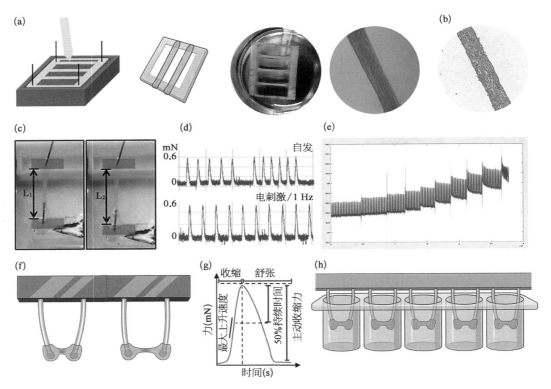

图 8 - 5　基于心肌组织条的心脏类器官构建

（a）将纸框固定在 PDMS 凹槽中，加入细胞凝胶混合物，待其凝固后从 PDMS 上脱落形成结构均一的心肌组织条；
（b）心肌组织条的 HE 染色；（c）利用自组装的拉力测试系统检测心肌组织条的收缩力；（d）心肌组织条在自发及电
刺激下的力学变化；（e）心肌组织条在电刺激下逐步拉伸的力学变化峰图；（f）两端悬挂于 PDMS 柱的心肌组织条；
（g）通过测量两端 PDMS 柱的位移间接得到的力学峰图；（h）两端悬挂于 PDMS 柱的心肌组织条批量化培养

　　基于心肌组织条的心脏类器官使得心肌细胞在组织内能够呈取向分布，一方面有助
于心肌微组织力学性能的提升，另一方面也为体外检测心肌组织的电信号传导提供了基
础。膜电位及钙离子相关的标测探针可以实时显示电信号或钙信号在心肌组织中的传
导情况，荧光宽场标测系统和高速相机相结合则可以对心肌微组织电信号的传递情况进
行实时记录，并用于后续传导速率及均一性分析。如何通过血管化进一步增加心肌组织
条或块的厚度和构建类似在体心肌纤维的三层走向，不仅对维持和研究心肌组织的功能
调控至关重要，而且可拓展类心肌组织的应用价值，如血管分泌因子与心肌细胞的交互
作用、各种营养物质和活性分子与药物等对心脏类器官的调控及构建用于修复心肌的类
心肌组织。

　　（3）基于心腔类型的心脏类器官构建

　　随着类器官技术的普及，建立了多种器官组织的类器官体系，用于模拟器官组织的
发生、发育、生理及病理状态。早在 2001 年，诱导小鼠 ES 细胞心肌细胞分化的类胚体

(embryoid bodies,EBs)就采用了三维培养体系[36]。采用类似的方法,hPSCs 形成的类胚体在仅添加血清的情况下可分化为具有自发搏动的细胞团[37]。在之后的近 10 年,以悬浮细胞团为基础的诱导方法被广泛用于体外制备心脏谱系细胞,但受限于分化过程中心肌细胞获取效率和稳定性,该分化方案逐渐被更有效的单层细胞诱导方案所取代。

近 2 年,多个研究组开发了从 hPSCs 直接分化制备心脏类器官的方法,获得跳动的心脏类器官。该方案产生的心脏类器官可以模拟心管形成、心腔特化、心外膜生成等心脏发育标志性事件[38-40]。单细胞转录组测定、细胞标志物检测、心肌电位分析发现,心腔类心脏类器官包含多种心脏谱系细胞,能够再现心脏特征性组织结构和心脏节律跳动。该系统是研究不同干预因素对人类心脏发育和结构重塑影响效应的重要工具。和其他类型心脏类器官体系相比,心腔类心脏类器官面临标准化制备方案缺失、细胞组分稳定性差、大尺寸仿真性不足的巨大挑战,但同时制备的简便性、电活动和收缩力全视频化分析特性也使得心腔类心脏类器官可以直接对接现有的高内涵筛选、成像平台,迅速成为构建心脏类器官的代表类型。

(4) 基于 3D 生物打印或高通量方案制备心脏类器官

为了满足模拟和检测的需要,高通量、标准化、规模化地制备具有心肌功能属性的心脏类器官是本领域的重要问题。3D 生物打印的方式理论上可以全面对接现有的所有心脏类器官类型。但受限于现有的技术体系,目前的 3D 生物打印方式所适用的心脏类器官类型还主要局限于基于图案化心脏类器官和心腔类的心脏类器官(图 8-6)。

基于图案化的心脏类器官打印,主要是通过 3D 生物打印的方式,将生物 3D 水凝胶墨水打印成具有图案化或沟槽的柔软表面,心肌细胞在接种于表面之后,通过自身收缩来产生图案化表面的形变,从而判定心肌的收缩情况[41,42]。在该类体系中还可以通过 3D 生物打印方式,复合具有形变响应的可变电阻类材料,从而达成水凝胶图案化表面和传感器件的一次成型。

基于心脏腔室的心脏类器官打印在原理上和细胞团的打印方式相类似。主要通过数控打印材料进行断点式挤出,或微流控双液相实现细胞团水凝胶的交联等方式,配合可编程的操作平台,将心腔式类器官直接打印在培养皿或培养装置的底部[43,44]。

基于 3D 生物打印的方式高通量制备心脏类器官有着不可比拟的优势,尤其在进行大规模、标准化的类器官制备方面。随着对 3D 生物打印相关材料和打印工艺的进一步开发,高精度、高可控性、用户友好的生物 3D 生物打印方式将更有效地助推心脏类器官的体外高通量制备。

8.1.3　心脏类器官的鉴定

心脏类器官可以看作是具有基本心脏组织结构的功能单元。鉴定和评价心脏类器官构建成功与否及结构和功能仿真度时,主要对其构成组分、形态学、组织结构和功能等方面进行鉴定评价。

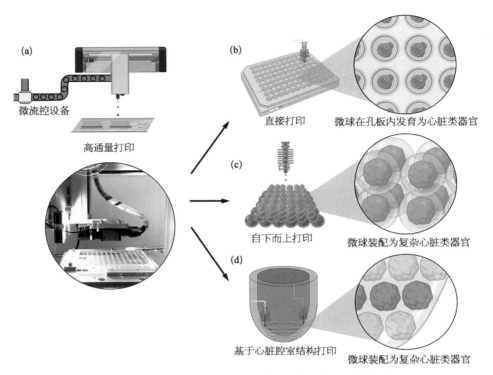

图 8 - 6　基于 3D 生物打印技术高通量制备心脏类器官

(a) 3D 打印技术可结合微流控技术用于心脏类器官的高通量制备;打印方法主要分为 3 种:(b) 直接打印,微球在孔板内直接发育为心脏类器官;(c) 采用自上而下堆叠式打印方法将微球装配为复杂的心脏类器官;(d) 基于心脏腔室结构打印,将微球沿着腔室结构打印从而装配为复杂的心脏类器官(本图由清华大学深圳国际研究生院马少华教授提供)

1. 细胞组分

作为基本的心脏组织结构单元,心脏类器官至少包含心肌细胞,根据类型的不同,还包含心脏成纤维细胞、内皮细胞、平滑肌细胞等细胞类型中的一种或多种。ACTN2、F - actin、cTNT 等肌动蛋白相关标志物常用来标记心肌细胞,并显示心肌细胞特有的横纹结构;VIM、DDR2、TCF21 等用来标记心脏成纤维细胞;CD31、血管性血友病因子(von Willebrand factor,vWF)、α - SMA 等分别标记内皮和平滑肌细胞。基于心脏类器官的 scRNA 测序和空间转录组的分析,可进一步解析心脏类器官中心肌和非心肌细胞亚群、转录组特征及空间位置。

2. 组织结构鉴定

根据制备目的和体外模拟生理场景的不同,心脏类器官可能存在不同形态。常规的形态学观察可以通过显微镜直接记录心脏类器官的尺寸、形态、心肌组织存活情况、自主收缩情况等。和其他类器官类型不同,心脏类器官往往具有一定的自律性,能够发生自主的收缩和形变,需要在观测记录时,尤其是在录像时,采用高帧率的相机。同时组织切片结合苏木素-伊红染色法（hematoxylin-eosin staining，HE）、免疫组化或免疫荧光分析也可以对心脏类器官的形态给出大致的特征。

鉴定心脏类器官的组织结构主要有两种方案：一种是利用直接成像方法，另一种则是利用常规组织切片方法。利用直接成像方法鉴定心脏类器官的组织结构，既可以进行活体成像，也可以在组织固定之后进行成像。鉴于类器官往往有一定的组织厚度，在进行直接成像时，需要激光共聚焦成像系统或辅以双光子技术以达到更深的成像厚度。如果需要在同一个类器官中检测更多的结构特征指标，心脏类器官也可以如常规组织样进行切片。心脏类器官切片之后，可以进行常规的 HE 染色、免疫荧光染色结合共聚焦成像、扫描电镜成像等分析组织内细胞结构、细胞组成、细胞排布及不同组织结构在类器官内的分布等。

3. 组织功能鉴定

反映心脏类器官的核心功能指标包括心肌的收缩和电传导特征：① 心肌的收缩性能：包括其收缩节律、收缩幅度和实际产生的收缩力大小，并且负荷情况下所产生的收缩力的变化情况及对交感等刺激的响应度。同时，收缩率的最高幅度以及收缩力的增长速率和下降速率与心脏相关的生理表型相关联。② 心脏电传导特性：电传导特性是心脏能够维持节律收缩的重要因素。常用的心脏电传导评价指标包括心脏类器官的电传导速率、速率均一程度及电传导方向均一程度。心脏类器官中所呈现的心肌电传导特性在一定程度上反映相关遗传背景或病理条件下心律失常发生的风险。鉴于在心肌组织中，区域性阻滞是产生心律失常的主要原因。在体外制备用于检测心律失常风险的心脏类器官体系具有非常高的技术难度，必须以静息状态不发生心律失常为前提。这对心肌细胞的亚类纯度、成熟度及心肌组织组装的均一性均有着更高的技术要求。

8.1.4　心脏类器官的应用

不同构建方式获得的心脏类器官有其自身的特点，其应用场景也存在差异。从 hPSCs 起始构建心脏类器官，需要在构建过程中，先利用 hPSCs 形成三维培养的细胞球，再将细胞球经过不同阶段的定向诱导，可形成节律性跳动的、带腔室的心脏类器官。这类心脏类器官，不仅可重现心脏谱系不同细胞类型在发育过程中细胞命运的转换，还能够模拟心脏在发育过程中腔室重构的过程和调控。从心脏谱系细胞起始的心脏类器官构建，则是先将多能干细胞进行体外定向诱导分化，获得心脏祖细胞，进而获得心脏谱系的心肌细胞、血管细胞、心外膜、心脏成纤维细胞等，再将获得的组织细胞类型按不同的比例混合进行类器官的构建。这样获得的类器官，细胞来源相对明确，能够形成高度特化和统一的心肌组织结构，多用于开展药效筛选、毒理及心肌功能和遗传性心脏病机制的深入研究。

1. 模拟人类心脏早期发育及发育异常

心脏发育是哺乳动物胚胎早期发育的关键事件。哺乳类所有的器官都来源于最早的受精卵。在胚胎发育的过程中,包含着重要的生物学事件:既有从受精卵向祖细胞、祖细胞向不同谱系的细胞命运的转化,又包含着细胞的增殖和迁移,并且这些重要的生物学事件都具有细胞、区域和时间的特异性。因此,难以纯粹基于单一细胞体系模拟胚胎早期发育生物学事件。hPSCs 来源的心脏器官能够在一定程度上模拟心脏早期发育的关键生物学过程。一方面,hPSCs 具有向三个胚层各个不同世系细胞分化的潜能;另一方面,心脏类器官所特有的组织器官样结构,可以帮助在体外模拟和重现不同细胞类型在不同区域的异质性分布和交互作用。

瑞士洛桑联邦理工学院生物工程研究所的 Matthias Lütolf 领导的研究团队[45]利用小鼠 PSCs 直接形成类器官模拟早期原肠发生和心脏特化的过程。该类器官模型不仅重现与体内发育相类似的体轴形成模式,而且模仿原肠胚心肌祖细胞的发生、中心管的特化以及第一和第二生心区的形成;心脏祖细胞特化并自发迁移,形成新月形区域,并产生可跳动的、具有类似心内膜结构的"心脏"。

采用这类方式构建的心脏类器官不仅是研究人类心脏早期发育的模型,而且也是研究人类心脏发育异常、先天性心脏病的模型。如分离 hPSCs 后,采取尖底板离心的方式形成具有相同大小的细胞聚集体,并通过小分子双向 WNT 通路诱导后,形成具有结构化的含腔室的心脏类器官。该方案产生的心脏类器官具有心内膜腔室,并包含心脏成纤维细胞和内皮细胞网络和外部心外膜组织,这些特征和发育过程中人类心脏高度一致。该方案获得的心脏类器官中心房和心室肌细胞约占 70%,其余的则为非心肌细胞。利用该模型可研究复杂的代谢失调导致的先天性心脏发育异常,如对该心脏类器官进行高糖和高胰岛素处理模拟妊娠期糖尿病对胎儿心脏的影响。心脏类器官体积增加、脂质积累及代谢障碍,并伴有异常电活动增加,与妊娠期糖尿病诱导的胎儿心肌病预期表型一致[40]。类似的模型还被用于验证基因缺陷所导致的心脏发育异常。在 NKX2-5(心脏发育的关键转录因子)基因敲除的心脏类器官中,可以观测到和小鼠模型中类似的心肌致密化不全表型[38]。

2. 心脏疾病模型

心脏病包括先天性心脏病和后天性心脏病两种。先天性心脏病可能与遗传相关或与母亲在怀孕早期的疾病或服用药物有关;后天性心脏病包括冠状动脉粥样硬化性心脏病、风湿性心脏病、高血压性心脏病、肺源性心脏病、内分泌性心脏病、营养代谢性心脏病等。其中由不同病因引起心脏机械和电活动的异常,表现为心室不适当的肥厚或扩张的一组异质性心肌疾病称为心肌病,严重心肌病会引起心血管性死亡或进展性心衰。根据疾病是否有遗传性或家族性特征,可将临床上常见的心肌肥厚、扩张性心肌病、心衰、心律失常、糖尿病心肌病、风湿性心肌病等笼统分为家族性/遗传性心肌病和非家族性/非遗传性心肌病两大类。在遗传性心肌病中,根据遗传或突变导致的心肌细胞结构和功能异常的类型,又分为基于心肌细胞结构异常的心肌病、基于心肌细胞收缩功能异常的心肌病、基于心肌细胞传导功能异常的心肌病和基于心肌细胞代谢功能异常的心肌病等。

在非遗传性的心肌病中,根据心肌细胞损伤的原因可以分为心肌缺血损伤导致的缺血性心肌病,以及心肌代谢异常导致的代谢性心肌病等。

　　临床上常见的心肌病可能会同时包含一种或多种不同类型的心肌细胞结构和(或)功能异常。但构建的心脏类器官模型往往侧重于单种心肌细胞功能异常。由此,可以用一种或多种心脏类器官对同一疾病进行模拟单因素和不同侧重点的模拟和分析。同一心脏类器官的模型也可以通过复合不同的致病因素,例如缺氧,以及药物、代谢物、炎症因子和应力刺激等模拟心肌病的非遗传诱导因素。具体举例见表 8-2。

表 8-2　不同心脏类器官疾病模型所模拟的临床表型及检测参数

类　型	疾病模型	病理因素	构　建　方　法	组织评估参数
基于心肌组织条的心脏类器官构建	扩张型心肌病	*TTNtv* 突变[32]	hiPSCs - CMs(患者/基因编辑) hiPSCs - CMs∶hMSCs=100∶7 总细胞数∶1.1×10⁶ Ⅰ型胶原蛋白,人纤维蛋白原	肌节排列和长度 收缩力 转录组
		MYBPC3 突变[46]	hiPSCs - CMs(*MYBPC3* - KO) 双光子聚合 丝状基质	静态力和收缩力 肌节排列 连接蛋白 43 (Cx43)表达 钙活动
	肥厚型心肌病[47]	*BRAF* 突变	hiPSCs - CMs(患者/基因编辑) 细胞∶牛Ⅰ型胶原蛋白∶基质胶=1∶8∶1(v/v/v) 总细胞数∶1×10⁶	收缩力 搏动频率
	心力衰竭	0.001~1 μmol/L 去甲肾上腺素[35]	PSCs - CMs 1.5×10⁶细胞 Ⅰ型胶原蛋白,基质胶	收缩力 心肌细胞大小和数量
		200 nM 血管紧张素Ⅱ[48]	hiPSCs - CMs∶cFBs=3∶1 纤维蛋白,基质胶	收缩力 钙活动 肌节排列和长度
	肥厚型心肌病[49]	*MYH7* 突变	hiPSCs - CMs(基因编辑) 纤维蛋白原 1×10⁶细胞	收缩力 转录组
	心脏纤维化[34]	—	正常∶hiPSCs - CMs∶CFs=3∶1 纤维化∶hiPSCs - CMs∶CFs=1∶3 纤维蛋白原∶基质胶=3∶1 总细胞数∶1.1×10⁵	收缩力 钙活动

（续表）

类　　型	疾病模型	病理因素	构　建　方　法	组织评估参数
基于心肌组织条的心脏类器官构建	左心室肥大[50]	—	鼠胶原蛋白＋15％(v/v) Matrigel hiPSCs－CMs：CFs＝10：1.5	收缩力 转录组 钙活动
	心律失常[51]	—	hEPSC－CMs 牛胶原蛋白 2×10^{6} 细胞	收缩力 压敏染料光标测
	致心律失常性心肌病[52]	DSP 突变	hiPSCs－CM(患者) Ⅰ型胶原蛋白(1 mg/mL)，基质胶(1.7 mg/mL) 90％ iPSC－CMs＋10％ CFs	收缩力 心肌细胞排列 钙活动
	长 QT 综合征 3 型[53]	—	hiPSCs－CMs(患者) 双光子引发聚合技术 50 μg/mL 纤连蛋白 1 mg/mL Ⅱ型胶原蛋白	心肌细胞排列 收缩力
基于图案化表面的心脏类器官	心力衰竭[54]	—	新生大鼠心室肌细胞 弹性硅胶膜＋PDMS印章 纤连蛋白	肌节排列 收缩力 钙活动 转录组
	巴氏综合征[55]	tafazzin(TAZ)突变	hiPSCs－CMs(患者) PDMS印章，线间隔 2 μm 5 mm×2 mm/3 mm×2mm 10^{5} cell/cm^{2}，纤连蛋白	肌节排列 收缩力
	儿茶酚胺能多形性室性心动过速[29]	RYR2 突变	hiPSCs－CMs(患者) 明胶，1 mm×2 mm 1 mg/mL 胶原蛋白 0.1 mg/mg 纤连蛋白	钙活动 收缩力
	缺血/再灌注损伤[56]	—	人心肌细胞 PDMS＋嵌入式柔性钛金薄膜片 凹槽间距：30 μm 3.2 mm×4.2 mm	收缩力
基于心腔类型的心脏类器官	肥厚型心肌病[57]	MYH7 突变	hiPSCs － CMs：HCMECs：HCFs＝3：5：2 悬滴法	细胞组成和结构分布 跳动频率 钙活动
	先天性心脏病	NKX2-5 突变[38]	hESC－eGFP(NKX2-5-KO) 细胞数：5 000，基质胶 300 g，4℃，3 min	总面积 心肌细胞面积 电镜 转录组

（续表）

类　型	疾病模型	病理因素	构　建　方　法	组织评估参数
基于心腔类型的心脏类器官	先天性心脏病	$NKX2-5$ 突变[58]	hiPSCs - CM($NKX2-5$ - KO) 细胞数：$1.5×10^6$	跳动比例／速率 钙活动 肌节排列 转录组
	心脏纤维化[59]	—	正常：hiPSCs - CMs：CF＝4：1 纤维化：hiPSCs - CMs：CF＝1：4 细胞数：5 000 3D 生物打印水凝胶	收缩幅度 钙活动
	孕前糖尿病[40]	11.1 mM 葡萄糖，1.14 nM 胰岛素	hPSCs 细胞数：10 000 300 g，3 min	形态，面积，结构 细胞代谢 电镜
	心肌梗死[60]	10％ O_2＋1 μM 去甲肾上腺素	50％ hiPSCs - CMs 50％非心肌细胞 （HCF：HUVEC：hADSC＝4：2：1） 细胞数：约 150 000	转录组 细胞代谢 弹性模量 钙活动 收缩幅度

注：$TTNtv$：truncating titin variants，截断型肌节蛋白；$MYBPC3$：myosin-binding protein C3，肌球蛋白结合蛋白 C3；$MYH7$：myosin heavy chain 7，肌球蛋白重链 7；DSP：desmoplakin，桥粒蛋白；$RYR2$：ryanodine receptor 2，雷诺丁受体 2；$NKX2-5$：NK2 Homeobox 5，NK2 同源框 5；CMs：cardiomyocytes，心肌细胞；（H）CFs：（human）cardiac fibroblasts，心脏成纤维细胞；HCMECs：human cardiac microvascular endothelial cells，人心脏微血管内皮细胞；HUVECs：human umbilical vein endothelial cells，人脐静脉内皮细胞；hADSCs：human adipose-derived stem cells，人脂肪来源干细胞

（1）遗传性心肌病

① 心肌细胞肌节结构异常导致的心肌病

肌联蛋白（titin）基因截断突变（truncating titin variants，$TTNtv$）是扩张型心肌病最常见的遗传原因。利用含人 $TTNtv$ 的 PSCs 来源的心肌细胞构建肌肉条形的心脏类器官，可以观测到明显的微组织收缩力功能受损，对应力拉伸和异丙肾上腺素刺激反应敏感度降低[32]。巴氏综合征是一种由 TAZ 基因突变，进而引起线粒体功能异常所导致的心肌病，其主要表型表现为心脏的扩张和心肌收缩力的下降。研究人员将含 TAZ 突变的 hiPSCs 来源的心肌细胞接种到图案化的 PDMS 薄膜上，心肌细胞在图案化的表面上取向排列，同向收缩并带动薄膜的卷曲。通过对薄膜卷曲程度的评估，可直观地验证心肌收缩力的变化。通过该模型，研究人员发现 TAZ 基因突变导致线粒体中外膜上心磷脂的分布和功能出现异常，使心肌细胞内活性氧 ROS 水平升高，进而破坏心肌细胞中的肌节结构，引起心肌收缩力下降；并证明基因回补和抗氧化治疗均能在一定程度恢复 TAZ 突变的心肌收缩功能[55]。

② 心肌细胞电活动或传导功能异常导致的心肌病

心肌细胞电活动异常,例如 QT 间期的延长及钙稳态的异常会导致心律失常的发生,但不同基因突变导致的 QT 间期延长的特征和机制不一。因此,研究人员将心肌离子通道或钙稳态相关基因突变的 hiPSCs 诱导分化为携带相应突变基因的心肌细胞。通过对突变型心肌细胞电生理等活动的监测证明离子通道的电位变化、异常钙释放概率增加等相应的电活动或钙活动的异常。在基于细胞功能验证体系中,心律失常无法直接模拟,只能通过电活动或钙活动异常来间接反映,而心脏类器官则可在组织级别模拟相应的表型。

儿茶酚胺敏感性室性心动过速(catecholaminergic polymorphic ventricular tachycardia,CPVT)是一种遗传性心律失常。通常 CPVT 的患者并没有明显的心脏结构异常,常规心电图检测也往往是正常的。但是在运动或情绪触发时,可能发生室性心动过速,严重的可导致死亡。研究人员将带有 *RYR2* 基因突变的心肌细胞接种在图案化的明胶表面,该基因突变是 CPVT 的形成原因之一。心肌细胞在图案化明胶表面呈取向排列,在正常心肌细胞形成的类器官中,其钙信号和电信号的传播也具有一致的方向。在提高刺激频率并激活儿茶酚胺情况下,带有 *RYR2* 基因突变的心脏类器官产生一定比例螺旋形的钙折返现象。这一结果证明心脏类器官可以在体外用于心律失常这一组织级别表型的模拟和机制分析,并且和心肌细胞结构导致的心肌病不同,心律失常的表型并不是研究传统遗传病时非此即彼的表型模式,而是表现为钙活动或动作电位出现的传播模式紊乱的概率[29]。

(2)非遗传性心肌病模型

心脏缺血/再灌注致心肌细胞死亡及损伤,最终导致心衰。将心脏类器官培养于无糖、含乳酸的酸性“缺血缓液”中,并暴露于低氧环境,用于模拟心肌缺血的状态,随后更换为普通的培养基并恢复正常的氧环境,用于模拟心肌缺血/再灌注损伤。和典型的缺血/再灌注表型一致,心脏类器官表现为组织中近 50% 的细胞死亡和显著的收缩功能下降[56]。在营养扩散梯度和慢性肾上腺素刺激的心脏类器官培养体系中,研究人员利用心脏类器官体积优势,将缺氧类器官的内部到边缘和梗死心脏的“梗死—交界—偏远区域”相对应,模拟了急性心肌梗死后的心脏结构重构和功能失调[60]。心脏类器官也可以解析心肌损伤时细胞类型特异的反应过程和调控,从而模拟心肌再生和纤维化的早期过程。在 hPSCs 定向诱导自组装的包含心肌细胞、内皮细胞或心外膜细胞及成纤维细胞的心脏类器官冷冻损伤模型,尽管心脏类器官仍然在收缩,在损伤部位可观察到严重的细胞坏死和少量的细胞凋亡,随后大量的细胞外基质堆积、纤连蛋白高表达和内皮细胞或心外膜细胞伴随着 COL1A1+ 成纤维细胞迁移入[40]。这个过程再现了在体心肌损伤的反应。

用 0.001~1 μmol/L 去甲肾上腺素(norepinephrine,NE)处理心脏类器官 7 天可导致心肌细胞肥大和死亡,用于模拟肥厚型心衰。与患者中观察到的表型类似,在心脏类器官中,NE 刺激浓度依赖性地引起收缩功能障碍,并引起临床检测中常用的生物标志物

NT - proBNP 以浓度依赖性方式释放[35]。

3. 药效及药毒性研究

受限于原有细胞模型对人类心脏发生、发育、组织功能特征、病变和药物研发模型的局限,以及模式动物和人类心脏的结构和功能差异,心脏类器官作为体外能够定制化构建、包含心脏复杂组织结构、具有心脏发育特征和组织功能及病理性改变的体系和患者与疾病的个体化特异性人类心肌模型,弥补了原有心肌细胞和动物模型用于药效分析和心脏毒性检测的不足。

利用聚乙二醇基板图案化构建的规模化类器官(直径为 600 μm)检测体系,基于收缩持续时间和舒张相关的参数,检测了包括阿莫西林、多西环素和沙利度胺在内的 9 种化合物对心脏发育过程中的潜在影响[61]。另一项工作中,则利用 384 孔圆底超低黏附板形成立体的心脏类器官检测了 15 种 FDA 批准的抗肿瘤、抗心律失常、抗真菌和抗精神病化合物,以及 14 种与结构性心脏毒性无关的临床化合物。采用形态学特征、生物标志物评估、高内涵生物学[线粒体膜电位($\Delta\Psi$m)和内质网(ER)完整性]和细胞活力测定(ATP耗竭)来评价化合物对心脏器官功能的影响[62]。这是第一项基于人心脏体外模型,使用大量不同结构心脏毒性药物类别的多样化组合评估心脏功能的研究。

心脏类器官的模型也同样可以用于挖掘可能的促心肌再生或心肌病治疗药物。在一项研究中,为了挖掘促进心脏再生的候选药物,研究人员首先在细胞模型中以增殖为指标,从 5 000 个化合物中筛选到 100 个能够促进心肌增殖的候选化合物。随后,以 3 个浓度范围(0.1 μM、1 μM 和 10 μM)在基于 hPSCs 构建的心脏类器官中进一步筛选,最终发现 3 个促进心肌增殖的化合物[63]。hPSCs 经 EBs 再定向心肌细胞分化形成的人心脏类器官用于评估免疫抑制剂他克莫司(钙调磷酸酶抑制剂)和西罗莫司(mTORC1 抑制剂)以及 SB202190(一种选择性 p38 - MAPK 抑制剂,作用于 p38 2i α／β 亚型)用于治疗TGF - β1 引发的心肌纤维化的有效性[64]。

现有的抗肿瘤药物或抗病毒感染药物,在很大程度上可能造成心脏损伤。心脏类器官可以帮助筛选和评价可能的心脏保护剂。研究人员利用 hPSCs 来源的心肌细胞对常见的 20 余种抗病毒药物进行检测,发现阿匹莫德、瑞德西韦、利托那韦和洛匹那韦 4 种药物在临床相关浓度下可在一定程度上诱导细胞死亡、肌节紊乱以及钙处理和收缩失调。在此基础上,利用构建的人肌条心脏类器官对细胞模型筛选获取候选心肌保护剂进行功能评价[33]。

药物研发是一个耗时而又昂贵的过程,历经数十年、耗费近千亿才可能开发出有效药物。药物开发中断最常见的原因是化合物潜在的心脏毒性而导致的临床实验失败[65]。心脏类器官相比单层心肌细胞,除了具备与成体心肌更相近的动作电位持续时长、搏动频率、收缩力等功能特性,其不同细胞类型间的串扰及与细胞外基质的相互作用同样影响心肌细胞的功能状态。和平面培养的心肌细胞相比,包含微血管网络的心脏微器官能更加准确地预测药物的有效浓度与安全剂量上限。如在高浓度阿夫唑嗪或托特罗定处理下观察到的心脏类器官 QT 间期增长,这与临床上两种药物产生的不良反应现象一致,基于心脏类器官振幅判断的特罗地林临界使用浓度($2.6~\mu\text{M}$)也与临床血浆毒性浓度($2.1~\mu\text{M}$)相近[66]。

4. 促进心肌损伤修复与再生

成体心肌细胞年再生率不足 1% 且随年龄的上升不断下降,心肌细胞一旦死亡,其所在受损区域被非功能化的纤维瘢痕填充,最终将造成心肌永久性损伤甚至心衰。心脏类器官具备多细胞类型组成、心脏类似组织结构、心肌组织功能,可以用于模拟心肌病理性重塑过程,进而探究心肌损伤修复的发病机理。在包含腔状结构的心脏类器官模型中,研究人员发现冷冻损伤会诱导心脏类器官产生区域性的细胞凋亡,并激活 COL1A1$^+$ 成纤维细胞与心外膜样成纤维细胞向损伤部位的快速聚集,进而沉积细胞外基质修复受损心肌。"心肌补片"型心脏类器官则可以在模拟心肌损伤修复结构性重塑的基础上,再现心肌电传导功能的重塑[67]。

除用于损伤修复模型开发外,心脏类器官还可作为移植物直接参与受损心肌的原位修复,其中具代表性的工作是基于纤维蛋白原水凝胶体系开发的片状心脏类器官经原位移植后可被宿主血管化,成功修复了豚鼠的心脏损伤、改善了左心室功能[68]。猪心梗模型心外膜移植这类补片及 3D 生物打印的由 hPSCs 分化的心肌细胞、内皮细胞和平滑肌细胞构成的三维心肌补片被证明是促进心梗后心脏功能的改选,展现出良好的临床转化应用前景[69,70]。尚无证据表明心肌补片在移植后会诱发宿主心律失常,但这有可能是其与宿主心肌的功能耦合不足。因此,如何促进心脏类器官与宿主心肌的低免疫原性耦合与功能性同步,是其用于心肌修复所需解决的重要问题。

8.2 血管类器官

血管是血液循环的管道,作为占机体最大表面积之一的器官,是循环和不同器官环境的接口,同时也是内分泌器官,在调控组织发育、功能、再生等过程中具有不可替代的作用。血管疾病是常见的致残废、致死的病因之一。血管类器官的构建不仅对研究血管自身的发育、结构、功能、调控和血管病变的发生机制和防治等具有重要价值,而且对构建其他血管化的功能性类器官至关重要,在为类器官提供养料的同时,对类器官的成熟、重塑和功能维持等具有重要作用。本部分在简要介绍血管结构和功能的基础上,重点介绍血管类器官构建的细胞类型、方法、评价体系和应用,并分析和探讨构建血管类器官面临的挑战和展望。

8.2.1 血管的结构与功能

血管由动脉系统、静脉系统及连接两者的毛细血管网构成(图 8 - 7),动脉负责将心脏搏出的血液经毛细血管输送至全身,以提供各器官组织所需要的营养物质、氧气和生物活性分子,同时,组织将代谢产物或废物排入毛细血管并通过静脉回流到心脏,通过肺、肾脏、皮肤等排出体外。血管还是内分泌器官,可分泌多种生物活性分子,如血管平滑肌可合成和分泌肾素、血管紧张素;血管内皮细胞可合成和分泌内皮素、内皮细胞生长因子等,参与调节血管和其他组织器官的生理活动,在维持血液的流动性和机体内稳态中发挥重要作用。因此血管在维持机体正常生理功能和稳态中发挥着不可或缺的重要作用[71]。

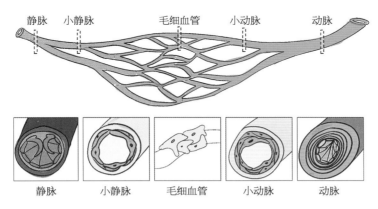

图 8 - 7 血管结构示意图

血管由静脉、动脉及之间相连的毛细血管网组成。从外到内可将血管分为外膜、中膜及内膜。外膜主要由结缔组织与胶原纤维构成,对血管起支持作用;中膜主要由血管平滑肌细胞、弹性纤维、胶原纤维等构成;内膜则主要由内皮细胞构成。相比较动脉血管,静脉血管管壁较薄,内部有静脉瓣,防止血液倒流。毛细血管由单层的内皮细胞及外侧的周细胞组成

动脉按照构造、管径大小及功能可分为大动脉(又名弹性动脉)、中动脉和小动脉(又名肌性动脉)及微动脉,口径逐渐变细,最后分支到毛细血管;毛细血管连接于小动脉与小静脉之间,呈网状分布,管径约为单个红细胞大小,血流速度慢,利于血液中营养物质及氧气与组织的交换;静脉起自毛细血管静脉端,逐渐汇集经过小静脉、中静脉、大静脉至心房。血管由外至内分为外膜(tunica adventitia)、中膜(tunica media)及内膜(tunica intima)。外膜主要由结缔组织与胶原纤维构成,对血管起支持作用;中膜主要由血管平滑肌细胞、弹性纤维、胶原纤维等构成;内膜则主要由内皮细胞构成(图 8 - 7)。不同功能的血管结构存在较大差异,以满足不同组织环境的需求。如由环形弹性膜和平滑肌及少量纤维构成的中膜在大动脉和中动脉非常显著,以适应心脏泵血时的巨大压力,随着动脉管径的变小,中膜逐渐变薄。小动脉包括粗细不等的几级分支,管径介于 0.3~1 mm,其管壁结构与肌性动脉相似,具有内、中、外三层,但一般没有外弹性膜,内弹性膜在较大的小动脉明显,随着管径变细,逐步消失,中膜有数层平滑肌,外膜厚度和中膜相近。毛细血管则缺乏外膜与中膜结构,管壁主要由一层内皮细胞构成,在内皮细胞外有一薄层结缔组织;静脉管壁由外膜、中膜和内膜构成。静脉血的回流动力主要靠管道内的压力

差,而不是依靠管壁的收缩,因此中膜薄,平滑肌和弹性组织较少,结缔组织成分较多,内外弹性膜不明显,三层膜间常无明显界限,其管腔内存在瓣膜,可防止血液倒流[71,72]。

8.2.2 血管类器官的构建

1. 构建血管类器官的细胞类型

血管类器官的构建是对天然血管组分的模拟,其中用于构建血管类器官的细胞类型与天然血管细胞类似,主要为血管内皮细胞、血管平滑肌细胞、周细胞及成纤维细胞,主要来源于原代血管细胞和 hPSCs 分化的内皮祖细胞(endothelial progenitor cells,EPCs)和血管细胞。近年来,血管及血管相关细胞已成为构建血管类器官的主要细胞来源。

(1)原代血管细胞

血管细胞可来自自体血管壁分离的原代细胞。自体来源的血管壁分离的细胞具备更好的生物相容性及更成熟的细胞功能特征。然而,终末分化人体细胞材料来源有限,大规模制备难度较高,而且不同人来源的组织和分离批次之间细胞存在异质性。

① 内皮细胞

内皮细胞是构建血管类器官及血管组织工程中十分重要的种子细胞。常用的内皮细胞为人脐静脉内皮细胞(human umbilical vein endothelial cells,HUVECs),也有采用外周血来源的内皮细胞(blood—derived endothelial cells or blood outgrowth endothelial cells,BOECs)或内皮祖细胞。间皮细胞(mesothelial cells)也可替代内皮细胞。

② 血管平滑肌细胞和成纤维细胞

血管平滑肌细胞和成纤维细胞是血管中膜、外膜中细胞外基质的分泌来源。正常成熟血管中的平滑肌细胞常为收缩型,细胞浆中大部分为收缩装置所占有,增殖能力较弱。在体外培养时,收缩型血管平滑肌细胞有可能转变为合成型。但取自人大隐静脉的血管平滑肌细胞具有良好的生物学功能和增殖能力,可作为种子细胞的来源。人成纤维细胞相对容易获得,并具备较强的增殖能力[71]。

(2)干细胞及其衍生的血管细胞

干细胞包括多能干细胞及成体干细胞,是具有自我更新及分化潜能的细胞,但后者的自我更新及分化潜能远不如 PSCs。干细胞的特性使其更具备标准化及产业化的潜力。

① hPSCs 及其分化的血管细胞

hPSCs 包括人 ESCs 与 hiPSCs,具备近乎无限体外扩增能力及向内皮细胞[11]、血管平滑肌细胞[12]、血管周细胞[73]、成纤维细胞[10]等定向诱导分化能力,是构建血管的优秀种子细胞来源。诱导 hPSCs 分化为血管细胞的方法基于人们对血管细胞发育中关键调节信号的认识,通过体外模拟血管发育信号,辅以特定细胞的纯化方法,诱导 hPSCs 分化获得内皮祖细胞及高纯度各种血管相关细胞。由 hPSCs 分化获得的血管相关细胞具有血管细胞的形态和功能。因此,可利用这些细胞组装人血管类器官,也可以利用血管诱导分化信号直接调控 hPSCs,自组装构建人血管类器官[12,73-75]。但由 hPSCs 分化的血管细胞在不同 hPSCs 分化的各类细胞比例和批次之间有差异,在功能、代谢和生物特性等方面欠成熟,其诱导分化方法和促进成熟的手段还有待进一步优化。

② 成体干细胞及其分化的血管相关细胞

成体干细胞是存在于已分化组织中的相对未分化的细胞,具有一定的自我更新能力。利用成体干细胞表面标志物将其富集,在一定条件下可分化。其中,MSCs 是一类被广泛研究及应用的成体干细胞。MSCs 易于获取,如可以从脐带、骨髓、脂肪等组织中进行分离,具较强的增殖能力,可以分化为成骨细胞、软骨细胞、脂肪细胞、平滑肌细胞等。除了分化能力,MSCs 还具备较强大的旁分泌作用,如分泌的可溶性细胞因子具有调节免疫细胞的作用,分泌的血管内皮生长因子(vascular endothelial growth factor,VEGF)可促进血管新生、发挥促进组织修复的功能。以上特征使得 MSCs 成为备受关注的血管类器官构建细胞。

内皮祖细胞具有体外分化为功能性内皮细胞的能力,最早是从外周血中分离出来的 CD34$^+$/FLK$^+$ 细胞。内皮祖细胞来源于骨髓,受到 VEGF、血管损伤或其他因素刺激后进入血液。然而,内皮祖细胞在血液中含量很低,获取难度较大。随着 hPSCs 分化技术的发展,现可利用 hPSCs 获得内皮祖细胞。利用 hPSCs 获取成体干细胞有可能取代人自体血管壁细胞,成为构建血管类器的主要细胞供源。

2. 血管类器官构建方法

血管类器官构建的关键是获得血管细胞等基本构件和形成可灌流的血管网络。目前血管类器官主要采用自组装和组织工程手段构建,前者通过 hPSCs 定向诱导分化或血管细胞的共培养获得自组装血管类器官,后者利用天然血管脱细胞和再细胞化或 3D 生物打印进行构建(图 8 - 8)。

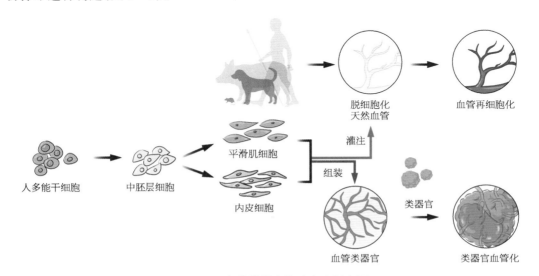

图 8 - 8　血管类器官构建方法示意图

血管类器官构建主要有 2 种策略：hPSCs 定向诱导血管细胞分化或血管细胞共培养获得自组装血管类器官和利用天然血管脱细胞和再细胞化进行构建。

（1）自组装构建

哺乳动物的血管生成包括血管发生（vasculogenesis）与血管新生（angiogenesis）。血管发生指从胚胎发育时中胚层细胞分化至血管细胞并形成原始血管的过程，其形成于心脏开始收缩之前，是血管从无到有的生物学过程；血管新生指从已有的血管基础上通过内皮细胞的增殖、分化和迁移，以芽生或非芽生的形式生成新生血管，是血管从少到多的生物学过程。尽管血管由 3 层组织构成，但绝大多数血管发育学说将血管内膜或内层作为研究重点。在人胚胎发育第 15～16 天，卵黄囊处的胚外中胚层内的间质细胞特化形成细胞团，称为血岛（blood island）。血岛内包含造血干细胞，外侧细胞形成成血管细胞（angioblast），即最初的内皮细胞。由内皮细胞围成的管道即为原始血管，中间的造血干细胞也在血管内分化为原始红细胞。原始血管在胚外组织中不断延伸融合，形成胚外血管网。胚内血管发生晚于胚外血管，约在胚胎第 18～20 天，由中胚层来源的成血管细胞分化为内皮，并进一步组成血管网络。与胚外血管发生不同，胚内血管发生不伴随管内血细胞发育。在胚胎第 3 周末，胚内及胚外血管网络开始相互联通，同时原始心管也已发育并开始跳动，血液循环由此开始。血管内皮细胞形成管腔后，进一步招募外周细胞稳定血管。不同功能血管中的内皮细胞在信号分子及血流刺激下发生特化，以适应不同组织器官的需求。如 NR2F2 通过抑制 NOTCH 信号通路促进静脉内皮细胞分化，而 NOTCH 可以通过 FOXC、SOXF 家族的转录因子促进动脉内皮细胞分化。血管平滑肌细胞是血管的重要构成组分。血管平滑肌细胞与弹性纤维层交替构成血管中膜，在神经递质、激素和代谢产物调节下通过收缩和舒张调节血压及血液分布；血管平滑肌细胞可大量分泌弹性纤维等细胞外基质，对血管结构进行稳定。成纤维细胞主要分布于血管外膜，通过分泌胞外基质（如胶原等），增加血管机械强度；成纤维细胞也可通过分泌血管上皮生长因子等促进血管新生。在机体内复杂的生物、物理、化学信号的影响下，血管系统伴随机体发育逐渐成熟。已形成的血管网络是经过多次的修整后定形的最佳状态。血流并不参与初始血管的生长，但对脉管系统的成熟重塑有重要作用，决定血管的保留和退化。例如，无血流灌注的血管将逐渐退化消失[71,72]。

基于自组装的血管类器官模拟了血管发生和早期发育过程。构成血管的主要细胞来自中胚层，因此利用 hPSCs 经中胚层分化的多血管谱系细胞可自发组装成三维相互连接的血管样网络。采用此策略，Reiner Wimmer 等[74,76]首次通过阶段性诱导 hPSCs 球培育出人类 3D 血管类器官。将 hPSCs 球包裹在 I 型胶原-基质胶中经中胚层前体细胞分化和进一步生长，自组装形成含内皮细胞和周细胞且具有基底膜包裹的复杂微血管网络。这些 3D 血管类器官具有人类微血管的形态、功能和分子特征，单个的血管类器官可在 96 孔培养皿中长期维持；移植到免疫缺陷小鼠肾包膜后，人血管类器官能够和小鼠循环系统长期联通，特化成功能性的动脉、小动脉和静脉，并有血液灌注。

自组装的另一种策略是采用血管细胞及支持细胞等构建血管类器官。hPSCs 诱导分化的血管祖细胞和各种血管细胞可为获得结构较稳定的血管提供充足的供源。如 Sravanti Kusuma 等[77]和 Thomas Colunga 等[78]分别利用 hPSCs 诱导分化的具备形成内皮与周细胞分化能力的早期血管细胞(early vascular cells,EVCs)或血管前体细胞在水凝胶中或血管支架上自组装形成由内皮细胞、周细胞构成的微血管网络或由内皮细胞、周细胞、平滑肌细胞等构成的血管,植入小鼠中可与小鼠血管网整合,并有血流通过。

基于 hPSCs 来源的血管细胞自组装策略构建血管类器官方法简便、高效、在体外可形成人微血管网络。主要不足是可重复性、可扩展性差和无灌注。由于不同 hPSCs 系和分化的细胞存在异质性,单纯采用自组装体系构建的血管类器官在结构功能之间存在较大的差异,难以建立高通量的均一血管类器官以满足应用需求。此外,获得的血管类器官仍只是血管雏形,尺寸较小(1~2 mm),为封闭式的无灌注脉管,在体外难以维持长期稳定和满足功能需求。因此,如何在此体系中提升目标细胞的分化效率、各组分比例可控性和功能成熟度以获得均一、成熟、体外可灌流的血管类器官并规模化是有待解决的瓶颈问题。此外,如何对自组装血管类器官进行质量评价也是其走向应用的关键,需要进一步研究合理的质控指标、量化方法及评价体系。

(2) 组织工程化技术构建血管类器官

血管类器官构建的另一种方法是采用组织工程化技术,借助天然细胞外基质材料或合成生物材料构建生物支架,细胞再灌注获得血管类器官。这种方法获得的组织工程血管结构更稳定,可以体外长期培养,血管功能成熟,实现屏障和灌流功能。主要策略有脱细胞和再细胞化、生物打印及血管类器官芯片。

① 脱细胞和再细胞化

原生器官的血管具有复杂的空间结构,这是维持器官特异性功能的重要基础。采用从器官脱细胞的方法,得以保留细胞外基质和特异的血管骨架网络,利用此作为血管的生物支架再植入内皮细胞和其他血管特异的细胞,从而获得具有血管组分和血管特异结构的类器官。例如,利用小鼠肝脏去除组织中的细胞成分,保留细胞外基质成分和完整的血管网络,再灌注 HUVECs,可形成血管丛[79]。但单纯的内皮血管壁相对单薄,容易出现泄露。进一步,Thomas Colunga 等[78]采用源于 hPSCs 的血管前体细胞灌注到脱细胞血管支架,其分化的内皮细胞、平滑肌细胞、周细胞和基质细胞组装成具有内皮细胞排列的毛细血管网以及被平滑肌细胞支撑的血管,形成不同直径且具有良好灌流功能的血管网,并具有内皮屏障功能。这种方法可以保留血管组织的原始细胞外基质成分和信号分子,有利于血管细胞贴附和生长,但植入的细胞是否能均匀地贴附于管腔还有待研究。

② 生物打印

近年 3D 生物打印血管类器官快速发展。3D 生物打印可以精确模拟原生血管网络或设计个性化复杂血管网络结构,快速稳定地重现大血管的管腔结构和毛细血管精细复杂的空间结构。生物打印按打印的方式可以分为挤压生物打印、喷墨生物打印和光辅助生物打印(包括基于数字光处理和基于激光的生物打印),也可以简单分为直接生物打印和间接生物打印。直接打印主要通过连续的层叠方式,用负载细胞或细胞兼容的生物墨水制造血管床,如常用于构建空心管腔的同轴打印,可获得独立的血管结构。间接打印主要利用可牺牲材料在组织构造中制造可灌注血管通道,再利用内皮细胞灌注或内皮细胞出芽获得血管网。上面提到的生物打印技术都可用于间接打印,以常见的挤压打印为例,可以用两种不同水凝胶,一种作为支撑建模材料,一种作为牺牲材料。研究者利用具有热响应的 Pluronic F127 水凝胶在 4℃ 低温情况下会液化流出的特性,在 GelMA 水凝胶中留下空心通道。但这种消融技术会导致结构欠稳定,尤其是打印尺寸稍大的组织。为了维持和加固经过内部消减的打印组织,研究者开发了"FRESH"的新技术,利用光固化基质材料短时间曝光进行部分交联来支持牺牲材料,从而减少水凝胶的变形。例如,选择明胶作为热可逆支撑液,维持由海藻酸盐、纤维蛋白和 I 型胶原等水凝胶组成的打印结构,显著提高了打印的复杂中空结构保真度和稳定性。直接打印和间接打印各有利弊,直接打印可精确控制细胞位置,打印细胞的同时,完成结构的设计。间接打印可以制造复杂的血管结构,但难以精确控制细胞定位。可以通过多种方法组合打印复杂多级血管结构,例如,直接打印可以控制细胞的精确定位,形成微米级的毛细管网络,而间接打印可以为细胞黏附提供定制的通道,产生毫米大小的血管[80]。

3D 生物打印可精确控制细胞、生物材料和生物活性因子的空间排布,并且方便、自动,是构建复杂结构器官的有效手段,但各种方法在精度、尺寸限制和建造成本等方面均各有所长和不足,目前还没有单一的解决方案可以完全解决类器官血管化问题。但不同技术的优势互补为构建长期维持功能的血管类器官提供了可能。3D 生物打印虽然可以在微米尺度有序排列细胞和细胞外基质,但难以兼顾打印后细胞的生长和功能、存在去除材料与细胞融合之间空管、构建多级血管网等难题。因此,有待进一步开发可牺牲生物墨水和多孔生物墨水,为细胞生长微环境提供空间,并兼顾复杂结构打印与细胞功能的表达;同时,精准开发个性化 3D 生物打印工艺以实现血管化心脏的结构与功能仿真。

③ 血管类器官芯片

血管类器官芯片主要有 2 种类型:一种是基于微流控的血管膜。微流控与可机械收缩的血管膜结合模拟血管和界面两侧的组织互作和器官水平血管的功能。例如常见的肺器官芯片[81]、血脑屏障芯片[82]等。另一种是基于血管细胞自组装的微血管类器官芯片:利用微通道中基质胶封装的血管细胞自组装形成血管网,该血管网的形成可以和生长因子梯度诱导、微流控灌注相叠加。例如,用于研究肿瘤血管浸润的芯片[83]、血管发生的芯片[84]、免疫细胞迁移的芯片[85]等。此外,利用软光刻技术可以制造图案化的通道,用来构建血管芯片。控制几何形状、生化浓度梯度和机械刺激(例如剪切流和间隙流),可以更接近地模拟体内血管的实际形貌及所面临的物理、化学条件刺激。

血管类器官芯片的优势在于易于批量制备、成本低和便于观察。但是,由于血管类器官芯片中血管界面及血管网络均只能用于测试,很难取出,因此只能用于模型的制备而不能用于再生医学的血管网生产[86]。

3. 血管化心脏类器官构建策略

血管的主要功能是为组织提供持续的营养物质和氧,并运走代谢废物。心肌是高度血管化的组织,可满足其大量消耗养料和氧的需求,因此,在心脏类器官中构建具有灌注功能的血管不仅是维持心脏类器官结构和生理功能的基础,也是构建一定尺度心脏类器官所必需的,同时血管化促进心脏类器官的成熟,并为研究人类心肌细胞和血管细胞与血液之间的互作提供体系。构建血管化心脏类器官的主要策略为诱导 hPSCs 共分化为心肌细胞与血管细胞自组装形成血管化心脏类器官[38],及预制血管或心肌组织再组装形成血管化心脏类器官[87]。

(1)共分化构建血管化心脏类器官

心脏和血管细胞均来源于中胚层,因此,用于器官-血管细胞共分化方法也可以应用于构建血管化心脏类器官。基于此理念,Lika Drakhlis 等[38]和 Yonatan R. Lewis-Israeli 等[40]通过小分子化合物或结合生长因子调控双向 WNT 通路直接诱导 hPSCs 形成复杂的、高度结构化的三维心脏类器官,心肌层伴有内皮样细胞,其转录谱、结构和细胞类似于同期的胎心组织,具有内腔和多种心脏细胞类型,再现了心区形成、房室特化、复杂脉管网络和功能活性。此外,用生长因子 BMP4 和激活素 A 处理的心脏类器官显示出由hPSCs 产生的内皮细胞数量增加,并可诱导进一步的血管生长。进一步,Pablo Hofbauer 等[39]通过调控 WNT - BMP 信号轴构建了具有较大内腔的心脏类器官,并在心肌诱导过程中添加 VEGF,强化了同时生成血管细胞的心脏类细胞和血管化心脏类器官的可行性。

共分化方法在体外构建人类发育早期心血管类器官中具有独特优势,但存在着可变性和复杂性较高的局限,并在体外难以实现灌流。因此,进一步深入解析人类心血管发生、发育调控的精细机制和开发高选择性的小分子化合物,将有助于在构建血管化心脏类器官各环节中更精准、有效地调控关键信号分子,提升构建的各类器官之间的均一性、复杂性和功能成熟度。

(2)预制血管或心肌组织再组装

在心脏类器官构建可实现灌注功能的血管才具有真正意义。为实现此目标,主要有如下的几种构建策略在探索中。

① 血管细胞和生物材料预制血管

利用血管细胞和生物材料预制血管后再植入心肌细胞。如 Mani T. Valarmathi 等[15]利用 hPSCs 分化的心脏微血管内皮细胞和 MSCs 共培养到三维胶原载体生成的预血管化支架,在分化成熟并形成丰富微血管丛后再与心肌细胞及 MSCs 共培养获得含毛细血管网和具有管腔的心脏类器官。

② 利用天然血管组织构建血管床来侵入心肌微组织

从体内分离具有可连接动脉和静脉的血管网作为血管床,将其和体外培养的心肌细胞组织片、内皮细胞共培养,同时用生物反应器对血管网进行灌注,以维持血管网的支撑结构,可以在心肌组织片中形成体外可灌注的脉管系统。该方法虽然可以实现天然的血管网结构,但还无法实现高密度细胞接种,并且存在血管渗漏问题[88]。

③ 人工堆叠片层血管类器官封装到心肌微组织

利用可降解的合成聚合物打印拼接成中空的血管支架,支架表面通过软光刻技术制作图案,以促进内皮细胞贴附及生长。同时,在血管支架周围浇注充满心肌细胞的细胞基质,构建可实现部分灌注功能的血管化心脏类器官[89]。

④ 预制心肌细胞团或心肌微组织

在充满心肌细胞团的水凝胶中通过嵌入式三维生物打印的方式,可以打印由牺牲材料组成的血管网。之后,牺牲材料被洗脱,并灌注入内皮细胞,形成血管网。经过一段时间培养,水凝胶中的心肌细胞团会实现融合,并进一步形成同步跳动的血管化心脏类器官[90]。也可将 hPSCs 分化的早期血管细胞(EVCs)微球,通过 3D 生物打印到心肌组织中,自组装形成具有丰富毛细血管网的心脏类器官[91]。进一步,使用 3D 生物打印和热响应聚合物凝胶羟丁基壳聚糖制作凝胶框架用于控制细胞定向,利用 hPSCs 分化的心肌细胞和正常人心脏成纤维细胞制备细胞外基质纳米膜,并采用逐层堆叠打印将这些细胞植入定向凝胶框架中,制成定向控制的 3D 心肌组织,再与人心脏微血管内皮细胞共培养,可构建具有血管网络的定向的类似原生样三维心脏组织[92]。

尽管在心脏组织内工程化血管通道方面取得了巨大进展,但构建包含微尺度毛细血管和中尺度血管的多尺度血管网络仍然是一个巨大的挑战,微纳加工和 3D 生物打印技术提供了多种工具来生成预先设计的生物通道,从而能够组织和重塑血管细胞以形成中尺度血管,但维持整个血管类器官结构完整性和可灌注功能仍是研究的重点与难点[93]。

8.2.3　血管类器官的鉴定

血管类器官的应用价值与其结构和功能的仿生度密切相关,因此对其从分子、细胞、形态学、组织结构、功能、病理学等方面进行多维度的鉴定、评估至关重要。可主要从如下方面进行鉴定、评估,但对血管类器官的定量分析方法及生物力学的评价方法尚待探索。

1. 形态学

通过显微镜或结合 HE 染色即苏木精-伊红染色法(hematoxylin-eosin staining)及免疫荧光染色、实时活细胞分析系统等观察确定血管类器官的尺寸、形态、管壁厚度、三维血管网络的形态、各孔血管类器官形成的重复性等。

2. 组织结构

通过 HE 染色、免疫荧光染色、共聚焦成像、扫描电镜等确定血管类器官管腔结构、细胞组成和排布,例如血管的三层结构、内衬内皮细胞排布、周围细胞类型、平滑肌细胞、周细胞的定位、细胞之间的紧密连接、胞外基质的包被、管腔结构的完整性等;进一步采用 RNA 测序、scRNA-seq 或结合空间转录组学技术分析细胞类型及其分布、与原位血管的异同、细胞间通信的可能机制等。

3. 功能

通常可用显微镜观察或结合血管生成检测试剂盒等分析三维血管网络的密度、分支数量和长度等评价血管类器官的成管功能;采用细胞的荧光激活细胞分选术(FACS)、免疫荧光染色、扫描电镜等分析内皮细胞对乙酰化低密度脂蛋白的摄取、内皮细胞标志物细胞黏附分子(ICAM-1)以及成熟标志物的表达,如 vWF 表达等判断内皮细胞功能的成熟度、弹力蛋白、胶原蛋白的合成以及材料降解速率;采用异硫氰酸荧光素(FITC)葡聚糖荧光探针(FITC-Dextran)检测血管内皮的屏障功能;实时活细胞分析系统实时监测血管类器官分化及生长动力学;双光子扫描成像分析血管在组织中的生长延伸、血管内血流状况等确定功能性血管网络的发展情况,及与宿主血管相互连接形成血管网络和宿主血液灌注到血管类器的情况。此外,可采用生物力学评价方法检测具有平滑肌细胞的血管类器官的机械特性等。进一步可利用动物模型在体评价血管类器官功能。将血管类器官移植到免疫缺陷宿主体内后,通过免疫荧染色、FITC-dextran、磁共振成像、双光子扫描成像等可检测血管类器官存活时间、生长和分化、血管功能、与宿主血管连接及灌注功能等[76]。

8.2.4　血管类器官的应用

血管的发生、发育以及病变直接影响器官的发育、功能和多种疾病的发生、发展和修复再生。但受限于研究体系,对人血管发生、发育、生理病理机制和对病变干预的精确机制的认识仍然有限。传统的二维细胞培养,包括分离的细胞以及分化的血管细胞,都难以反映组织微环境中细胞相互作用以及组织的整体变化,而动物模型虽然能反映生物体内关键的病理生理事件,但和人类的特征和调控存在差异。人血管类器官和血管化类器官能够更真实地反映和模拟其组织器官的发生、发育、结构和功能及体内真实的生理和病理环境、对药物的反应及机理,为现有的细胞系和动物模型提供重要补充,在血管发生发育、药物发现、疾病建模、精准医疗、再生医学等多个研究领域具有巨大的应用潜力。尽管其应用还处于早期开发阶段,但随着血管类器官构建策略、技术和方法的发展,它作为在体外建立人类血管和组织耦联的载体,在多个应用领域将发挥重要作用,不仅对血管疾病的预防、治疗和保健具有重要意义,而且对其他类器官的结构与功能成熟、活力维持和应用具有不可替代的作用。

1. 人类血管早期发生发育模型

血管壁细胞和血管内皮细胞是人类血管的两类主要功能细胞。在胚胎发育期,血管细胞的特化受到激活的时空信号通路的紧密调控和与其他组织细胞交互作用的影响。hPSCs 定向诱导分化自组装构建的血管类器官和血管化类器官为认识人类早期血管发生发育的调控提供了理想模型。在 hPSCs 诱导分化自组装第 11～13 天,可观察到心脏类器官中形成互相连接的内皮细胞和血管样网络[40],所形成的单内皮细胞血管结构具有原生血管的特征[38]。Pablo Hofbauer 等[39]在源于 hPSCs 诱导分化自组装构建的血管化类器官中发现低 WNT 和低 ACTIVIN 信号通过诱导心脏中胚层 VEGF－A 表达,有利于心肌细胞和内皮细胞同时特化,促进在心脏类器官中内皮细胞的自组装,并仅在心脏类器官内腔形成部分内衬,并证明心脏中胚层 VEGF 可刺激心肌细胞和内皮细胞的分层排列,揭示 WNT／ACTIVIN 与特定阶段的 VEGF 协调作用控制着心血管细胞的特化、心腔的形态和类似在体分化的心肌细胞和内皮细胞。进一步,利用此模型证明在没有心肌细胞的情况下,内皮细胞和 COL1A⁺ 细胞可以再现心脏类器官样的结构,因此该模型可用于解析心肌细胞和内皮细胞共同发育的调控。

2. 血管病变模型

血管病变是发生在血管壁的一种病理过程,可影响所有重要组织／器官的止血和生理功能,也是引起包括心血管疾病在内的多种人类疾病的主要潜在原因之一。内皮功能障碍是血管疾病,包括动脉粥样硬化、高血压、糖尿病等的主要发病机制之一。人血管类器官为解析血管病变及导致的多器官病变机制提供了重要体系。

以糖尿病为例,其血管病变特征是基底膜的扩张和血管细胞的减少,内皮细胞功能损害,并干扰内皮-周细胞通信,但其机制远未阐明。Reiner Wimmer 等[76]以体外构建的 hPSCs 衍生血管类器官作为糖尿病血管病变的模型,分化的内皮细胞和周细胞自组装成由基底膜包裹的三维毛细血管网络。组织学分析显示,在高水平葡萄糖和炎性细胞因子 TNFα 与 IL6 中培养的血管类器官的基底膜层明显增厚、Ⅳ型胶原沉积显著增加,周细胞和内皮细胞的细胞外基质含量增高,并伴随人类糖尿病标志性基因(angiopoietin、apelin 和 TNFRSF11B)的显著上调。将 hiPSCs 来源血管类器官移植到免疫缺陷的糖尿病小鼠体内,准确再现了糖尿病患者血管病变的关键病理事件。进一步利用 CRISPR－Cas9 构建 DLL4 和 NOTCH3 突变的 hiPSCs 衍生的血管类器官,发现 DLL4 和 NOTCH3 是导致人糖尿病血管病变的关键驱动因子。糖尿病引起的血管病变还会导致多个脏器的病变。因此,人血管类器官为研究糖尿病人体组织的并发症以及血管病变导致其他组织器官并发症的研究提供了新的体系。

3. 药效和毒性研究模型

心血管疾病是导致死亡的主要原因,亟须研发新型药物。此外,心血管药物毒性是进入市场的药物停药和进入临床试验最后阶段停止研究的常见原因。目前药物研发的临床前研究主要基于体内外的动物细胞和动物模型,所获得的数据虽然有重要的价值,但动物细胞和模型对药物的反应在作用、有效剂量和毒性剂量、药物代谢等方面和患者存在差异。因此,发展基于人源细胞的体外研究模型具有极其重要的意义和价值。随着人血管类器官和血管化的各种器官的进一步发展,大量获取的健康人、患者及疾病特异的 hPSCs 源心血管细胞构建的类器官为高通量药物筛选提供了可能。人血管类器官和血管化的心脏类器官不仅可以用于预测人体药物的疗效和研究机制,而且也可用于心血管毒性及患者个体化的药物心血管不良反应及毒性剂量的研究,为药物研发提供极佳的替代模型。

利用人血管类器官和血管化类器官,可以检测药物或候选化合物对血管功能和细胞活力、血管屏障转运、活性物质分泌等的影响[86]。健康的血管类器官可用于促/抗血管生成因子的作用和机制研究。血管生成不足会破坏正常的血管稳态,从而导致缺血相关疾病(如心肌梗死、血管变性和神经变性等);而不受调控的血管生成是肿瘤生长、转移的诱因;异常血管化也和炎症性疾病、动脉粥样硬化等息息相关。来自患者或基因编辑 hiPSCs 的疾病特异性血管类器官可为个性化治疗提供强大的药物筛选平台。如 Reiner Wimmer 等[76]利用构建的糖尿病血管类器官模型,在 96 孔板中高通量筛选验证干预该疾病的现有药物,发现 γ-分泌酶抑制剂 DAPT 能显著抑制糖尿病血管类器官中 IV 型胶原沉积、恢复内皮细胞增殖;随后阻断 Notch 配体 DLL4 以及 NOTCH3 抑制血管基底膜增厚,验证 DLL4 和 NOTCH3 作为 DAPT 信号传导效应因子是糖尿病血管病变中常见的基底膜增厚的关键驱动因素。同样,人血管化的其他类器官也为研究药物对人不同组织器官的反应和机制提供了重要模型。如血管化的肿瘤类器官不仅可作为一个窗口观察肿瘤细胞的血管内渗[94],还可用于化疗药物的筛选和预测抑制肿瘤生长和血管的作用与机制。此外,采用多个类器官结合的芯片(如人血管类器官、心脏类器官和肝脏类器官)可同时动态、实时研究多个器官组织之间的交互作用及药物作用与毒性[86]。

4. 组织损伤修复

类器官为研究人类组织损伤修复和再生提供了新的体系,但在组织损伤修复和再生过程中,微环境发挥着重要作用。因此,血管化类器官对在体外模拟体内微环境、器官的长期培养和功能维持至关重要。在组织损伤修复和再生过程中来自血液的多种细胞包括免疫细胞和活性因子在其中也起着重要作用,在现有的血管化类器官的基础上进一步发展可灌流的血管网络,并引入免疫细胞和活性因子,将有助于提升血管化类器官的研究价值。

工程化组织移植以替代损伤或丢失的组织在再生医学中具有重要价值。但目前仅有有限的工程化组织(如皮肤、软骨、膀胱)可用于临床,主要原因之一是用于替代复杂组织器官的工程化组织缺乏有效的血管网络,以提供氧和营养物质保持细胞的活力、组织的结构和功能,并且移植后能更好地与宿主的器官组织结构和功能进行整合。因此,构建血管化组织对发展复杂结构和适宜临床应用尺度的工程化组织用于体内的组织再生和修复是不可或缺的。

目前,将人血管类器官及血管化类器官治疗用于促进组织损伤修复和再生的研究还处于早期的探索阶段,移植后的血管类器官可在局部形成新血管用于恢复组织血液灌注,修复受损或阻塞的血管,但其有效性和长期安全性在人体的评价还受到局限,要应用于临床,还有一系列的问题需要解决,如人血管类器官的制备的生产质量管理规范等。但血管类器官和血管化类器官无疑为患者无法修复或丢失组织的替代修复提供了可能的新途径[75]。

8.3　心血管类器官的展望

面对日益增长的心血管疾病患病人群,心血管类器官领域的蓬勃发展将有望帮助研究者更深入地认识人类早期心血管发育、心血管组织生理调节及与其他组织器官间的交互作用和机制、疾病发生发展机制。该技术有望彻底改变心血管药物研发体系,为各类药物在人体内的心血管毒性预测、个体化和疾病特异的精准医疗提供全新的研究方案,并有可能直接应用于心血管损伤修复和再生医学。然而,为充分实现这些应用价值,还需要解决一系列基础、应用和转化问题,实现心血管类器官的可重复性、可灌注性,并迈向成熟化、标准化、通量化的更高台阶。目前开发的各类血管、心脏类器官、血管化心脏类器官仍然处于类似胎儿发育的阶段,在基因表达水平、结构、代谢、生理功能(如心脏类器官的收缩特性、电生理特性、兴奋-收缩耦联,血管类器官及血管化类器官的屏障、灌流功能)等方面与成体组织器官仍存在较大差距,且不具备人原生心肌和血管所处的复杂生物学环境,这种差距极大限制了心血管类器官的应用。同时,不同 hPSCs 遗传背景的差异、心血管谱系分化方案与心血管组织构建方案的差异、所分化的心血管细胞低成熟度和成熟度的差异及非目标细胞等的混入等,导致构建的各个心脏、血管及血管化心脏类器官在组织结构、细胞组分和功能之间的差异及批次效应,这些问题也限制了高仿真、大尺寸心血管类器官的构建,并制约着其大规模的制备。面对这些问题,优化心血管谱系细胞分化路径和促进分化的心血管谱系细胞成熟的分化方法、明确心血管类器官细胞构成与比例、开发智能化生物墨水并引入 3D 生物打印技术,可作为心血管类器官标准化、规模化制备的重要突破口;同时,机械刺激、电刺激、脂代谢激活、流体剪接力刺激、免疫细胞引入等对维持心血管类器官体外活力和功能成熟的影响有待加强探索;此外,也需要进一步发展实时、定量监测心血管类器官功能的仪器设备、开发符合动态药品生产管理规范(Current Good Manufacture Practices,cGMP)标准的心血管类器官体外构建与培养体系,包括引入微流控技术联合,如肝、肾、肺、胰岛等其他类器官建立复杂的模块化器官芯片系统,用于探究复杂因素作用下的心血管发育、各组织器官交互作用和疾病机理,进而推动功能性工程化血管及心肌微组织的开发,实现心血管组织器官的组织再生修复,是心血管类器官领域研究者共同的目标与愿景。随着生物材料、干细胞生物学、生物工程、组织工程、人工智能与自动化等多个领域研究者的深度交流合作和技术发展,新一代心血管类器官的研究有望克服目前的技术局限,在体内外应用中发挥更重要的作用。

(杨黄恬,张冬卉,江芸,张鹏)

参考文献

[1]　Noble A, Thomas A, Johnson R, et al. 心血管系统. 第 2 版. 王廷槐, 译. 北京: 北京大学医学

出版社，2010.

[2] Katz A M. Physiology of the heart. 5th ed. Philadelphia：LIPPINCOTT WILLIAMS & WILKINS, 2011.

[3] Litvinukova M, Talavera-Lopez C, Maatz H, et al. Cells of the adult human heart. Nature, 2020, 588(7838)：466 – 472.

[4] Cho S, Discher D E, Leong K W, et al. Challenges and opportunities for the next generation of cardiovascular tissue engineering. Nat Methods, 2022, 19(9)：1064 – 1071.

[5] Wang L, Yu P, Zhou B, et al. Single-cell reconstruction of the adult human heart during heart failure and recovery reveals the cellular landscape underlying cardiac function. Nat Cell Biol, 2020, 22(1)：108 – 119.

[6] Mummery C L, Zhang J, Ng E S, et al. Differentiation of human embryonic stem cells and induced pluripotent stem cells to cardiomyocytes：A methods overview. Circ Res, 2012, 111(3)：344 – 358.

[7] Lian X, Hsiao C, Wilson G, et al. Robust cardiomyocyte differentiation from human pluripotent stem cells via temporal modulation of canonical wnt signaling. Proc Natl Acad Sci U S A, 2012, 109(27)：E1848 – 1857.

[8] Zhang P, Huang J J, Ou-Yang K F, et al. Minimal contribution of IP3R2 in cardiac differentiation and derived ventricular-like myocytes from human embryonic stem cells. Acta Pharmacol Sin, 2020, 41(12)：1576 – 1586.

[9] Luo X L, Zhang P, Liu X, et al. Myosin light chain 2 marks differentiating ventricular cardiomyocytes derived from human embryonic stem cells. Pflugers Arch, 2021, 473(7)：991 – 1007.

[10] Zhang H, Tian L, Shen M, et al. Generation of quiescent cardiac fibroblasts from human induced pluripotent stem cells for in vitro modeling of cardiac fibrosis. Circ Res, 2019, 125(5)：552 – 566.

[11] Wang K, Lin R Z, Hong X C, et al. Robust differentiation of human pluripotent stem cells into endothelial cells via temporal modulation of ETV2 with modified mrna. Sci Adv, 2020, 6(30).

[12] Patsch C, Challet-Meylan L, Thoma E C, et al. Generation of vascular endothelial and smooth muscle cells from human pluripotent stem cells. Nat Cell Biol, 2015, 17(8)：994.

[13] Bao X, Lian X, Qian T, et al. Directed differentiation and long-term maintenance of epicardial cells derived from human pluripotent stem cells under fully defined conditions. Nat Protoc, 2017, 12(9)：1890 – 1900.

[14] Zhang D, Shadrin I Y, Lam J, et al. Tissue-engineered cardiac patch for advanced functional maturation of human esc-derived cardiomyocytes. Biomaterials, 2013, 34(23)：5813 – 5820.

[15] Valarmathi M T, Fuseler J W, Davis J M, et al. A novel human tissue-engineered 3-D functional vascularized cardiac muscle construct. Front Cell Dev Biol, 2017, 5(2)：2.

[16] Louch W E, Sheehan K A, Wolska B M. Methods in cardiomyocyte isolation, culture, and gene transfer. J Mol Cell Cardiol, 2011, 51(3)：288 – 298.

[17] Giacomelli E, Meraviglia V, Campostrini G, et al. Human-ipsc-derived cardiac stromal cells

enhance maturation in 3D cardiac microtissues and reveal non-cardiomyocyte contributions to heart disease. Cell Stem Cell, 2020, 26(6): 862 – 879.

[18] Lemoine M D, Mannhardt I, Breckwoldt K, et al. Human ipsc-derived cardiomyocytes cultured in 3d engineered heart tissue show physiological upstroke velocity and sodium current density. Sci Rep, 2017, 7(1): 5464.

[19] Ronaldson-Bouchard K, Ma S P, Yeager K, et al. Advanced maturation of human cardiac tissue grown from pluripotent stem cells. Nature, 2018, 556(7700): 239 – 243.

[20] Ruan J L, Tulloch N L, Razumova M V, et al. Mechanical stress conditioning and electrical stimulation promote contractility and force maturation of induced pluripotent stem cell-derived human cardiac tissue. Circulation, 2016, 134(20): 1557 – 1567.

[21] Nunes S S, Miklas J W, Liu J, et al. Biowire: A platform for maturation of human pluripotent stem cell-derived cardiomyocytes. Nat Methods, 2013, 10(8): 781 – 787.

[22] Lu K, Seidel T, Cao-Ehlker X, et al. Progressive stretch enhances growth and maturation of 3D stem-cell-derived myocardium. Theranostics, 2021, 11(13): 6138 – 6153.

[23] Huebsch N, Charrez B, Neiman G, et al. Metabolically driven maturation of human-induced-pluripotent-stem-cell-derived cardiac microtissues on microfluidic chips. Nat Biomed Eng, 2022, 6(4): 372 – 388.

[24] Gao L, Kupfer M E, Jung J P, et al. Myocardial tissue engineering with cells derived from human-induced pluripotent stem cells and a native-like, high-resolution, 3-dimensionally printed scaffold. Circ Res, 2017, 120(8): 1318 – 1325.

[25] Zhang D, Pu W T. Exercising engineered heart muscle to maturity. Nat Rev Cardiol, 2018, 15(7):383 – 384.

[26] Geisse N A, Sheehy S P, Parker K K. Control of myocyte remodeling in vitro with engineered substrates. In vitro cellular & developmental biology. Animal, 2009, 45(7): 343 – 350.

[27] Feinberg A W, Feigel A, Shevkoplyas S S, et al. Muscular thin films for building actuators and powering devices. Science, 2007, 317(5843): 1366 – 1370.

[28] Lee K Y, Park S J, Matthews D G, et al. An autonomously swimming biohybrid fish designed with human cardiac biophysics. Science, 2022, 375(6581): 639 – 647.

[29] Park S J, Zhang D, Qi Y, et al. Insights into the pathogenesis of catecholaminergic polymorphic ventricular tachycardia from engineered human heart tissue. Circulation, 2019, 140(5): 390 – 404.

[30] Gong Y, Chen Z, Yang L, et al. Intrinsic color sensing system allows for real-time observable functional changes on human induced pluripotent stem cell-derived cardiomyocytes. ACS nano, 2020, 14(7): 8232 – 8246.

[31] Alonzo M, El Khoury R, Nagiah N, et al. 3D biofabrication of a cardiac tissue construct for sustained longevity and function. ACS applied materials & interfaces, 2022, 14(19): 21800 – 21813.

[32] Hinson J T, Chopra A, Nafissi N, et al. Heart disease. Titin mutations in ips cells define

sarcomere insufficiency as a cause of dilated cardiomyopathy. Science, 2015, 349(6251): 982 – 986.

[33] Xu H, Liu G, Gong J, et al. Investigating and resolving cardiotoxicity induced by COVID – 19 treatments using human pluripotent stem cell-derived cardiomyocytes and engineered heart tissues. Adv Sci (Weinh), 2022, 9(30): e2203388.

[34] Wang E Y, Rafatian N, Zhao Y, et al. Biowire model of interstitial and focal cardiac fibrosis. ACS central science, 2019, 5(7): 1146 – 1158.

[35] Tiburcy M, Hudson J E, Balfanz P, et al. Defined engineered human myocardium with advanced maturation for applications in heart failure modeling and repair. Circulation, 2017, 135(19): 1832 – 1847.

[36] Boheler K R, Czyz J, Tweedie D, et al. Differentiation of pluripotent embryonic stem cells into cardiomyocytes. Circulation Research, 2002, 91(3): 189 – 201.

[37] Kehat I, Kenyagin-Karsenti D, Snir M, et al. Human embryonic stem cells can differentiate into myocytes with structural and functional properties of cardiomyocytes. J Clin Invest, 2001, 108(3): 407 – 414.

[38] Drakhlis L, Biswanath S, Farr C M, et al. Human heart-forming organoids recapitulate early heart and foregut development. Nat Biotechnol, 2021, 39(6): 737 – 746.

[39] Hofbauer P, Jahnel S M, Papai N, et al. Cardioids reveal self-organizing principles of human cardiogenesis. Cell, 2021, 184(12): 3299 – 3317.

[40] Lewis-Israeli Y R, Wasserman A H, Gabalski M A, et al. Self-assembling human heart organoids for the modeling of cardiac development and congenital heart disease. Nat Commun, 2021, 12(1): 5142.

[41] Brazhkina O, Park J H, Park H J, et al. Designing a 3d printing based auxetic cardiac patch with hipsc-cms for heart repair. Journal of cardiovascular development and disease, 2021, 8(12).

[42] Bejleri D, Streeter B W, Nachlas A L Y, et al. A bioprinted cardiac patch composed of cardiac-specific extracellular matrix and progenitor cells for heart repair. Adv Healthc Mater, 2018, 7(23): e1800672.

[43] Noor N, Shapira A, Edri R, et al. 3d printing of personalized thick and perfusable cardiac patches and hearts. Adv Sci (Weinh), 2019, 6(11): 1900344.

[44] Lee A, Hudson A R, Shiwarski D J, et al. 3d bioprinting of collagen to rebuild components of the human heart. Science, 2019, 365(6452): 482 – 487.

[45] Rossi G, Broguiere N, Miyamoto M, et al. Capturing cardiogenesis in gastruloids. Cell Stem Cell, 2021, 28(2): 230 – 240.e236.

[46] Farzamfar S, Nazeri N, Salehi M, et al. Will nanotechnology bring new hope for stem cell therapy? Cells, tissues, organs, 2018, 206(4 – 5): 229 – 241.

[47] Cashman T J, Josowitz R, Johnson B V, et al. Human engineered cardiac tissues created using induced pluripotent stem cells reveal functional characteristics of braf-mediated hypertrophic cardiomyopathy. PloS one, 2016, 11(1): e0146697.

[48] Wang E Y, Kuzmanov U, Smith J B, et al. An organ-on-a-chip model for pre-clinical drug evaluation in progressive non-genetic cardiomyopathy. J Mol Cell Cardiol, 2021, 160: 97 – 110.

[49] Mosqueira D, Mannhardt I, Bhagwan J R, et al. Crispr/cas9 editing in human pluripotent stem cell-cardiomyocytes highlights arrhythmias, hypocontractility, and energy depletion as potential therapeutic targets for hypertrophic cardiomyopathy. Eur Heart J, 2018, 39(43): 3879 – 3892.

[50] Zhao Y, Rafatian N, Feric N T, et al. A platform for generation of chamber-specific cardiac tissues and disease modeling. Cell, 2019, 176(4): 913 – 927.

[51] Goldfracht I, Protze S, Shiti A, et al. Generating ring-shaped engineered heart tissues from ventricular and atrial human pluripotent stem cell-derived cardiomyocytes. Nat Commun, 2020, 11(1): 75.

[52] Bliley J M, Vermeer M, Duffy R M, et al. Dynamic loading of human engineered heart tissue enhances contractile function and drives a desmosome-linked disease phenotype. Science translational medicine, 2021, 13(603).

[53] Ma Z, Koo S, Finnegan M A, et al. Three-dimensional filamentous human diseased cardiac tissue model. Biomaterials, 2014, 35(5): 1367 – 1377.

[54] McCain M L, Sheehy S P, Grosberg A, et al. Recapitulating maladaptive, multiscale remodeling of failing myocardium on a chip. Proc Natl Acad Sci U S A, 2013, 110(24): 9770 – 9775.

[55] Wang G, McCain M L, Yang L, et al. Modeling the mitochondrial cardiomyopathy of barth syndrome with induced pluripotent stem cell and heart-on-chip technologies. Nature medicine, 2014, 20(6): 616 – 623.

[56] Yadid M, Lind J U, Ardona H A M, et al. Endothelial extracellular vesicles contain protective proteins and rescue ischemia-reperfusion injury in a human heart-on-chip. Science translational medicine, 2020, 12(565).

[57] Filippo Buono M, von Boehmer L, Strang J, et al. Human cardiac organoids for modeling genetic cardiomyopathy. Cells, 2020, 9(7).

[58] Feng W, Schriever H, Jiang S, et al. Computational profiling of hipsc-derived heart organoids reveals chamber defects associated with nkx2 – 5 deficiency. Commun Biol, 2022, 5(1): 399.

[59] Daly A C, Davidson M D, Burdick J A. 3d bioprinting of high cell-density heterogeneous tissue models through spheroid fusion within self-healing hydrogels. Nat Commun, 2021, 12(1): 753.

[60] Richards D J, Li Y, Kerr C M, et al. Human cardiac organoids for the modelling of myocardial infarction and drug cardiotoxicity. Nat Biomed Eng, 2020, 4(4): 446 – 462.

[61] Hoang P, Kowalczewski A, Sun S, et al. Engineering spatial-organized cardiac organoids for developmental toxicity testing. Stem Cell Reports, 2021, 16(5): 1228 – 1244.

[62] Archer C R, Sargeant R, Basak J, et al. Characterization and validation of a human 3D cardiac microtissue for the assessment of changes in cardiac pathology. Sci Rep, 2018, 8(1): 10160.

[63] Mills R J, Parker B L, Quaife-Ryan G A, et al. Drug screening in human psc-cardiac organoids identifies pro-proliferative compounds acting via the mevalonate pathway. Cell Stem Cell, 2019, 24(6): 895 – 907.

［64］ Tian Y, Tsujisaka Y, Li V Y, et al. Immunosuppressants tacrolimus and sirolimus revert the cardiac antifibrotic properties of p38 – mapk inhibition in 3d-multicellular human ipsc-heart organoids. Front Cell Dev Biol, 2022, 10：1001453.

［65］ Mohamed T M A, Moslehi J, Satin J. Editorial：Recent advances in cardiotoxicity testing. Front Pharmacol, 2021, 12：798189.

［66］ Koivisto M, Tolvanen T A, Toimela T, et al. Functional human cell-based vascularised cardiac tissue model for biomedical research and testing. Sci Rep, 2022, 12(1)：13459.

［67］ Bergmann O, Bhardwaj R D, Bernard S, et al. Evidence for cardiomyocyte renewal in humans. Science, 2009, 324(5923)：98 – 102.

［68］ Weinberger F, Breckwoldt K, Pecha S, et al. Cardiac repair in guinea pigs with human engineered heart tissue from induced pluripotent stem cells. Science translational medicine, 2016, 8(363)：363ra148.

［69］ Jackman C P, Ganapathi A M, Asfour H, et al. Engineered cardiac tissue patch maintains structural and electrical properties after epicardial implantation. Biomaterials, 2018, 159：48 – 58.

［70］ Gao L, Gregorich Z R, Zhu W, et al. Large cardiac muscle patches engineered from human induced-pluripotent stem cell-derived cardiac cells improve recovery from myocardial infarction in swine. Circulation, 2018, 137(16)：1712 – 1730.

［71］ 董尔丹, 张幼怡. 血管生物学. 第 2 版. 北京：北京大学医学出版社, 2014.

［72］ Creager M A, Beckman J A, Loscalzo J. 血管医学. 2nd ed. 王宏宇, 译. 北京：北京大学医学出版社, 2019.

［73］ Orlova V V, Drabsch Y, Freund C, et al. Functionality of endothelial cells and pericytes from human pluripotent stem cells demonstrated in cultured vascular plexus and zebrafish xenografts. Arterioscler Thromb Vasc Biol, 2014, 34(1)：177 – 186.

［74］ Wimmer R A, Leopoldi A, Aichinger M, et al. Generation of blood vessel organoids from human pluripotent stem cells. Nat Protoc, 2019, 14(11)：3082 – 3100.

［75］ Liu C, Niu K, Xiao Q. Updated perspectives on vascular cell specification and pluripotent stem cell-derived vascular organoids for studying vasculopathies. Cardiovasc Res, 2022, 118(1)：97 – 114.

［76］ Wimmer R A, Leopoldi A, Aichinger M, et al. Human blood vessel organoids as a model of diabetic vasculopathy. Nature, 2019, 565(7740)：505 – 510.

［77］ Kusuma S, Shen Y I, Hanjaya-Putra D, et al. Self-organized vascular networks from human pluripotent stem cells in a synthetic matrix. Proc Natl Acad Sci U S A, 2013, 110(31)：12601 – 12606.

［78］ Colunga T, Hayworth M, Kress S, et al. Human pluripotent stem cell-derived multipotent vascular progenitors of the mesothelium lineage have utility in tissue engineering and repair. Cell Rep, 2019, 26(10)：2566 – 2579.

［79］ Baptista P M, Siddiqui M M, Lozier G, et al. The use of whole organ decellularization for the generation of a vascularized liver organoid. Hepatology, 2011, 53(2)：604 – 617.

［80］ Zhu J J, Wang Y T, Zhong L N, et al. Advances in tissue engineering of vasculature through three-dimensional bioprinting. Dev Dynam, 2021, 250(12): 1717 - 1738.

［81］ Huh D, Matthews B D, Mammoto A, et al. Reconstituting organ-level lung functions on a chip. Science, 2010, 328(5986): 1662 - 1668.

［82］ Deosarkar S P, Prabhakarpandian B, Wang B, et al. A novel dynamic neonatal blood-brain barrier on a chip. PloS one, 2015, 10(11): e0142725.

［83］ Liu X, Fang J, Huang S, et al. Tumor-on-a-chip: From bioinspired design to biomedical application. Microsyst Nanoeng, 2021, 7(1): 50.

［84］ Kim C, Kasuya J, Jeon J, et al. A quantitative microfluidic angiogenesis screen for studying anti-angiogenic therapeutic drugs. Lab on a Chip, 2015, 15(1): 301 - 310.

［85］ Molino D, Quignard S, Gruget C, et al. On-chip quantitative measurement of mechanical stresses during cell migration with emulsion droplets. Sci Rep, 2016, 6: 29113.

［86］ Meng X, Xing Y, Li J, et al. Rebuilding the vascular network: In vivo and in vitro approaches. Front Cell Dev Biol, 2021, 9: 639299.

［87］ Zhang Y S, Arneri A, Bersini S, et al. Bioprinting 3D microfibrous scaffolds for engineering endothelialized myocardium and heart-on-a-chip. Biomaterials, 2016, 110: 45 - 59.

［88］ Sekine H, Shimizu T, Sakaguchi K, et al. In vitro fabrication of functional three-dimensional tissues with perfusable blood vessels. Nat Commun, 2013, 4: 1399.

［89］ Zhang B, Montgomery M, Chamberlain M D, et al. Biodegradable scaffold with built-in vasculature for organ-on-a-chip engineering and direct surgical anastomosis. Nat Mater, 2016, 15(6): 669 - 678.

［90］ Skylar-Scott M A, Uzel S G M, Nam L L, et al. Biomanufacturing of organ-specific tissues with high cellular density and embedded vascular channels. Sci Adv, 2019, 5(9): eaaw2459.

［91］ Liu Y, Zhang Y, Mei T, et al. Hescs-derived early vascular cell spheroids for cardiac tissue vascular engineering and myocardial infarction treatment. Adv Sci (Weinh), 2022, 9(9): e2104299.

［92］ Tsukamoto Y, Akagi T, Akashi M. Vascularized cardiac tissue construction with orientation by layer-by-layer method and 3D printer. Sci Rep, 2020, 10(1): 5484.

［93］ Fang Y, Sun W, Zhang T, et al. Recent advances on bioengineering approaches for fabrication of functional engineered cardiac pumps: A review. Biomaterials, 2022, 280: 121298.

［94］ Ma X, Li H, Zhu S, et al. Angiorganoid: Vitalizing the organoid with blood vessels. Vasc Biol, 2022, 4(1): R44 - 57.

第9章
乳腺类器官

乳腺是活动的皮肤腺体,位于胸部表面的前外侧,其边界上至第二肋骨,下至第六肋软骨,内至胸骨,外至腋中线。乳头、乳晕则位于第四-五肋骨之间。皮肤张力线,也称 Langer 线,自乳头-乳晕复合体向外侧呈环状延伸[1]。从青春期开始,人类女性乳房会随着雌激素等重要激素的共同作用,逐渐发育变大凸起,成熟的女性乳房可以通过乳腺组织分泌乳汁,哺乳是乳腺的最主要生理功能。

9.1 乳腺的结构与功能

乳房由皮肤、纤维组织、脂肪组织和腺体构成,分为 15~20 个乳腺小叶;乳腺小叶作为乳腺的基本单位由输乳管和腺泡组成;每个乳腺小叶有一个输乳管,末端开口于乳头,乳腺小叶与输乳管以乳头为中心呈放射状排列[2,3](图 9-1)。

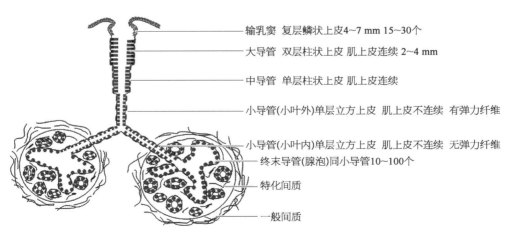

输乳窦 复层鳞状上皮4~7 mm 15~30个
大导管 双层柱状上皮 肌上皮连续 2~4 mm
中导管 单层柱状上皮 肌上皮连续
小导管(小叶外)单层立方上皮 肌上皮不连续 有弹力纤维
小导管(小叶内)单层立方上皮 肌上皮不连续 无弹力纤维
终末导管(腺泡)同小导管10~100个
特化间质
一般间质

图 9-1 乳腺的组织结构

9.1.1 乳腺解剖和组织学

乳房是具有独特解剖学特征的改良汗腺,其解剖层分别是:① 皮肤;② 乳前层;

③ 乳腺层；④ 乳后层；⑤ 肌肉层；⑥ 胸壁[2]。乳前层由皮下脂肪和结缔组织组成，其中Cooper 韧带（Cooper's ligaments）将腺体乳房组织定在胸腔上。乳腺前层深处是乳腺层，容纳乳房腺体组织。乳后层由松散的结缔组织和脂肪组织组成，允许乳房组织在胸壁上移动。乳后层深处是肌肉层和胸壁。乳腺组织负责在哺乳期间分泌乳汁，乳汁由末端导管小叶单元内的腺泡细胞产生，随后流经一系列输乳管最终流向乳头。

乳腺由两个组织学和功能上不同的组织区室组成，即上皮和基质。乳腺上皮主要由两种上皮细胞类型组成，即内层的管腔上皮细胞（luminal cell）和外层的基底/肌上皮细胞（basal/myoepithelial cell）。管腔上皮细胞负责在哺乳期产生乳汁；基底/肌上皮细胞位于腺上皮与基底膜之间，其胞质中富含肌纤维，具有收缩性。管腔上皮细胞之间散在分布有少量的乳腺干细胞（breast stem cell），以及由乳腺干细胞向管腔上皮细胞和基底/肌上皮细胞分化的中间过度态-管腔祖细胞（luminal progenitor cell）。乳腺双层结构完整存在通常是良性病变的组织学标志，恶性病变则出现基底/肌上皮细胞的缺失或不完整，因此，基底/肌上皮细胞存在与否成为乳腺良恶性疾病鉴别诊断的重要指标[3]。

乳腺微环境是由细胞外基质（extracellular matrix，ECM）和几种不同细胞类型（包括成纤维细胞、脂肪细胞、免疫细胞和血管内皮细胞等）组成的复杂组织环境。乳腺基质参与调节乳腺发育、泌乳、维持结构和提供代谢支持，与雌激素、孕激素和催乳素等内分泌信号一起，有效地协调乳腺形态发生和内环境稳态。

9.1.2 乳腺发育

乳腺发育主要涉及 4 个主要阶段：胚胎期、青春期、成年期和哺乳期。在胚胎发生过程中，乳腺组织形成基本的导管树，其中包括一个初级导管和几个次级分支，这种简单的导管系统在出生后发育期间基本上保持静止。在青春期，雌激素和其他因素共同诱导乳腺导管伸长和分支，形成一个精细的导管树，直到复杂的乳腺分支上皮结构在青春期结束时充满整个脂肪垫。在成年期，乳腺组织分化发育成熟，并在雌孕激素等因子的刺激下发生周期性形态改变。在妊娠期，黄体酮刺激乳腺导管末端腺泡的形成；腺泡的功能是合成和分泌乳汁，为后代提供营养。而在断奶后，乳腺分泌上皮被破坏，乳腺通过高度控制的退化过程重塑为妊娠前状态。在雌性哺乳动物的整个生命周期中，乳腺可能会经历多轮扩张和增殖，并伴有妊娠引起的结构和功能变化。总体而言，乳腺发育受全身激素和局部生长因子的复杂网络的调节[3-6]（图 9 - 2）。

9.1.3 乳腺癌

乳腺癌是女性最常见的恶性肿瘤之一，近年来我国乳腺癌的疾病负担逐年加重，已成为我国当前社会的重大公共健康问题。2017 年我国女性乳腺癌发病人数、死亡人数和标化发病率分别为 35.76 万、8.48 万和 35.62/10 万，较 1990 年分别增长了 286.18%、114.14% 和 88.77%[7]。临床实践中乳腺癌分子分型是制定治疗策略的重要参考指标，这

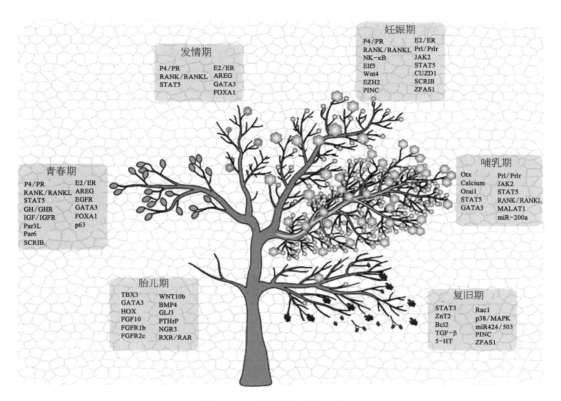

图 9 - 2　乳腺发育阶段示意图

从左到右显示胎儿（fetal）、青春期（puberty）、发情期（estrous cycles）、怀孕（pregnancy）、哺乳（lactation）和退化（involution）不同乳腺发育阶段的主要调节因子

对于患者精准个体化治疗具有重要意义。St Gallen 早期乳腺癌专家共识于 2011 年首次提出乳腺癌分类而治的理念，并经不断完善，根据雌激素受体（estrogen receptor, ERα）、孕激素受体（progesterone receptor, PR）、人表皮生长因子受体 - 2（human epidermal growth factor receptor - 2, HER - 2）和 Ki - 67 蛋白表达不同，乳腺癌分为 Luminal A 型、Luminal B 型、HER - 2 过表达型和三阴性乳腺癌（Triple-negative breast cancer, TNBC）4 种分型[8]。

针对乳腺癌患者主要有手术、内分泌治疗、化疗、放疗、靶向治疗和免疫治疗等多种手段，但 30%～40% 的乳腺癌患者出现肿瘤复发，并且其中有 60%～70% 的患者伴有远处转移[7]。乳腺癌是高度异质性疾病，又由于个体差异的广泛存在，不同患者对治疗的反应可能完全不同。

尽管目前已经有大量的研究提高了我们对乳腺肿瘤发生和发展的理解，但在细胞和分子水平上调控乳腺癌发生发展的因素仍不完全清楚。传统的二维细胞培养、人源性肿瘤异种移植模型以及转基因动物模型为乳腺癌的研究探索提供了大量的材料，但由于实验技术缺陷、培养周期长等因素难以满足深入的研究要求。乳腺类器官模型作为动物和体外模型的替代品,将为探索乳腺疾病发生发展的分子机制和个体化治疗等领域提供更好的研究平台。

9.2 乳腺类器官的构建

为了探索能够模拟体内环境的 3D 培养模型,Hans Clevers 等人通过对小肠干细胞的分离培养,成功建立了肠道类器官培养系统[9,10]。肠道类器官培养系统为构建乳腺类器官提供了思路,目前研究者已经以乳腺细胞系、诱导多能干细胞(induced pluripotent stem cells,iPSCs)和正常成体组织干细胞(adult stem cells,ASCs)等为细胞来源,构建了乳腺类器官模型[11-19]。乳腺类器官的建立,为研究乳腺的发育提供了全新模型,也可以更准确地模拟健康人体乳腺组织和乳腺癌等疾病之间的相互关系,使特异性药物测试和个体化治疗方案的制定成为可能[20]。

9.2.1 细胞系来源的乳腺类器官

研究者发现,多种正常乳腺上皮细胞系和乳腺癌细胞系可用于乳腺 3D 细胞培养。目前使用最广泛的正常乳腺上皮细胞系包括 MCF10A、MCF12A、HMT - 3522 S1 和 D492 等,它们可以成功构建出乳腺类器官,并应用于乳腺组织分化和形态发生的研究中[11-15]。不同乳腺上皮细胞类型形成的乳腺类器官形态差异明显,为了量化这些形态差异,可将类器官分为导管样(长度至少是其宽度 3 倍的管腔结构)、腺泡样(长度不超过宽度 2 倍的管腔结构)和混合结构[13]。

MCF10A 是一种自发永生化的人乳腺上皮细胞系,来源于正常乳腺纤维囊组织。不同的 ECM 成分对 MCF10A 分化有较大的影响:在 Matrigel 中,MCF10A 细胞能够产生具有空腔的腺泡样球体[11];在由 Matrigel 和胶原蛋白 I(Collagen I)组成的混合 3D 培养物中,MCF10A 细胞形成具有混合基底和管腔表型的分支互连细胞网络,但是缺乏正常的乳腺导管结构[12]。MCF12A 形成的乳腺类器官结构与 MCF10A 相似,主要形成腺泡样和导管样结构[13]。HMT - 3522 S1 保持正常细胞的多种特性(如接触抑制、极化、分化和分泌乳蛋白),所培养的乳腺类器官能够分化成多层上皮结构,并自发形成基底膜和管腔[14]。D492 细胞能够产生管腔上皮细胞和基底/肌上皮细胞,嵌入 Matrigel 中形成精细的导管分支结构;在与乳腺内皮细胞共培养时,D492 细胞显示出增强的分支能力,并经历不可逆的上皮间充质转化(epithelial-mesenchymal transition,EMT)。目前,D492 细胞已被广泛用于研究乳腺导管分支形态发生和细胞可塑性等相关研究[15]。

乳腺癌细胞系也用于 3D 细胞培养,但肿瘤细胞无法极化,并且经常在 Matrigel 中形成无序的增殖集落[3,21]。正常乳腺上皮细胞系可正常极化,在上皮-间质相互作用下,能够形成腺泡样集落;而基底/肌上皮细胞形成极化的球状结构在分化完全后生长停滞[3,21]。虽然肿瘤细胞系对于乳腺癌研究非常宝贵,但许多肿瘤细胞系来源于胸腔积液,仅部分代表肿瘤起源的表型。在 3D 培养过程中,乳腺癌细胞系通常表现为 4 种不同的形态:圆形、块状、葡萄状或星状[22]。这些 3D 形态与细胞系起源肿瘤的侵袭性相关,部分反映了潜在的基因和蛋白质表达特征:圆形(例如 HCC1500)和块状(例如 MCF - 7、T - 47D 和 BT - 474)形态是由低侵袭性乳腺癌细胞间黏附产生;而葡萄状(例如 MDA - MB - 468 和 SK - BR - 3)和星状(例如 MDA - MB - 231 和 MDA - MB - 436)形态由具有高度侵袭性表型的肿瘤细胞系形成,通常来自转移性乳腺癌[22]。

9.2.2　诱导多能干细胞来源的乳腺类器官

诱导多能干细胞(induced pluripotent stem cells,iPSCs)是利用分化的体细胞重编程而得到的类似胚胎干细胞和胚胎多能细胞的一种细胞类型。2006 年,日本的两位科学家 Kazutoshi Takahashi 和 Shinya Yamanaka 首次使用 4 种因子 KLF4、Sox2、Oct3／4 和 c - Myc 组合转入成人成纤维细胞诱导为 iPSCs[23]。iPSCs 具有向所有胚层分化的潜能,并在特定条件下可以形成各种类型的体细胞。大量文献报道,hiPSCs 可以被诱导形成成熟的体细胞,如神经细胞、心肌细胞、肝细胞等;而且 iPSCs 分化形成的各种细胞在动物体内被证实能够模拟移植部位的器官功能。iPSCs 技术、基因编辑和 3D 类器官技术相结合将极大推动 iPSCs 的应用。

近年来 iPSCs 诱导的技术不断得到改进,收集尿细胞是一个非侵入式获取体细胞的优选方法,在此基础上,中科院广州生物健康研究院裴端卿教授团队成功建立用尿细胞诱导成 iPSCs 的技术[24]。这种通过无创获取体细胞诱导 iPSCs 技术在临床上有非常明显的优势。不同细胞来源的乳腺类器官模型在构建方式上有所不同,在具体应用中也有一定差异。多种干细胞都可用于构建乳腺类器官,但是相比乳腺细胞系,干细胞在培养过程中需要增加诱导分化的步骤。2017 年,美国西达-赛奈医疗中心崔晓江教授团队首次利用成纤维细胞以及血源性的 hiPSCs 进行体外诱导,并成功获得功能性乳腺类器官[16]。该类器官不仅具有类似正常乳腺的分支状结构,且表达乳腺腔上皮以及基底层上皮细胞标志物,包括雌激素受体、孕激素受体等[16]。功能性乳腺类器官同样具有泌乳功能,在催乳素刺激下能够分泌乳蛋白[16]。在此研究基础上,中科院昆明动物所陈策实教授团队首次将人包皮成纤维细胞(human foreskin fibroblast,HFF)添加到 iPSCs 诱导的乳腺样类器官模型中,发现 HFF 能够增加导管分支比和类器官直径,促进乳腺导管状结构的形成,HFF 和乳腺样类器官共培养模型极大地提高了培养成功率[17]。

从人类胚胎乳腺发育的研究中得到启发,培养乳腺类器官一般被分为两个步骤:第一步是将 iPSCs 诱导分化为非神经外胚层,从而丰富乳腺祖细胞;第二步是模仿体内胚胎发育,以 Matrigel 和 Collagen I 的混合凝胶 3D 培养系统,添加刺激因子促进乳腺分化发育[16]。乳腺发育受到多种生长因子的调控。在小鼠模型中,成纤维细胞生长因子(fibroblast growth factor,FGF)／FGF 受体、TBX3、NRG3／ERBB4 和 Wnt／LEF1 信号通路参与调控乳腺早期发育[25,26]。此外,BMP4 信号可能与甲状旁腺激素相关蛋白(parathyroid hormone-related protein,pTHrP)信号通路相互作用抑制毛囊发育,在早期胚胎乳腺发生和随后的乳腺发育中发挥重要作用[27]。体外研究表明,多种生长因子参与调控乳腺上皮细胞的生长、分化和成熟过程,如胰岛素样生长因子 1(insulin-like growth factors,IGF‐1)、表皮生长因子(epidermal growth factor,EGF)和肝细胞生长因子(hepatocyte growth factor,HGF)[25]。

崔晓江教授团队建立了两步法乳腺类器官培养体系[16](图 9‐3)。第一步,iPSCs 具有多向分化潜能,在 MammoCult 培养基中添加肝素(heparin)和氢化可的松(hydrocortisone),在超低黏附培养皿中培养 10 天,可以获得含有乳腺干细胞的胚胎小体(MammoCult-derived embryoid body,mEB)。崔晓江教授团队确定了含有最大百分比非神经外胚层干细胞 mEB 培养的最佳时间点,即非神经外胚层分化的标志物(AP‐2α、AP‐2γ、P63、CK8 和 CK18)在 10 天 mEB 培养中高度诱导;相比之下,神经系统标志物(FOXG1、TUJ1、OTX2、SOX11 和 PAX6)、早期中胚层标志物(T/Brachyury 和 TGF‐β1)和内胚层标志物(FOXA2 和 GATA4)表达减少、不变或轻度增加。此外,多能标志物(NANOG、OCT4 和 SOX2)的表达在 10 天 mEB 培养中显著降低;非磷酸化 β‐catenin 和 p‐p65 表达显著上调,表明 Wnt 和 NF‐κB 信号通路的激活。mEB 培养 10 天后进行转录组分析显示:上皮组织发育、腺体形成和乳腺生长信号通路显著富集,表明这一时间点的 mEB 在乳腺谱系分化方面具有最大的应用潜力。

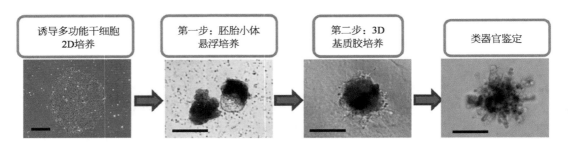

| 诱导多功能干细胞 2D培养 | 第一步:胚胎小体 悬浮培养 | 第二步:3D 基质胶培养 | 类器官鉴定 |

图 9‐3　hiPSCs 体外两步诱导法构建乳腺类器官

第二步,将 mEB 包埋于 Matrigel 和 Collagen I 组成的混合凝胶 3D 培养系统后,加入含有 pTHrP 的 EpiCult B 完全培养基培养 5 天;而后以添加了 hydrocortisone、胰岛素(insulin)、FGF10 以及 HGF 的 EpiCult B 完全培养基继续培养 20～25 天以获得乳腺导管分支和小叶腺体分化的类器官。超低黏附培养皿提供的漂浮混合凝胶培养系统促进了 iPSCs 衍生 mEB 向乳腺类器官的分化发育。乳腺类器官的腺泡样结构在 3D 悬浮培养的第 10 天开始出现,并且这种形态在第 30 天变得更加明显。为了进一步研究这些类器官是否属于乳腺谱系,利用 IHC 检测了广泛使用的乳腺标志物表达。崔晓江教授团队发现 iPSCs 诱导的乳腺类器官表达乳腺标志物(α‐乳清蛋白和乳蛋白)、管腔上皮标志物

(EpCAM 和 CK18)和基底/肌上皮标志物(CK14 和 P63)[16]。pTHrP 对于乳腺腺泡的形成至关重要,在培养基中去除 pTHrP 后,尽管 mEB 可以诱导乳腺标志物表达,但 mEB 不能形成乳腺腺泡结构[16]。

由于 iPSCs 可以从带有高危遗传突变的患者获得,这也使获得的 iPSCs 携带同样的遗传突变,为研究获得性基因突变在肿瘤易感性、发生和发展过程中的作用提供了理想的模型。大量研究已经针对由于遗传性基因突变引起的家族性癌症倾向综合征建立了 iPSCs,如 Li‑Fraumeni 综合征(Tp53 突变)和具有乳腺癌倾向的 BRCA1 基因突变的 iPSCs[28]。从 Li-Fraumeni 综合征患者获得的 iPSCs 显示出成骨细胞分化缺陷,并有癌变倾向,iPSCs 基因表达谱分析结果表现为骨肉瘤原位癌的谱系特征,这也是该综合征患者常罹患的肿瘤类型[29]。

9.2.3　成体组织干细胞来源的乳腺类器官

成体组织干细胞(adult stem cells,ASCs)具备定向分化潜能,在维持组织内稳态和组织修复再生中发挥重要作用[30]。与 PSCs 具有多向分化的潜能相比,ASCs 通常来源于患者的活检组织,其分化能力十分有限,所以 ASCs 类器官一般仅含有相应器官的上皮组织部分,无法进一步分化形成基质和血管系统。但由于培养时间相对较短、培养体系相对简单,ASCs 类器官在类器官构建中也具有很大的应用价值[31,32]。

研究者们发现,成功建立 ASCs 类器官的前提是必须充分认识体内调控干细胞生态位因子和信号通路,培养体系中各因子细微的变化都可能产生不同的培养结果[30-32]。人类 Lgr5+ 干细胞为双潜能干细胞,在类器官标准培养条件下只生成导管上皮类器官;但在培养基中添加 Notch 抑制剂、FGF19、BMP7 和地塞米松的条件下,具有生成成熟肝细胞的潜能[33]。研究者在培养基中添加各种 Wnt 调节因子(CHIR99021,GSK3β 抑制剂)和 Notch 信号通路调节因子(丙戊酸,组蛋白去乙酰化酶抑制剂)有助于丰富和维持干细胞的数量,同时促进其向成熟肠上皮细胞、杯状细胞分化[34]。目前人类对于 ASCs 的认识还十分有限,随着有关体内 ASCs 调控机制的深入研究,ASCs 类器官也许能够为组织再生和移植提供新的可能。

小鼠等动物模型提供了几乎无限的组织来源。研究者通过流式分选 CD49f+/CD61+ 得到小鼠乳腺干细胞,这群干细胞能够在体外长期扩增,可以用于乳腺类器官培养[18]。崔晓江教授团队则直接使用小鼠乳腺组织在 EpiCult B 小鼠培养基中消化过夜,消化液中添加胎牛血清、胶原酶和透明质酸酶[16]。然后使用 Matrigel 和 Collagen I 组成的混合凝胶进行 3D 培养,加入含有胎牛血清、胰岛素‑转铁蛋白钠(ITS)亚硒酸盐、FGF2 和 FGF10 的 DMEM/F12 完全培养基中培养 30 天获得导管分支和小叶腺体分化的小鼠乳腺类器官[16]。

近年来,来自乳房整形术、乳房缩小术、预防性乳房切除术、乳房活检或乳腺癌旁的乳腺组织,越来越多地为人类乳腺类器官提供重要的细胞来源。人类乳腺组织和小鼠乳腺组织在体内调控干细胞生态位因子和信号通路不完全相同,因此培养体系中的刺激因子有细微的差别。崔晓江教授团队将新鲜的人类乳房组织标本切割消化过夜,消化液中添加 insulin、抗生素(青霉素-链霉素)、胎牛血清、胶原酶和透明质酸酶。然后使用含有 Matrigel 和 Collagen I 组成的混合凝胶 3D 培养系统进行培养,加入 hydrocortisone、insulin、FGF10 以及 HGF 的 EpiCult B 完全培养基继续培养 20 天获得人乳腺类器官[16]。成功培养的乳腺类器官对雌孕激素和催乳素产生反应,可以在催乳素刺激下分泌乳蛋白[16]。

Jennifer M. Rosenbluth 等人尝试利用乳腺癌类器官培养基培养乳腺类器官,通过在基础培养中添加 EGF、B27 补充剂、TGF-β抑制剂(A83-01)、R-spondin 1、FGF7 、FGF10、p38 抑制剂(SB202190)、Heregulin β1 和 Noggin,有效提高了乳腺类器官培养物的培养成功率(95%)[19]。与其他类器官系统一样,成功建立的乳腺类器官模型也可以在体外长期培养和传代[16,19]。

研究者建立的正常 ASCs 来源乳腺类器官培养体系,可以在短时间内培养患者的乳腺组织类器官。在类器官中,我们可以看到乳腺组织的显微结构(包括导管和小叶),以及在人类乳房中的相似基质细胞类型。一旦成功建立了乳腺类器官模型,就可以进行干预或基因编辑,以进一步探究乳腺发育以及乳腺癌发生发展的分子机理。

9.2.4　类器官培养基成分影响谱系比例

为了确定不同生长因子和小分子抑制剂对不同乳腺上皮细胞分化发育的影响,Jennifer M. Rosenbluth 等人制备了 9 种添加物组成的乳腺类器官培养基(EGF、B27 补充剂、TGF-β抑制剂 A83-01、R-spondin 1、FGF7 、FGF10、p38 抑制剂 SB202190、Heregulin β1 和 Noggin),对乳腺类器官培养后进行特征性蛋白表达分析,以确定类器官中细胞组成的变化[19]。

在大多数情况下,从乳腺类器官培养体系中去除单个生长因子或小分子抑制剂都会影响乳腺类器官细胞谱系中的细胞比例。其中去除 EGF 后发生的变化最为显著,表现为成熟管腔上皮细胞的相对比例增加,伴随基底细胞比例的减少。此外,EGFR$^+$ 基底细胞的比例降低,但 EGFR$^+$ 管腔祖细胞仅在部分乳腺类器官中降低。不同细胞谱系的特征性蛋白质表达也出现明显改变:成熟管腔细胞特征性标记物黏蛋白 1(Muc1)和半乳糖凝集素-1(Galectin-1)的表达降低;管腔祖细胞中 ANPEP(CD13)表达降低;基底细胞中 CD90 表达显著增加。

与 EGF 不同,去除 Heregulin β1、SB202190、FGF7 或 FGF10 会导致乳腺类器官中成熟管腔上皮细胞的相对比例减少,伴随其他乳腺细胞谱系,比如基底细胞比例的增加。去除 A83-01 或 Noggin 导致管腔祖细胞比例相对增加,而去除 R-spondin 1 导致管腔祖细胞比例相对降低。B27 补充剂对乳腺类器官各种细胞的相对比例没有影响,但去除 B27 补充剂却能够减缓乳腺类器官的整合和生长。CD73$^+$/CD90$^-$ 细胞是具有双能祖细胞活性(管腔上皮细胞和基底/肌上皮细胞)的一个乳腺上皮细胞群,在正常乳腺组织和乳腺类器官中占比很小,去除 B27 补充剂后,乳腺类器官 CD73$^+$/CD90$^-$ 细胞减少,这可能是乳腺类器官的生长速度减慢的原因之一。

乳腺类器官培养基中各因子细微的变化都会影响其生长和发育。我们可以改变类器官培养基的组成以影响各种乳腺细胞谱系的相对比例,这对进一步研究乳腺上皮细胞分化发育具有指导意义。

9.2.5　乳腺类器官培养基质选择

乳腺细胞外基质中最丰富的成分是胶原蛋白(包括胶原蛋白Ⅰ、Ⅱ、Ⅲ和Ⅳ)、层粘连蛋白、蛋白聚糖、糖胺聚糖和纤连蛋白[35,36]。ECM 参与调控乳腺上皮细胞空间定位、基因表达、细胞分化、乳腺癌细胞的侵袭、转移和药物反应性,这表明 ECM 的动态重塑对于乳腺发育、乳腺癌发生发展和耐药都很重要[35,36]。

目前乳腺类器官最常用的培养介质是 Matrigel,其主要来源于 Engelbreth-Holm-Swarm(EHS)小鼠肉瘤细胞提取物[37]。Matrigel 的主要成分是层粘连蛋白、胶原蛋白Ⅳ、巢蛋白和纤连蛋白,它们共同为类器官生长提供了一个模拟天然组织的 3D 微环境。相比于 2D 培养条件,Matrigel 更接近于天然组织微环境,因此乳腺类器官能够保留类似于在正常人体乳腺组织的高阶组织结构。但 Matrigel 不包括乳腺 ECM 的所有成分,例如胶原蛋白(Ⅰ、Ⅱ和Ⅲ)、蛋白聚糖和糖胺聚糖等,这些成分对乳腺细胞的影响仍不完全清楚。

除了 Matrigel 外,乳腺类器官还可以在含有 Collagen Ⅰ 的凝胶中生长。与在Matrigel 培养相比,使用 Collagen Ⅰ 作为乳腺类器官基质能够促进乳腺导管分支形态发生,这表明 Collagen Ⅰ 对于引发乳腺细胞浸润至细胞外空间至关重要;而基于 Matrigel的培养系统主要诱导乳腺腺泡形成[38,39]。Nguyen-Ngoc 等人发现,利用 Matrigel 和Collagen Ⅰ 的混合凝胶培养的类器官,提供了模拟体内乳腺分支形态发生的更准确的模型[39]。

Matrigel 和 Collagen Ⅰ 组合的混合培养体系是乳腺类器官的另一种选择。已经有不少的研究团队利用正常人乳腺组织细胞、永生化乳腺细胞系或 iPSCs 在不同的培养基质中构建乳腺类器官进行相关研究(表 9 - 1)。为了准确模拟人类乳腺分支形态发生,后续的研究中也需要继续摸索 Matrigel 和 Collagen Ⅰ 的最佳混合比例。

表 9 - 1　构建乳腺类器官的细胞来源和基质选择

细 胞 来 源	培养基质	研 究 内 容	参考
正常人乳腺组织	Matrigel	长期培养人类乳腺类器官,对保存复杂干细胞或祖细胞和分化细胞类型的能力进行评估	[19]

（续表）

细胞来源	培养基质	研 究 内 容	参考
正常人乳腺组织	Collagen I	系统研究乳腺类器官在形态发生过程与物理环境的相互作用	[40]
MCF10A	Matrigel 和 Collagen I	MCF10A 能形成乳腺类器官，表达管腔和基底细胞标志物	[12]
D492	Matrigel	探索器官分支形态发生和细胞可塑性的细胞和分子机制	[41]
HMT‒3522 S1	Matrigel	HMT‒3522 S1 球体可作为体外模型系统研究乳腺的 UDH 生物学、乳腺管腔形成和干细胞生物学	[14]
iPSC	Matrigel 和 Collagen I	首次建立由 iPSC 衍生的乳腺类器官模型，用于研究正常乳腺细胞命运和功能的调节以及乳腺疾病的发展	[16]

9.3 乳腺类器官的鉴定

乳腺类器官最常由小鼠或人乳腺上皮组织建立，这些组织经解剖、机械切割和胶原酶消化为原代乳腺上皮细胞后，由含有 Matrigel 和 Collagen I 的混合胶模拟 ECM 微环境，分化为具有分泌乳汁功能的双层上皮细胞结构。hiPSCs 衍生的乳腺类器官也为乳腺发育和癌症的人体模型提供了潜力，同时规避了对原代组织的需求。每一种类器官培养体系都有与细胞组成、结构完整性和功能相关的不同优缺点。乳腺上皮细胞结构复杂，在青春期、妊娠期、哺乳期、哺乳后期以及更年期不同阶段，这些上皮细胞组成的乳腺腺体差异很大。因此，成功培养的乳腺类器官模型需要进行鉴定，以验证是否具有与体内乳腺组织相似的组织结构、细胞组成和生理功能，以更好地建立功能性乳腺类器官模型。因此，了解正常人体乳腺组织的结构，对鉴定乳腺类器官的成功构建至关重要。

9.3.1 人正常乳腺组织上皮细胞的多样性

近年来，研究者利用单细胞技术对正常乳腺组织进行了分析，鉴定出多种上皮细胞亚群。乳腺上皮双层包含基底/肌上皮细胞和管腔上皮细胞，它们共同形成分支导管和终末腺泡。基底/肌上皮细胞的特点是具有收缩性和合成基底膜的能力；管腔上皮细胞由两种细胞亚型组成：能够对内分泌信号（如雌激素、孕酮和催乳素）做出反应的激素敏感细胞（hormone-sensitive cell）和能够产生乳汁的分泌性腺泡细胞（secretory alveolar cell）[42,43]。分泌性腺泡细胞和激素敏感细胞根据其体外集落形成能力，也分别被称为成熟管腔细胞（mature luminal cell）和管腔祖细胞（luminal progenitor cell）[42,43]。

使用流式细胞术对基底／肌上皮细胞（CD49f^{hi}／EpCAM$^+$）和管腔上皮细胞（CD49f$^+$／EpCAM^{hi}）进行分选后进行单细胞测序分析，鉴定出三种乳腺上皮细胞类型[43]。第一群细胞为高表达肌上皮细胞功能相关的基因（CK14、CK5、ACTA2、MYLK和 P63）的细胞亚群，这群细胞的基因表达特征类似于 EpCAM$^-$／CD49f$^+$ 基底／肌上皮细胞。第二群细胞为高表达（CK8、CK18、CK19、SLPI 和 PROM1）的细胞亚群，这群细胞的基因表达特征类似于 EpCAM$^+$／CD49f$^-$ 成熟管腔细胞。第三群细胞为高表达（CK8、CK18、SYTL2 和 ANKRD30A）的细胞亚群，这群细胞的基因表达特征类似于 EpCAM$^+$／CD49f$^+$ 管腔祖细胞[43]。

进一步分析发现，成熟管腔细胞可细分为高表达与产奶相关的基因（LTF）、分泌分子（SAA2）和上皮角蛋白 23（CK23）的 3 种细胞亚群，这 3 群细胞主要参与乳腺分泌功能；管腔祖细胞可分为高表达激素反应基因（ESR1、PGR、ER、PR 和 AR）和特定细胞表面标志物（CD74）的 2 个亚群，这群细胞是激素敏感的乳腺上皮细胞[43]。研究者利用免疫荧光（immunofluorescence，IF）检测了成熟管腔细胞（SLPI）和管腔祖细胞（ANKRD30A）的特异性标记物，以识别它们在乳腺组织中的空间分布，发现 2 种上皮细胞在乳腺腺泡和导管中相邻分布[43]。

位于乳腺腺泡外层的基底／肌上皮细胞也可以被进一步细分为基底细胞和肌上皮细胞 2 个细胞亚群。CK14 是基底／肌上皮细胞的标志物，但在基底细胞群中表达差异很大：CK14 高表达细胞主要定位在乳腺导管区域内的基底细胞层，而小叶基底细胞的表达较低。CK14 在肌上皮细胞中表达最高，这群细胞同时高表达肌上皮细胞标志物（ACTA2）和平滑肌分化相关的基因（*MYLK*、*MYL9* 和 *TAGLN*）[43]。基底细胞的分化受到转录因子 STAT3、SOX2、NANOG 和 KLF4 调控，这群细胞存在干细胞相关信号通路的富集，提示基底细胞中存在乳腺干细胞[43]。肌上皮细胞的分化由转录因子（P63 和 PPARγ）、整合素（Integrin）和 Paxillin 信号调控[43]。

值得注意的是，乳腺组织中存在基底／肌上皮细胞和管腔上皮细胞标志物共表达的细胞群。人乳房组织绝大多数区域只存在 CK8$^+$／CK14$^-$ 的管腔上皮细胞和 CK8$^-$／CK14$^+$ 的基底细胞，但同时也存在少量 CK8$^+$／CK14$^+$ 细胞群。CK8$^+$／CK14$^+$ 细胞也被发现存在于小鼠胚胎乳腺干细胞中，提示这群细胞可能是乳腺干细胞或管腔祖细胞。人乳腺干细胞通常被认为具有定向分化能力，乳腺干细胞可以分化为基底／肌上皮细胞或管腔祖细胞，由管腔祖细胞进一步分化为具有乳汁分泌能力的成熟管腔上皮细胞（高表达 ELF5 和 KIT），以及具有增殖能力的激素敏感性管腔上皮细胞[43]。

9.3.2 乳腺类器官能够保留复杂的乳腺上皮谱系

乳腺上皮细胞在类器官培养中能够形成不同的结构类型，其中大多数结构是腺泡型的，少部分乳腺类器官形成球形结构。乳腺腺泡能够嵌入 Matrigel 中逐渐延伸，形成分支结构；但随着反复传代，乳腺腺泡发育和导管延伸能力将逐渐减弱[19]。值得注意的是，类器官的反复解离和传代之后,细胞多样性也可以被很好地保留[19]。成熟乳腺上皮细胞在体外培养中主要产生具有空腔的乳腺腺泡,大部分细胞高表达 EpCAM;而基底/肌上皮细胞能够形成大的无序球体,具有更多样化的结构类型,表现出管腔出芽增殖或导管分支生长,并且能够分化为成熟的基底细胞、管腔祖细胞和成熟管腔细胞;管腔祖细胞则形成具有较小管腔的类球体,能够产生成熟的管腔和基底细胞[19]。尽管类器官形态结构和乳腺上皮谱系所占细胞比例可能不同,乳腺类器官一般都具有 EpCAM$^+$/CD49f$^-$(成熟管腔细胞)、EpCAM$^-$/CD49f$^+$(基底/肌上皮细胞)和 EpCAM$^+$/CD49f$^+$(管腔祖细胞)3 种细胞亚群[19]。值得注意的是,成熟乳腺上皮细胞能够形成乳腺类器官,但它们的整体类器官培养成功率低于乳腺干细胞。

乳腺导管-小叶系统的双层上皮结构是成熟乳腺类器官的典型形态特征之一。崔晓江教授建立的乳腺类器官培养体系中,可以观察到乳腺类器官腺泡结构由管腔上皮细胞(CK8$^+$)组成,周围环绕着一层薄薄的基底/肌上皮细胞(P63$^+$)[16]。利用 IF 发现乳腺类器官中存在与正常乳腺组织相似的 3 种细胞亚群,包括 EpCAM$^+$/CD49f$^-$(成熟管腔细胞)、EpCAM$^-$/CD49f$^+$(基底/肌上皮细胞)和 EpCAM$^+$/CD49f$^+$(管腔祖细胞)多个细胞群[16]。在催乳素刺激下,乳腺类器官能够响应激素刺激分泌乳蛋白,这表明 iPSCs 可以被诱导分化形成具有泌乳能力的功能性乳腺类器官[16]。

乳腺类器官与乳腺组织特异性蛋白表达模式相似。类器官中的成熟管腔细胞维持了原代乳腺上皮细胞中特征性蛋白质表达(例如 CK8、Muc1、EpCAM、CD24 和 HER2);ERα 和 PR 在类器官中不同管腔上皮细胞的表达差异性较大,并且 PR 通常表达较低[19]。通过高表达 CD133 来鉴定管腔祖细胞。基底细胞高表达 CD49f,并表达 SMA、EGFR、CD90 和 CD10 等特征性蛋白。在基底细胞中存在一小群细胞高表达 PROCR,这群细胞高表达干性相关转录因子,其成球能力更强,这表明小鼠乳腺基底细胞中存在乳腺多能干细胞[19]。

与正常乳腺上皮细胞系相比,乳腺类器官与原代乳腺组织来源的上皮表达特征的相关性很强,但也存在显著差异。乳腺微环境是由多种细胞(包括成纤维细胞和血管内皮细胞等)和 ECM 组成的复杂微环境,体外 Matrigel 培养或 Matrigel 和 Collagen I 混合培养并不能完全模拟复杂的体内微环境。由于基质细胞或先天组织结构缺失,部分乳腺类器官表现为 CD10 表达丢失。乳腺类器官相对于原代乳腺组织表现出更高水平的 CD44 表达,这可能是由于类器官培养基中的 R-spondin 1 诱导了 CD44 表达。与体内微环境相比,乳腺类器官管腔上皮细胞更加靠近基底膜类似物,增殖的成熟管腔细胞也会高表达通常由基底/肌上皮细胞产生的基底膜蛋白,例如层粘连蛋白 332(Laminin 332)的 γ2 亚基[19]。

不同来源的乳腺类器官保留了患者的乳腺上皮谱系特征。大多数乳腺组织在作为乳腺类器官培养时会产生成熟的管腔上皮细胞、管腔祖细胞以及基底/肌上皮细胞。然而,不同患者来源的乳腺类器官间存在显著的异质性。BRCA1/2 遗传突变的女性乳腺组织具有更高比例的管腔祖细胞,这种变化在乳腺肿瘤发生之前已经存在。与健康患者相比,利用 BRCA1 携带者正常乳腺组织培养的乳腺类器官中也有相似的管腔祖细胞比例增加,这可能反映了 BRCA1 乳腺上皮细胞的固有特性,与培养体系无关[19]。

9.3.3　功能性乳腺类器官能够分泌乳蛋白

乳腺是生产和分泌乳汁以哺育后代的器官,为了评估伴随发情期单细胞水平的基因表达变化,研究者对小鼠发情周期不同阶段的乳腺进行分析。小鼠发情前期的特征是体内孕酮水平最高,发情期的特征是循环雌激素激增。在小鼠发情期,管腔祖细胞进入快速增殖阶段,Ki67 阳性细胞比例明显增加;进入孕期后,小鼠管腔祖细胞比例明显增加,并启动乳腺腺泡和导管发育过程,为乳汁分泌做准备[44]。

功能性乳腺类器官是研究乳腺泌乳功能和腺体退化的良好模型,也是鉴定乳腺类器官培养成功的重要指标之一。在崔晓江教授建立的乳腺类器官培养体系中,分化成熟的乳腺类器官在催乳素刺激下能够分泌乳蛋白,表明 hiPSCs 可以被诱导产生功能性乳腺类器官[16]。Elsa Charifou 等人建立了小鼠原代乳腺类器官模型,在用 FGF2 和催乳素刺激下,器官能够产生乳汁和维持组织学正常结构,还具有功能性收缩性肌上皮细胞层促进乳汁分泌;在撤去 FGF2 和催乳素刺激后,类器官保持激素敏感状态,能够在刺激下进入另一轮泌乳周期[45]。

9.3.4　乳腺类器官具有正确的细胞极性

正常乳腺类器官能够分化为腺泡样管腔结构,并进行正确极化。此时,黏蛋白 1 (Muc1)主要表达于乳腺类器官内层管腔上皮细胞;而在细胞-ECM 连接处,管腔上皮细胞和基底/肌上皮细胞均表达整合素 β4(integrin β4)[21]。但在基底样乳腺癌器官中,表现出局灶性 integrin β4 染色,部分基底/肌上皮细胞表现为 integrin β4 丢失[21]。通常情况下,即使在体外 Matrigel 中培养传代数次以后,正常乳腺类器官依然能够保持正确的极化,双层上皮结构也能够稳定保留下来。在正确极化的乳腺类器官中,管腔上皮细胞中高表达 ZO-1、闭塞素(occludin)和角蛋白 19(CK19),这些蛋白在乳腺癌器官不存在或表达降低;基底/肌上皮细胞中高表达肌上皮细胞特异性标志物 P63[21,46](图 9-4)。

9.3.5　乳腺类器官能够在激素刺激下产生形态反应

在多种激素的刺激下,乳腺的发育是一个高度动态的过程:青春期,雌孕激素和生长因子促进乳腺导管形态发生;在妊娠期,乳腺开始由激素刺激启动乳腺导管上皮扩张和腺泡发育并伴随着脂肪细胞消退;在哺乳期结束后,乳腺进入退化阶段,其特征是乳腺上皮细胞启动程序性死亡、乳腺组织重塑和脂肪细胞的再分化。

研究表明,雌激素、孕激素和促卵泡激素等多种激素和生长因子能够调控乳腺类器官的形态发育。人乳腺类器官中大约 5% 的细胞分别表达 ERα 和 PR,雌孕激素能够促

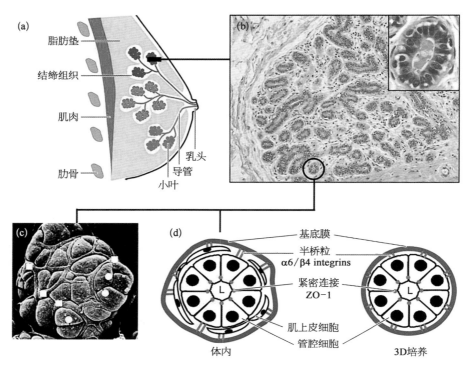

图 9 - 4　乳腺类器官能保持正确的细胞极性

(a) 乳房的结构;(b) HE 染色的乳腺小叶横截面;(c) 腺泡扫描电子显微照片;(d) 腺泡体内(左)和
3D 培养(右)的横截面示意图。乳腺类器官极性由顶端极的细胞-细胞紧密连接(tight junctions)(绿
色)和基底侧的细胞-BM 的半桥粒(hemidesmosomes)连接(红色)证明

进乳腺类器官形成明显的导管和小叶结构;垂体提取物(包含生长激素、成纤维细胞生长
因子和促卵泡激素)能够诱导乳腺类器官的二级和三级导管分支分化发育[47]。

9.4　乳腺类器官的应用与展望

类器官技术的快速发展极大拓宽了我们对于乳腺生理学和病理学的认识,并在建立
乳腺疾病模型和开发新的治疗策略等方面发挥了重要作用。以下,我们将从乳腺发育、
泌乳、再生医学、乳腺良性疾病和乳腺癌等几个方面,介绍乳腺类器官的应用进展。

9.4.1　乳腺发育模型

乳腺发育过程中受到多种生长因子的调节[48](图 9 - 5)。乳腺类器官的 3D 细胞培
养为研究乳腺发育提供了一种重要的功能测定方式,研究者可以直接验证各种细胞因子
和细胞基质成分对乳腺发育的影响。空间形态通常是发挥功能的重要基础,与 2D 细胞
培养相比,乳腺类器官能更准确地再现组织的形态特征和细胞-ECM 的相互作用,是研

究乳腺分支形态发生、上皮细胞极化和管腔形成的良好模型。在体外 Matrigel 培养过程中,研究者发现 FGF2、TGF－α、EGF 和神经调节蛋白(neuregulin)是乳腺导管分支形成的关键因子;虽然 FGF7、FGF10 和 HGF 被预测为影响乳腺分支的重要因子,但这些细胞因子不能在体外促进小鼠乳腺类器官的发育[15]。FGF7 未能在仅含血清替代物的培养基中诱导乳腺类器官导管分支发育,但在含有血清和氢化皮质醇的培养基中促进导管分支形成[49,50]。

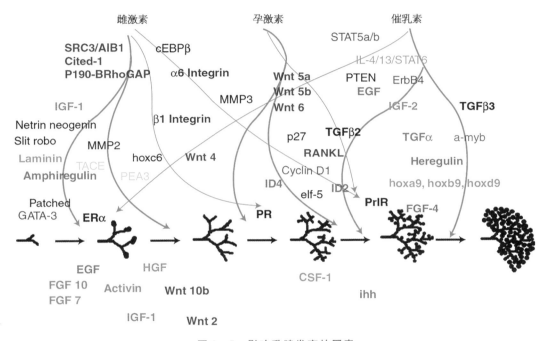

图 9-5　影响乳腺发育的因素

　　K-V Nguyen-Ngoc 等构建了研究乳腺分支形态发生的生理类器官模型,发现 Matrigel 和 Collagen I 的混合凝胶 3D 培养系统可以增加乳腺类器官分支发育,并改善基底/肌上皮细胞对管腔上皮细胞的覆盖[39]。Marika Caruso 等提出了乳腺原代上皮细胞来源类器官的改进培养方法,将 FGF2 和 EGF 交替添加到 Matrigel 和 Collagen I 的混合凝胶 3D 培养系统中,在 15～20 天内获得具有一级、二级和三级分支结构的乳腺类器官[51]。

　　基因工程小鼠为乳腺类器官基因编辑提供了可能,BCL－3$^{-/-}$ 小鼠乳腺类器官中上皮细胞嵌入 ECM 的能力显著降低,表现为类器官出芽减少,导管分支发育受到抑制[52]。FGF2 在乳腺类器官分支发育中具有重要作用,而转录调节因子 DC－SCRIPT(Zfp366)和蛋白酪氨酸磷酸酶 PTPRB 能够通过影响 FGFR 信号通路调控乳腺类器官的分支发育[53,54]。

虽然类器官极大提高了我们研究乳腺分支发育的能力,但乳腺类器官分支发生时间和形态仍和人体有一定差异。乳腺类器官可在几天内观察到分支的形成,而实际在人体中需要几周甚至更长的时间。此外,由于细胞直接接触 ECM,类器官管腔上皮不能被基底/肌上皮细胞完全覆盖。PSCs 的来源、类器官初始大小和培养基的具体成分等尚未标准化,这些因素直接影响了乳腺分支形态,因此仍是类器官应用于乳腺发育研究的一个挑战[48]。

9.4.2　乳腺泌乳模型

乳腺的发育和功能与内分泌系统密切相关。小鼠乳腺类器官研究证明,FGF2 和催乳素刺激可使乳腺分支发生妊娠相关变化,增强乳蛋白的产生和脂滴的分泌;停止 FGF2 和催乳素刺激后,部分类器官失去了导管分支,管腔结构丧失变成结构简单的小球体,泌乳能力也显著下降;当再用 FGF2 处理时,类器官体积再次增大并出现导管分支;哺乳结束后,乳腺将进入高度协调的细胞死亡和组织重塑过程,称为哺乳后退化[55]。这与人妊娠期、哺乳期和哺乳后期乳腺的生理规律相似。

PSCs 和 ASCs 诱导的功能性乳腺类器官模型是研究乳腺泌乳功能最常用的体外模型[16,45]。Jonathan J. Campbell 等人利用胶原蛋白和透明质酸形成的 3D 支架结合脂肪细胞、小鼠乳腺上皮细胞和巨噬细胞构成较完整的器官模型[56]。在撤去催乳素后,KIM-2 类器官发生 STAT3 介导的细胞死亡从而导致类器官消退;此时,巨噬细胞转变为发挥抗炎作用的 M2 单核细胞/巨噬细胞,参与吞噬清除脱落乳腺上皮细胞和淤积乳汁[56]。

小鼠类器官的发现可进一步转化到人类乳腺类器官,以解决母乳产量不足、泌乳障碍和妊娠相关乳腺癌等疾病问题,为早期干预和临床诊治提供依据。同时,类器官具有生产乳汁和哺乳期药物测试的潜力,具有较强的应用前景。

9.4.3　研究乳腺复杂基质微环境相互作用

乳腺微环境是由 ECM 和几种不同细胞类型(包括成纤维细胞、脂肪细胞、免疫细胞和血管内皮细胞等)组成的复杂组织环境[3]。乳腺微环境足以启动和维持正常的乳腺细胞命运,它们共同形成了乳腺正常发育和功能所需的复杂相互作用网络。

ECM 可以影响类器官的生长,但来自不同上皮组织 ECM 的蛋白质特征有很大差异。从成年小鼠和大鼠中分离的乳腺细胞外基质(mammary extracellular matrix, mECM)能够指导睾丸来源细胞(testicular-derived cell)和胚胎干细胞(ESC)向乳腺组织细胞进行定向分化,最终在剥离上皮的小鼠乳腺脂肪垫上形成功能性乳腺上皮细胞[57]。而从视网膜脂肪组织和肺组织中分离的 ECM 不能将睾丸来源细胞定向分化到乳腺上皮细胞,这表明乳腺组织特异性 ECM 能够驱动干细胞分化,进而在体内形成功能性乳腺组织[57]。

为了研究乳腺细胞和 ECM 的空间分布对乳腺发育的影响,研究者开发了 3D 生物打印乳腺类器官培养方案。Peter A. Mollica 等将由大鼠或人类乳房组织 ECM 制备的水凝胶与 3D 生物打印平台相结合,ECM 水凝胶保留了乳腺独特的结构和信号传导特征,能够保证类器官在乳腺组织特异性基质中生长[13]。商品化的 Matrigel 通常是减生长因子的,而 mECM 能够保留乳腺特异性的生长因子水平,其生长因子(EGF、FGF7、IGF-Ⅰ、IGF-Ⅱ、TGF-β 和 VEGF 等)含量显著高于减生长因子 Matrigel,这可能是 mECM 能够驱动细胞向乳腺组织定向分化的重要原因[13]。mECM 联合 3D 生物打印技术,为乳腺发育和癌变研究提供了良好的研究平台。

成纤维细胞在乳腺微环境中发挥核心作用。Zuzana Koledova 等人构建了乳腺类器官-成纤维细胞共培养模型,发现成纤维细胞可促进乳腺分支形态发生,提示成纤维细胞在乳腺发育中发挥核心作用[58]。研究发现,FGF2 通过调节肌动蛋白诱导成纤维细胞迁移,并促进乳腺成纤维细胞产生 ECM 蛋白(包括胶原蛋白、纤连蛋白、骨桥蛋白和基质金属蛋白酶等)[59]。将乳腺类器官与成纤维细胞进行 3D 共培养时,成纤维细胞分泌的 FGF2 和 FGF9 通过旁分泌信号调控乳腺基质重塑,诱导乳腺上皮细胞分化发育[59]。敲低 SPRY1 能够激活成纤维细胞 EGFR 信号通路,通过增强其旁分泌信号和 ECM 重塑,调控乳腺上皮形态发生[60]。成纤维细胞可促进乳腺导管腺泡发育,进一步研究乳腺类器官-成纤维细胞共培养模型有助于了解成纤维细胞在调节乳腺上皮形态发生中的作用。

血管内皮细胞是骨髓、脑、肝和乳腺等器官发生和干细胞维持的重要调节因子。研究者利用内皮细胞和乳腺上皮细胞共培养模型,发现内皮细胞是乳腺组织重塑的重要参与者,这种共培养体系为研究内皮细胞调节乳腺类器官形态发生和癌前病变提供了良好的研究模型[61]。内皮细胞与 MCF10AT1-EIII8(癌前病变细胞系)共培养时,能够促进 MCF10AT1-EIII8 细胞产生分支导管和乳腺腺泡,这对于产生功能性血管网络和具有侵袭潜力的增殖性导管乳腺组织至关重要;雌激素通过诱导血管内皮生长因子及其受体表达,加速了血管内皮增生、MCF10AT1-EIII8 细胞向恶性表型转化[61]。内皮细胞除了有将营养物质和氧气输送到组织方面的作用外,也为正常和恶性乳腺上皮提供增殖信号,在体外共培养时也能够促进乳腺导管上皮形成具有导管和腺泡的导管样结构[62]。Jingqiang Wang 等人将乳腺上皮细胞、血管内皮细胞和成纤维细胞共培养,这种共培养模型诱导了长而明显的乳腺导管分支,更好地再现了体内乳腺的组织结构[63]。此外,研究者发现血管内皮细胞激活了成纤维细胞中的 Wnt/β-catenin 信号通路,从而促进了乳腺导管分支发育,表明血管内皮在组织形成过程中的重要性,揭示了乳腺微环境中不同细胞协同调节乳腺器官发生和组织稳态维持的相互作用机制[63]。

乳腺处于大量脂肪细胞浸润的独特微环境中。在青春期,乳腺双层上皮逐渐嵌入胶原/脂肪细胞基质内产生导管网络;此外,脂肪细胞也是乳腺癌微环境中最主要的非恶性细胞类型。Jonathan J. Campbell 等人建立了脂肪细胞(3T3-L1)和永生小鼠乳腺上皮细胞(KIM-2)3D 共培养模型,成功培养了能够响应泌乳激素刺激的功能性乳腺类器官[64]。在胶原蛋白/透明质酸支架中,KIM-2 细胞与脂肪细胞共培养 3 周后形成了末端圆钝导管分支结构,与体内乳腺组织导管或腺泡形态相似[64]。KIM-2 类器官显示出正确的上皮极性,水通道蛋白 5(aquaporin 5,AQP5)和 ZO-1 紧密连接排列在腔内,integrin β1、Ⅳ型胶原(collage Ⅳ)和层粘连蛋白(laminin)定位于外层基底细胞。更重要的是,KIM-2 类器官中的管腔上皮细胞能够影响泌乳素刺激,分泌 β-酪蛋白(β-casein)[64]。在小鼠乳腺癌模型中,肥胖小鼠的肿瘤体积明显大于正常小鼠,而且高脂饮食明显加快小鼠肿瘤进展[65]。脂肪酰基辅酶 A 合成酶(Acsbg1)是肥胖依赖性肿瘤生长的驱动因素,高脂饮食促进小鼠乳腺癌细胞 Acsbg1 表达上调,从而促进了肌酸依赖性肿瘤的进展[65]。肿瘤周围脂肪细胞共培养的乳腺癌细胞显示出对铁死亡的抵抗,进一步实验发现,脂肪细胞可以通过分泌特定的脂肪酸诱导乳腺癌细胞产生铁死亡抵抗,并且该过程依赖于脂肪酸合成酶(Acsl3)[66]。

9.4.4 乳腺再生医学模型

目前手术切除依然是治疗乳腺癌的重要方式之一,但乳腺术后发生的乳房变形、缺失和腋窝凹陷等,严重影响患者乳房美观,对患者的身心健康和生活质量产生不良影响。现阶段乳腺重建已经取得较好重建效果,腹直肌重建术、背阔肌重建术以及假体重建术均为常见的乳腺重建手术,可有效缓解患者由于缺失乳房而出现的自卑、焦虑等负面情绪。乳腺类器官的研究有可能助力乳腺再生医学和自体乳房重建的发展。

乳腺上皮细胞(mammary epithelial cells,MECs)具有潜在的体内再生功能,可用于恢复乳腺结构和功能,但大量具有体内再生功能的自体 MECs 难以在体外获得。Dandan Zhang 等发现利用 TTNPB、毛喉素(forskolin)、RepSox、反苯环丙胺(tranylcypromine)和丙戊酸(valproic acid,VPA)能够诱导山羊耳体细胞(goat ear somatic cell,GEF)在体外重编程为类似于 MECs 的典型上皮细胞集落,称为化学诱导的 MECs(chemically induced MECs,CiMECs)[67]。转录组分析表明,CiMEC 与 MECs 具有高度相似的全基因表达谱特征,都具有乳汁分泌和体内再生功能[67]。将 GFP-CiMECs 移植到裸鼠乳腺的透明脂肪垫中,形成了乳腺样结构,在不添加外源性催乳素的情况下具有乳汁分泌功能[67]。

CiMECs 能够帮助恢复乳腺结构和功能,那么乳腺类器官也可能是人乳腺缺陷的自体细胞治疗的完美候选者。崔晓江教授团队首次利用 hiPSCs 进行体外诱导,并成功获得功能性乳腺类器官[16]。将功能性乳腺类器官移植到乳腺组织中,能够避免自体细胞治疗期间的免疫排斥反应,获得更好的效果。随着 3D 打印技术的成熟,订制患者需要的乳房组织也许可以实现。

9.4.5 乳腺疾病模型

1. 乳腺普通型导管增生

普通型导管增生(usual ductal hyperplasia,UDH)是乳腺最常见的良性病变,通常不需要干预。但月经期间激素水平变化可引起乳房疼痛,严重影响了患者的生活质量。非癌性乳腺细胞系 HMT - 3522 S1 在没有 Matrigel 的培养基中能够自发形成细胞球(球状体),具有 UDH 的许多病理特征[14]。这些细胞球经历了一个复杂的成熟过程:最初均匀的细胞球表面形成实体细胞索并产生基底膜,然后分化产生表达基底细胞(CK14)和管腔上皮细胞(CK8)标志物的不对称管腔[14]。HMT - 3522 S1 细胞球模型为研究 UDH 提供了良好的模型,可以帮助探索人乳腺 UDH 组织中新月形不对称管腔形成的分子机制。

2. 乳腺炎

乳腺炎是另一种常见的乳腺良性病变,部分患者是细菌感染后发病,哺乳期乳腺炎患者可检出金黄色葡萄球菌,而非哺乳期乳腺炎多为 Kroppenstetii 棒状杆菌[3]。类器官代表了特定器官的所有细胞成分,因此理论上也适合病原体致病的研究,特别是依赖人体特殊细胞类型的微生物。目前尚未在类器官模型上探索细菌在乳腺炎中的致病机制。由于类器官体外培养方便操作,研究人员已建立了多种病毒感染的类器官模型,如塞卡病毒和单纯疱疹病毒感染脑类器官用于探究小儿畸形的发病机制[68]。SARS - CoV - 2 病毒将病原体感染类器官模型的运用推向高潮。而西湖大学蔡尚教授团队将细菌和乳腺癌细胞在 Matrigel 中悬浮培养生成类器官,并在类器官的胞质中观察到单个或成簇的细菌,构建了细菌-乳腺肿瘤类器官模型[69]。这些技术将为包括乳腺炎在内的感染性疾病的研究提供支持和新思路。

3. 肿瘤发生

2016 年,Serena Nik - Zainal 等对 560 例乳腺癌样本进行全基因组测序,前 10 种突变基因分别是 TP53、PIK3CA、C - MYC、CCND1、PTEN、ERBB2、ZNF703 / FGFR1、GATA3、RB1 和 MAP3K1[70]。此外,乳腺癌的发生与 DNA 损伤修复有关,BRCA1 或 BRCA2 缺陷是最重要的两种与损伤修复相关的基因突变[71]。

除了年龄和一些遗传因素外(例如 BRCA1 / 2),乳腺密度与乳腺癌风险的关联强度大于大多数其他已确定的乳腺癌危险因素[72,73]。乳腺密度是纤维结缔组织和腺体组织含量与脂肪组织含量的相对比例,与乳房密度较低的女性相比,乳房致密的女性患乳腺癌的风险高出 4～6 倍[72,73]。来自致密性乳腺组织的上皮细胞中出现 DNA 损伤信号增强(γH2AX 表达上调)、端粒缩短和激活素 A(activin A)分泌增加,这些改变与乳腺癌患病风险相关[74]。在乳腺类器官研究中,可以通过增加与组织硬度增加相关的胶原蛋白含量来模拟致密性乳腺结构。184A1 可以在体外 Matrigel 培养中形成乳腺腺泡结构,高硬度 Matrigel 能够增加乳腺类器官的异常管腔形成;如果配合低剂量辐射,异常管腔形成的比例将进一步增加[72]。而管腔结构异常表明乳腺类器官丢失其正确极性,提示乳腺类器官可能发生了不典型增生或癌变。

类器官联合 CRISPR - Cas9 基因编辑技术进一步加深了人们对乳腺癌变机制的认识。Johanna F. Dekkers 等利用 CRISPR - Cas9 靶向敲低 4 种乳腺癌肿瘤抑制基因

（*P53*、*PTEN*、*RB1* 和 *NF1*），突变后的类器官能够长期在体外培养[75]。将突变后的类器官移植到小鼠体内后，1 株（1/6）*P53/PTEN/RB1* 突变系和 3 株（3/6）*P53/PTEN/RB1/NF1* 突变系形成了雌激素受体阳性的肿瘤，并且这些类器官对内分泌治疗或化疗敏感[75]。Zheng Zhang 等人基于乳腺类器官模型，运用 RNAi 和 CRISPR - Cas9 技术，降低了 *Ptpn22* 和 *MII3* 基因的表达，加速了 PI3K 驱动的肿瘤增长[18]。

女性在 70 岁前 *BRCA1/BRCA2* 杂合子患乳腺癌的累积风险分别为 55%～65% 和 45%[71]，但目前 *BRCA1/2* 突变导致乳腺组织癌变的机制尚不完全明确，少数研究也在类器官模型上进行了进一步探讨。BRCA1 乳腺类器官中乳腺干细胞标志物醛脱氢酶-1（aldehyde dehydrogenase-1，ALDH1）蛋白水平升高，表明 BRCA1 参与乳腺干细胞的更新和分化；选择性 PR 调节剂醋酸特拉普司酮（TPA）能够显著降低 BRCA1 乳腺类器官 ECM 相关基因（*MMP1*、*MMP10*、*COL1A1*、*COL3A1*、*A2M* 和 *FN1*）的表达，提示 *BRCA1* 突变影响人正常乳腺类器官中的黄体酮反应[76]。Nur Yucer 等人发现 *BRCA1* 基因突变输卵管类器官表现出组织结构异常，出现细胞拥挤、极性丧失和细胞核的严重异型性；进一步研究表明 *BRCA1* 基因突变输卵管类器官具有肿瘤转化潜力和癌变特征，能够在体外模拟早期卵巢癌恶性转化过程[77]。这些技术将为遗传性乳腺癌的研究提供支持和新思路。

CRISPR - Cas9、慢病毒载体、电穿孔和脂质体转染等方法已成功用于改造乳腺类器官基因表达。类器官模型一定程度上解决了患者间肿瘤差异所致的研究难题，然而同一肿瘤在不同时间段和不同部位仍存在差异，即肿瘤的时间和空间异质性。Sophie F. Roerink 等将 3 个结直肠癌标本切割成 4～6 片区域，每片单独制备为类器官，单细胞测序发现每片区域在表观基因组、转录组、蛋白组和代谢状态都存在差异[78]。因此，利用基因编辑技术深入了解乳腺癌发生的关键驱动因素时，需要更多的研究来提高基因编辑效率，增加目标特异性，并减少潜在的脱靶现象，以期为乳腺肿瘤防治提供更加理想的研究模型。

4. 肿瘤侵袭转移

EMT 是肿瘤转移的重要机制，特征性标志是 E-钙黏蛋白表达降低和波形蛋白增加。小鼠转移性乳腺癌细胞 D2.A1 衍生的类器官多呈球形，E-钙黏蛋白完全缺失，而休眠期 D2.OR 细胞诱导分化形成的类器官可产生分支结构，并表达大量 E-钙黏蛋白[79]。Sabra I. Djomehri 等人用 TGF-β1 和缺氧处理 MCF10A 类器官后出现 EMT 表型[80]。酸性肿瘤微环境同样可影响肿瘤的生物学行为[81]。$NaHCO_3$ 治疗可使乳腺上皮类器官 pH 提高 0.15，同时提高类器官的增殖活性；这可能因为 $NaHCO_3$ 中和了乳腺癌的酸性环境，提高了细胞排酸能力并加速了细胞增殖[81]。敲低 11 种不同的长链非编码 RNA（long non-coding RNA，lncRNA）显著减少了乳腺肿瘤细胞的增殖、侵袭和（或）集体细胞迁移；这些与正常乳腺上皮相比过表达的 lncRNA，能够有效增加乳腺癌类器官分支产生，即增加其侵袭转移能力，但不会影响正常乳腺类器官分支发育，这意味着这 11 种

lncRNA 在乳腺肿瘤细胞侵袭转移具有癌症特异性作用[82]。Gayatri Arun 等发现 Malat1 lncRNA 的缺少会导致细胞黏附增加和迁移能力降低,在 Luminal B 型和 HER‐2 过表达型的乳腺癌类器官中表现为导管分支形态发生减少[83]。具有 EMT 转化特征的 MDA‐MB‐231 类器官形成伴有突起的多细胞球体,而无 EMT 转化特征的乳腺类器官中多形成腺泡;暴露于 TGF‐β 后,MDA‐MB‐231 类器官突起明显增多,形态不规则;其中,PIAS1 可通过调控转录调节因子 SnoN 苏木化(sumoylation)修饰抑制 MDA‐MB‐231 类器官的侵袭行为[84]。

细胞系、类器官与侵袭性肿瘤组织基因表达分析发现了 1 017 个独立于病理亚型和模型的差异基因,其中 947 个与免疫相关[85]。这也说明类器官在侵袭转移研究中需要解决与免疫细胞、脂肪细胞和血管上皮细胞等多种细胞共培养的问题。Sabra I. Djomehri 等人发现与 MCF10A 类器官相比,间充质干细胞和 MCF10A 共培养类器官中细胞连接减少,同时 MCF10A 细胞呈纺锤体状,出现纤维样表型(Col1⁺)、CK5/6 表达中断且无腺泡形成[80]。器官芯片和微流控通道等技术可使多个器官、细胞连接成一个整体,使类器官更好地模拟肿瘤-微环境的相互作用,将进一步激发类器官的运用潜力。

9.4.6 与成体细胞基因工程小鼠模型相互补充

乳腺类器官是动物模型的绝佳替代方案,适用于乳腺发育、泌乳、微环境、癌症研究和毒理学研究等。然而,小鼠模型在乳腺生物学和乳腺癌研究中确实有其无可争议的地位,仍然远远领先于任何体外类器官模型。乳腺类器官和成体细胞基因工程小鼠模型 (somatic genetically engineered mouse model,GEMM)能够相互补充,乳腺原代细胞能够培养为乳腺类器官,或者在体外扩增并进行遗传操作,然后移植到清除乳腺的小鼠脂肪垫中,以快速生成 GEMM[18]。Zheng Zhang 等人利用流式分选小鼠乳腺干细胞 (CD49f⁺/CD61⁺)所构建的乳腺类器官模型,仍保持体内完全再生乳腺导管树的能力。利用基因编辑技术对乳腺干细胞进行修饰,可以快速建立癌症驱动基因 *ERBB2*、*c‐MYC*、*PIK3CA*、*Map2k4*、*Cbfb*、*Ptpr* 和 *Ptpn22* 等基因相关的乳腺癌小鼠模型。乳腺类器官与 GEMM 相互补充,有利于在体内外模型中深入研究乳腺发育和乳腺疾病的分子机制。

9.4.7 总结与展望

总的来说,在过去 10 年中,已经出现了许多优化乳腺类器官衍生和培养方案的方法。乳腺类器官具有乳腺的许多生物学和病理学特征,弥补了体外和体内实验之间的差距,并且在长期培养过程中具有稳定遗传性,从而可以大规模培养来支持乳腺发育和癌变等领域的研究。2023 年 1 月,《科学》(*Science*)发文讨论了临床药物申请无需开展动物模型测试即可获得美国食品和药物管理局(FDA)批准的行业趋势,而类器官技术就是一种很好的动物替代模型。2022 年 6 月,FDA 批准了赛诺菲(医药公司)利用类器官模型开展的一项新药临床试验(investigational new drug,IND),在该工作中,科学家们使用类器官芯片系统模拟了罕见自身免疫性神经病变的疾病机制,并测试了候选药物对罕见病患者的疗效效果[86]。

在未来的研究中,乳腺类器官作为动物和其他体外模型的替代方案,将为乳腺疾病建模、药物和毒性试验和个体化治疗等领域提供更好的研究平台,同时也将为乳腺自体移植等再生医学研究开辟新的研究思路。

(侯雷,罗倩梅,李铃睿,蒋德伟,陈策实)

参考文献

[1] 张斌. 乳腺外科手术图谱. 北京:人民卫生出版社,2008.

[2] Pandya S, Moore R G. Breast development and anatomy. Clinical Obstetrics and Gynecology, 2011, 54(1): 91 - 95.

[3] 纪小龙. 乳腺疾病动态变化病理图谱. 北京:人民军医出版社,2016.

[4] Chen W, Wei W, Yu L, et al. Mammary development and breast cancer: A notch perspective. Journal of Mammary Gland Biology and Neoplasia, 2021, 26(3): 309 - 320.

[5] Fu N Y, Nolan E, Lindeman G J, et al. Stem cells and the differentiation hierarchy in mammary gland development. Physiological Reviews, 2020, 100(2): 489 - 523.

[6] Slepicka P F, Somasundara A V H, Dos Santos C O. The molecular basis of mammary gland development and epithelial differentiation. Seminars in Cell & Developmental Biology, 2021, 114: 93 - 112.

[7] 刘威,王黎君,齐金蕾,等. 1990 - 2017 年中国女性乳腺癌疾病负担分析. 2021, 42(7): 6.

[8] Goldhirsch A, Wood W C, Coates A S, et al. Strategies for subtypes—dealing with the diversity of breast cancer: highlights of the St. Gallen International Expert Consensus on the Primary Therapy of Early Breast Cancer 2011. Annals of Oncology: Official Journal of The European Society for Medical Oncology, 2011, 22(8): 1736 - 1747.

[9] Sato T, Vries R G, Snippert H J, et al. Single Lgr5 stem cells build crypt-villus structures in vitro without a mesenchymal niche. Nature, 2009, 459(7244): 262 - 265.

[10] Clevers H. Modeling development and disease with organoids. Cell, 2016, 165(7): 1586 - 1597.

[11] Debnath J, Muthuswamy S K, Brugge J S. Morphogenesis and oncogenesis of MCF - 10A mammary epithelial acini grown in three-dimensional basement membrane cultures. Methods (San Diego, Calif), 2003, 30(3): 256 - 268.

[12] Qu Y, Han B, Yu Y, et al. Evaluation of MCF10A as a reliable model for normal human mammary epithelial cells. PLoS One, 2015, 10(7): e0131285.

[13] Mollica P A, Booth-Creech E N, Reid J A, et al. 3D bioprinted mammary organoids and tumoroids in human mammary derived ECM hydrogels. Acta Biomater, 2019, 95: 201 - 213.

[14] Florian S, Iwamoto Y, Coughlin M, et al. A human organoid system that self-organizes to recapitulate growth and differentiation of a benign mammary tumor. Proceedings of the National

Academy of Sciences of the United States of America, 2019, 116(23): 11444 – 11453.

[15] Sumbal J, Budkova Z, Traustadóttir G, et al. Mammary organoids and 3D cell cultures: Old dogs with new tricks. Journal of Mammary Gland Biology and Neoplasia, 2020, 25(4): 273 – 288.

[16] Qu Y, Han B, Gao B, et al. Differentiation of human induced pluripotent stem cells to mammary-like organoids. Stem Cell Reports, 2017, 8(2): 205 – 215.

[17] Dai X, Wang X, Yang C, et al. Human fibroblasts facilitate the generation of iPSCs-derived mammary-like organoids. Stem Cell Research & Therapy, 2022, 13(1): 377.

[18] Zhang Z, Christin J R, Wang C, et al. Mammary-stem-cell-based somatic mouse models reveal breast cancer drivers causing cell fate dysregulation. Cell Reports, 2016, 16(12): 3146 – 3156.

[19] Rosenbluth J M, Schackmann R C J, Gray G K, et al. Organoid cultures from normal and cancer-prone human breast tissues preserve complex epithelial lineages. Nature Communications, 2020, 11(1): 1711.

[20] Xu H, Lyu X, Yi M, et al. Organoid technology and applications in cancer research. Journal of Hematology & Oncology, 2018, 11(1): 116.

[21] Goldhammer N, Kim J, Timmermans-Wielenga V, et al. Characterization of organoid cultured human breast cancer. Breast Cancer Research: BCR, 2019, 21(1): 141.

[22] Kenny P A, Lee G Y, Myers C A, et al. The morphologies of breast cancer cell lines in three-dimensional assays correlate with their profiles of gene expression. Molecular Oncology, 2007, 1(1):84 – 96.

[23] Takahashi K, Yamanaka S. Induction of pluripotent stem cells from mouse embryonic and adult fibroblast cultures by defined factors. Cell, 2006, 126(4): 663 – 676.

[24] Li D, Wang L, Hou J, et al. Optimized approaches for generation of integration-free iPSCs from human urine-derived cells with small molecules and autologous feeder. Stem Cell Reports, 2016, 6(5): 717 – 728.

[25] Sternlicht M D. Key stages in mammary gland development: The cues that regulate ductal branching morphogenesis. Breast Cancer Research: BCR, 2006, 8(1): 201.

[26] Zhang X, Martinez D, Koledova Z, et al. FGF ligands of the postnatal mammary stroma regulate distinct aspects of epithelial morphogenesis. Development (Cambridge, England), 2014, 141 (17): 3352 – 3362.

[27] Hens J R, Dann P, Zhang J P, et al. BMP4 and PTHrP interact to stimulate ductal outgrowth during embryonic mammary development and to inhibit hair follicle induction. Development (Cambridge, England), 2007, 134(6): 1221 – 1230.

[28] Soyombo A A, Wu Y, Kolski L, et al. Analysis of induced pluripotent stem cells from a BRCA1 mutant family. Stem Cell Reports, 2013, 1(4): 336 – 349.

[29] Lee D F, Su J, Kim H S, et al. Modeling familial cancer with induced pluripotent stem cells. Cell, 2015, 161(2): 240 – 254.

[30] Maimets M, Rocchi C, Bron R, et al. Long-term in vitro expansion of salivary gland stem cells

driven by Wnt signals. Stem Cell Reports, 2016, 6(1): 150 – 162.

[31] Kim J, Koo B K, Knoblich J A. Human organoids: model systems for human biology and medicine. Nature reviews Molecular Cell Biology, 2020, 21(10): 571 – 584.

[32] Schutgens F, Clevers H. Human organoids: tools for understanding biology and treating diseases. Annual Review of Pathology, 2020, 15: 211 – 234.

[33] Huch M, Gehart H, van Boxtel R, et al. Long-term culture of genome-stable bipotent stem cells from adult human liver. Cell, 2015, 160(1 – 2): 299 – 312.

[34] Yin X, Farin H F, van Es J H, et al. Niche-independent high-purity cultures of Lgr5$^+$ intestinal stem cells and their progeny. Nature Methods, 2014, 11(1): 106 – 112.

[35] Zhu J, Xiong G, Trinkle C, et al. Integrated extracellular matrix signaling in mammary gland development and breast cancer progression. Histology and Histopathology, 2014, 29(9): 1083 – 1092.

[36] Hynes R O, Naba A. Overview of the matrisome — an inventory of extracellular matrix constituents and functions. Cold Spring Harbor Perspectives in Biology, 2012, 4(1): a004903.

[37] Orkin R W, Gehron P, McGoodwin E B, et al. A murine tumor producing a matrix of basement membrane. The Journal of Experimental Medicine, 1977, 145(1): 204 – 220.

[38] Buchmann B, Engelbrecht L K, Fernandez P, et al. Mechanical plasticity of collagen directs branch elongation in human mammary gland organoids. Nature Communications, 2021, 12(1): 2759.

[39] Nguyen-Ngoc K V, Ewald A J. Mammary ductal elongation and myoepithelial migration are regulated by the composition of the extracellular matrix. Journal of Microscopy, 2013, 251(3): 212 – 223.

[40] Linnemann J R, Miura H, Meixner L K, et al. Quantification of regenerative potential in primary human mammary epithelial cells. Development (Cambridge, England), 2015, 142(18): 3239 – 3251.

[41] Briem E, Ingthorsson S, Traustadottir G A, et al. Application of the D492 cell lines to explore breast morphogenesis, EMT and cancer progression in 3D culture. Journal of Mammary Gland Biology and Neoplasia, 2019, 24(2): 139 – 147.

[42] Li C M, Shapiro H, Tsiobikas C, et al. Aging-associated alterations in mammary epithelia and stroma revealed by single-cell RNA sequencing. Cell Reports, 2020, 33(13): 108566.

[43] Nguyen Q H, Pervolarakis N, Blake K, et al. Profiling human breast epithelial cells using single cell RNA sequencing identifies cell diversity. Nature Communications, 2018, 9(1): 2028.

[44] Pal B, Chen Y, Vaillant F, et al. Construction of developmental lineage relationships in the mouse mammary gland by single-cell RNA profiling. Nature Communications, 2017, 8(1): 1627.

[45] Charifou E, Sumbal J, Koledova Z, et al. A robust mammary organoid system to model lactation and involution-like processes. Bio-Protocol, 2021, 11(8): e3996.

[46] Vidi P A, Bissell M J, Lelièvre S A. Three-dimensional culture of human breast epithelial cells: the how and the why. Methods in Molecular Biology (Clifton, NJ), 2013, 945: 193 – 219.

［47］　Sokol E S, Miller D H, Breggia A, et al. Growth of human breast tissues from patient cells in 3D hydrogel scaffolds. Breast Cancer Research: BCR, 2016, 18(1): 19.

［48］　Brisken C, O'Malley B. Hormone action in the mammary gland. Cold Spring Harbor perspectives in Biology, 2010, 2(12): a003178.

［49］　Pasic L, Eisinger-Mathason T S, Velayudhan B T, et al. Sustained activation of the HER1 – ERK1 / 2 – RSK signaling pathway controls myoepithelial cell fate in human mammary tissue. Genes Dev, 2011, 25(15): 1641 – 1653.

［50］　Fata J E, Mori H, Ewald A J, et al. The MAPK(ERK – 1, 2) pathway integrates distinct and antagonistic signals from TGFalpha and FGF7 in morphogenesis of mouse mammary epithelium. Developmental Biology, 2007, 306(1): 193 – 207.

［51］　Caruso M, Huang S, Mourao L, et al. A mammary organoid model to study branching morphogenesis. Frontiers in Physiology, 2022, 13: 826107.

［52］　Carr D, Zein A, Coulombe J, et al. Multiple roles for Bcl – 3 in mammary gland branching, stromal collagen invasion, involution and tumor pathology. Breast Cancer Research: BCR, 2022, 24(1): 40.

［53］　Soady K J, Tornillo G, Kendrick H, et al. The receptor protein tyrosine phosphatase PTPRB negatively regulates FGF2 – dependent branching morphogenesis. Development (Cambridge, England), 2017, 144(20): 3777 – 3788.

［54］　Tang C, van den Bijgaart R J E, Looman M W G, et al. DC-SCRIPT affects mammary organoids branching morphogenesis by modulating the FGFR1 – pERK signaling axis. Developmental Biology, 2020, 463(2): 101 – 109.

［55］　Sumbal J, Chiche A, Charifou E, et al. Primary mammary organoid model of lactation and involution. Front Cell Dev Biol, 2020, 8: 68.

［56］　Campbell J J, Botos L A, Sargeant T J, et al. A 3 – D in vitro co-culture model of mammary gland involution. Integrative Biology: Quantitative Biosciences from Nano to Macro, 2014, 6(6): 618 – 626.

［57］　Bruno R D, Fleming J M, George A L, et al. Mammary extracellular matrix directs differentiation of testicular and embryonic stem cells to form functional mammary glands in vivo. Scientific Reports, 2017, 7: 40196.

［58］　Koledova Z. 3D coculture of mammary organoids with fibrospheres: A model for studying epithelial-stromal interactions during mammary branching morphogenesis. Methods in Molecular Biology (Clifton, NJ), 2017, 1612: 107 – 124.

［59］　Sumbal J, Koledova Z. FGF signaling in mammary gland fibroblasts regulates multiple fibroblast functions and mammary epithelial morphogenesis. Development (Cambridge, England), 2019, 146(23).

［60］　Koledova Z, Zhang X, Streuli C, et al. SPRY1 regulates mammary epithelial morphogenesis by modulating EGFR-dependent stromal paracrine signaling and ECM remodeling. Proceedings of the National Academy of Sciences of the United States of America, 2016, 113(39): E5731 – 5740.

[61] Shekhar M P, Werdell J, Tait L. Interaction with endothelial cells is a prerequisite for branching ductal-alveolar morphogenesis and hyperplasia of preneoplastic human breast epithelial cells: regulation by estrogen. Cancer Research, 2000, 60(2): 439 - 449.

[62] Ingthorsson S, Sigurdsson V, Fridriksdottir A, Jr., et al. Endothelial cells stimulate growth of normal and cancerous breast epithelial cells in 3D culture. BMC Research Notes, 2010, 3: 184.

[63] Wang J, Song W, Yang R, et al. Endothelial Wnts control mammary epithelial patterning via fibroblast signaling. Cell Reports, 2021, 34(13): 108897.

[64] Campbell J J, Davidenko N, Caffarel M M, et al. A multifunctional 3D co-culture system for studies of mammary tissue morphogenesis and stem cell biology. PloS One, 2011, 6(9): e25661.

[65] Maguire O A, Ackerman S E, Szwed S K, et al. Creatine-mediated crosstalk between adipocytes and cancer cells regulates obesity-driven breast cancer. Cell Metabolism, 2021, 33(3): 499 - 512.

[66] Xie Y, Wang B, Zhao Y, et al. Mammary adipocytes protect triple-negative breast cancer cells from ferroptosis. Journal of Hematology & Oncology, 2022, 15(1): 72.

[67] Zhang D, Wang G, Qin L, et al. Restoring mammary gland structures and functions with autogenous cell therapy. Biomaterials, 2021, 277: 121075.

[68] Krenn V, Bosone C, Burkard T R, et al. Organoid modeling of Zika and herpes simplex virus 1 infections reveals virus-specific responses leading to microcephaly. Cell Stem Cell, 2021, 28(8): 1362 - 1379.

[69] Fu A, Yao B, Dong T, et al. Tumor-resident intracellular microbiota promotes metastatic colonization in breast cancer. Cell, 2022, 185(8): 1356 - 1372.

[70] Nik-Zainal S, Davies H, Staaf J, et al. Landscape of somatic mutations in 560 breast cancer whole-genome sequences. Nature, 2016, 534(7605): 47 - 54.

[71] Momozawa Y, Sasai R, Usui Y, et al. Expansion of cancer risk profile for BRCA1 and BRCA2 pathogenic variants. JAMA Oncology, 2022, 8(6): 871 - 878.

[72] Cheng Q, Parvin B. Organoid model of mammographic density displays a higher frequency of aberrant colony formations with radiation exposure. Bioinformatics (Oxford, England), 2020, 36(7):1989 - 1993.

[73] McCormack V A, dos Santos Silva I. Breast density and parenchymal patterns as markers of breast cancer risk: a meta-analysis. Cancer epidemiology, biomarkers & prevention: a publication of the American Association for Cancer Research, cosponsored by the American Society of Preventive Oncology, 2006, 15(6): 1159 - 1169.

[74] DeFilippis R A, Fordyce C, Patten K, et al. Stress signaling from human mammary epithelial cells contributes to phenotypes of mammographic density. Cancer Research, 2014, 74(18): 5032 - 5044.

[75] Dekkers J F, Whittle J R, Vaillant F, et al. Modeling breast cancer using CRISPR - Cas9 - mediated engineering of human breast organoids. J Natl Cancer Inst, 2020, 112(5): 540 - 544.

[76] Davaadelger B, Choi M R, Singhal H, et al. BRCA1 mutation influences progesterone response in human benign mammary organoids. Breast Cancer Research: BCR, 2019, 21(1): 124.

[77] Yucer N, Ahdoot R, Workman M J, et al. Human iPSC-derived fallopian tube organoids with BRCA1 mutation recapitulate early-stage carcinogenesis. Cell Reports, 2021, 37(13): 110146.

[78] Roerink S F, Sasaki N, Lee-Six H, et al. Intra-tumour diversification in colorectal cancer at the single-cell level. Nature, 2018, 556(7702): 457 – 462.

[79] Wendt M K, Taylor M A, Schiemann B J, et al. Down-regulation of epithelial cadherin is required to initiate metastatic outgrowth of breast cancer. Molecular Biology of the Cell, 2011, 22(14):2423 – 2435.

[80] Djomehri S I, Burman B, Gonzalez M E, et al. A reproducible scaffold-free 3D organoid model to study neoplastic progression in breast cancer. Journal of Cell Communication and Signaling, 2019, 13(1): 129 – 143.

[81] Voss N C S, Dreyer T, Henningsen M B, et al. Targeting the acidic tumor microenvironment: Unexpected pro-neoplastic effects of oral $NaHCO_3$ therapy in murine breast tissue. Cancers, 2020, 12(4).

[82] Diermeier S D, Chang K C, Freier S M, et al. Mammary tumor-associated RNAs impact tumor cell proliferation, invasion, and migration. Cell Reports, 2016, 17(1): 261 – 274.

[83] Arun G, Diermeier S, Akerman M, et al. Differentiation of mammary tumors and reduction in metastasis upon Malat1 lncRNA loss. Genes & Development, 2016, 30(1): 34 – 51.

[84] Chanda A, Chan A, Deng L, et al. Identification of the SUMO E3 ligase PIAS1 as a potential survival biomarker in breast cancer. PloS One, 2017, 12(5): e0177639.

[85] Liu K, Newbury P A, Glicksberg B S, et al. Evaluating cell lines as models for metastatic breast cancer through integrative analysis of genomic data. Nature Communications, 2019, 10(1): 2138.

[86] Rumsey J W, Lorance C, Jackson M, et al. Classical complement pathway inhibition in a "Human-On-A-Chip" model of autoimmune demyelinating neuropathies. Advanced Therapeutics, 2022, 5(6).

第10章

脑类器官

脑类器官是指基于干细胞体外分化构建的 3D 脑模型,该模型可重现人脑或特定脑区对应的细胞类型多样性、空间组织结构及生物学功能等基本特征。作为类器官研究的重要方向,脑类器官技术自 2013 年左右建立后,即迅速获得国内外关注。目前,脑类器官已被广泛应用于探索人类脑发育、进化、脑疾病、药物发现、再生医学等领域。脑科学作为生命科学研究前沿领域之一,是推动我们理解人类大脑、干预脑疾病、开发人工智能等必不可少的一环。在模式动物、2D 细胞培养等模型的基础上,脑类器官为我们探索人脑的奥秘提供了全新机遇,已成为脑科学研究前沿技术的重要内容。

10.1 脑的结构与功能

哺乳动物神经系统由两部分构成:中枢神经系统和外周神经系统。其中,中枢神经系统包含脑和脊髓。脑是人体中最复杂的器官,是难以触及的研究对象。脑与神经系统其他结构一起,决定了我们的意识、感知、思考、运动等能力。人与其他物种的脑进化差异,也是人类独特性建立的关键基础。在介绍脑类器官技术之前,我们先简要阐述脑的基本结构组成。

伴随早期胚胎发育,由外胚层组织形成神经管,该结构即整个中枢神经系统的起源。神经管最前段随后分化形成三个初级脑泡(primary vesicles),由发育轴从前到后,分别为前脑(prosencephalon)、中脑(mesencephalon)和后脑(rhombencephalon)。位于后脑尾部的神经管则发育为脊髓[图 10 - 1(a)]。前脑进一步发育出三个主要结构:端脑(telencephalon)、间脑(diencephalon)和视泡(optic vesicle)[图 10 - 1(b)]。最终,端脑发育为大脑皮层(cerebral cortex)和基底端脑(basal telencephalon),间脑发育为丘脑和下丘脑,视泡发育为视网膜(retina)和视神经(optic nerves)。从神经管位置再往后看,后脑会最终发育为小脑(cerebellum)、脑桥(pons)和延髓(medulla oblongata)。以上不同区域共同发育,即构成了完整的脑。当然,从更精细的角度审视人脑结构、功能单元,其组成要远比这里描述的复杂。其中,包括功能性脑区、核团、环路,都是深入认识脑结构和功能的重要环节,也是目前仍需探索的前沿问题。

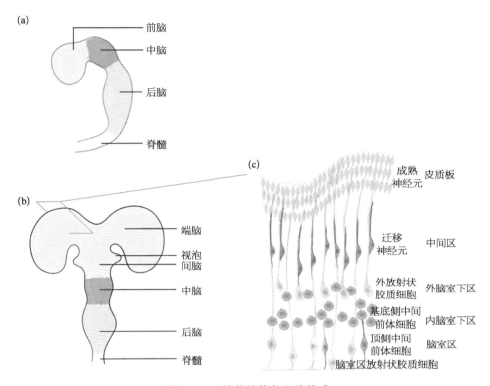

图 10 - 1　脑的结构与细胞构成

(a) 神经管初级脑泡分布图；(b) 初级脑泡中前脑进一步发育示意图；(c) 发育皮层的细胞构成示意图

　　在上述脑结构中，对大脑皮层的关注可能最为广泛。这也是为什么我们后面要提到的脑类器官研究，大多聚焦于大脑皮层的原因。从功能上，大脑皮层主要负责意识、感知、语言、记忆、自主运动控制等脑功能的形成，可以说是负责高级脑功能建立的关键区域。当然，大脑皮层的发育与功能也依赖于与其他脑区的紧密联系。比如，大脑皮层对视觉、听觉、触觉等感觉信息的处理，依赖于皮层与其他脑区如丘脑之间的神经环路功能。又如，位于两个脑半球中的皮层神经元也时刻通过胼胝体(corpus callosum)进行信息传递。因此需要认识到，虽然从结构上脑被划分为若干区域，但不同的脑区域之间存在着密切连接与信息传递，从而得以共同构成一个完整的中枢神经功能单元。

　　脑的细胞成分可分为两大类：神经元和胶质细胞。神经元负责感知、传递、处理信息并发出指令。胶质细胞早期被认为是扮演隔绝、支持神经元的角色(正如其名称"胶质"所指)，但随着研究的深入，胶质细胞更多重要的功能不断被揭示出来，比如参与神经信号传递调控等。需要指出的是，无论是神经元还是胶质细胞，取决于脑区的不同，其细胞的类型、状态、功能等又会有很大差异。比如，大脑皮层区域含有大量以谷氨酸为神经递质的兴奋性神经元，以及占比较少的以 γ -氨基丁酸(gamma-aminobutyric acid，GABA)

为递质的抑制性神经元,它们共同构成了大脑皮层的功能神经网络;中脑区域存在以多巴胺为递质的神经元,它们参与着运动、奖赏等脑环路功能,是帕金森症中受影响的主要细胞类型;小脑中也含有多种抑制性和兴奋性神经元类型,它们共同支撑着小脑执行运动控制中心的功能。同样,脑中的胶质细胞也包含不同类型,包括数量最为众多、分布最为广泛的胶质细胞——星型胶质细胞(astrocyte)、负责髓鞘化神经元轴突的少突胶质细胞(oligodendrocyte)、执行免疫屏障功能的小胶质细胞(microglia)等。

由于经典的脑类器官系统主要重现了人大脑皮层发育,此处我们将以人大脑皮层为代表具体介绍其细胞构成[图 10-1(c)]。上面提到了,大脑皮层发育自端脑,即神经管最前端。发育起始时,此处由单层的神经上皮细胞(neuroepithelial cells)构成。伴随着器官发生,自神经上皮细胞分化出脑室区放射状胶质细胞(ventricular radial glia, vRG)。vRG 一方面可通过对称分裂进行自我扩增,或通过非对称分裂产生顶侧中间前体细胞(apical intermediate progenitor cells, apical IPCs);另一方面,vRG 向基底侧(即软脑膜一侧)延伸出放射状突出结构,为新生神经元的迁移提供引导。随着发育的进行及神经前体细胞的大量产生,脑室下区(subventricular zone, SVZ)形成并发展为两部分:内脑室下区(inner subventricular zone, iSVZ)和外脑室下区(outer subventricular zone, oSVZ)。其中,iSVZ 主要含有基底侧 IPCs(basal IPCs),oSVZ 则含有基底侧 IPCs 和大量的外放射状胶质细胞(outer radial glia, oRG)。值得注意的是,oSVZ 及其中富集的oRG,是人与啮齿类动物如鼠之间大脑皮层发育的关键差异。与 vRG 类似,oRG 也可自我扩增或分化为 IPCs,从而为皮层发育提供了更多的前体细胞来源。另外,vRG 也向软脑膜侧延伸放射状突出结构,以引导新生神经元迁移,而 vRG 作为神经元迁移支架的功能于孕中期左右终止并由 oRG 接替。自神经前体细胞分化而来的新生神经元迁移、成熟,最终形成大脑皮层。大脑皮层由外至内可分为 6 层结构,不同层的神经元类型、投射模式均有不同。

在产前发育阶段,oSVZ 从主要产生神经元转而产生胶质细胞,包括星型胶质细胞和少突胶质细胞。而小胶质细胞则起源自卵黄囊前体细胞(yolk sac progenitor),随后迁移至中枢神经系统,包括脑。此外,来源自中胚层的血管组织也广泛分布于脑组织中。这些非神经元细胞组分,同样也是脑发育与功能塑造必不可少的部分。

10.2 脑类器官的构建

3D 脑类器官技术的建立,得益于发育生物学理论的积累和干细胞技术的发展。自20 世纪初,研究人员开始开展细胞解离与重聚实验。比如,研究表明,解离的海绵细胞在合适的培养环境下,可重聚并分化为新的个体。随后,相关的实验从无脊椎动物,拓展至脊椎动物胚胎,这些研究为我们理解细胞行为,包括细胞与细胞间如何组织、分化等提供了素材,也为模拟体外器官发生提供了一部分理论基础。而基于长期以来,研究人员对胚胎发育的兴趣与探索,自 20 世纪 50 年代左右起,干细胞技术开始快速发展,其中包括多种获得诺贝尔奖的技术,如基于核移植的体细胞重编程、胚胎干细胞(embryonic stem cells,ESCs)的体外培养、诱导多能干细胞(induced pluripotent stem cells,iPSCs)的构建等。

　　脑科学研究的重要挑战之一,是人脑的难以触及性。因此,从分子、细胞、时空维度精细解析人脑发育、功能或疾病一直十分困难。而人与模式动物,尤其是与啮齿类动物间存在的物种差异,也一直催促着科研人员构建人类特异的脑模型。其中,基于干细胞分化的体外脑模型技术,在过去二三十年间得到了快速发展;相关的模型技术,也从早期的干细胞 2D 分化,逐渐演变为多种更为复杂的 3D 类器官模型。

　　目前成熟建立的脑类器官技术主要可归纳为两大类:① 基于非定向分化策略构建的脑类器官(cerebral organoids);② 基于定向诱导策略构建的脑区特异类器官(region-specific brain organoids 或 brain region-specific organoids)。在此基础上,通过整合多种类器官、多种细胞谱系共发育等,可建立更为复杂的多脑区或多谱系类器官组装体。下面,我们将分别针对这些技术进行介绍。

10.2.1　非定向分化脑类器官

　　与神经诱导"默认模型"一致,早在 20 多年前,研究人员发现鼠或人胚胎干细胞在无外源抑制因子(如血清成分)的条件下分化时,可自发建立神经谱系命运[1-3]。而即便在 2D 培养条件下,神经干细胞也体现出自组织倾向,比如形成典型的、模拟神经管组织的玫瑰花环状结构[2]。这些早期的干细胞神经分化研究,极大加快了人脑体外建模、脑疾病细胞治疗等领域的探索。相关的神经分化技术,也从早期的神经外胚层随机分化,快速发展至针对特定谱系的定向分化,如多巴胺神经元、抑制性中间神经元等。

　　从人脑体外建模角度,2D 分化体系与真实大脑仍存在非常大的差异。这些差异体现在:① 2D 分化能重现的细胞谱系类型往往比较单一,且难以实现长时期的培养,比如持续数月甚至一年以上;② 2D 分化虽然能体现简单的细胞自组织,比如神经干细胞可自组织形成玫瑰花环样结构,但仍不能重现更复杂的脑组织 3D 结构;③ 以上在细胞构成、组织结构方面的本质差异,决定了 2D 培养其实难以呈现复杂的脑组织功能。因此,如何发展下一代人脑体外模型,从而更真实地模拟人脑,可以说是该领域发展的重大需求和必然方向。

　　神经分化研究从 2D 至 3D 发展的旅程中,无血清拟胚体分化方案的建立扮演了重要角色。其中,发表于 2008 年的研究表明,人胚胎干细胞在基于 3D 拟胚体分化方案下进行神经外胚层诱导,结合胞外基质成分的处理(如基质胶 matrigel),即可自组织形成类似于胚胎脑的结构:比如其中包括由神经干细胞构成的脑室样区域,和基底侧由分化的神经元组成的皮质板样区域[4]。该工作虽然并未以类器官命名分化的神经组织,但可以说为脑类器官技术的发展奠定了重要基础。当然,与后期建立的脑类器官相比,该工作也并未开展持续的 3D 培养(培养过程中拟胚体被铺回至玻片),因此可归纳为介于 2D 与 3D 之间的培养方案。至 2011 年,针对神经系统的完全 3D 培养模型——视杯类器官——首次成功建立,神经类器官技术随后也开始进入快速发展阶段。

2013 年,非定向分化脑类器官(cerebral organoids)首次报道[5],该模型可能是大家最为熟知的脑类器官类型。非定向分化脑类器官的构建,也主要基于早期胚胎发育过程中神经外胚层发生的"默认模型"原理,即基于拟胚体无血清 3D 培养,在无其他外源因子引导的条件下,由多能干细胞自发分化为神经外胚层,并形成 3D 自组织结构。我们可将非定向分化脑类器官的基本构建流程简要归纳如下(图 10 - 2)。

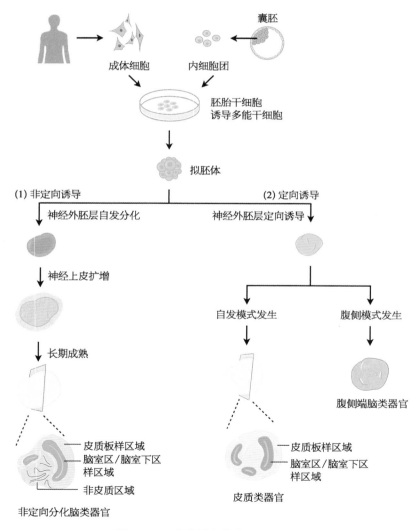

图 10 - 2　脑类器官的基本构建流程

1. 人多能干细胞的培养

目前已成熟建立的脑类器官方案主要是基于多能干细胞开展分化。多能干细胞类型,可以是胚胎干细胞或诱导多能干细胞。其培养条件包括无滋养层培养,或依赖于滋养层细胞(如鼠胚胎成纤维细胞)的培养,其中,无滋养层培养方案对开展脑类器官构建更为便利。无论采用哪种培养方案,保证多能干细胞的质量是成功构建脑类器官的基础。这里的质量控制,主要涉及细胞多能干性(如是否存在自发分化细胞、干性标记物表达、分化潜能鉴定)、病原体污染(尤其是支原体、衣原体污染等)、遗传稳定性(如是否存在染色体畸变)等。

2. 拟胚体的构建

待传代的多能干细胞经酶消化后,可用于形成 3D 拟胚体,即由多能干细胞重聚形成的球体。目前常用的消化方式包括两类:通过酶处理(如 accutase)解离多能干细胞克隆、制备单细胞悬液,以一定的细胞密度铺板重聚形成拟胚体;或通过酶处理(如 dispase)将多能干细胞克隆整体脱离培养皿表面,碎片化克隆后(如通过缓慢吹打),让克隆团块重聚形成拟胚体。两种方案均需要使用超低吸附培养板,或未经细胞培养表面处理的培养皿(如 petri dish)。两种方案也均可考虑使用 ROCK 通路抑制剂,如 Y - 27632,以促进多能干细胞细胞存活、重聚。另外,在经典的非定向分化脑类器官方案里,早期拟胚体的培养液即多能干细胞培养液。

3. 神经上皮诱导

培养数天的拟胚体随后将转移至神经诱导培养液中,以建立神经外胚层分化。我们上面提到,该策略依赖神经发育“默认模型”原理。因此,需要注意此处的神经诱导液主要是提供细胞生长所需的基本营养成分,其中并不含有特定的神经诱导因子。在该培养条件下,拟胚体中的细胞将自发分化为神经外胚层谱系。而正是由于该过程不可避免存在一定的随机性,非定向分化脑类器官可能出现较高的样本间差异。当然,后续的研究表明,通过生物材料等的辅助,可优化非定向分化脑类器官的稳定性,并在类器官长期成熟过程中实现更理想的皮层分化[6]。

4. 神经上皮扩增

除了神经上皮的自发诱导,非定向分化脑类器官构建的另一关键点是基质胶包被。我们知道,胞外基质是参与神经发育的重要细胞外组分。为引入该组分,典型的方案是在培养过程中添加基质胶(matrigel)—— 一种由小鼠肉瘤细胞分泌的基底膜基质材料。基质胶添加的方式,可以是固态包被,或者将基质胶以一定浓度稀释至培养液中。非定向分化脑类器官经典的做法是固态胶包被,即将拟胚体置于基质胶液滴中央,待液滴固化为凝胶后,悬浮培养包裹于基质胶中的拟胚体。该方案可快速实现神经上皮的扩增和折叠。

5. 脑类器官的长期培养

经历了上述在静止、悬浮培养条件下对神经上皮组织的诱导和扩增后,样本将被转移至旋转培养环境,以便于实现更长期的培养。早期的非定向分化脑类器官采用了生物反应器(比如带有磁力搅拌器的培养瓶)以实现旋转培养。该方案的缺陷是难以实现多组不同样本的高通量培养。为简化培养装置、提高培养通量,随后建立的替代方案是以水平摇床的形式,在低吸附培养板/皿中实现样本的悬浮培养。从发育状态上,培养自水平摇床和生物反应器的脑类器官间并无明显差异。此外,也有研究采用静态培养的方式实现脑类器官的长期成熟。由于静态培养时气体、养分交换效率可能受限,如何维持神经组织的长期健康发育尤其值得关注;对应的常用优化策略,包括控制脑类器官的大小、提高培养环境中的氧浓度等。

通过以上分化流程,即可建立典型的非定向分化脑类器官。

10.2.2 脑区特异类器官

上面提到的非定向分化脑类器官,在主要重现人脑皮层发育特征的同时,由于该构建策略并无分化引导步骤,在类器官中也可能随机出现与其他脑区相关的细胞谱系或组织结构。因此,非定向分化脑类器官更适合以宽泛地体外三维模拟人脑为目的的研究。另一方面,我们知道人脑是非常复杂的器官,不同的脑区、核团中细胞组分有异,并各自执行差异化的功能。对特定脑结构进行模拟、研究的需求,也推动了另一种脑类器官构建技术的建立——基于定向分化的脑区特异类器官。首个脑区特异类器官——皮质类器官于非定向分化脑类器官构建的同年(即 2013 年)成功建立[7]。随后,国际上多个团队针对包括皮层在内的多种脑区开展了类器官构建,快速推动了这一类脑类器官技术的发展。

我们上面介绍了由神经管发育出的初级脑泡——前脑、中脑、后脑——及其对应的衍生结构。目前,针对这些不同脑区的类器官模型均已陆续成功建立,为我们更精确地模拟特定人脑区域提供了新方法。其中,由于大脑皮层相对而言是大家最为关注的脑区,也是最早成功建立的脑区特异类器官模型,我们下面将主要以皮质类器官为例介绍其构建过程。

1. 皮质类器官

皮质类器官与非定向分化脑类器官在构建流程上存在诸多共性,具体包括以下几个方面:① 两种类型的器官构建的基础,都是多能干细胞的增殖培养,因此,干细胞资源的质控很大程度上将决定脑类器官构建效率。② 两种类型的类器官构建的起始步骤,都是 3D 拟胚体的制备,该策略的应用均与更早期开展的,基于拟胚体神经分化的探索有关[4]。③ 类器官长期的培养,均可整合旋转培养方式,从而更好地维持类器官样本中细胞的分化与成熟。下面我们重点针对几个差异化的步骤阐述皮质类器官的构建(图 9 - 2)。

(1) 干细胞的培养与拟胚体构建

该环节与上述非定向分化脑类器官对应步骤相同,便不再赘述。

（2）端脑诱导

该阶段是皮质类器官分化与非定向分化脑类器官分化过程的关键差异。由于皮质起源于神经管的前端区域（即端脑），拟胚体需在含有可诱导端脑特异谱系的培养液中生长、分化。其中的关键诱导因素，除了无血清培养条件外，主要还涉及 TGF‑β 通路抑制剂、BMP 通路抑制剂，以及 WNT 通路抑制剂的添加使用。其中，基于长期以来对神经诱导机制的研究，我们知道 TGF‑β 和 BMP 通路是神经上皮诱导的负调控信号，因此抑制该通路将增强神经诱导效率。在实际分化操作中，研究人员通常会考虑至少阻断 TGF‑β 信号，或同时将 TGF‑β、BMP 信号阻断（该策略又称双 SMAD 抑制）。此外，由于从整个神经管前—后发育轴来看，WNT 信号通路在神经管尾部激活，因此为进一步富集端脑特异的神经前体细胞，还可考虑对 WNT 信号通路进行抑制。在早期的皮质类器官分化探索中，研究人员即采用了 TGF‑β 和 WNT 通路抑制策略[7]。历经该定向诱导处理后，拟胚体的分化方向将局限在端脑谱系。

（3）模式发生

上述处理过的样本在进一步的分化过程中，将自发模拟背侧端脑模式发生[8]，而背侧端脑即大脑皮层的发育起源。因此，对于皮质类器官的构建来说，模式发生阶段将不再需要进一步的诱导调控处理，维持拟胚体的正常分化生长即可。而对于端脑的其他区域分化而言，比如腹侧端脑分化，由于该区域发育与其他信号通路如 SHH 通路上调密切相关，则需针对性地激活 SHH 信号通路以实现腹侧模式发生引导，从而构建腹侧端脑类器官[9-11]（图 10‑2）。因此，总体来看，脑区特异类器官的构建需要贴近特定脑区的发育调控进程。

皮质类器官与非定向分化脑类器官在构建上的另一关键差异，是皮质类器官方案可略过基质胶包被步骤。其替代方案可以是将基质胶以溶解状添加于培养液中，或者完全省去基质胶处理环节。这一变化降低了操作复杂度，有利于更大规模地制备脑类器官样本。

（4）长期成熟

皮质类器官的长期成熟条件总体与非定向分化脑类器官类似。早期的皮质类器官分化方案采用了静态培养方式，并通过定期对培养样本进行切割，以及提高培养箱中的氧气浓度，来避免脑类器官中心细胞的死亡；此外，溶解状基质胶的持续添加，也有助于皮层组织的结构发育[7]。2013 年后，一系列皮质类器官构建方法先后建立[11-14]，这些方案基本遵循上述分化逻辑；在长期成熟阶段，水平摇床培养、基于迷你生物反应器的培养，以及常规培养环境下（非高氧环境）的静态培养均有采用。

通过以上的分化流程，即可建立特异性模拟人皮质发育的 3D 类器官模型。

2. 其他脑区特异类器官

除了皮质类器官，其他脑区特异性类器官也在过去几年逐步被建立，包括腹侧端脑类器官[9-11]、脉络丛类器官[15]、纹状体类器官[16]、丘脑类器官[17]、下丘脑类器官[14,18]、中脑类器官[14,19]、小脑类器官[20]等,基本涵盖了神经管从前至后的主要脑区[图 10 - 3 (a)]。这些不同的脑区特异类器官的构建,都基于无血清拟胚体悬浮培养,因此,所需的基本流程、操作平台与上述非定向分化脑类器官或皮质类器官接近。其中的关键差异环节,是如何在神经诱导或模式发生阶段,重现特定脑区的发育调控。由于神经管的前—后轴和背—腹轴发育受到一系列形态发生因子调控,从而最终决定脑区分化命运,研究人员在体外类器官建模时的关键目的,即是模拟神经管特定区域形态发生因子的作用。比如,我们上面提到了皮质分化需要考虑抑制神经管尾部富集的 WNT 信号,而在构建偏尾部神经管分化时(比如丘脑),则需去除 WNT 抑制,并辅以可诱导尾部化的信号(比如胰岛素)[17]。又如,负责分泌脑脊液的脉络丛组织发育自端脑最背侧区域,而我们知道端脑背侧富集 WNT 与 BMP 信号(需注意 WNT 信号既存在前-后轴梯度,也存在背-腹

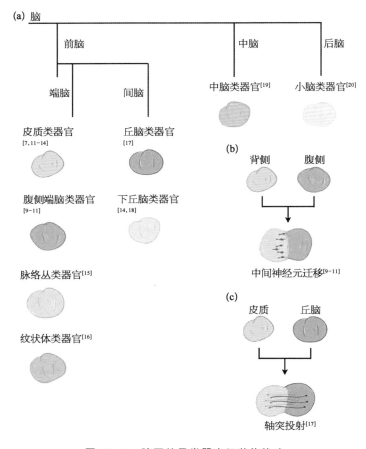

图 10 - 3 脑区特异类器官组装体构建

(a) 代表性脑区特异类器官模型;(b) 多脑区类器官模拟神经元迁移;(c) 多脑区类器官模型模拟跨脑区环路发育

轴梯度),因此,脉络丛类器官构建过程中,即是采用了在神经上皮形成后同时激活 WNT 和 BMP 信号通路的策略以促进背侧模式发生[15]。

当然,我们在这里仅简要归纳了分化策略,在实际探索建立特定脑区类器官的过程中,往往需要经历大量、细致的条件筛选,才能明确最佳的分化方案。总之,以上多种脑区特异类器官的建立,进一步丰富了人脑体外 3D 模型工具盒,为研究脑区特异的生物学或病理过程提供了新的机遇。

10.2.3　复杂脑类器官

我们上面介绍了脑类器官的基本构建方案,包括经典的非定向分化脑类器官,和类型更为多样的、基于定向分化策略构建的脑区特异类器官。基于这两种策略的脑类器官技术,均在 2013 年后得到了快速发展。在此基础上,更复杂的脑类器官技术也不断涌现出来。比如,2017 年多脑区脑类器官组装体成功构建,为研究跨脑区互作提供了新模型[9-11],相关技术也在近几年得到进一步发展。目前的复杂脑类器官模型,主要可归纳为多脑区类器官和多谱系类器官两大类,下面我们将分别做介绍。

1. 多脑区类器官

非定向分化脑类器官中可能含有多脑区特征,但其出现随机、不可控;脑区特异器官能更精确指征特定脑结构,但同时忽略了在发育过程中,或在脑功能执行过程中,其与其他脑区的互作。因此,在应用脑类器官时,需要根据具体需求选择合适的模型。此外,如何开发新的脑类器官模型,以模拟人脑中复杂的区域互作,也成为脑类器官领域重要的技术难题。在该方向上,研究人员初期均聚焦了脑发育过程中的关键事件——细胞迁移。

大脑皮层发育过程中,细胞迁移以多种形式发生:比如皮层新生神经元沿放射状胶质细胞纤维迁移至皮质板,中间神经元自腹侧端脑长距离切向迁移至大脑皮层,脑室下区新生神经元长距离迁移至嗅球等。其中,部分迁移现象,比如以放射状胶质细胞纤维为引导的皮层新生神经元迁移,可以在独立的非定向分化脑类器官或皮质器官中重现,但是更为复杂的跨区域细胞迁移则难以模拟。为了解决该问题,2017 年研究人员建立了脑类器官组装体模型,比如针对中间神经元切向迁移至皮层的过程,通过将分别构建的皮质类器官与腹侧端脑类器官进行组装(即融合),以模拟两个脑区间的功能连接[9-11][图 10-3(b)]。其中,类器官融合的方式,可以是依靠基质胶包被[9],或让类器官自发融合[10,11]。腹侧端脑类器官—皮质类器官融合培养后,可呈现腹侧来源中间神经元向皮层的定向迁移及神经突触连接,从而为研究人类中间神经元迁移调控[9,11],或相关疾病模拟[21,22]等,提供了便利的 3D 模型。该模型的建立,也为 3D 模拟更多复杂脑发育过程、脑功能等提供了重要思路[22-24]。

随后,用于体外模拟跨脑区轴突投射的多脑区类器官组装体也成功建立,且相关的技术也从早期模拟神经系统内投射连接,逐步发展至模拟神经系统与外周器官组织的连接调控。比如,我们知道皮层的发育与功能与丘脑密切互作,二者之间存在双向的轴突投射。为了在体外重现该特征,可分别针对皮质和丘脑构建脑区特异类器官,再通过将二者融合培养,即可 3D 模拟人丘脑与皮质组织间的双向轴突投射连接及对应功能[17][图 10 - 3(c)]。该策略也可用于模拟更多其他连接模式,比如皮质向纹状体的轴突投射[16]。进一步,人类中枢神经系统对外周器官组织的调控也可通过类器官组装体重现。比如,稍早期的探索证实非定向分化脑类器官与鼠源脊髓组织的共培养,可实现脑神经元向脊髓组织建立投射连接,并可调控与脊髓组织连接的椎旁肌肉[25]。随后建立的人皮质类器官、人脊髓类器官、人 3D 肌肉球体的三重组装体,则实现了人皮层神经元的运动控制模拟[26]。

2. 多谱系类器官

除了多脑区互作,大脑中另一种形式的复杂互作形式发生在多种细胞谱系之间。其中最典型的案例包括神经组织与血管组织间的互作,免疫系统对神经系统的调控影响等。由于胚层起源的差异,在上面提到的不同脑类器官模型里,均难以呈现这些谱系互作。为解决该难题,近年来也逐渐建立了不同的新技术方案。比如,作为脑类器官领域的关键挑战之一(其实也是众多其他类器官面临的难题),如何重构血管是一直以来大家关注的问题。目前针对该问题已建立了多种技术方案:① 将由干细胞分化而来的血管内皮细胞,或人脐静脉内皮细胞与脑类器官共培养[27,28],类似的共培养方案也已被用于引入其他的脑血管相关细胞如周细胞[29];② 利用转录因子(如 ETV2)调控细胞命运,实现脑类器官中血管内皮细胞定向分化[30];③ 分别构建血管类器官和脑类器官,通过将其融合培养,实现神经组装的血管化[31]。以上这些方案,都可实现神经组织与血管组织互作的体外模拟,在脑类器官构建基础上建立了多谱系互作发育与功能。当然,目前建立的脑类器官体外血管化技术,离体内的功能性血管网络仍存在较大差距,因此依然需要进一步发展。

体内移植也是实现血管化和多谱系互作的一种策略。比如,将脑类器官移植入成体小鼠脑内,可实现鼠源血管网络向人源脑类器官组织的生长,且该血管网络可执行血液循环功能[32]。此外,体内移植也可很好地实现鼠源小胶质细胞在脑类器官中的整合,从而将缺失的免疫组分引入脑类器官发育中。当然,从与免疫系统互作的角度,研究人员也在探索从体外培养角度进行重现。比如,从大脑中分布广泛的先天免疫细胞——小胶质细胞——入手,研究人员建立了小胶质细胞、或原始巨噬细胞组细胞与脑类器官共培养的模型,从而在体外 3D 重现人小胶质细胞与神经组织的互作。其中,小胶质细胞来源,或是由人多能干细胞经诱导因子调控其定向分化[33,34],或是由特定转录因子(如 *PU.1*)高表达来实现小胶质细胞命运决定[35];从操作上,前者主要通过对小胶质谱系与脑类器官分别开展分化,随后建立整合共培养,后者则可在脑类器官中同时实现神经外胚层与小胶质细胞的分化与成熟。

综上,我们介绍了目前代表性的复杂脑类器官模型。这些不同的方案,在非定向分化脑类器官和多种脑区特异类器官的基础之上,为探索人脑复杂发育过程、功能以及疾病等提供了更多的选择,因此也已成为脑类器官研究领域的重要内容之一。

10.3　脑类器官的鉴定

脑类器官的鉴定主要从细胞类型特异性与多样性、组织结构以及生物学功能几方面开展。由于目前最为广泛使用的脑类器官模型主要是试图重现胚胎大脑皮层的发育,因此大家更多的是将体外培养的脑类器官与人脑皮层进行比较。下面,我们主要针对模拟皮层发育的类器官展开讨论,辅以对其他类型脑类器官的说明。需要注意的是,由于脑类器官技术主要重现了人胚胎脑发育,因此,取决于脑类器官培养阶段的不同,其中含有的细胞类型、组织结构和功能也有差异。

10.3.1　脑类器官的细胞类型

1. 早期细胞类型特征

无论是哪种类型的脑类器官,目前的分化起始细胞主要还是多能干细胞(当然,也有少数以神经干细胞起始分化,或通过转分化策略实现 3D 培养的方案,我们在此就不做具体介绍)。伴随脑类器官分化的开展,细胞的多能干性消失,取而代之的是神经外胚层谱系特征。本章起始已经介绍了人大脑皮层的基本发育过程与细胞构成,发育良好的脑类器官,其细胞构成与此基本对应。比如,非定向分化脑类器官在早期(神经诱导 3～5 天后)[36],可形成折叠为管状的神经上皮组织,其特征可由 *SOX2* 表达,及神经管顶侧(apical side)分布的紧密连接蛋白如 ZO1 来表征。与体内发育类似,神经上皮细胞在随后的分化过程中将转变为 vRG,该细胞类型同样可由 SOX2 来表征,差异在于这些细胞进一步获得了胶质样特征(如开始表达胶质纤维酸性蛋白 GFAP 等),以及顶侧细胞连接形式由紧密连接转变为黏附连接。对早期培养的脑类器官,可对神经上皮、vRG 的存在及结构特征进行鉴别。具体来说,对神经上皮的鉴定,主要时间段在诱导分化后数天至 10 多天(取决于分化方案的差异);对于 vRG 的鉴定,一般在分化 20 天左右可检测到其产生。

此外,由于皮层源自端脑,表征端脑发育的特异标记物,如转录因子 *FOXG1*、*PAX6* 等,也可在早期阶段的非定向分化脑类器或皮质类器官中开始检测到广泛表达。实际上,端脑特异基因,尤其如 *FOXG1* 是用于鉴定端脑特异器官,如皮质类器官、腹侧端脑类器官等必要的检测标准。而与皮质类器官仅分化产生 FOXG1 阳性的神经前体细胞不同,在非定向分化的脑类器官中,因其可能还含有中脑、后脑等其他谱系,往往还可能检测表达其他脑区特异基因的细胞(如中脑标记物 FOXA2、后脑标记物 KROX20 等)。而对于其他脑区类器官而言,比如针对中脑类器官的分化,则需要在样本中富集中脑特异的前体细胞(比如 FOXA2 阳性细胞),尽量减少非中脑前体细胞(如 FOXG1 阳性细胞)的产生。这些早期的神经谱系、区域特征鉴定,可帮助对脑类器官的分化效率做出初步判断。

针对上述实验,目前对应的主要鉴定方式,或是对 3D 样本冷冻切片进行免疫荧光染色,或是将 3D 样本解离为单细胞悬液,重新铺板后对单层样本进行免疫荧光染色。这两种方法相比,前者能保留 3D 组织特征,但操作复杂度稍高且不便于定量分析,后者更易于细胞定量,但解离过程可能会对细胞样本产生损伤、筛选效应,因此需选择更适合具体需求的检测方案。

2. 更成熟细胞的类型

非定向分化脑类器官或皮质类器官中产生的 vRG,在进一步培养过程中(30～40天),可分化产生中间前体细胞(标记为 TBR2 阳性)和新生神经元(标记为 TBR1 阳性、CTIP2 阳性等),因此,脑类器官中的细胞类型复杂性开始展现出来。总体来看,在该阶段的脑类器官细胞构成仍以神经前体细胞为主,混以相对少量的新生神经元。继续培养后(2～3 个月),神经元群体将经历扩增过程,体现为神经元总量与类型的增加。脑类器官中神经元的分化进程,总体与胚胎脑中神经分化类似,深层神经元(如 CTIP2 阳性细胞)先产生,浅层神经元(如 SATB2 阳性细胞)后产生。从神经递质类型上,模拟皮质发育的脑类器官中,主要生成以谷氨酸为递质的兴奋性神经元,以 GABA 为递质的抑制性神经元相对较少。而对于其他脑区特异类器,神经元的类型应主要与对应脑区的细胞类型一致,比如腹侧端脑类器官主要富集以 GABA 为递质的抑制性神经元。

同样,在分化后期(一般需 2～3 个月以上),脑类器官中会产生部分星型胶质细胞,其数量也会伴随脑类器官的成熟而提高。总体来看,脑类器官中胶质细胞产生的时间段会晚于神经元分化,这也与体内神经发育调控进程一致。除了星型胶质细胞,少突胶质细胞在现有的脑类器官培养中,即便经历长时间培养后也难以自发产生(特异模拟脊髓发育的类器官除外);执行免疫功能的小胶质细胞也存在类似情况。因此,针对少突胶质细胞、小胶质细胞发育与功能的研究,还需要构建更复杂的多谱系脑类器官模型(详见前面的介绍)。除了成熟细胞类型的多样性,脑类器官中神经前体细胞构成也与人脑有类似之处。其中,大家最为关注的是人类皮层发育过程中大量扩增的 oRG,这也是人脑发育与其他物种如啮齿动物相比关键的差异。体外培养 2～3 个月的非定向分化脑类器官或皮质类器官中,可呈现大量的 oRG 扩增。这些前体细胞的扩增,是脑类器官长期分化成熟的基础,同时,也为研究人类特有的 oRG 相关调控机制提供了重要的窗口。

关于脑类器官中的细胞类型,目前主要可通过免疫荧光染色进行鉴定。同时,由于与传统 2D 培养、2D 分化相比,3D 脑类器官细胞异质性更复杂,因此为更全面、细致展现细胞多样性及细胞谱系建立过程,近年来国际上开始应用多组学分析开展了大量相关研究,尤其包括单细胞水平的转录组分析。单细胞转录组技术的采用,为解析脑类器官细胞多样性、分化方案稳定性、样本间差异性等提供了丰富的信息[10,11,37,38]。基于单细胞的细胞类型定义,与染色鉴定验证相结合,可更可靠地理解脑类器官的发育特征。同时,从转录组水平比较脑类器官样本与脑组织样本,也是明确脑类器官与体内对应组织相似性的重要方法。在该领域,近年来也不断有新的数据分析方法建立,包括以可视化的方式展示脑器官与特定脑区相似度的分析方案[39]。

当然,脑类器官与真实大脑的细胞构成方面仍存在一定差异。以模拟皮层发育的脑类器官为例,首先,上面提到的 vRG、oRG、中间前体细胞、神经元等,其所占比例与体内脑组织可能并不完全相同;其次,在细胞亚类发育方面,比如同为皮层兴奋性神经元,不同位置(比如浅层、深层神经元)的皮层神经元间也存在形态、功能差异,而这些亚类的区分及对应数量如何在脑类器官中更真实呈现,也是待解决的难题。其他脑区类器官发育也会面临类似情况,比如中间神经元根据其形态、分子标记(如转录因子、神经肽)、电生理特征等,可分为许多亚类[40],如何在腹侧端脑类器官中完整呈现不同亚类中间神经元分化,仍有待探索。其中,更好地维持脑类器官的长期、健康分化,比如整合功能性血管网络,或移植入体内发育,或是优化脑类器官发育,尤其是完善细胞亚类构建的重要策略[41]。

10.3.2　脑类器官的组织结构

脑类器官的构建依赖于神经外胚层的诱导,同时,也依赖于细胞的自组织潜能。在 2D 分化条件下,神经干细胞形成"玫瑰花环"结构,即是细胞自组织潜能的体现。我们上面提到,在早期的无血清拟胚体分化中,也观察到了人源干细胞形成胚胎脑类似 3D 结构的现象,该研究进一步提示了构建 3D 人脑模型的可能。目前已构建的脑类器官模型类型多样,其中,更具明确结构特征的主要包括非定向分化脑类器官和皮质类器官,而其他脑区类器官、核团特异类器官相对而言结构特征可能不明显,这或许也与体内大脑皮层本身最具明确结构特征有关。

非定向分化脑类器官或皮质类器官分化过程中,早期由多能干细胞重聚形成的均一的球体经历自发神经外胚层诱导,或小分子介导的定向诱导后,将形成神经上皮,常表现为环绕在拟胚体外侧的、相对透明的上皮样结构。该结构在进一步培养过程中,尤其是在胞外基质材料(如基质胶)辅助下,将发生动态折叠,形成具备顶侧(apical side)—基底侧(basal side)极性的组织。其中,靠顶侧主要富集前体细胞区域,包括脑室样区域、脑室下区样区域等,靠基底侧主要富集神经元区域,包括底板层(subplate)、皮质板(cortical plate),及最外侧富集 Cajal-Retzius 细胞的区域。

皮质特异前体细胞、神经元各自在上述对应区域富集。比如,vRG 主要于脑室样区域增殖、分化,而 oRG 则主要富集在亚脑室样区域,这一空间组织特征与胚胎脑类似。新生神经元也呈现典型的顶侧—基底侧轴向排列,比如较早生成的神经元排布于靠顶侧(即内侧),晚期产生的神经元排布于其基底侧(即外侧),这也与新生皮层从内至外的发育模式一致。以上组织结构特征,均可通过对脑类器官样本的冷冻切片染色进行表征。此外,近年来发展迅速的空间转录组技术也已开始被应用于表征脑类器官的空间特征。

总体来看,模拟皮质发生的脑类器官不仅能重现皮质特异的细胞谱系发生,也能重现皮质发育时的空间组织特征,因此为在体外重现人脑发育提供了更接近真实人脑的模型。当然,脑类器官在模拟结构发育方面与真正的大脑仍存在差距。比如,目前的挑战之一,是如何在脑类器官中更精细呈现人脑皮层的六层结构。此外,针对其他结构特征明确的脑区(比如小脑),如何构建区域特性、组织结构明确的脑类器官模型,也是仍有待探索的重要问题。

10.3.3　脑类器官的功能

神经元的功能成熟一般需要较长时间,同时,该过程也依赖于多种神经谱系间的紧密联系,这一方面是指不同神经元间需建立功能连接,另一方面也指神经元与胶质细胞间的互作。为满足该需求,2D 分化研究中,常采用将不同的神经元共培养,或将神经元与星型胶质细胞共培养,以促进神经元功能成熟。但即便如此,2D 培养仍面临较大的局限性,其中最典型的问题是难以实现长时间(如两个月以上)的培养,因而限制了复杂神经网络的构建。

与传统 2D 培养相比,脑类器官为神经元功能发育提供了更适宜的生理环境,这其中包括更具异质性的细胞组分(如不同的神经元、胶质细胞),与体内更为接近的 3D 环境,以及长达数月甚至一年以上的培养时间窗口。在此条件下,脑类器官中的神经元可实现更好的功能成熟。下面,我们将从突触与环路两方面介绍脑类器官的功能。

1. 突触发育

神经突触是神经元间传递信息的结构基础,也是复杂神经环路形成的结构基础。与单层培养时突触发育只能在 2D 表面进行不同,脑类器官中的神经元及其他细胞呈现更复杂的 3D 形态,因而更有利于突触发育。通常体外培养的脑类器官,在 1.5~2 个月时,可检测到神经元间的突触连接。检测的方式,可采用针对突触前[比如突触素 I(synapsin I,SYN1)、囊泡 GABA 转运体(vesicular GABA transporter,vGAT)]、突触后结构特异蛋白[比如突触后密度蛋白 95V(postsynaptic density protein 95V,PSD95)、桥尾蛋白(gephyrin)]的免疫荧光染色,或通过透射电镜更精确地分析突触结构。在更长期的培养过程中(如 3 个月及以上),脑类器官中将检测到更密集的突触结构。当然,突触的类型取决于脑类器官的类型。比如,非定向分化脑类器官、皮质类器官中主要富集兴奋性神经突触,而腹侧端脑类器官中主要富集抑制性神经突触。体现在功能上,培养约 3 个月左右的脑类器官中,可通过对急性切片的膜片钳记录,检测到神经元动作电位发放、突触后电流等特征。

除了 3D 神经元网络促成了突触发生,我们上面提到的其他细胞比如胶质细胞,也在其中发挥了关键作用。星型胶质细胞在脑类器官中的产生晚于新生神经元的产生,在其产生后,将与神经元发生结构、功能上的密切互作。少突胶质细胞一般难以在脑类器官中自发产生,而通过特定诱导生成的少突胶质细胞,也可对神经元轴突形成髓鞘化,从而促进神经元功能成熟[42,43]。因此,脑类器官不仅限于研究神经元功能发育,对于解析人脑发育中胶质细胞功能、神经元—胶质细胞互作等,也同样扮演着重要角色。

2. 神经环路

除了上面提到的对脑类器官切片的单细胞膜片钳实验,还可通过更简便的方式对脑类器官功能进行判断,比如钙成像、多电极阵列(multi-electrode array,MEA)等分析。在展示单个神经元功能的基础上,钙成像、MEA 等分析往往还可揭示潜在的功能性神经元网络的形成。比如,通过对脑类器官解离样本、或对完整 3D 脑类器官的钙成像,可观察同步放电网络是否形成。此外,基于脑类器官切片的长距离电刺激与记录实验,也可明确脑类器官中是否形成了功能性神经网络。通常在长时间培养后(比如 3 个月以上),脑类器官中可形成功能性神经元网络。在培养近 10 个月左右后,脑类器官中甚至可检测到类似产前脑电图的复杂神经元网络活性[44]。

当然,虽然与 2D 培养相比,脑类器官为神经元网络发育提供了更优条件,其中的神经元网络仍难以等同于体内的神经环路。比如,皮质类器官中虽然可建立复杂功能性神经元网络,但仍不能等同于大脑皮层不同区域间的靶向性投射连接。因此,如何更精确构建神经环路仍是目前需解决的技术难题。我们上面提到的多脑区类器官组装体,是攻克该技术难题的策略之一,目前基于该策略,研究人员已可在体外重现脑区间(比如皮层与丘脑、皮层与纹状体、皮层与脊髓等)环路连接的基本特征,为模拟相关区域间连接、调控及疾病机制提供了新的可选方案。

此外,除了经典的膜片钳、钙成像检测,以及近年来开始广泛应用的 MEA 分析,更多的功能检测方案也被应用于脑类器官研究中。其中比较有代表性的是柔性电极与脑类器官的整合。该技术的应用,将便于对脑类器官中神经元功能的持续性检测,甚至实现对脑类器官发育的多模态刺激调控。不同神经元功能研究技术的应用,将促进进一步明确脑类器官发育特征,以及优化脑类器官培养方案。

10.4　脑类器官的应用与展望

伴随着脑类器官技术的迅速发展,该模型也很快被应用于探究多种生物学、医学难题(图 10 - 4)。接下来,我们将从人脑发育、进化、多种人类疾病及药物发现等几个方面,介绍脑类器官在近些年的前沿应用。

10.4.1　人脑发育机制

通过上面的介绍,我们知道脑类器官可体外重现诸多人脑发育特征,因此是研究发育的合适模型。对于人脑相关研究,类器官技术的应用缓解了样本匮乏,或有限的脑组织样本难以用于精细的机制探究等挑战。另外,人源遗传背景的脑类器官,也可克服模式动物难以重现人类特异脑发育调控的问题。在过去的几年,脑类器官的应用在揭示人脑发育调控机制方面发挥了重要作用,下面我们将就相关代表性进展进行介绍。

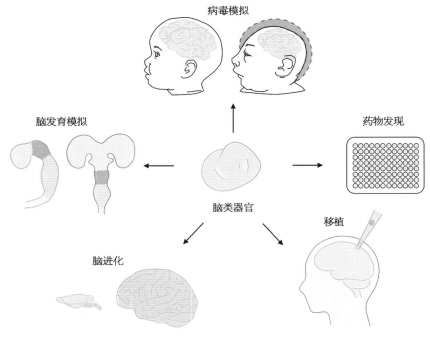

图 10 - 4　脑类器官的应用

1. 神经前体细胞发育

人大脑皮层与其他物种尤其如啮齿类动物大脑相比,最典型的差异在于人脑皮层呈现大量扩增和折叠。该结构特征的建立,至少部分是源自前体细胞区域(如 oSVZ 区域)的扩增。近年来针对人脑组织的分析,包括大量单细胞水平的测序分析,揭示了人新生皮层 oSVZ 区域富集具备持续扩增能力的 oRG,推测正是该类细胞的增殖行为驱动了人脑皮层的扩增。此外,研究表明 oRG 也存在异质性,从基因表达、细胞形态、对神经刺激的响应等方面,不同的 oRG 间存在差异。而除了皮层区域,对其他脑区的研究也揭示了 oRG 的产生,提示这类神经前体细胞对人脑不同区域的扩增发挥着普遍影响。

目前,关于人类特有的神经前体细胞如 oRG 的发育调控机制尚不明确,且难以用传统模型,尤其是模式动物进行模拟和分析。而我们上面提到,脑类器官从细胞组分、结构组织方面,均能重现 oRG 的基本发育特征,因此,该模型在过去几年很快成为人们分析 oRG 相关调控机制的重要工具。此外,目前在体外对干细胞或脑类器官的遗传操作也发展出了较多的技术手段,为验证特定基因的功能提供了便利。

比如,利用脑类器官技术,近年来研究人员针对人类特异基因 *ARHGAP11B* 在人新生皮层扩增中扮演的角色进行了探究。*ARHGAP11B* 是最早被发现的可能与皮层扩增相关的基因之一,早期针对 *ARHGAP11B* 基因功能的研究,更多是在小鼠或非人灵长类动物(如狨猴)中过表达该基因,进而观察神经前体细胞增殖、皮层扩增等发育过程。这

些探索表明 *ARHGAP11B* 的表达可增加神经前体细胞与神经元的数量,促进新生皮层扩增、折叠,乃至增强动物的认知能力。而除了这些间接的证据,如何在人脑发育过程中直接探究 *ARHGAP11B* 介导的皮层扩增调控机制? 为了回答该问题,研究人员利用脑类器官模拟了人脑皮层发育,并通过不同的策略(如竞争性抑制蛋白功能、基因敲除)对 *ARHGAP11B* 基因功能进行干预[45]。结果显示 *ARHGAP11B* 基因功能缺失导致人脑类器官中增殖性神经前体细胞,尤其是 oRG 数量的降低。此外,在黑猩猩脑类器官中过表达 *ARHGAP11B* 基因,可将脑类器官中神经前体细胞,包括 oRG 的数量增加至接近人脑类器官的水平,这些工作直接证明了 *ARHGAP11B* 基因对于人脑皮层扩增的重要性,同时也为了解人脑进化机制提供了线索。

　　另外,一系列代表性的工作主要围绕 *TBC1D3* 基因开展。同样,关于该基因的研究不仅揭示了人脑发育调控机制,也与理解人脑进化密切相关(人脑发育调控机制与脑进化机制往往是密切相关的两个科学问题)。*TBC1D3* 在人类基因组中以多拷贝形式存在,但在类人猿中仅含单一拷贝,在其他物种中更是不存在。若将 *TBC1D3* 基因在小鼠中表达,可显著增加小鼠新生皮层中的 oRG 细胞数量,并引发皮层折叠[46]。而如何在人脑发育背景下探究 *TBC1D3* 介导的皮层发育调控机制? 一方面,研究人员可利用人脑切片培养进行分析;另一方面,为更便利、细致分析 *TBC1D3* 功能,研究人员利用脑类器官可重现神经前体细胞(包括 oRG)发育行为的优势,开展了人源发育背景下的模拟与解析[47]。基于脑类器官的工作,进一步明确了 *TBC1D3* 通过与组蛋白甲基转移酶 G9a 互作,从而参与调控基因表达,促进人神经前体细胞增殖与皮层扩增的机制。

　　此外,近年来的研究还发现,人类特异的 *NOTCH2* 旁系同源基因 *NOTCH2NL* 在维持皮层神经前体细胞扩增中发挥着重要作用[48,49]。与真实人脑一样,皮质类器官发育过程中可表达 *NOTCH2NL* 基因,而 *NOTCH2NL* 的敲除则导致脑类器官提早进入更成熟的阶段。正是基于脑类器官的探索,研究人员证明了 *NOTCH2NL* 基因在维持人神经前体细胞特性、延迟神经分化中发挥着重要作用。

　　关于人脑发育调控,尤其是围绕人神经前体细胞如 oRG 的调控机制,目前尚有许多未知问题。包括针对我们上面提到的一系列关键基因,以及更多新发现基因及相关产物,它们具体是如何影响人类神经前体细胞增殖、分化等,也有待于进一步探索。而在近年来的研究中,我们可以注意到脑类器官技术已经开始发挥关键作用。当然,除了我们这里着重讨论的 oRG 等神经前体细胞行为,脑类器官也有望在展示其他脑发育环节的研究中展现其应用潜力。

　　2. 脑区间、谱系间互作

　　脑类器官模拟发育,主要可利用单一的脑类器官模型,尤其是非定向分化脑类器官或皮质类器官。基于这些模型,可针对人皮层发育过程中前体细胞增殖、神经分化、胶质分化等环节的调控机制开展研究。当然,根据不同的研究兴趣,也可利用其他脑区特异类器官(如中脑类器官、小脑类器官等),探究更多的脑区特异发育调控机制。此外,我们在上面介绍复杂脑类器官构建时提到的多脑区类器官、多谱系器官模型，也为模拟更多形式的复杂发育过程，如细胞迁移、环路连接、谱系互作等过程及机制，提供了便利的体外研究模型。

其中，细胞迁移是脑发育过程中最典型的细胞行为，包括相对局部的迁移，如皮层新生神经元沿着 vRG 或 oRG 的神经纤维迁移至皮质板区域，以及更多的跨脑区长距离迁移事件，如研究的最经典的抑制性中间神经元自端脑腹侧切向迁移至大脑皮层。对细胞迁移的调控研究，不仅始于深入认识人脑发育的需求，其对我们了解发育疾病及相关干预更是必不可少的一环。经典的探究中间神经元切向迁移的方案，主要包括对模式动物如小鼠胚胎脑的分析，或对人脑切片样本的分析。随着干细胞分化技术的日趋成熟，源自人多能干细胞的中间神经元分化产物，也开始被用于研究神经元迁移特性，比如将其与小鼠脑切片共培养，进而分析人源中间神经元在脑组织中的定向迁移行为。而如何完全在人源脑组织环境下，尤其是在 3D 发育环境下，研究人中间神经元的切向迁移，是大家尤为关注的问题。

针对该问题，近年来成功建立的最典型的方案，是利用脑区特异类器官精确重现特定脑区发育的属性，通过将其重新整合以重构不同脑区间的互作，即将单独分化的皮质类器官与腹侧端脑类器官进行融合培养，以促成腹侧端脑起源的中间神经元定向迁移至皮质区域[9-11]。利用该模型，人中间神经元在 3D 脑发育环境下的迁移特征得以被精细表征，包括中间神经元前导突起（leading process）的移动、细胞质拉伸、细胞核移动（nucleokinesis）等典型的细胞迁移特征，迁移后的人中间神经元也在皮层侧与兴奋性神经元建立功能性连接。既然可重现人中间神经元迁移过程，研究人员就有了更便利的模型来在体外探究中间神经元迁移调控因子。比如，对趋化因子受体 CXCR4 的抑制，或对非肌型肌球蛋白 Ⅱ 的抑制，均可显著降低中间神经元的迁移，证明其在人中间神经元切向迁移过程中发挥着不可或缺的功能。而进一步的研究还可基于该模型更系统地筛选（包括组学筛选）人类中间神经元迁移调控因子，或解析特定发育疾病背景下中间神经元异常迁移机制。因此，在非定向分化脑类器官、多种脑区特异类器官的基础上，复杂多脑区类器官的构建又为模拟人脑发育调控提供了一种全新的策略。

利用类似的策略，研究人员近年来建立了更多的脑类器官组装体模型，以模拟其他形式的复杂发育过程，如脑区间环路发育、不同胚层谱系来源细胞互作等。相关的互作脑区主要涉及皮质与丘脑、皮质与纹状体、皮质与脊髓等。这些组装体中可呈现神经元轴突的靶向性投射，并与靶组织形成功能性神经突触连接，从而为体外模拟不同脑区间的神经环路发育提供了基础。涉及多谱系互作，目前主要关注的重点包括脑血管、血脑屏障、免疫细胞、胶质细胞等与脑神经组织间的互作模拟。比如，脑血管的引入将增强脑类器官中养分和气体的交换，同时补充了脑发育过程中来自血管组织的调控因子，为研究神经—血管互作调控提供了模型。作为脑发育调控中必不可少的组分，不同的谱系间互作的重现为审视人脑发育中多种共发育、互调控过程，提供了与传统细胞培养相比更具生理相关性的 3D 模型。此外,由于以上这些生物学过程与功能的异常常与不同类型的疾病相关,除了用于探究正常生理环境下脑发育、脑功能调控机制,不同的复杂脑类器官组装体也将在疾病研究方面拥有广阔的应用前景。

10.4.2　人脑进化机制

大脑皮层是神经系统中信息处理的高级中枢。人类与其他物种相比,其独特认知能力的建立依赖于新生皮层的大量扩增,因此,该区域是理解进化机制的重点关注对象。与非人灵长类动物、啮齿类动物相比,人脑发育需历经更长的时间。此外,新生皮层的结构在不同物种间也表现出明显差异,比如人脑新生皮层与小鼠的相比,呈现增殖性区域(富集神经前体细胞)和皮质板区域(富集分化的神经元)的扩张。其中,尤其富集 oRG 的 oSVZ 区域扩增是皮层神经元数量增加的重要原因。除了发育时长、新生皮层组织结构的差异,神经前体细胞在细胞周期、分裂模式等方面调控的差异,也影响着神经元产生的数量,进而影响新生皮层的发育。

传统的探究进化的研究主要利用不同模式动物开展,比如鸡、小鼠、非人灵长类动物等。此外,有限的人体组织样本也被用于开展一些偏描述性的研究。在此基础上,脑类器官技术的应用,为分析不同物种的进化差异、调控机制提供了前所未有的便利工具。下面,我们将从两方面简要阐述脑类器官在进化研究方面的相关应用。

1. 独特的神经前体细胞调控

我们上面谈到的关于人脑发育调控的诸多探索,比如关于 *ARHGAP11B*、*TBC1D3* 等基因对人神经前体细胞调控功能的研究,其实也为了解人脑进化机制提供了信息。相关探索或是利用脑类器官验证发现,或是主要基于脑类器官开展分析,但都显示了脑类器官技术应用于进化研究的潜力。实际上,近年来通过对鼠、非人灵长类动物、人类的脑类器官进行比较,也显示体内存在的脑发育差异可在脑类器官中呈现。比如,人类脑类器官往往可产生大量的 oRG 及其对应的类似 oSVZ 的区域,而鼠源脑类器官则只能产生少量 oRG 细胞且缺乏 oSVZ 样区域,这与人脑、鼠脑发育差异类似。

由于人类大脑皮质扩增很大程度上与神经前体细胞相关,研究人员应用脑类器官解析进化机制时也常常聚焦于神经前体细胞的调控。当利用人、黑猩猩、猕猴的 iPSCs 构建脑类器官时,可精确追踪物种特异的脑发育进程,比如研究发现猕猴与人或黑猩猩相比,其神经前体细胞更早结束扩增,且更早进入产生浅层神经元的阶段[50]。通过比较人脑类器官与黑猩猩脑类器官中 vRG 的细胞周期特征,揭示了人源 vRG 处于细胞分裂中期的时间要显著长于黑猩猩 vRG,由于该细胞周期特征与细胞增殖行为密切相关,因此提示了人与黑猩猩相比最终产生更多神经元的原因[51]。进一步,利用脑类器官可探索人与其他物种相比,其神经前体细胞差异调控的机制。比如,有研究通过比较人源与鼠源的脑类器官,发现人源神经前体细胞(包括 oRG、IPCs)中 SHH 信号通路表现出高活性,从而增强了神经前体细胞的增殖能力[52]。此外,基于不同物种脑类器官的大量测序研究,尤其包括单细胞转录组研究,也可揭示脑发育中人类特异的基因表达特征,及其对神经前体细胞的调控。比如通过对人脑类器官与非人灵长类脑类器官的比较分析发现,人类脑类器官中神经前体细胞表现出 mTOR 通路的特异性激活,提示该通路在人神经前体细胞扩增中发挥重要作用[53]。

除了 vRG、oRG 或 IPCs 等细胞的差异化调控,人脑发育与其他物种相比,其差异化还可能出现在更早期,从而根本上影响了人脑发育进程[36]。通过对人、大猩猩、黑猩猩脑类器官进行比较,发现在神经发生开始之前,人脑类器官与大猩猩、黑猩猩脑类器官相比即已表现出更多的扩增。进一步对不同物种脑类器官的早期发育追踪发现,人脑类器官中神经上皮转换为 vRG 的阶段,与类人猿相比要发生的更晚,因而更有利于后续的皮层组织扩增。针对该细胞状态转换的机制,研究人员还发现了潜在的关键基因如 ZEB2(上皮—间充质转换调控因子),且在人脑类器官中对 ZEB2 的干预可使其发育特征与非人灵长类脑类器官更为接近。

脑类器官的另一重要应用场景,是分析人类与已灭绝物种间的进化差异机制。比如,现代人类与古人类相比,大脑的进化差异是什么,这些差异为何能发生?这样的问题很难用传统方法研究或验证,因为除了留存的遗传物质信息,并无其他材料可用于研究已灭绝物种的脑发育过程。近年来研究人员从古人类如尼安德特人遗传信息入手,通过与现代人类遗传信息比对,发现了一系列潜在的关键基因差异,比如转酮酶样蛋白(TKTL1)中存在的单个氨基酸变化。通过在脑类器官中比较尼安德特人和现代人特异的 TKTL1 版本,研究人员发现现代人 TKTL1 变异体可显著扩增 oRG 数量,因而提示现代人与尼安德特人相比可能存在新生皮层的扩增[54]。

以上这些工作均从不同角度展示了人脑发育中神经前体细胞的进化差异及相关机制,而脑类器官技术在其中都发挥了关键的,甚至是不可替代的作用。此外,随着多种组学研究技术的发展,结合脑类器官重现发育的优势,今后的研究还可回答更多关于人类进化的未知问题,包括更精细的细胞类型特异性调控、基因表达差异化机制等。比如,通过将人、黑猩猩、猕猴脑类器官进行单细胞转录组、单细胞染色质开放性测序分析,可揭示不同发育阶段、不同细胞类型中发生的人类特异性基因表达特征,及其相应的调控网络[55]。总之,过去几年脑类器官在进化领域的应用,已为揭示新的进化机制提供了宝贵帮助。

2. 神经元成熟的进化差异

除了神经上皮、神经前体细胞的发育行为,神经元的成熟过程同样可能存在进化差异。比如,在人类中存在 SRGAP2 基因的复制,从而形成人类特异的旁系同源基因 SRGAP2C。研究表明 SRGAP2C 基因的出现,促进了皮层神经元兴奋性和抑制性突触发育、增强了皮层神经环路连接及功能,因而可能是人类大脑在结构和功能上表现出进化差异的因素。因此,除了聚焦神经前体细胞,对脑类器官中神经元成熟过程的追踪也可揭示人脑进化差异及机制。

在此方面,代表性的探索同样包括对现代人与古人类(如尼安德特人、丹尼索瓦人)大脑皮层发育差异的研究[56]。在比较现代人、尼安德特人、丹尼索瓦人基因组信息后,研究人员发现了现代人 NOVA1 基因(编码产物参与 RNA 可变剪切调控)与古人类相比存在第 200 位氨基酸的替换。为验证该氨基酸变化的功能影响,研究人员将古人类版本的 NOVA1 基因引入了人脑类器官,发现人脑类器官除了出现神经发育、增殖方面的变化外,还表现出神经元兴奋性突触的减少,以及神经网络功能的改变,因而为揭示该基因对人类脑功能进化的影响提供了线索。

总之,自脑类器官建立起至今约 10 年的时间里,该技术在探索人类进化领域已经得到了诸多应用,尤其在针对已灭绝物种的研究中凸显了优势。当然,脑类器官应用于进化研究也面临许多挑战,比如如何验证脑类器官呈现的早期发育差异与成体大脑中结构、功能差异的对应关系,如何整合更复杂的脑类器官应用(比如我们上面介绍的多种复杂脑类器官模型),以弥补非神经谱系细胞成分缺失的影响等。随着脑类器官技术的不断发展与完善,我们也期待该技术将在帮助认识人类自身方面发挥更多作用。

10.4.3　遗传性脑发育疾病

由于脑类器官可很好地重现人脑发育过程,其在模拟人脑发育疾病方面比模式动物或 2D 分化的细胞也具有更多的优势。比如脑类器官中包含与人脑中类似的神经干细胞(或前体细胞),其与模式动物的神经干细胞(或前体细胞)相比,具有更强的增殖能力和更多样的细胞亚型。另外,应用患者来源 iPSCs 培养的脑类器官疾病模型,可克服遗传背景差异、物种间脑发育差异而引起的疾病表型变化。与 2D 培养的人源细胞(包括患者来源 iPSCs 分化的神经细胞)相比,脑类器官可展现人胚胎脑类似的结构特征,比如上面提到的 VZ、SVZ 区域,及新生皮层区域中神经元分层现象等;此外,脑类器官中还可呈现类似于体内的多种细胞类型互作微环境。这些特点使得脑类器官在模拟人脑发育疾病方面具有独特的优势。目前,国内外研究人员已成功地应用脑类器官模拟多种人脑发育疾病。

1. 先天性脑畸形障碍

先天性脑畸形障碍是由遗传因素引起的脑发育异常而导致的胎儿或婴儿脑畸形。按照其临床表现,先天性脑畸形障碍包括小头畸形(microcephaly)、大头畸形(macrocephaly)和无脑回畸形(lissencephaly)等。

(1) 小头畸形

小头畸形是胎儿或婴儿时期大脑发育异常导致的患儿头部大小明显低于正常范围的一种神经发育障碍疾病,临床上通常以头围小于同年龄、同性别胎儿／婴儿头围平均值 3 个标准差及以上为诊断标准。按照发病时间,小头畸形可分为原发性小头畸形(primary microcephaly)和继发性小头畸形(secondary microcephaly)。原发性小头畸形是指妊娠阶段出现脑发育异常,通常是由于神经发生时期神经干细胞行为异常(如细胞分裂异常、增殖异常、细胞周期阻滞、异常凋亡)所导致;继发性小头畸形则指孕期脑正常发育,但出生后出现头围低于正常均值的情况,通常是由于神经元发育出现异常(如神经元异常凋亡、突触发育异常等)所导致。小头畸形患儿除了头围小以外,通常还伴随多种神经缺陷和智力障碍,因而严重影响患儿的健康和生活。

近年来,研究人员通过医学遗传学等手段,发现了数百个小头畸形潜在致病基因。为鉴定潜在致病基因的功能及其相关分子机制,传统的方案是应用转基因小鼠模型来进行验证。但由于小鼠脑是平滑脑,缺乏 oSVZ 区域,且小鼠大脑神经干细胞与人脑神经干细胞相比具有不同的增殖能力和神经发生时长,因此,转基因小鼠模型无法模拟小头畸形患儿头围减小、脑结构畸形等病理表型。脑类器官则成功地弥补了转基因小鼠模型的不足。我们上面提到的非定向分化脑类器官,其建立之初即被成功用于模拟小头畸形;该研究通过应用中心体相关蛋白编码基因 *CDK5RAP2* 突变的小头畸形患者来源 iPSCs,于国际上首次建立了小头畸形脑类器官模型[5]。相比于正常 iPSCs 构建的脑类器官,*CDK5RAP2* 突变背景的脑类器官体积显著变小,且其中神经干细胞比例明显减少,而神经元数量显著多于对照组脑类器官。进一步的研究发现,患者脑类器官中神经干细胞出现更倾向于神经元分化的不对称分裂,而对照脑类器官中的神经干细胞则表现为更倾向于干细胞增殖的对称分裂。这些结果从细胞水平揭示了 *CDK5RAP2* 突变导致小头畸形的机制,也与 *CDK5RAP2* 已被证实的分子功能相符合。这项研究充分证明了脑类器官在研究遗传性小头畸形障碍发病机制的潜力。应用类似策略,即患者来源 iPSCs 或者基因编辑的 ESCs,国内外研究人员进一步模拟并探索了多个小头畸形致病基因的致病机制,包括 *CPAP*[57,58]、*ASPM*[59]、*NOTCH2NL*[48]、*KNL1*[60]、*CHMP1A*[61]、*OCCLUDIN*[62]、*WDR62*[63]、*NARS1*[64]、*FASN*[65,66]、*STAMBP*[67]、*NGLY1*[68]、*AUTS2*[69] 以及 *PTEN* 重复突变[70] 和 16p11.2 微重复突变(micro-duplication)[71] 等。这些脑类器官模型不仅模拟了人脑发育的尺寸减小,还揭示了这些基因突变导致小头畸形的分子细胞机制,例如神经干细胞增殖异常(如 *ASPM*、*NOTCH2NL*,*KNL1*、*CHMP1A*、*OCCLUDIN*、*WDR62*、*NARS1*、*FASN*、*STAMBP*、*AUTS2*、*PTEN* 重复突变等)、凋亡增加(如 *KNL1*、*OCCLUDIN*、*NARS1* 等)、细胞分裂时纺锤体受损(如 *KNL1*)、纤毛解离异常(如 *CPAP*、*WDR62* 等)、神经元提前分化(如 *KNL1*、*OCCLUDIN*、*WDR62*、*NGLY1*、16p11.2 微重复突变等)等。另外,与上述这些研究聚焦单个基因或单一微重复突变不同,最近的一项研究结合 CRISPR‐Cas9 基因编辑方法介导的 loss‐of‐function 技术和细胞谱系追踪技术,探索了在脑类器官模型基础上对小头畸形致病候选基因进行了高通量筛选的策略[72]。基于该筛选策略,研究人员发现了 *IER3IP1* 缺失通过调控内质网应激(endoplasmic reticulum stress)和细胞外基质蛋白分泌,从而影响人神经干细胞增殖,最终导致小头畸形的机制。该工作为应用脑类器官进行大规模遗传筛选,从而发现人脑发育疾病致病基因提供了新的思路。

(2)大头畸形

与小头畸形相反,大头畸形或巨脑畸形(megalencephaly)是胎儿或婴儿时期发育异常而导致脑大于正常均值的发育障碍,临床上以头围大于同年龄、同性别胎儿/婴儿头围平均值 2 个标准差及以上为诊断标准。大头畸形通常是由遗传因素引起的,如 *PTEN* 突变等。应用脑类器官,研究人员已经基于患者来源 iPSCs 或基因编辑 ESCs 建立了多种基因突变导致的大头畸形模型,如 *PTEN*[73]、*RAB39B*[74]、*CHD8*[75]、*STRADA*[76]、*NOTCH2NL* 重复突变[77]和 16p11.2 微缺失突变(micro-deletion)[71]等。这些模型从表型上重现了大头畸形的病征,即脑类器官尺寸显著大于正常对照组。相关的机制探索则发现,导致此表型的主要原因是人神经干细胞池的扩增及神经元分化的延迟,且不同的致病基因通过不同的分子机制影响着人神经干细胞池。比如,*PTEN*、*NOTCH2NL* 和 16p11.2 微序列均以剂量依赖的形式影响着脑发育的尺寸[71,73,77]。其中,*PTEN* 突变和 *NOTCH2NL* 重复突变通过激活 NOTCH 信号通路来实现干细胞的异常扩增[73,77],16p11.2 微缺失则可能通过 WNT 信号通路和 RHOA 信号通路起作用[71]。另外,*RAB39B* 和 *STRADA* 是通过 mTOR 信号通路实现神经干细胞池的扩增[74,76]。值得一提的是,*PTEN* 缺失的人脑类器官不仅体积显著增大,且在脑类器官表面形成了类似于脑回的褶皱[73](当然,皮层组织褶皱的出现与脑回发育的对应关系目前还有待进一步探索)。这一发现暗示大头畸形相关基因或许也与人脑进化相关,比如针对 *NOTCH2NL*[48,78]基因的人脑进化相关研究。

(3) 无脑回畸形和神经元异位症(neuronal heterotopia)

无脑回畸形又被称为平滑脑,患者一般表现为大脑皮层变厚,表面平滑无沟回(完全性无脑回畸形)或脑回数目减少(不完全性无脑回畸形),常伴有其他先天性异常,如小头畸形、面部异常和智力发育延迟等。在该发育疾病中,神经元迁移常出现障碍,导致神经元在脑白质中异常聚集,而非到达大脑皮层表面,从而导致了无脑回畸形。应用患者来源的 iPSCs,无脑回畸形相关疾病如 Miller - Dieker 综合征也成功地在人脑类器官上被模拟[78,79]。Miller - Dieker 综合征,又称为 17p13.3 缺失综合征,其遗传学病因是涉及 *PAFAH1B1*(或 *LIS1*)和 *YWHAE* 基因的染色体 17p13.3 区域的微缺失。患者临床症状主要表现为无脑回、小头畸形、脑室扩大、胼胝体发育畸形、发育迟缓等。由于培养皿中培养的正常脑类器官并无人脑的沟回特征,Miller - Dieker 综合征脑类器官模型也不能真正地模拟无脑回这一临床病征。但是,此模型很好地模拟了无脑回畸形的细胞水平的机制——即神经元迁移障碍[78],以及小头畸形[79]的病征。有趣的是,Miller - Dieker 综合征患者来源 iPSCs 构建的脑类器官中,在神经元生成之前,神经干细胞已经显示出异常的形态和行为,如分裂方式的变化和细胞凋亡的增加,这些也暗示了神经干细胞在 Miller - Dieker 综合征患者的小头畸形和无脑回畸形中的重要作用[78,79]。

另外,脑类器官也被应用于模拟和研究神经元异位症,即胚胎期神经元迁移障碍导致神经元无法迁移到正常部位,而在皮层灰质中聚集所引起的皮质发育畸形。神经元异位症临床上常伴有癫痫和智力发育障碍,可由有毒物质等非遗传因素或遗传因素所导致。而相关致病基因(如 *DCHS1*[80],*FAT4*[80],*ECE2*[81],*PLEKHG6*[82])的突变在脑类器官中可模拟神经元异位症的放射性胶质细胞(即神经干细胞)形态改变,无法正常形成协助神经元迁移的"脚手架"突起结构,从而导致神经元的迁移异常。总之,虽然目前脑类器官还没有达到模拟人类大脑沟回结构所需要的成熟度,但是它们仍为此类神经元迁移障碍疾病的发病机制研究提供了新的模型和理论基础。

2. 综合征性神经发育障碍

虽然大量的医学遗传学证据证明神经发育障碍是高度遗传性的,但大多数神经发育疾病的遗传基础还未得到阐明。目前,有一类神经发育障碍疾病的遗传基础相对明确,被归类为综合征性神经发育障碍。这类疾病包括唐氏综合征(down syndrome)、Rett 综合征(Rett syndrome)、脆性 X 综合征(fragile X syndrome)、天使综合征(angelman syndrome)、Timothy 综合征(timothy syndrome)、L1 综合征(L1 syndrome)、Phelan - McDermid 综合征(Phelan-McDermid syndrome)、DiGeorge 综合征(DiGeorge syndrome)、结节性硬化症(tuberous sclerosis complex)等。而脑类器官也为这些已知遗传学基础(其中大部分为单基因疾病)的疾病发病机制研究提供了重要的见解。

(1) 唐氏综合征

唐氏综合征又被称为 21 三体综合征,是由 21 号染色体三倍体所导致的一种以面部畸形和智力迟缓为特征的染色体异常疾病。应用唐氏综合征患者来源的 iPSCs 培养的人脑类器官,研究人员发现神经干细胞增殖受损,且神经元发生延迟;而通过抑制 SCAM/PAK1 信号通路可以挽救干细胞增殖缺陷[83]。另一项研究则发现唐氏综合征患者 iPSCs 培养的脑类器官中产生了更多的 GABA 能中间神经元,这可能是由于 21 号染色体上携带一个中间神经元前体细胞的关键调控基因 OLIG2,其剂量由于 21 号染色体三体而上升,导致中间神经元数量异常增多,从而破坏了兴奋性神经元和抑制性中间神经元的平衡,最终导致唐氏综合征的临床表型;相反,通过抑制 OLIG2 的表达则可修复中间神经元过量生成的缺陷[84]。值得一提的是,唐氏综合征是导致阿尔茨海默病发病的重要因素之一。应用唐氏综合征患者来源的 iPSCs 培养的脑类器官,研究人员发现了常见于阿尔茨海默病患者脑部的 Aβ 聚集,这可能是由于阿尔茨海默致病基因 BACE2 也位于 21 号染色体[85]。因此,体外培养的脑类器官模型验证了唐氏综合征和阿尔茨海默病的高度相关性。

(2) Rett 综合征

Rett 综合征是一种主要由表观遗传调控因子 MECP2 突变所导致的一类 X 连锁神经发育疾病。其临床表现为出生前及围产期正常,但随着发育的进行逐渐出现头围增长减缓、智力和语言表达能力发育滞后。近年来利用患者来源 iPSCs 或 MECP2 缺失 ESCs 构建的脑类器官,呈现出了相当大范围的神经发育异常,如脑类器官尺寸相对较小[86],AKT 信号通路受损导致的神经发育异常和神经元迁移障碍[87],神经元突触数量和密度降低[88],GABA 能中间神经元发育异常[89]等。另外,基于脑区特异类器官的优势,研究人员分析了 MECP2 缺失在背侧前脑类器官(模拟皮质区域)、腹侧前脑类器官

(模拟中间神经元发生区域),及背-腹侧前脑融合类器官(模拟中间神经元与皮质的共发育整合)中的功能,揭示了 Rett 综合征脑区特异性病征,如人皮层神经元的成熟缺陷、人中间神经元前体细胞数量减少,及人中间神经元迁移障碍等[90]。此外,通过将野生型细胞和 *MECP2* 敲除细胞混合后构建脑类器官,研究人员还可模拟女性 Rett 综合征患者中常见的 X 染色体随机失活导致的嵌合体相关病征[86]。

(3) 脆性 X 综合征

脆性 X 综合征是指脆性 X 染色体智力低下基因 *FMR1* 表观遗传沉默所导致的神经发育疾病。*FMR1* 基因位于 X 染色体脆性部位(Xq27 - 28 带之间的染色体呈细丝状,容易发生断裂,被称为脆性部位),编码 RNA 结合蛋白 FMRP,而 FMRP 通过与 RNA 结合调控多种基因的翻译。在正常人中的基因组上 *FMR1* 的 5′非编码调控区的(CGG)n 的数量为 52~200 个拷贝,且相邻的 CpG 岛未被甲基化,*FMR1* 基因可正常表达。而在脆性 X 综合征患者中,CGG 重复数量可达 200~1 000 个拷贝,相邻 CpG 岛也被甲基化,导致 *FMR1* 不表达或仅有极低水平的表达,从而诱发临床症状。脆性 X 综合征的临床表现为智力和语言障碍、自闭症等。目前,多项研究已经应用脑类器官模拟了脆性 X 综合征的临床病征。一项应用患者 iPSCs 构建脑类器官的研究,显示培养 28 天的脆性 X 综合征脑类器官中具有更多增殖活跃的神经干细胞和相对较少的神经元[91]。而另一项同时期的研究则显示患者 iPSCs 培养 56 天的脆性 X 综合征类脑器官包含较少的神经干细胞,而神经元数量与对照相比显著增多,突触密度和神经元活性都显著高于对照脑类器官[92]。这两项结果截然相反的研究提示脆性 X 综合征在不同的发病阶段可能会展现不同的临床表型。此外,更关注胶质细胞的研究发现 *FMR1* 缺失的脑类器官中生成了更多的星形胶质细胞[93],提示 *FMR1* 突变对脑发育中不同谱系存在广泛影响。针对脆性 X 综合征样本的转录组分析还发现了多个 *FMR1* 潜在下游基因,包括 *PI3K*[91]、*CHD2*[92]等,其中,抑制 PI3K 信号通路可部分修复脆性 X 综合征脑类器官的表型[91,92]。

(4) 天使综合征

天使综合征又被称为快乐木偶综合征,临床表现为快乐行为、智力低下、严重语言障碍及癫痫。其发病原因是 15q11 - 13 的 E3 泛素连接酶 *UBE3A* 基因缺陷或表达缺失导致。患者 iPSCs 培养的脑类器官可显示出增多的神经元网络连接和神经元过度兴奋的临床表型,且研究表明,这些表型是由于电压依赖的钾离子通道蛋白过表达所引起的,而在正常情况下此蛋白会被 UBE3A 降解[94];加入此通道抑制剂则可修复天使综合征脑类器官的表型。而另一项研究则探讨了脑类器官中 *UBE3A* 基因表达的时空分布,发现了 *UBE3A* 在早期的脑类器官中表达很弱,而其表达量随着培养时间的延长而增多,在培养 3 周的神经元细胞核呈现中高表达[95]。此项研究提示了为何天使综合征中神经干细胞未受影响,临床表型主要体现在神经元活性的变化上。另外,通过使用拓扑异构酶抑制剂抑制结合于 *UBE3A* 基因组位点的非编码 RNA *UBE3A - ATS* 的表达,可重新激活 *UBE3A* 的转录,修复天使综合征脑类器官的表型[95],从而为临床治疗此类疾病提供了新的思路。

（5）Timothy 综合征

Timothy 综合征也被称为第 8 型长 QT（心电图中的 QT 间期延长）综合征，是一种获得性 L 型钙离子通道基因 *CACNA1C* 突变所导致的多器官障碍遗传疾病。其神经系统临床表现为自闭症、智力发育迟缓等。通过建立背侧前脑类器官和腹侧前脑类器官的融合培养，研究表明 Timothy 综合征患者 iPSCs 来源的脑类器官中出现 GABA 能中间神经元迁移障碍[10]，而此异常表型可以通过加入 L - 型钙离子通道抑制剂 nimodipine 进行修复[10]。最新的一项研究中，通过将正常细胞构建的脑类器官和 Timothy 综合征患者 iPSCs 构建的脑类器官分别移植入大鼠大脑，揭示了移植后 Timothy 综合征脑类器官中神经元发育缺陷，如树突形态异常——Timothy 综合征神经元的初级树突数量是正常神经元的两倍，单总树突长度和分支均减少；与对照神经元相比，Timothy 综合征神经元突触棘突密度和自发兴奋性突触后电流均增加[96]。该结果提示 Timothy 综合征中异常的神经元活性可能导致临床症状的重要原因。

（6）结节性硬化症

结节性硬化症是一种常染色体显性遗传的神经皮肤综合征，其神经系统临床特征表现为癫痫、智力障碍、自闭症和良性肿瘤等。该症发病是由于 *TSC1 / TSC2* 基因突变所导致的 mTOR 信号通路的过度激活导致。结节性硬化症的一大临床特征是形成脑皮质结节（cortical tuber），而这一特征在小鼠模型中并不能很好地被模拟[97]。*TSC1 / TSC2* 敲除的脑类器官模拟了多种结节性硬化症的临床表型，如表达 mTOR 信号通路激活标记物磷酸化的 S6，神经干细胞更多的产生胶质细胞且胶质细胞形态异常，并形成了皮质结节[98]。另一项研究发现患者遗传背景的脑类器官展现出兴奋性神经元与抑制性神经元的平衡受损这一结节性硬化症临床表型，而此表型是胶质细胞功能障碍所诱发的[99]。最近的一项研究应用携带 *TSC2* 杂合突变的患者 iPSCs 培养脑器官，模拟了结节性硬化症的临床特征如脑皮质结节，并在此脑类器官模型中发现了类似室管膜下结节（subependymal nodule）的良性肿瘤组织[100]。而应用单细胞测序技术，研究人员揭示了此类肿瘤的细胞来源——一种新型中间神经元前体细胞[100]。这项研究不仅模拟了结节性硬化症的临床病征，还发现了人脑中一种新型中间前体细胞亚型，为我们了解神经发育疾病和人脑发育提供了新的角度。

（7）癫痫性疾病

癫痫，俗称"羊角风"，是大脑神经元突发性异常放电而导致大脑功能障碍的一种疾病。按照发病病因不同，癫痫可分为特发性癫痫综合征、症状性癫痫综合征、隐源性癫痫综合征、反射性癫痫综合征、良性癫痫综合征和癫痫性脑病等。遗传因素是导致癫痫的重要因素之一。目前已证实的癫痫致病基因有近千种，这些基因与离子通道、突触发生、神经递质合成与释放、膜受体、转运体、神经元迁移等有关。例如编码电压门控式钾离子通道基因 *KCNQ2*、*KCNQ3*、*KCNJ10*，电压门控式钠离子通道基因 *SCN1A*、*SCN1B*、

SCN2A,电压门控式氯离子通道基因 *CLCN2*,配体门控式氯离子通道 GABAA 受体基因 *GABRD*、*GABRG2*,钙离子通道基因 *CACNA1H*、*CACNB4*,水通道基因 *AQP4*、突触融合蛋白基因 *STXBP1* 等,这些基因的突变可导致严重癫痫发生。结合膜片钳和多电极阵列技术等检测神经元活性的技术,脑类器官可用于研究癫痫综合征的发病机制。除了很多具有癫痫临床病征的综合征(如神经元异位症、天使综合征、Phelan - McDermid 综合征、结节性硬化症等)以外,脑类器官还被应用于研究 *WWOX*[101,102] 和 *CDKL5* 缺失导致的癫痫性脑病[103]。这些研究在模拟癫痫的脑类器官中检测到了异常兴奋的神经元活性[101-103]、超同步的震荡网络[101]、异常低下的髓鞘化[102] 等。另外,从细胞学机制角度,研究人员应用患者 iPSCs 构建的脑类器官进行了探索,发现了半胱氨酸蛋白酶抑制物 B (cystatin B)可通过影响神经前体细胞增殖和中间神经元迁移从而导致癫痫[104]。

(8) 其他综合性神经发育障碍

除了上述疾病,脑类器官还被应用于研究多种其他综合性神经发育障碍,如由编码参与轴突引导黏附蛋白基因 *L1CAM* 突变引起的 X 连锁先天性疾病 L1 综合征,由包含 *SHANK3* 基因在内的染色体 22q13.3 缺失导致的 Phelan - McDermid 综合征,由染色体 22q11.2 区域缺失导致的 DiGeorge 综合征,由染色体 16p13.11 区域异常导致的 16p13.11 微缺失/微重复综合征等。针对不同疾病对应的病理表型,研究人员可利用脑类器官开展针对性的模拟。比如,大脑胼胝体是连接两个大脑半球的通道,对脑功能执行起重要作用,而胼胝体发育不全是 L1 综合征的典型病征。通过构建脑类器官轴突投射模型,研究人员体外模拟了胼胝体发育;通过 RNAi 介导的 L1CAM 敲降则降低了胼胝体样结构中轴突密度,从而模拟了 L1 综合征患者胼胝体发育障碍的临床表型[105]。Phelan - McDermid 综合征中缺失的 *SHANK3* 是一个自闭症相关基因,其在皮层—纹状体神经环路中发挥重要作用。通过构建可模拟皮层—纹状体环路特征的皮层—纹状体融合脑类器官,研究人员可模拟 Phelan - McDermid 综合征的临床表型,并发现了中型多棘神经元钙活性的增强[16]。而应用患者的 iPSCs,研究人员也成功构建了 DiGeorge 综合征脑类器官模型[106]。DiGeorge 综合征脑类器官显示了受损的神经元活性,此表型是由于钙离子通道异常抑制所导致[106]。进一步研究还发现 *DGCR8* 功能缺失是 DiGeorge 综合征表型的潜在分子机制,而过表达 *DGCR8* 或使用抗精神病药物 raclopride 和 sulpiride 可以挽救 DiGeorge 综合征脑类器官中的神经元活性缺陷[106]。此外,应用 16p13.11 微重复患者的 iPSCs,研究人员发现患者来源的脑类器官中神经干细胞的增殖异常,其分裂方式由维持干细胞池的对称分裂方式,转变为促进神经元分化的不对称分裂方式。进一步的研究发现,其对应的分子机制是 16p13.11 微重复影响了 NF - κB 信号通路,而通过药物处理或遗传操作方式,可以修复患者来源脑类器官中神经干细胞的增殖缺陷[107]。

3. 精神疾病

精神疾病是在生物学、心理学及社会环境因素影响下,大脑功能失调而导致精神障碍、精神发育迟滞、人格障碍及心理障碍等临床表现的疾病。常见的精神疾病包括自闭症谱系障碍(autism spectrum disorder,ASD)、精神分裂症(schizophrenia,SZ)、双向情感障碍(bipolar disorder, BD)、抑郁症(depression)、强迫症(obsessive-compulsive personality disorder)、妄想症(delusional disorder)、厌食症(anorexia)、恐惧症(phobia)、痴呆症(dementia)等。虽然这些疾病大多于成年开始发病,但也有许多证据表明这些疾病起始于大脑发育的早期[108]。

(1) 自闭症谱系障碍(ASD)

ASD 又称为孤独症,其临床表现以缺乏社交能力、语言与交流障碍和重复性刻板行为作为三大判断标准。自 1943 年第一次由美国医生 Kanner 报道的 11 例 ASD 患儿以来,人们对 ASD 的发病因素也逐渐明了。起初人们普遍认为 ASD 是由于父母养育方式不当所造成。随着对 ASD 研究的不断深入,人们逐步认识到 ASD 是一种在一定遗传因素影响下,受环境因素刺激所导致的中枢神经系统发育障碍。研究显示,染色体异常是导致 ASD 的遗传因素之一,包括 2q37、7q、18q、22q13 等染色体区域异常。目前,通过大规模全外显子测序和全基因组测序发现的 ASD 风险基因超过数百种,但绝大多数候选基因的临床显著性不明,提示 ASD 是一种多基因疾病。近年来,脑类器官也被应用于研究 ASD 的发病机制。除了上述具有 ASD 临床表型的综合征(如脆性 X 综合征、Timothy 综合征、结节性硬化症、Phelan - McDermid 综合征、16p13.11 微重复综合征等)以外,脑类器官还被应用于研究原发性 ASD 发病机制。研究表明,ASD 患者遗传背景的脑类器官中生成了更多的 GABA 能抑制性中间神经元,从而破坏了脑组织内兴奋性—抑制性平衡,且此表型是由于转录因子 *FOXG1* 在患者来源脑类器官中过表达所导致[12]。在最新的一项工作里,研究人员应用携带 3 个 ASD 风险基因 *SUV420H1*、*ARID1B* 和 *CHD8* 单基因突变的患者遗传背景脑类器官,结合单细胞测序和蛋白质组分析,发现这 3 种 ASD 风险基因可通过不同方式影响兴奋性神经元和抑制性神经元的发育,从而改变其平衡并降低了自发神经回路活性[109]。此研究不仅发现不同的 ASD 风险基因突变对大脑发育具有相似的效应,影响了神经元网络的兴奋性-抑制性平衡,还发现虽然相同 ASD 风险基因突变在不同患者来源的脑类器官中对脑发育的影响总体一致,但其严重程度有异,该现象与不同患者体现出不同的临床表现相符[109]。

(2) 精神分裂症(SZ)

精神分裂症是一种以个性改变、思维障碍、认知功能障碍、感知觉障碍、情感障碍和行为障碍为主要临床特征的慢性精神疾病。患者一般情况下意识清醒,智力正常,但随着病征的严重,部分患者出现认知功能的损伤,最终出现神经系统衰退和精神残疾。研究发现,精神分裂症与 ASD 类似,也是由遗传因素和环境因素的双重影响所导致的。而大规模全外显子测序和全基因组测序发现的多种候选基因的临床显著性也不高,提示精神分裂症也是一种多基因疾病。目前,已有多项应用脑类器官探索精神分裂症发病机制的研究。研究人员在精神分裂症遗传背景的脑类器官模型中发现了许多早期皮层发育异常,如侧脑室结构损伤[110]、神经干细胞分裂异常[110,111]、皮层神经元定位障碍[112],以及

GABA 能中间神经元的异常增多[111]。有趣的是,虽然这几项研究使用的是不同遗传背景的患者 iPSCs(其中两项研究使用的是 *DISC1* 突变细胞),但发现的致病分子机制均与 WNT 信号通路调控相关。另一项研究则应用脑类器官分析了两个精神分裂症相关基因编码蛋白 DISC1 与 NDE1 的相互作用对精神分裂症发病的影响[113]。DISC1 与 NDE1 相互作用可调节神经干细胞的分裂,而 DISC1 缺失则导致有丝分裂延迟[113]。另外,将正常的脑类器官暴露于免疫因子 TNFα 下,可展现出多种与 ASD 脑类器官模型类似的表型,如皮层组织的结构紊乱、少突胶质细胞生成增加、FGFR1 信号通路激活等[114]。该研究验证了神经炎症与精神分裂症之间的相关性[115]。一项比对精神分裂症患者来源脑类器和正常脑类器官转录组的研究发现,二者的基因表达差异主要富集在突触发育与功能、神经发育、免疫反应、线粒体功能和兴奋性—抑制性平衡[116]。

(3)双向情感障碍(BD)

双向情感障碍又称为躁郁症。与单向情绪低落为特征的抑郁症不同,双向情感障碍是一种既有躁狂症发作,又有抑郁症发作的精神疾病。该疾病临床表现复杂,体现在躁狂发作(情绪高涨、精力充沛、语言行为增多)和抑郁发作(情绪低落、语言活动降低,疲劳迟钝)反复、交替、不规则出现,还伴有其他类型的精神类疾病的病征。双向情感障碍的病因仍不明确,大量研究提示遗传因素、生物因素(如神经递质功能异常、神经内分泌失调、生物节律紊乱、神经免疫异常等)、心理因素、社会因素都对发病有影响,且彼此之间相互作用共同推进疾病的发生和发展。通过对双向情感障碍患者来源 iPSCs 培养的脑类器官进行转录组和神经元活性分析,研究人员发现异常表达基因主要富集于细胞黏附、免疫反应、内质网应激反应等,功能研究则发现患者来源的脑类器官中神经元活性显著降低[117]。而最新的一项研究应用脑类器官探究了锂对双向情感障碍治疗的机制。此项研究发现患者来源的脑类器官显现出尺寸变小、神经元比例降低、神经元活性下降及神经网络活性降低等表型,而锂处理可挽救患者脑类器官中神经元活性降低的表型[118]。

10.4.4　退行性疾病

在个体中,如果细胞发生持续退化而导致组织发生恶化甚至是病变,这种状态便称为“退行性疾病”。如果这种退化发生在脑和脊髓,则被归类为“神经退行性疾病”。导致神经退行性疾病的细胞主要是中枢神经系统中的神经元和胶质细胞,这些细胞在分化末端很难再生。当受到遗传因素影响或环境刺激,神经元和各类胶质细胞发生凋亡、细胞行为或代谢异常,将促发退行性疾病的产生。目前被学界鉴别的神经退行性疾病包括:阿尔茨海默病(Alzheimer's disease,AD)、帕金森症(Parkinson's disease,PD)、亨廷顿舞蹈症(Huntington's disease, HD)、肌萎缩型脊髓侧索硬化症(amyotrophic lateral sclerosis,ALS)、多发性硬化症(multiple sclerosis,MS)、小脑萎缩症(cerebellar atrophy)等。脑类器官能很好地模拟早期人脑发育,其成熟度尚不能模拟人脑的衰老状态,但近年来的研究发现该模型也可以体外重现一些退行性疾病的临床病征。另外,越来越多的证据表明,神经发育阶段的异常在多种神经退行性疾病的发病中起着重要作用[119,120],因此,应用脑类器官模拟神经退行性疾病,也将有助于深入了解退行性疾病的早期潜在发病机制。

1. 阿尔茨海默病(AD)

阿尔茨海默病又被称为老年痴呆症,发病时间漫长、隐匿。65 岁以上人群患病概率为 5%。临床上患者常出现记忆障碍、认知失调、人格行为改变等症状。AD 属于复杂疾病,既有散发性也有家族性病例,研究表明遗传因素是 AD 的重要发病因素。此外,也有证据表明社会环境因素,或者病原体感染,也会诱发 AD 发病。目前关于 AD 发病有多种假说,主要包括 Aβ 淀粉样蛋白聚集和无法清除从而形成具有神经毒性的斑块、过度磷酸化的 Tau 蛋白累积导致神经原纤维缠结、氧化应激、载脂蛋白 APOE 突变、胆碱能损伤造成的神经元变性等。近几年已有多项使用脑类器官对 AD 开展研究的工作。在家族性 AD 患者(比如携带 β-淀粉样蛋白前体蛋白编码基因 *APP* 突变,或 AD 致病基因 *PSEN1* 突变)来源 iPSCs 构建的脑类器官中,研究人员观察到了 Aβ 在细胞间的聚集,和磷酸化 Tau 蛋白斑块[121,122]。而通过加入抑制 Aβ 生成的 β-或 γ-分泌酶抑制剂,可修复脑类器官中 Aβ 聚集的病理表型[121]。APOE4 被认为是具有极高 AD 致病风险的载脂蛋白。对 AD 患者来源 iPSCs 构建的脑类器官研究发现,APOE 可诱发 AD 病征,如 Aβ 聚集、Tau 蛋白磷酸化、细胞凋亡增加和神经突触完整性下降[123]。而 APOE 导致 AD 病征的分子机制,则体现出多样化的现象,如影响 RNA 代谢[123]、增加神经元 Aβ 分泌[124]、降低星型胶质细胞对 Aβ 吸收和胆固醇积累[124]、影响小胶质细胞形态[124]、导致少突胶质细胞中胆固醇异常积累[125],以及影响髓鞘形成[125]等。另外,由于唐氏综合征的 21 号染色体上有额外的 Aβ 前体蛋白拷贝,因此 70%唐氏综合征患者会发展出老年痴呆症。而脑类器官模型也成功地展现了唐氏综合征与 AD 的相关性。唐氏综合征患者遗传背景的脑类器官中,也出现了 Aβ 聚集、Tau 蛋白过度磷酸化、神经元丢失等病理现象[85,121]。而在一项治疗性探索研究中,研究人员向 AD 患者 iPSCs 来源的脑类器官中加入 HDAC6 抑制剂 CKD-504,观察到了磷酸化 Tau 蛋白水平下降,该效应是由 CKD-504 通过抑制 HDAC6 从而促进 Tau 蛋白降解来实现的[126]。此项研究不仅揭示了 Tau 蛋白修饰对 AD 疾病发展的影响,还为 AD 的临床治疗提供了新的手段。

2. 帕金森症(PD)

帕金森症又被称为震颤麻痹,是一种在中老年人中常见的中枢神经系统退行性疾病。该病临床表现包括运动障碍、震颤麻痹和肌肉僵直,还伴有一定的睡眠障碍、精神障碍、感觉障碍和自主神经功能障碍。PD 可以分为原发性和继发性和症状性。原发性 PD 有很强的遗传倾向,一般一侧肢体先开始发病。继发性 PD 的患者一般受到了脑炎、中毒、外伤、肿瘤、代谢等影响,双侧肢体同时发病。目前研究认为 PD 的发病是由于中脑黑质区(substantia nigra)多巴胺能神经元(dopaminergic neuron)病变坏死,从而引起纹状体多巴胺含量不足而导致。多巴胺能神经元内线粒体功能紊乱、不溶性的 α-突触核蛋白聚集等,可能是该类神经元发生退行性病变的原因。目前研究人员已鉴定出一些与

PD 发病密切相关的致病基因,如 α-突触核蛋白编码基因 *SNCA* 和 *LRRK* 基因等。虽然 PD 被认为是衰老相关的退行性疾病,但是越来越多的证据表明发育异常也在 PD 发病中起着重要的作用[120]。为了在脑类器官上模拟 PD,研究人员利用定向分化策略构建了中脑(黑质区所在脑区)特异的脑类器官模型。在应用携带 LRRK G2019S 突变的患者 iPSCs 培养的中脑类器官中,研究人员观察到多巴胺能神经元分化障碍、α-突触核蛋白聚集、多巴胺神经元修剪异常及凋亡增加等临床常见病征[127-130],这些表型有可能与 *APP*、*DNAJC6*、*GATA3*、*PTN*[129] 或 *NR2F1*[130] 等基因表达变化有关。而另一项研究应用基因编辑构建了编码 HSP40 auxilin 蛋白的 *DNAJC6* 基因缺失 ESCs,进而通过培养中脑类器官成功地模拟了早发性 PD 的发病,此疾病模型也展现了多种 PD 临床表型,包括多巴胺能神经元退化、α-突触核蛋白聚集、神经元放电频率异常增加、线粒体和溶酶体功能障碍等[131]。其潜在的分子机制可能是 WNT-LMX1A 信号通路受损,从而影响了多巴胺能神经元的发育和功能[131]。最近的一项研究应用 *PINK1* 突变的脑类器官模型进行了药物治疗方面的探索,发现 2-羟丙基-β-环糊精可以促进多巴胺能神经元分化,并增加神经元自噬和线粒体自噬能力,对 PD 病征有缓解作用[132]。

3. 亨廷顿舞蹈症(HD)

亨廷顿舞蹈症是一种罕见的常染色体显性遗传病。该疾病临床症状复杂多变,且病情随年龄增加呈进行性恶化,以舞蹈样动作、进行性认知、精神障碍终至痴呆为该症的主要病征。亨廷顿的致病基因是位于 4 号染色体的 *HTT*(Huntingtin)。正常的 HTT 蛋白具有多种细胞功能,如 HTT 可以促进神经营养因子编码基因 *BDNF* 的转录,促进 BDNF 在皮层—纹状体投射神经元里的转运[133]。而 HTT 蛋白变异则可导致相关功能障碍,从而导致 HD 发生。*HTT* 基因的第一个外显子中有多个可以编码谷氨酰胺的 CAG 三联密码子,此三联密码子重复次数不稳定,在遗传到下一代时重复次数可发生改变。在此三联密码子重复次数大于 36 次的个体中,HTT 蛋白发生变异,丧失正常蛋白功能[133]。而变异 HTT 蛋白通过不同分子机制导致神经功能退化。比如变异 HTT 蛋白中的多聚谷氨酰可以大规模影响分子间相互作用,形成淀粉样沉积,也导致细胞内蛋白运输紊乱;变异 HTT 蛋白可以与跨线粒转运蛋白 TIM23 结合,抑制线粒体的代谢活动,触发细胞凋亡[133];变异 HTT 蛋白可抑制自噬功能,促进细胞凋亡[133]。研究人员应用脑类器官对 HD 进行了疾病模拟和发病机制研究,发现了 *HTT* 突变对早期端脑发育和大脑皮层、纹状体神经元谱系发生都有影响[134]。当 *HTT* 第一个外显子中 CAG 重复较多时,脑类器官不能很好地形成神经外胚层,而当 CAG 重复较少时,脑类器官的形态和细胞组成会受到严重影响[134]。值得注意的是,研究人员在较早的培养阶段即在神经干细胞中观察到了表型,而在患者中 HD 表型通常在中年阶段的神经元中出现,因此,早期的神经发育障碍与后期 HD 发病的关联仍需进一步研究。此外,研究人员使用 HD 患者 iPSCs 构建了人纹状体类器官,发现热休克蛋白 HSF1 会聚集在疾病背景脑类器官中的细胞线粒体周围[135]。进一步研究发现 HD 患者中的 HSF1 可以促进 Drp1 蛋白的磷酸化,致使线粒体碎片化,因此该研究为了解 HD 的发病揭示了新的分子机制[135]。

4. 肌萎缩型脊髓侧索硬化症(ALS)

肌萎缩型脊髓侧索硬化症又被称为渐冻症,是一种运动神经元损伤导致的渐进性中枢神经系统退行性疾病。其早期临床表现为肌无力、肌肉跳动、易疲劳等轻微症状,随着病情发展呈现为全身肌肉萎缩、吞咽困难,最后产生呼吸衰竭。ALS 的病因至今还未被阐明,越来越多的证据表明遗传因素和环境因素均起到了一定的作用。虽然遗传因素对 ALS 发病起关键作用,但目前国际上只鉴定了不到 20% 的 ALS 患者的致病基因。已知的 ALS 致病基因包括 *SOD1*、*ALS2*、*SETX*、*DCTN1*、*VAPB*、*ANG*、*TDP43*、*FUS*、*TARDBP* 和 *C9ORF72* 等。近年来,研究人员也开始应用脑类器官或脊髓类器官探索 ALS 的发病机制。研究人员应用携带 *C9ORF72* 基因突变(GGGGCC 六核苷酸重复序列扩增)的 ALS/FTD(frontotemporal dementia,额叶痴呆)患者 iPSCs 来源的皮质类器官,模拟了 ALS/FTD 早期分子病理特征,揭示了此类病患神经元和星型胶质细胞中基因转录、蛋白合成、DNA 损伤修复等方面的缺陷,而这些缺陷可以通过蛋白激酶 R 样内质网激酶(PERK)抑制剂 GSK2606414 挽救[136]。应用 CRISPR - Cas9 基因编辑技术在小鼠疾病模型(包含大概 500～600 个六核苷酸重复序列)和 ALS 脑类器官模型(包含 450 个六核苷酸重复序列)中切除多余的重复序列,可成功修复 *C9ORF72* 基因异常导致的 ALS/FTD 病征,为 ALS 提供了新的临床治疗策略[137]。另外,研究人员还应用脑类器官和脊髓类器官探究了 *TDP43*[138] 和 *FUS*[139] 基因缺失对 ALS 发病的作用,揭示了少突胶质细胞胆固醇代谢[138]和区域特异性神经细胞增殖和分化[139]的变化。

10.4.5　代谢疾病

人脑功能的正常运转需要消耗大量能量,因此许多代谢疾病也会导致严重的神经系统障碍。脑类器官也已经被用于研究代谢异常导致的神经系统疾病,比如针对罕见遗传性代谢疾病桑德霍夫病(sandhoff disease)的研究。桑德霍夫病的临床表现是通过逐渐破坏大脑和脊髓中的神经元,从而导致患儿的智力障碍、运动能力受损、视力和听力丧失,并出现癫痫病征。桑德霍夫病是由于编码 β-己糖胺苷酶基因 *HEXB* 突变所导致的。β-己糖胺苷酶是一种位于细胞溶酶体内的脂酶,参与细胞内 GM2 神经节苷脂的水解,*HEXB* 突变则导致 GM2 神经节苷脂堆积,从而诱发早发性神经退行性疾病和儿童期死亡[140]。通过对来源于患有巨脑症和桑德霍夫病患者的脑类器官进行分析,研究人员发现了脑类器官中 GM2 神经节苷脂堆积的病征,且由于神经干细胞增殖增强而导致类器官尺寸增大,展现出了两种疾病的患者病征[141],为后续继续探究相关机制提供了新策略。此外,目前已经明确的是脂质代谢紊乱(lipid metabolism disorder)疾病将影响脑发育、导致脑功能障碍。其中,以脑类器官为模型,研究人员发现在脂肪酸合成酶编码基因 *FASN* 突变的脑类器官中,由于脂肪酸合成酶活性异常,可导致神经干细胞中脂质堆积,从而抑制了神经干细胞的增殖能力,最终导致了小头畸形的表型[65]。

另一种典型的代谢类疾病是 Leigh 综合征（Leigh syndrome），又称为亚急性坏死性脑病，是由于呼吸链单位缺失而造成的先天性代谢紊乱线粒体疾病。Leigh 综合征致病基因有近百种，其中绝大部分参与线粒体的能量产生过程。比如，线粒体复合物 Ⅳ 组装蛋白编码基因 *SURF1* 是导致 Leigh 综合征的最常见突变之一。*SURF1* 突变导致 SURF1 蛋白缺失或功能丧失，影响线粒体复合物 Ⅳ 组装，从而损害线粒体能量的产生。由于 *Surf1* 缺失小鼠无法模拟 Leigh 综合征的神经病变，研究人员几年来开始应用携带 *SURF1* 突变的人脑类器官模拟 Leigh 综合征，并成功展现了如脑结构异常、神经元发生损伤、尺寸变小等临床表型[142]。

10.4.6　脑肿瘤

除了上述围绕神经发育或退行病变的模拟，脑类器官还被应用于模拟和研究脑肿瘤发生、发展和治疗手段等方面的研究。目前，研究人员已基于脑肿瘤样本或基因编辑策略构建了胶质母细胞瘤（glioblastoma，GBM）、髓母细胞瘤（medulloblastoma，MB）、原始神经外胚层肿瘤（primitive neuroectodermal tumors，PNET）、非典型畸胎样横纹肌样瘤（atypical teratoid rhabdoid tumors，ATRT）等恶性肿瘤类器官模型。

1. 胶质母细胞瘤（GBM）

胶质母细胞瘤是临床最常见、侵袭性最强的原发性恶性脑肿瘤。由于其恶性程度高、异质性强，目前治疗手段有限，患者平均存活时间低于 18 个月。为了研究其发病机制和治疗手段，亟须能更好地模拟其病理特征的模型。GBM 类器官模型的出现很好地弥补了肿瘤细胞系、转基因动物和患者源异种移植（patient-derived tumor xenograft，PDX）等模型各自的不足之处。GBM 类器官可通过将从患者肿瘤样本中分离的胶质瘤干细胞（glioma stem cells，GSCs）包埋入基质胶中进行 3D 培养[143]而构建。基于此方法培养的 GBM 类器官可保存肿瘤细胞的异质性，而且还能体现体内肿瘤组织中的低氧梯度。除了分离培养 GSCs，也可将肿瘤样本切成小块后直接进行悬浮培养从而构建 GBM 类器官[144,145]。总体来看，GBM 类器官可准确再现原发肿瘤的组织病理学特征、细胞异质性、基因表达和突变特征，因而为建立患者来源的 GBM 肿瘤样本库和后续的个体化精准医疗提供了方法学基础[144,145]。此外，通过将荧光标记的患者来源 GSCs 与正常的脑类器官进行 3D 共培养，也能维持原发肿瘤的遗传变异特征，并可在体外模拟 GBM 在正常脑组织中的侵袭和增殖[146]。另一方面，以正常脑类器官起始，研究人员还可通过基因编辑手段在脑类器官中引入原癌基因或抑癌基因突变，从而建立基于精确基因操作的不同类型脑肿瘤类器官[147]。在另一项类似的研究里，研究人员也通过基因编辑在脑类器官中敲除抑癌基因 *TP53*，同时激活原癌基因 *HRasG12V* 的表达，从而成功在脑类器官中诱发了 GBM 的产生[148]。

2. 髓母细胞瘤（MB）

髓母细胞瘤是恶性程度最高的脑肿瘤之一，主要发生在婴幼儿和儿童时期，生长极其迅速,手术不易清除。MB 主要发病于小脑,并容易通过脑脊液转移。按照其分子特征,MB 可以分为 4 个亚型:WNT、SHH、Group3(常见 MYC 过度表达)和 Group4[149],提示其发病分子机制多样。应用基因编辑的脑类器官,研究人员成功模拟了 Group3 亚型的 MB 发生过程,并验证了 *OTX2* 和 *MYC* 是诱发 Group3 亚型 MB 的原癌基因[150]。其构建方案主要是通过病毒载体在定向分化为小脑类器官中引入 *OTX2* 和 *MYC* 的过表达,以此建立的类器官具有与 Group3 亚型 MB 相近的特征,包括转录组和 DNA 甲基化模式等[150]。此外,通过对肿瘤样本的分析,研究人员发现 OTX/MYC 肿瘤中通常伴随着 *SMARCA4* 基因突变。而在由 *OTX/MYC* 诱发的 MB 类器官模型中引入 *SMARCA4* 失活突变可抑制肿瘤增长,为 MB 的临床治疗提供了新的思路[150]。

3. 原始神经外胚层肿瘤(PNET)

原始神经外胚层肿瘤是一种较罕见的高度恶性的神经系统肿瘤,常发生于婴幼儿大脑,生长迅速,并易通过脑脊液转移。PNET 主要来源于干性较高的原始神经上皮细胞,组织形态学与 MB 相似,肿瘤组织内富含未分化的恶性小圆细胞。研究人员通过在脑类器官中的神经上皮细胞高表达原癌基因 *MYC*,成功建立了 PNET 类器官模型[147]。此肿瘤类器官可以很好地模拟体内 PNET 的组织病理特征、转录特征[147],为应用基因编辑和脑类器官体外模拟和研究 PNET 的发生、发展和治疗提供了新的研究平台。

4. 非典型畸胎样/横纹肌样瘤(AT/RT)

非典型畸胎样/横纹肌样瘤是一种罕见的、高度恶性的神经系统肿瘤,是低龄儿童中最常见的脑肿瘤之一。此类肿瘤细胞形态学独特,包含有横纹肌样细胞。研究发现 AT/RT 发病主要是由于 22 号染色体上的 *SMARCB1* 基因突变。*SMARCB1* 基因编码染色质重塑复合物 SWI/SNF 的一个亚基,而 SMARCB1 失活突变则破坏了 SWI/SNF 复合物介导的核小体重塑活性和 DNA 可及性[151],从而引起细胞转录组改变,诱发细胞癌变。最近的一项在脑类器官中可诱导敲低 *SMARCB1* 的研究发现,在不同发育阶段,或在不同细胞类型中敲低 *SMARCB1* 会导致不同的细胞命运变化,而 *SMARCB1* 敲低的神经前体细胞的转录组特征与 AT/RT 相似[152]。此项研究揭示 SWI/SNF 复合物在神经发育不同阶段发挥不同作用,若在神经干细胞中缺失 *SMARCB1* 则可激发肿瘤发生,提示神经干细胞是 AT/RT 发生的细胞来源[152]。

综上所述,无论是直接应用肿瘤细胞或组织开展 3D 培养,或是应用基因编辑等操作引入肿瘤突变,均可建立肿瘤类器官,并很好地模拟相应亚型的脑肿瘤特征。这些体外模型将为我们深入探究遗传异常如何诱发不同类型脑肿瘤提供新的工具。另外,肿瘤类器官还将对肿瘤治疗方案的研究提供帮助,比如靶向药物治疗[147]、免疫治疗[144,145]、基因治疗[150]、溶瘤病毒[153]等方面的治疗效果,目前均已在脑肿瘤类器官中得到了实验验证。

10.4.7　感染性脑疾病

作为重要的环境因素之一,感染性物质(包括细菌、病毒、Prion 传染性蛋白颗粒等)可造成感染性脑疾病,诱发脑发育异常和多种神经疾病,比如小头畸形、海绵状脑病(spongiform encephalopathy)、ASD、AD 等。目前,脑类器已经被成功用于揭示多种感染性物质导致脑疾病的机制。

1. 病毒感染

目前应用脑类器官研究病毒感染的疾病大多涉及神经发育。比如寨卡病毒(zika virus,ZIKV)[154-157]、疱疹病毒(herpes viruses)[157,158]、巨细胞病毒(cytomegalovirus)[159-161]等均可导致严重的小头畸形。应用脑类器官模拟此类疾病时,可将不同的病毒感染脑类器官并分析病毒增殖及神经发育变化。研究表明,上述病毒可在脑类器官中的神经细胞中增殖,并通过不同的机制破坏脑类器官发育。例如,基于脑类器官感染的分析表明,1 型单纯疱疹病毒(HSV-1)感染后,可通过激活非神经发育程序、破坏神经上皮完整性,从而导致小头畸形,而干扰素信号在此过程中并不被激活[157]。与 HSV-1 不同,ZIKV 感染后触发细胞抗病毒和应激反应,通过激活干扰素信号通路[157]、RNAi-介导的抗病毒免疫反应[162]或激活先天免疫受体 TLR3[163]诱发神经干细胞凋亡。另外,近几年脑类器官还被广泛应用于探究新冠病毒对神经系统损伤的相关研究。研究发现,新冠病毒可以感染多种脑细胞,包括皮层神经元[164,165]、胶质细胞[166]、脉络丛细胞[167,168]、周细胞(pericyte)[169]等。

2. 寄生虫感染

孕期寄生虫感染也可导致胎儿的神经系统发育疾病。例如,孕期宫内感染弓形虫(toxoplasma gondii)可导致流产或严重的中枢神经系统疾病。先天性弓形虫病临床表现为脑积水、小头畸形、无脑儿等神经系统症状。为模拟该感染过程,研究人员建立了一种基于脑类器官的弓形虫体外感染模型,并观察到弓形虫感染脑类器官后,可转化为缓殖子,并在寄生液泡中复制形成囊肿,因此,该研究在脑类器官中成功重现了弓形虫的生命周期[170]。此外,弓形虫感染脑类器官后的转录组分析也表现出原生动物感染和复制的特征,以及Ⅰ型干扰素对感染的免疫应答的激活[170]。

3. 朊病毒感染

朊病毒(prion,PrP)不是传统意义上的病毒,而是一种不含核酸但具有感染性的蛋白质因子。正常的细胞朊粒蛋白(cellular prion protein,PrP^c)可溶,存在于人的细胞中,很容易被蛋白酶 K 降解。蛋白结构紊乱可将正常 PrP^C 转变为有感染性的不可溶朊粒蛋白(prion protein scrapie,PrP^{Sc}),且 PrP^{Sc} 可胁迫正常 PrP^C 转变为 PrP^{Sc} 结构,实现"自我更新"和传染。不可溶的 PrP^{Sc} 可在神经系统大量聚集,促发脑组织发生淀粉样斑块。PrP^{Sc} 阻碍细胞抗氧化功能、抗铜毒性功能,可导致神经细胞凋亡、脑组织严重萎缩,最终导致患者身体和精神严重受损而死亡。应用脑类器官,研究人员也已针对感染性朊病毒对人脑细胞的影响开展了研究,通过将朊病毒感染患者的脑组织匀浆感染 PrP 编码基因

PRNP 杂合突变患者遗传背景的脑类器官,研究人员观察到了 PrP^{Sc} 的积累[171]。除了体外重现朊病毒对人脑组织的感染过程及病理特征,基于朊病毒感染脑类器官的模型,还可开展抗朊病毒的药物筛选、测试研究[172]。

10.4.8　药物测试或筛选

作为人源体外 3D 模型,脑类器官在多个方面弥补了传统细胞培养和动物模型在药物测试和筛选方面的不足之处[173]。比如,由于遗传背景、代谢系统等差异,动物疾病模型无法准确模拟人脑疾病的发病机制和药物反应[174,175],因此导致大量在动物模型中验证有效的药物在临床试验中无效;另外,动物模型难以用于高通量分析,这也限制了该类模型在药物筛选方面的应用[173]。在体外研究方面,传统的药物测试或筛选模型主要基于原代细胞系或永生化细胞系,但其局限性依然明显。比如,原代细胞较难获得且不易放大培养,难以用于高通量药物筛选,尤其对于人脑组织,原代细胞的获取与培养极其困难;永生化细胞系无法模拟正常发育进程,无法重现体内组织结构与微环境,且忽略了细胞外基质对细胞行为和药物反应的重要影响等[173]。

基于 3D 培养的脑类器官自其建立之后,已逐渐成为药物测试和筛选的新平台。患者细胞来源的类器官更是可以保留患者全部的遗传背景,推进了个体化精准医疗的探索[176]。2022 年 9 月,美国参议院通过了 FDA 现代化法案 2.0 版,该法案旨在减少实验动物的使用,取消了进行临床实验前必须进行动物实验的要求,这也将进一步推动类器官等技术成为未来药物发现和临床前研究的重要平台。在本章节中,我们已经介绍了基于脑类器官的多种神经系统疾病模型,而这些模型也为针对对应疾病的新药筛选和测试提供了重要工具。实际上,研究人员已经应用这些疾病脑类器官模型开展了药物测试和相关机制研究,比如唐氏综合征[83,84]、脆性 X 综合征[91,92]、天使综合征[95]、Timothy 综合征[10]、DiGeorge 综合征[106]、16p13.11 微重复综合征[107]、双向情感障碍[118]、阿尔茨海默病[121,126]、帕金森症[132]、肌萎缩型脊髓侧索硬化症[136]、胶质母细胞瘤[147]、髓母细胞瘤[150]、寨卡病毒感染[177]等。这些研究为将来应用脑类器官疾病模型进行治疗方法探索、药物筛选和临床前药物有效性测试等提供了先例。

脑类器官除了可用于药物有效性测试外,也可用于药物安全性和神经毒性方面的评价。例如,脑类器官已被用于测试药物或化合物对神经系统的损伤,比如酒精[178-180]、尼古丁[181]、可卡因[182]、甲基苯丙胺[183]、麻醉剂[184]、重金属镉[185]等。而应用脑类器官检测更大规模的药物或化合物的神经毒性、安全性,尤其是孕期用药或可接触到的化合物对人神经发育的影响,将具有重要的意义。

综上,脑类器官及各种脑类器官疾病模型在药物筛选、测试、治疗手段及安全性评估等方面将发挥重要作用。而通过结合基因编辑等技术建立可视化、可高通量筛选的模型,如携带荧光信号、或荧光素酶的神经递质探针[186]或代谢探针[187]等,也将快速推进脑类器官在药物筛选或测试方面的应用。

10.4.9 再生医学应用

自 1998 年人源 ESCs 首次建立以来[188],将其定向分化为特定成体细胞以用于体内移植,从而实现人体组织、器官的功能修复,迅速成为再生医学的重要研究方向。2006年,基于转录因子的体细胞重编程技术的建立[189],为实现成体细胞至多潜能状态的转化提供了便利方案,这项里程碑式的进展使得应用个体特异的多能干细胞体外分化开展细胞替代治疗成为触手可及的现实。在经历数十年的动物模型实验后,将人多能干细胞(ESCs 或 iPSCs)分化产物进行体内移植的临床研究已经在全球范围内如火如荼地开展起来。2014—2017 年,世界首例 iPSCs 分化色素上皮细胞用于移植治疗黄斑变性的临床研究开展[190]。2017—2020 年,世界首例 iPSCs 分化中脑多巴胺能祖细胞用于移植治疗PD 的临床研究开展[191]。当然,应用人多能干细胞分化产物开展体内移植也有其技术挑战,比如潜在成瘤性、体外分化效率的控制、分化细胞的功能、移植后细胞的存活等,针对这些问题仍需要开展更多的探索。

由于脑类器官可在体外模拟类似体内的细胞类型多样性、组织结构与微环境,移植时可以类器官整体为单位保存其特征,有助于移植体内后的存活和整合,因此脑类器官移植也可作为细胞治疗的潜在策略。2018 年,研究人员将脑类器官移植入小鼠大脑皮层,发现类器官可以很好地与小鼠大脑进行神经网络整合,小鼠的脑血管也可侵入脑类器官,促进脑类器官的发育[32]。另一项研究发现,移植入鼠脑的脑类器官可以整合入小鼠大脑的神经环路,且影响小鼠行为[192]。更新的一项研究发现,大鼠体内环境有助于移植脑类器官的发育成熟,整合入大鼠大脑神经环路中的脑类器官可驱动大鼠行为[96]。因此,近年来这些基于动物移植的研究,也为应用脑类器官开展神经疾病的细胞治疗研究奠定了基础。

发育生物学、神经生物等基础理论的不断积累,与干细胞技术的建立与迅速发展,是脑类器官技术诞生与持续迭代的基石。脑类器官技术,是过去几十年在体外模拟人脑的跋涉中演变出的必然发展方向。在本章节里,我们系统阐释了脑类器官技术的原理、方法及特征;针对脑类器官在近年来的大量应用研究,从模拟人脑发育、进化、多种类型的人脑疾病及药物发现等角度进行了介绍(图 10 - 5)。诚然,作为一种新兴的且处于快速发展阶段的模型技术,脑类器官仍有自身的技术挑战需要克服,但相信伴随着技术的演进,脑类器官将为我们认识人类大脑、认识人类自身、攻克脑疾病等提供不可或缺的视角与创新平台。

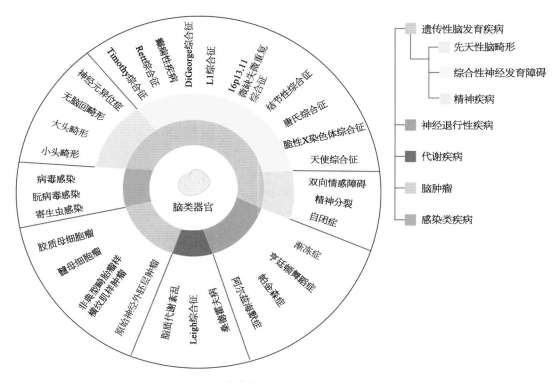

图 10-5 脑类器官在疾病模拟方面的应用

（向阳飞，边杉）

参考文献

［1］ Reubinoff B E, Itsykson P, Turetsky T, et al. Neural progenitors from human embryonic stem cells. Nat Biotechnol, 2001, 19(12): 1134 - 1140.

［2］ Zhang S C, Wernig M, Duncan I D, et al. In vitro differentiation of transplantable neural precursors from human embryonic stem cells. Nat Biotechnol, 2001, 19(12): 1129 - 1133.

［3］ Munoz-Sanjuan I, Brivanlou A H. Neural induction, the default model and embryonic stem cells. Nat Rev Neurosci, 2002, 3(4): 271 - 280.

［4］ Eiraku M, Watanabe K, Matsuo-Takasaki M, et al. Self-organized formation of polarized cortical tissues from ESCs and its active manipulation by extrinsic signals. Cell Stem Cell, 2008, 3(5): 519 - 532.

［5］ Lancaster M A, Renner M, Martin C A, et al. Cerebral organoids model human brain development and microcephaly. Nature, 2013, 501(7467): 373 - 379.

［6］ Lancaster M A, Corsini N S, Wolfinger S, et al. Guided self-organization and cortical plate formation in human brain organoids. Nat Biotechnol, 2017, 35(7): 659 - 666.

［7］ Kadoshima T, Sakaguchi H, Nakano T, et al. Self-organization of axial polarity, inside-out layer pattern, and species-specific progenitor dynamics in human ES cell-derived neocortex. Proc Natl Acad Sci U S A, 2013, 110(50): 20284 – 20289.

[8] Chambers S M, Fasano C A, Papapetrou E P, et al. Highly efficient neural conversion of human ES and iPS cells by dual inhibition of SMAD signaling. Nat Biotechnol, 2009, 27(3): 275 – 280.

[9] Bagley J A, Reumann D, Bian S, et al. Fused cerebral organoids model interactions between brain regions. Nature Methods, 2017, 14(7): 743.

[10] Birey F, Andersen J, Makinson C D, et al. Assembly of functionally integrated human forebrain spheroids. Nature, 2017, 545(7652): 54 – 59.

[11] Xiang Y, Tanaka Y, Patterson B, et al. Fusion of Regionally specified hPSC-derived organoids models human brain development and interneuron migration. Cell Stem Cell, 2017, 21(3): 383 – 398.

[12] Mariani J, Coppola G, Zhang P, et al. FOXG1 – dependent dysregulation of GABA / Glutamate neuron differentiation in autism spectrum disorders. Cell, 2015, 162(2): 375 – 390.

[13] Pasca A M, Sloan S A, Clarke L E, et al. Functional cortical neurons and astrocytes from human pluripotent stem cells in 3D culture. Nat Methods, 2015, 12(7): 671 – 678.

[14] Qian X Y, Nguyen H N, Song M M, et al. Brain-region-specific organoids using mini-bioreactors for modeling ZIKV exposure. Cell, 2016, 165(5): 1238 – 1254.

[15] Pellegrini L, Bonfio C, Chadwick J, et al. Human CNS barrier-forming organoids with cerebrospinal fluid production. Science, 2020, 369(6500).

[16] Miura Y, Li M Y, Birey F, et al. Generation of human striatal organoids and cortico-striatal assembloids from human pluripotent stem cells. Nat Biotechnol, 2020, 38(12): 1421 – 1430.

[17] Xiang Y, Tanaka Y, Cakir B, et al. hESC-derived thalamic organoids form reciprocal projections when fused with cortical organoids. Cell Stem Cell. 2019, 24(3): 487 – 497.

[18] Huang W K, Wong S Z H, Pather S R, et al. Generation of hypothalamic arcuate organoids from human induced pluripotent stem cells. Cell Stem Cell, 2021, 28(9): 1657 – 1670.

[19] Jo J, Xiao Y, Sun A X, et al. Midbrain-like organoids from human pluripotent stem cells contain functional dopaminergic and neuromelanin-producing neurons. Cell Stem Cell, 2016, 19(2): 248 – 257.

[20] Muguruma K, Nishiyama A, Kawakami H, et al. Self-organization of polarized cerebellar tissue in 3D culture of human pluripotent stem cells. Cell Rep, 2015, 10(4): 537 – 550.

[21] Birey F, Li M Y, Gordon A, et al. Dissecting the molecular basis of human interneuron migration in forebrain assembloids from Timothy syndrome. Cell Stem Cell, 2022, 29(2): 248 – 264.

[22] Pasca S P. Assembling human brain organoids. Science, 2019, 363(6423): 126 – 127.

[23] Mich J K, Close J L, Levi B P. Putting two heads together to build a better brain. Cell Stem Cell, 2017, 21(3): 289 – 290.

[24] Vogt N. Assembloids. Nat Methods, 2021, 18(1): 27.

[25] Giandomenico S L, Mierau S B, Gibbons G M, et al. Cerebral organoids at the air-liquid interface generate diverse nerve tracts with functional output. Nature Neuroscience, 2019, 22(4): 669.

[26] Andersen J, Revah O, Miura Y, et al. Generation of functional human 3D cortico-motor assembloids. Cell, 2020, 183(7): 1913 – 1929.

［27］ Shi Y, Sun L, Wang M, et al. Vascularized human cortical organoids (vOrganoids) model cortical development in vivo. PLoS Biol, 2020, 18(5): e3000705.

［28］ Pham M T, Pollock K M, Rose M D, et al. Generation of human vascularized brain organoids. Neuroreport, 2018, 29(7): 588 – 593.

［29］ Wang L, Sievert D, Clark A E, et al. A human three-dimensional neural-perivascular "assembloid" promotes astrocytic development and enables modeling of SARS – CoV – 2 neuropathology. Nature Medicine, 2021, 27(9): 1600.

［30］ Cakir B, Xiang Y, Tanaka Y, et al. Engineering of human brain organoids with a functional vascular-like system. Nat Methods, 2019, 16(11): 1169 – 1175.

［31］ Sun X Y, Ju X C, Li Y, et al. Generation of vascularized brain organoids to study neurovascular interactions. Elife, 2022, 11.

［32］ Mansour A A, Goncalves J T, Bloyd C W, et al. An in vivo model of functional and vascularized human brain organoids. Nat Biotechnol, 2018, 36(5): 432 – 441.

［33］ Jin M, Xu R, Wang L, et al. Type-I-interferon signaling drives microglial dysfunction and senescence in human iPSC models of Down syndrome and Alzheimer's disease. Cell Stem Cell, 2022, 29(7): 1135 – 1153.

［34］ Abud E M, Ramirez R N, Martinez E S, et al. iPSC-derived human microglia-like cells to study neurological diseases. Neuron, 2017, 94(2): 278 – 293.

［35］ Cakir B, Tanaka Y, Kiral F R, et al. Expression of the transcription factor PU.1 induces the generation of microglia-like cells in human cortical organoids. Nat Commun, 2022, 13(1): 430.

［36］ Benito-Kwiecinski S, Giandomenico S L, Sutcliffe M, et al. An early cell shape transition drives evolutionary expansion of the human forebrain. Cell, 2021, 184(8): 2084 – 2102.

［37］ Velasco S, Kedaigle A J, Simmons S K, et al. Individual brain organoids reproducibly form cell diversity of the human cerebral cortex. Nature, 2019, 570(7762): 523 – 527.

［38］ Quadrato G, Nguyen T, Macosko E Z, et al. Cell diversity and network dynamics in photosensitive human brain organoids. Nature, 2017, 545(7652): 48 – 53.

［39］ Fleck J S, Sanchis-Calleja F, He Z, et al. Resolving organoid brain region identities by mapping single-cell genomic data to reference atlases. Cell Stem Cell, 2021, 28(6): 1177 – 1180.

［40］ Petilla Interneuron Nomenclature G, Ascoli G A, Alonso-Nanclares L, et al. Petilla terminology: nomenclature of features of GABAergic interneurons of the cerebral cortex. Nat Rev Neurosci, 2008, 9(7): 557 – 568.

［41］ Bhaduri A, Andrews M G, Mancia Leon W, et al. Cell stress in cortical organoids impairs molecular subtype specification. Nature, 2020, 578(7793): 142 – 148.

［42］ Marton R M, Miura Y, Sloan S A, et al. Differentiation and maturation of oligodendrocytes in human three-dimensional neural cultures. Nat Neurosci, 2019, 22(3): 484 – 491.

［43］ Madhavan M, Nevin Z S, Shick H E, et al. Induction of myelinating oligodendrocytes in human cortical spheroids. Nat Methods, 2018, 15(9): 700 – 706.

［44］ Trujillo C A, Gao R, Negraes P D, et al. Complex oscillatory waves emerging from cortical organoids model early human brain network development. Cell Stem Cell, 2019, 25(4): 558 - 569.

[45] Fischer J, Ortuno E F, Marsoner F, et al. Human-specific ARHGAP11B ensures human-like basal progenitor levels in hominid cerebral organoids. EMBO Rep, 2022, 23(11): e54728.

[46] Ju X C, Hou Q Q, Sheng A L, et al. The hominoid-specific gene TBC1D3 promotes generation of basal neural progenitors and induces cortical folding in mice. Elife, 2016, 5.

[47] Hou Q Q, Xiao Q, Sun X Y, et al. TBC1D3 promotes neural progenitor proliferation by suppressing the histone methyltransferase G9a. Sci Adv, 2021, 7(3).

[48] Fiddes I T, Lodewijk G A, Mooring M, et al. Human-specific NOTCH2NL genes affect notch signaling and cortical neurogenesis. Cell, 2018, 173(6): 1356 - 1369.

[49] Suzuki I K, Gacquer D, Van Heurck R, et al. Human-specific NOTCH2NL genes expand cortical neurogenesis through Delta/Notch regulation. Cell, 2018, 173(6): 1370.

[50] Otani T, Marchetto M C, Gage F H, et al. 2D and 3D stem cell models of primate cortical development identify species-specific differences in progenitor behavior contributing to brain size. Cell Stem Cell, 2016, 18(4): 467 - 480.

[51] Mora-Bermudez F, Badsha F, Kanton S, et al. Differences and similarities between human and chimpanzee neural progenitors during cerebral cortex development. Elife, 2016, 5.

[52] Wang L, Hou S, Han Y G. Hedgehog signaling promotes basal progenitor expansion and the growth and folding of the neocortex. Nat Neurosci, 2016, 19(7): 888 - 896.

[53] Pollen A A, Bhaduri A, Andrews M G, et al. Establishing cerebral organoids as models of human-specific brain evolution. Cell, 2019, 176(4): 743.

[54] Pinson A, Xing L, Namba T, et al. Human TKTL1 implies greater neurogenesis in frontal neocortex of modern humans than Neanderthals. Science, 2022, 377(6611): 1170.

[55] Kanton S, Boyle M J, He Z, et al. Organoid single-cell genomic atlas uncovers human-specific features of brain development. Nature, 2019, 574(7778): 418 - 422.

[56] Trujillo C A, Rice E S, Schaefer N K, et al. Reintroduction of the archaic variant of NOVA1 in cortical organoids alters neurodevelopment. Science, 2021, 371(6530).

[57] Gabriel E, Wason A, Ramani A, et al. CPAP promotes timely cilium disassembly to maintain neural progenitor pool. EMBO J, 2016, 35(8): 803 - 819.

[58] An H L, Kuo H C, Tang T K. Modeling human primary microcephaly with hiPSC-derived brain organoids carrying CPAP - E1235V disease-associated mutant protein. Front Cell Dev Biol, 2022, 10: 830432.

[59] Li R, Sun L, Fang A, et al. Recapitulating cortical development with organoid culture in vitro and modeling abnormal spindle-like (ASPM related primary) microcephaly disease. Protein Cell, 2017, 8(11): 823 - 833.

[60] Omer Javed A, Li Y, Muffat J, et al. Microcephaly modeling of kinetochore mutation reveals a brain-specific phenotype. Cell Rep, 2018, 25(2): 368 - 382.

[61] Coulter M E, Dorobantu C M, Lodewijk G A, et al. The ESCRT - III protein CHMP1A mediates secretion of sonic hedgehog on a distinctive subtype of extracellular vesicles. Cell Rep, 2018,

24(4):973 - 986.

[62] Bendriem R M, Singh S, Aleem A A, et al. Tight junction protein occludin regulates progenitor Self-Renewal and survival in developing cortex. Elife, 2019, 8.

[63] Zhang W, Yang S L, Yang M, et al. Modeling microcephaly with cerebral organoids reveals a WDR62 - CEP170 - KIF2A pathway promoting cilium disassembly in neural progenitors. Nat Commun, 2019, 10(1): 2612.

[64] Wang L, Li Z, Sievert D, et al. Loss of NARS1 impairs progenitor proliferation in cortical brain organoids and leads to microcephaly. Nat Commun, 2020, 11(1): 4038.

[65] Bowers M, Liang T, Gonzalez-Bohorquez D, et al. FASN-dependent lipid metabolism links neurogenic stem/progenitor cell activity to learning and memory deficits. Cell Stem Cell, 2020, 27(1): 98 - 109.

[66] Gonzalez-Bohorquez D, Gallego Lopez I M, Jaeger B N, et al. FASN-dependent de novo lipogenesis is required for brain development. Proc Natl Acad Sci U S A, 2022, 119(2).

[67] Hu M, Li H, Huang Z, et al. Novel compound heterozygous mutation in STAMBP causes a neurodevelopmental disorder by disrupting cortical proliferation. Front Neurosci, 2022, 16: 963813.

[68] Lin V J T, Hu J, Zolekar A, et al. Deficiency of N-glycanase 1 perturbs neurogenesis and cerebral development modeled by human organoids. Cell Death Dis, 2022, 13(3): 262.

[69] Fair S R, Schwind W, Julian D L, et al. Cerebral organoids containing an AUTS2 missense variant model microcephaly. Brain, 2023, 146(1): 387 - 404.

[70] Dhaliwal N, Choi W W Y, Muffat J, et al. Modeling PTEN overexpression-induced microcephaly in human brain organoids. Mol Brain, 2021, 14(1): 131.

[71] Urresti J, Zhang P, Moran-Losada P, et al. Cortical organoids model early brain development disrupted by 16p11.2 copy number variants in autism. Mol Psychiatry, 2021, 26(12): 7560 - 7580.

[72] Esk C, Lindenhofer D, Haendeler S, et al. A human tissue screen identifies a regulator of ER secretion as a brain-size determinant. Science, 2020, 370(6519): 935.

[73] Li Y, Muffat J, Omer A, et al. Induction of expansion and folding in human cerebral organoids. Cell Stem Cell, 2017, 20(3): 385 - 396.

[74] Zhang W, Ma L, Yang M, et al. Cerebral organoid and mouse models reveal a RAB39b - PI3K - mTOR pathway-dependent dysregulation of cortical development leading to macrocephaly/autism phenotypes. Genes Dev, 2020, 34(7 - 8): 580 - 597.

[75] Villa C E, Cheroni C, Dotter C P, et al. CHD8 haploinsufficiency links autism to transient alterations in excitatory and inhibitory trajectories. Cell Rep, 2022, 39(1): 110615.

[76] Dang L T, Vaid S, Lin G, et al. STRADA-mutant human cortical organoids model megalencephaly and exhibit delayed neuronal differentiation. Dev Neurobiol, 2021, 81(5): 696 - 709.

[77] Suzuki I K, Gacquer D, Van Heurck R, et al. Human-specific NOTCH2NL genes expand cortical neurogenesis through Delta/Notch regulation. Cell, 2018, 173(6): 1370 - 1384.

[78] Bershteyn M, Nowakowski T J, Pollen A A, et al. Human iPSC-derived cerebral organoids model cellular features of lissencephaly and reveal prolonged mitosis of outer radial glia. Cell Stem

Cell, 2017, 20(4): 435 – 449.

［79］ Iefremova V, Manikakis G, Krefft O, et al. An organoid-based model of cortical development identifies non-cell-autonomous defects in wnt signaling contributing to miller-dieker syndrome. Cell Rep, 2017, 19(1): 50 – 59.

［80］ Klaus J, Kanton S, Kyrousi C, et al. Altered neuronal migratory trajectories in human cerebral organoids derived from individuals with neuronal heterotopia. Nat Med, 2019, 25(4): 561 – 568.

［81］ Buchsbaum I Y, Kielkowski P, Giorgio G, et al. ECE2 regulates neurogenesis and neuronal migration during human cortical development. EMBO Rep, 2020, 21(5): e48204.

［82］ O'neill A C, Kyrousi C, Klaus J, et al. A primate-specific isoform of PLEKHG6 regulates neurogenesis and neuronal migration. Cell Rep, 2018, 25(10): 2729 – 2741.

［83］ Tang X Y, Xu L, Wang J, et al. DSCAM／PAK1 pathway suppression reverses neurogenesis deficits in iPSC-derived cerebral organoids from patients with Down syndrome. J Clin Invest, 2021, 131(12).

［84］ Xu R, Brawner A T, Li S, et al. OLIG2 drives abnormal neurodevelopmental phenotypes in human iPSC-based organoid and chimeric mouse models of down syndrome. Cell Stem Cell, 2019, 24(6): 908 – 926.

［85］ Alic I, Goh P A, Murray A, et al. Patient-specific Alzheimer-like pathology in trisomy 21 cerebral organoids reveals BACE2 as a gene dose-sensitive AD suppressor in human brain. Mol Psychiatry, 2021, 26(10): 5766 – 5788.

［86］ Trujillo C A, Adams J W, Negraes P D, et al. Pharmacological reversal of synaptic and network pathology in human MECP2 – KO neurons and cortical organoids. EMBO Mol Med, 2021, 13(1):e12523.

［87］ Mellios N, Feldman D A, Sheridan S D, et al. MeCP2 – regulated miRNAs control early human neurogenesis through differential effects on ERK and AKT signaling. Mol Psychiatry, 2018, 23(4): 1051 – 1065.

［88］ Samarasinghe R A, Miranda O A, Buth J E, et al. Identification of neural oscillations and epileptiform changes in human brain organoids. Nat Neurosci, 2021, 24(10): 1488 – 1500.

［89］ Xiang Y, Tanaka Y, Patterson B, et al. Dysregulation of BRD4 function underlies the functional abnormalities of MeCP2 mutant neurons. Mol Cell, 2020, 79(1): 84 – 98.

［90］ Gomes A R, Fernandes T G, Vaz S H, et al. Modeling rett syndrome with human patient-specific forebrain organoids. Front Cell Dev Biol, 2020, 8: 610427.

［91］ Raj N, Mceachin Z T, Harousseau W, et al. Cell-type-specific profiling of human cellular models of fragile X syndrome reveal PI3K – dependent defects in translation and neurogenesis. Cell Rep, 2021, 35(2): 108991.

［92］ Kang Y, Zhou Y, Li Y, et al. A human forebrain organoid model of fragile X syndrome exhibits altered neurogenesis and highlights new treatment strategies. Nat Neurosci, 2021, 24(10): 1377 – 1391.

［93］ Brighi C, Salaris F, Soloperto A, et al. Novel fragile X syndrome 2D and 3D brain models based on human isogenic FMRP-KO iPSCs. Cell Death Dis, 2021, 12(5): 498.

[94] Sun A X, Yuan Q, Fukuda M, et al. Potassium channel dysfunction in human neuronal models of Angelman syndrome. Science, 2019, 366(6472): 1486 – 1492.

[95] Sen D, Voulgaropoulos A, Drobna Z, et al. Human cerebral organoids reveal early spatiotemporal dynamics and pharmacological responses of UBE3A. Stem Cell Reports, 2020, 15(4): 845 – 854.

[96] Revah O, Gore F, Kelley K W, et al. Maturation and circuit integration of transplanted human cortical organoids. Nature, 2022, 610(7931): 319 – 326.

[97] Meikle L, Talos D M, Onda H, et al. A mouse model of tuberous sclerosis: neuronal loss of Tsc1 causes dysplastic and ectopic neurons, reduced myelination, seizure activity, and limited survival. J Neurosci, 2007, 27(21): 5546 – 5558.

[98] Blair J D, Hockemeyer D, Bateup H S. Genetically engineered human cortical spheroid models of tuberous sclerosis. Nat Med, 2018, 24(10): 1568 – 1578.

[99] Dooves S, Van Velthoven A J H, Suciati L G, et al. Neuron-glia interactions in tuberous sclerosis complex affect the synaptic balance in 2D and organoid cultures. Cells, 2021, 10(1).

[100] Eichmuller O L, Corsini N S, Vertesy A, et al. Amplification of human interneuron progenitors promotes brain tumors and neurological defects. Science, 2022, 375(6579): eabf5546.

[101] Steinberg D J, Repudi S, Saleem A, et al. Modeling genetic epileptic encephalopathies using brain organoids. EMBO Mol Med, 2021, 13(8): e13610.

[102] Repudi S, Steinberg D J, Elazar N, et al. Neuronal deletion of Wwox, associated with WOREE syndrome, causes epilepsy and myelin defects. Brain, 2021, 144(10): 3061 – 3077.

[103] Wu W, Yao H, Negraes P D, et al. Neuronal hyperexcitability and ion channel dysfunction in CDKL5 – deficiency patient iPSC-derived cortical organoids. Neurobiol Dis, 2022, 174: 105882.

[104] Di Matteo F, Pipicelli F, Kyrousi C, et al. Cystatin B is essential for proliferation and interneuron migration in individuals with EPM1 epilepsy. EMBO Mol Med, 2020, 12(6): e11419.

[105] Kirihara T, Luo Z, Chow S Y A, et al. A human induced pluripotent stem cell-derived tissue model of a cerebral tract connecting two cortical regions. iScience, 2019, 14: 301 – 311.

[106] Khan T A, Revah O, Gordon A, et al. Neuronal defects in a human cellular model of 22q11.2 deletion syndrome. Nat Med, 2020, 26(12): 1888 – 1898.

[107] Johnstone M, Vasistha N A, Barbu M C, et al. Reversal of proliferation deficits caused by chromosome 16p13.11 microduplication through targeting NFkappaB signaling: an integrated study of patient-derived neuronal precursor cells, cerebral organoids and in vivo brain imaging. Mol Psychiatry, 2019, 24(2): 294 – 311.

[108] Nour M M, Howes O D. Interpreting the neurodevelopmental hypothesis of schizophrenia in the context of normal brain development and ageing. Proc Natl Acad Sci U S A, 2015, 112(21): E2745.

[109] Paulsen B, Velasco S, Kedaigle A J, et al. Autism genes converge on asynchronous development of shared neuron classes. Nature, 2022, 602(7896): 268 – 273.

[110] Srikanth P, Lagomarsino V N, Muratore C R, et al. Shared effects of DISC1 disruption and

elevated WNT signaling in human cerebral organoids. Transl Psychiatry, 2018, 8(1): 77.

[111]　Sawada T, Chater T E, Sasagawa Y, et al. Developmental excitation-inhibition imbalance underlying psychoses revealed by single-cell analyses of discordant twins-derived cerebral organoids. Mol Psychiatry, 2020, 25(11): 2695 – 2711.

[112]　Qian X, Su Y, Adam C D, et al. Sliced human cortical organoids for modeling distinct cortical layer formation. Cell Stem Cell, 2020, 26(5): 766 – 781.

[113]　Ye F, Kang E, Yu C, et al. DISC1 regulates neurogenesis via modulating kinetochore attachment of Ndel1 / Nde1 during mitosis. Neuron, 2017, 96(5): 1041 – 1054.

[114]　Benson C A, Powell H R, Liput M, et al. Immune factor, TNFalpha, disrupts human brain organoid development similar to schizophrenia-schizophrenia increases developmental vulnerability to TNFalpha. Front Cell Neurosci, 2020, 14: 233.

[115]　Na K S, Jung H Y, Kim Y K. The role of pro-inflammatory cytokines in the neuroinflammation and neurogenesis of schizophrenia. Prog Neuropsychopharmacol Biol Psychiatry, 2014, 48: 277 – 286.

[116]　Kathuria A, Lopez-Lengowski K, Jagtap S S, et al. Transcriptomic landscape and functional characterization of induced pluripotent stem cell-derived cerebral organoids in schizophrenia. JAMA Psychiatry, 2020, 77(7): 745 – 754.

[117]　Kathuria A, Lopez-Lengowski K, Vater M, et al. Transcriptome analysis and functional characterization of cerebral organoids in bipolar disorder. Genome Med, 2020, 12(1): 34.

[118]　Osete J R, Akkouh I A, Ievglevskyi O, et al. Transcriptional and functional effects of lithium in bipolar disorder iPSC-derived cortical spheroids. Mol Psychiatry, 2023.

[119]　Le Grand J N, Gonzalez-Cano L, Pavlou M A, et al. Neural stem cells in Parkinson's disease: a role for neurogenesis defects in onset and progression. Cell Mol Life Sci, 2015, 72(4): 773 – 797.

[120]　Schwamborn J C. Is Parkinson's disease a neurodevelopmental disorder and will brain organoids help us to understand it? Stem Cells Dev, 2018, 27(14): 968 – 975.

[121]　Choi S H, Kim Y H, Hebisch M, et al. A three-dimensional human neural cell culture model of Alzheimer's disease. Nature, 2014, 515(7526): 274 – 278.

[122]　Gonzalez C, Armijo E, Bravo-Alegria J, et al. Modeling amyloid beta and tau pathology in human cerebral organoids. Mol Psychiatry, 2018, 23(12): 2363 – 2674.

[123]　Zhao J, Fu Y, Yamazaki Y, et al. APOE4 exacerbates synapse loss and neurodegeneration in Alzheimer's disease patient iPSC-derived cerebral organoids. Nat Commun, 2020, 11(1): 5540.

[124]　Lin Y T, Seo J, Gao F, et al. APOE4 causes widespread molecular and cellular alterations associated with Alzheimer's disease phenotypes in human iPSC-derived brain cell types. Neuron, 2018, 98(6): 1141 – 1154.

[125]　Blanchard J W, Akay L A, Davila-Velderrain J, et al. APOE4 impairs myelination via cholesterol dysregulation in oligodendrocytes. Nature, 2022, 611(7937): 769 – 779.

[126]　Choi H, Kim H J, Yang J, et al. Acetylation changes tau interactome to degrade tau in Alzheimer's disease animal and organoid models. Aging Cell, 2020, 19(1): e13081.

[127]　Smits L M, Reinhardt L, Reinhardt P, et al. Modeling Parkinson's disease in midbrain-like

organoids. NPJ Parkinsons Dis, 2019, 5: 5.

[128] Kim H, Park H J, Choi H, et al. Modeling G2019S – LRRK2 sporadic Parkinson's disease in 3D midbrain organoids. Stem Cell Reports, 2019, 12(3): 518 – 531.

[129] Zagare A, Barmpa K, Smajic S, et al. Midbrain organoids mimic early embryonic neurodevelopment and recapitulate LRRK2 – p. Gly2019Ser-associated gene expression. Am J Hum Genet, 2022, 109(2): 311 – 327.

[130] Walter J, Bolognin S, Poovathingal S K, et al. The Parkinson's-disease-associated mutation LRRK2 – G2019S alters dopaminergic differentiation dynamics via NR2F1. Cell Rep, 2021, 37(3): 109864.

[131] Wulansari N, Darsono W H W, Woo H J, et al. Neurodevelopmental defects and neurodegenerative phenotypes in human brain organoids carrying Parkinson's disease-linked DNAJC6 mutations. Sci Adv, 2021, 7(8).

[132] Jarazo J, Barmpa K, Modamio J, et al. Parkinson's disease phenotypes in patient neuronal cultures and brain organoids improved by 2 – hydroxypropyl-beta-cyclodextrin treatment. Mov Disord, 2022, 37(1): 80 – 94.

[133] Saudou F, Humbert S. The biology of huntingtin. Neuron, 2016, 89(5): 910 – 926.

[134] Conforti P, Besusso D, Bocchi V D, et al. Faulty neuronal determination and cell polarization are reverted by modulating HD early phenotypes. Proc Natl Acad Sci U S A, 2018, 115(4): E762 – E71.

[135] Liu C, Fu Z, Wu S, et al. Mitochondrial HSF1 triggers mitochondrial dysfunction and neurodegeneration in Huntington's disease. EMBO Mol Med, 2022, 14(7): e15851.

[136] Szebenyi K, Wenger L M D, Sun Y, et al. Human ALS/FTD brain organoid slice cultures display distinct early astrocyte and targetable neuronal pathology. Nat Neurosci, 2021, 24(11): 1542 – 1554.

[137] Meijboom K E, Abdallah A, Fordham N P, et al. CRISPR/Cas9 – mediated excision of ALS/FTD-causing hexanucleotide repeat expansion in C9ORF72 rescues major disease mechanisms in vivo and in vitro. Nat Commun, 2022, 13(1): 6286.

[138] Ho W Y, Chang J C, Lim K, et al. TDP – 43 mediates SREBF2 – regulated gene expression required for oligodendrocyte myelination. J Cell Biol, 2021, 220(9).

[139] Zou H, Wang J Y, Ma G M, et al. The function of FUS in neurodevelopment revealed by the brain and spinal cord organoids. Mol Cell Neurosci, 2022, 123: 103771.

[140] Bley A E, Giannikopoulos O A, Hayden D, et al. Natural history of infantile G (M2) gangliosidosis. Pediatrics, 2011, 128(5): e1233 – 1241.

[141] Allende M L, Cook E K, Larman B C, et al. Cerebral organoids derived from Sandhoff disease-induced pluripotent stem cells exhibit impaired neurodifferentiation. J Lipid Res, 2018, 59(3): 550 – 563.

[142] Inak G, Rybak-Wolf A, Lisowski P, et al. Defective metabolic programming impairs early neuronal morphogenesis in neural cultures and an organoid model of Leigh syndrome. Nat

Commun, 2021, 12(1): 1929.

[143] Hubert C G, Rivera M, Spangler L C, et al. A three-dimensional organoid culture system derived from human glioblastomas recapitulates the hypoxic gradients and cancer stem cell heterogeneity of tumors found in vivo. Cancer Res, 2016, 76(8): 2465 - 2477.

[144] Jacob F, Salinas R D, Zhang D Y, et al. A patient-derived glioblastoma organoid model and biobank recapitulates inter- and intra-tumoral heterogeneity. Cell, 2020, 180(1): 188 - 204.

[145] Jacob F, Ming G L, Song H. Generation and biobanking of patient-derived glioblastoma organoids and their application in CAR T cell testing. Nat Protoc, 2020, 15(12): 4000 - 4033.

[146] Linkous A, Balamatsias D, Snuderl M, et al. Modeling patient-derived glioblastoma with cerebral organoids. Cell Rep, 2019, 26(12): 3203 - 3211.

[147] Bian S, Repic M, Guo Z, et al. Genetically engineered cerebral organoids model brain tumor formation. Nat Methods, 2018, 15(8): 631 - 639.

[148] Ogawa J, Pao G M, Shokhirev M N, et al. Glioblastoma model using human cerebral organoids. Cell Rep, 2018, 23(4): 1220 - 1229.

[149] Northcott P A, Buchhalter I, Morrissy A S, et al. The whole-genome landscape of medulloblastoma subtypes. Nature, 2017, 547(7663): 311 - 317.

[150] Ballabio C, Anderle M, Gianesello M, et al. Modeling medulloblastoma in vivo and with human cerebellar organoids. Nat Commun, 2020, 11(1): 583.

[151] Valencia A M, Collings C K, Dao H T, et al. Recurrent SMARCB1 mutations reveal a nucleosome acidic patch interaction site that potentiates mSWI/SNF complex chromatin remodeling. Cell, 2019, 179(6): 1342 - 1356.

[152] Parisian A D, Koga T, Miki S, et al. SMARCB1 loss interacts with neuronal differentiation state to block maturation and impact cell stability. Genes Dev, 2020, 34(19 - 20): 1316 - 1329.

[153] Zhu Z, Mesci P, Bernatchez J A, et al. Zika virus targets glioblastoma stem cells through a SOX2 - Integrin alpha(v)beta(5) axis. Cell Stem Cell, 2020, 26(2): 187 - 204.

[154] Garcez P P, Loiola E C, Madeiro Da Costa R, et al. Zika virus impairs growth in human neurospheres and brain organoids. Science, 2016, 352(6287): 816 - 818.

[155] Cugola F R, Fernandes I R, Russo F B, et al. The Brazilian Zika virus strain causes birth defects in experimental models. Nature, 2016, 534(7606): 267 - 271.

[156] Qian X, Nguyen H N, Song M M, et al. Brain-region-specific organoids using mini-bioreactors for modeling ZIKV exposure. Cell, 2016, 165(5): 1238 - 1254.

[157] Krenn V, Bosone C, Burkard T R, et al. Organoid modeling of Zika and herpes simplex virus 1 infections reveals virus-specific responses leading to microcephaly. Cell Stem Cell, 2021, 28(8): 1362 - 1379.

[158] D'aiuto L, Bloom D C, Naciri J N, et al. Modeling herpes simplex virus 1 infections in human central nervous system neuronal cells using two- and three-dimensional cultures derived from induced pluripotent stem cells. J Virol, 2019, 93(9).

[159] Sun G, Chiuppesi F, Chen X, et al. Modeling human cytomegalovirus-induced microcephaly in

human iPSC-derived brain organoids. Cell Rep Med, 2020, 1(1): 100002.

[160] Brown R M, Rana P, Jaeger H K, et al. Human cytomegalovirus compromises development of cerebral organoids. J Virol, 2019, 93(17).

[161] Sison S L, O'brien B S, Johnson A J, et al. Human cytomegalovirus disruption of calcium signaling in neural progenitor cells and organoids. J Virol, 2019, 93(17).

[162] Xu Y P, Qiu Y, Zhang B, et al. Zika virus infection induces RNAi-mediated antiviral immunity in human neural progenitors and brain organoids. Cell Res, 2019, 29(4): 265 - 273.

[163] Dang J, Tiwari S K, Lichinchi G, et al. Zika virus depletes neural progenitors in human cerebral organoids through activation of the innate immune receptor TLR3. Cell Stem Cell, 2016, 19(2): 258 - 265.

[164] Ramani A, Muller L, Ostermann P N, et al. SARS - CoV - 2 targets neurons of 3D human brain organoids. EMBO J, 2020, 39(20): e106230.

[165] Tiwari S K, Wang S, Smith D, et al. Revealing tissue-specific SARS - CoV - 2 infection and host responses using human stem cell-derived lung and cerebral organoids. Stem Cell Reports, 2021, 16(3): 437 - 445.

[166] Mcmahon C L, Staples H, Gazi M, et al. SARS - CoV - 2 targets glial cells in human cortical organoids. Stem Cell Reports, 2021, 16(5): 1156 - 1164.

[167] Jacob F, Pather S R, Huang W K, et al. Human pluripotent stem cell-derived neural cells and brain organoids reveal SARS - CoV - 2 neurotropism predominates in choroid plexus epithelium. Cell Stem Cell, 2020, 27(6): 937 - 950.

[168] Pellegrini L, Albecka A, Mallery D L, et al. SARS - CoV - 2 infects the brain choroid plexus and disrupts the blood-CSF barrier in human brain organoids. Cell Stem Cell, 2020, 27(6): 951 - 961.

[169] Wang L, Sievert D, Clark A E, et al. A human three-dimensional neural-perivascular "assembloid" promotes astrocytic development and enables modeling of SARS - CoV - 2 neuropathology. Nat Med, 2021, 27(9): 1600 - 1606.

[170] Seo H H, Han H W, Lee S E, et al. Modelling Toxoplasma gondii infection in human cerebral organoids. Emerg Microbes Infect, 2020, 9(1): 1943 - 1954.

[171] Groveman B R, Foliaki S T, Orru C D, et al. Sporadic Creutzfeldt-Jakob disease prion infection of human cerebral organoids. Acta Neuropathol Commun, 2019, 7(1): 90.

[172] Groveman B R, Ferreira N C, Foliaki S T, et al. Human cerebral organoids as a therapeutic drug screening model for Creutzfeldt-Jakob disease. Scientific reports, 2021, 11(1): 5165.

[173] Kim J, Koo B K, Knoblich J A. Human organoids: model systems for human biology and medicine. Nat Rev Mol Cell Biol, 2020, 21(10): 571 - 584.

[174] Gordon P H, Meininger V. How can we improve clinical trials in amyotrophic lateral sclerosis? Nat Rev Neurol, 2011, 7(11): 650 - 654.

[175] Xu G, Ran Y, Fromholt S E, et al. Murine Abeta over-production produces diffuse and compact Alzheimer-type amyloid deposits. Acta Neuropathol Commun, 2015, 3: 72.

[176] Sinha G. The organoid architect. Science, 2017, 357(6353): 746 - 749.

［177］　Zhou T, Tan L, Cederquist G Y, et al. High-content screening in hPSC-neural progenitors identifies drug candidates that inhibit Zika virus infection in fetal-like organoids and adult brain. Cell Stem Cell, 2017, 21(2): 274 – 283.

［178］　Zhu Y, Wang L, Yin F, et al. Probing impaired neurogenesis in human brain organoids exposed to alcohol. Integr Biol (Camb), 2017, 9(12): 968 – 978.

［179］　Arzua T, Yan Y, Jiang C, et al. Modeling alcohol-induced neurotoxicity using human induced pluripotent stem cell-derived three-dimensional cerebral organoids. Transl Psychiatry, 2020, 10(1): 347.

［180］　Donadoni M, Cicalese S, Sarkar D K, et al. Alcohol exposure alters pre-mRNA splicing of antiapoptotic Mcl – 1L isoform and induces apoptosis in neural progenitors and immature neurons. Cell Death Dis, 2019, 10(6): 447.

［181］　Wang Y, Wang L, Zhu Y, et al. Human brain organoid-on-a-chip to model prenatal nicotine exposure. Lab Chip, 2018, 18(6): 851 – 860.

［182］　Lee C T, Chen J, Kindberg A A, et al. CYP3A5 mediates effects of cocaine on human neocorticogenesis: Studies using an in vitro 3D self-organized HPSC model with a single cortex-like unit. Neuropsychopharmacology, 2017, 42(3): 774 – 784.

［183］　Dang J, Tiwari S K, Agrawal K, et al. Glial cell diversity and methamphetamine-induced neuroinflammation in human cerebral organoids. Mol Psychiatry, 2021, 26(4): 1194 – 1207.

［184］　Jiang M, Tang T, Liang X, et al. Maternal sevoflurane exposure induces temporary defects in interkinetic nuclear migration of radial glial progenitors in the fetal cerebral cortex through the Notch signalling pathway. Cell Prolif, 2021, 54(6): e13042.

［185］　Huang Y, Dai Y, Li M, et al. Exposure to cadmium induces neuroinflammation and impairs ciliogenesis in hESC-derived 3D cerebral organoids. Sci Total Environ, 2021, 797: 149043.

［186］　Wu Z, Lin D, Li Y. Pushing the frontiers: tools for monitoring neurotransmitters and neuromodulators. Nat Rev Neurosci, 2022, 23(5): 257 – 274.

［187］　Zhang Z, Cheng X, Zhao Y, et al. Lighting up live-cell and in vivo central carbon metabolism with genetically encoded fluorescent sensors. Annu Rev Anal Chem (Palo Alto Calif), 2020, 13(1): 293 – 314.

［188］　Thomson J A, Itskovitz-Eldor J, Shapiro S S, et al. Embryonic stem cell lines derived from human blastocysts. Science, 1998, 282(5391): 1145 – 1147.

［189］　Takahashi K, Yamanaka S. Induction of pluripotent stem cells from mouse embryonic and adult fibroblast cultures by defined factors. Cell, 2006, 126(4): 663 – 676.

［190］　Mandai M, Watanabe A, Kurimoto Y, et al. Autologous induced stem-cell-derived retinal cells for macular degeneration. N Engl J Med, 2017, 376(11): 1038 – 1046.

［191］　Schweitzer J S, Song B, Herrington T M, et al. Personalized iPSC-derived dopamine progenitor cells for Parkinson's disease. N Engl J Med, 2020, 382(20): 1926 – 1932.

［192］　Dong X, Xu S B, Chen X, et al. Human cerebral organoids establish subcortical projections in the mouse brain after transplantation. Mol Psychiatry, 2021, 26(7): 2964 – 2976.

第11章
视网膜和内耳类器官

视网膜(retina)和内耳(inner ear)是两种重要的感觉器官,对我们的生活质量有着巨大的影响。视网膜位于眼睛的后部,是我们看到世界的窗口。通过捕捉光线并将其转换为神经电信号,视网膜让我们能够看到颜色、形状和运动。而内耳则负责我们的听觉和平衡感。内耳中的螺旋状结构(耳蜗)接收到声波并将其转化为神经冲动,以产生声音。同时,内耳的前庭系统则帮助我们维持身体的平衡和定向。

视网膜类器官(retinal organoids)和内耳类器官(inner ear organoids)可分别模拟视网膜和内耳的组织结构、发育、分化和部分生理功能,广泛应用于发育生物学、疾病建模、再生机制、药物开发和器官移植等研究领域。在本章中,将简介视网膜和内耳类器官的构建和应用。

11.1 视网膜类器官

11.1.1 视网膜的结构和功能

视觉是人类和大多数哺乳动物获取外界信息的主要感知方式,约有 80% 的外界信息通过视觉获取。眼睛是视觉信息的输入端,接收环境中的光信号,将其折射、聚焦和投射至视网膜。视网膜居于眼球壁的内层,与大脑同源分化来自神经上皮细胞(neural epithelium)。视网膜包括六大类神经元细胞和多种胶质细胞,这些细胞形成 3 个细胞层和 2 个突触层。6 种神经元分别是视杆细胞(rods)、视锥细胞(cones)、水平细胞(horizontal cells)、双极细胞(bipolar cells)、无长突细胞(amacrine cells)和视神经节细胞(retinal ganglion cells,RGCs)(图 11-1)。视网膜中的胶质细胞主要包括 Müller 细胞、星形胶质细胞(astrocytes)和小胶质细胞(microglia),但只有 Müller 细胞与视网膜神经元一起由视网膜前体细胞(retinal progenitor cells)分化而来。视锥细胞与视杆细胞可以对光信号做出响应,被统称为感光细胞(photoreceptors)。还有一类自感光神经节细胞(intrinsically photosensitive retinal ganglion cells,ipRGCs)是一种不同于视锥和视杆细胞的第三类感光细胞,其主要功能是参与调节生物体昼夜节律、瞳孔对光反应等非图像视觉活动。

视觉信息通常是由感光细胞把光信号转换成电信号,然后通过双极细胞传递至RGCs,再由它们把信号传递给大脑。感光细胞密集地排列于视网膜最内侧,它们的胞体构成了视网膜的外核层(outer nuclear layer)。感光细胞与双极细胞和水平细胞形成突触连接,这些突触结构则构成了视网膜的外网状层(outer plexiform layer)。无长突细胞接收双极细胞的输入,并且通过侧向投射影响周围的双极细胞、其他的无长突细胞和RGCs。水平细胞、双极细胞、无长突细胞和 Müller 细胞的胞体组成视网膜内核层(inner nuclear layer)。双极细胞、无长突细胞与 RGCs 形成的突触连接构成了视网膜的内网状层(inner plexiform layer)。RGCs 胞体位于视网膜神经节层(ganglion cell layer),负责把收集到的信号通过视神经(optic nerve)继续传输给神经中枢。

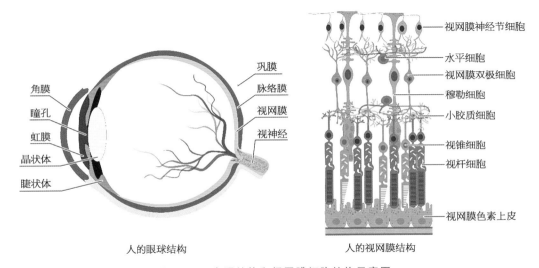

图 11-1　人眼结构和视网膜细胞结构示意图

视网膜细胞是由视网膜前体细胞(retinal progenitor cells)分化而来。视网膜前体细胞具有自我复制(proliferation)和持续分化(differentiation)为各种视网膜细胞的能力。视网膜的形成过程在不同的物种中有所差异,例如小鼠视网膜发育是从胚胎第 9 天开始,持续到出生后第 7 天,总共大约 3 周的时间;而斑马鱼的视网膜发育只需两三天就可完成。人视网膜发育是从胚胎期 4 周开始,并持续到出生后。尽管发育时间的长短在各物种中有所不同,但视网膜前体细胞向各类视网膜细胞的分化顺序在各物种中是相对一致的。通常,RGC 细胞是最早出现的细胞类型,接下来是水平细胞和视锥细胞,然后是视杆细胞和双极细胞,最后分化出来的是 Müller 细胞[1]。

视网膜细胞生成是由多种基因和信号通路协同调控的复杂过程。一些转录因子(transcriptional factors)在视网膜前体细胞往各细胞类型分化进程中起到决定性的作用,如 PAX6、RAX 和 SOX2 等,它们可以维持视网膜前体细胞的增殖和多能性。在视杆细胞生成的过程中,转录因子 NRL 发挥着重要作用,它决定视网膜前体细胞分化为视杆细胞而不是视锥细胞。NRL 可以结合到视杆细胞特异性基因的增强子上,如 *Rhodopsin* 和 *Pde6b* 等,从而促进这些基因的表达[1,2]。此外,NRL 还可以抑制视锥细胞特异性基因的表达,如 *Opn1sw* 和 *Arr3* 等,从而抑制视锥细胞的分化。THRB 主要促进视锥细胞的生成。核受体 *Thrb* 缺失的小鼠中,视锥细胞缺乏 M opsins,表达 S opsins。此外,*Thrb* 在发育过程中随着甲状腺激素水平的增加,协调视锥细胞 opsins 的排列。*Rorβ* 是视杆细胞和视锥细胞分化中的双重调节器。RORβ 是一种孤儿核受体,*Rorβ*⁻/⁻ 小鼠的视网膜缺乏视杆细胞,并具有过多的 S 视锥细胞,类似于 *Nrl*⁻/⁻ 小鼠。在 *Rorβ*⁻/⁻ 小鼠中,*Nrl* 没有表达,表明 *Rorβ* 在光感受器分化路径中位于 *Nrl* 的上游。这些转录因子之间也存在相互作用和协同作用,形成一个复杂的网络,以确保视锥细胞生成的时空精确性和多样性。

11.1.2 视网膜类器官的构建

1. 视网膜类器官的培养

视网膜类器官是由干细胞分化而来的类似于视网膜的 3D 结构,模拟了视网膜的结构,包含大多数视网膜细胞类型。当前,常用的用于视网膜类器官分化的细胞包括小鼠胚胎干细胞(mouse embryonic stem cells,小鼠 ESCs)、人胚胎干细胞(human embryonic stem cells,hESCs)和人诱导多能干细胞(human induced pluripotent stem cells,hiPSCs)。

2006 年,Deepak Lamba 等通过 2D 贴壁的方法,将人 ESCs 在体外分化为感光细胞前体和感光细胞,其中约 12% 细胞表达感光细胞前体标记蛋白 CRX,约 5.75% 细胞表达视杆细胞标记蛋白 NRL,极少数细胞表达视锥细胞标记蛋白 S opsin 和视杆细胞标记蛋白 RHO,然而这种方法产生的光感受器的比例太低[4]。2008 年,Fumitaka Osakada 等在分化体系中增加了视黄酸(retinoid acid,RA)和氨基乙磺酸(taurine),大幅增加了表达 RHO⁺ 感光细胞的比例[5]。在经过 200 天的贴壁分化后,约 10% 的细胞表达了 RHO,10% 的细胞表达了 S opsin,10% 的细胞表达了 L/M opsin。然而,这种感光细胞的比例仍远小于正常的人视网膜。随着再生医学的发展,分化体系逐渐由 2D 贴壁分化模式向 3D 悬浮类器官分化模式转变。2009 年,Jason Meyer 等用贴壁与悬浮结合的方法将 hiPSCs 分化为胚状体,随着时间的推移,视网膜和感光细胞相关基因在其中逐渐表达。在进行 80 天的悬浮培养后,能检测到感光细胞标记蛋白 RECOVERIN 和 opsin 表达[6]。Yoshiki Sasai 及其团队最先利用小鼠 ESCs 在体外模拟视网膜发育,形成视网膜类器官。在培养方案中,视网膜类器官的形成是通过在无血清悬浮条件下,在 96 孔板中快速聚集一定数量的分离的小鼠 ESCs(约 3 000 个细胞/孔),从而形成胚状体(embryo bodies,EBs)[3]。此外,添加细胞外基质(extracelluar matrix,ECM)成分(例如基质胶 Matrigel)帮助 EBs 逐渐形成刚性连续的神经上皮细胞,这些神经上皮细胞在培养一周内外翻并表达 *Rax* 和 *Pax6* 等眼区部位的转录因子。与体内视网膜发育进程相一致,小鼠 ESCs 分化为眼杯包括 4 个阶段:第一阶段是视泡结构外翻并呈半球形;第二阶段是视泡的远端部分逐渐变平;第三阶段中,神经视网膜和视网膜色素上皮细胞(retinal pigment epithelium,RPE)区域之间的接合处(称为铰链)的角度慢慢变窄,甚至成为锐角;第四阶段中,神经视网膜上皮开始作为一个顶部凸起的结构扩展,通过渐进性凹陷形成杯状。这些视杯状结构被分离出来后,可以单独分化为神经视网膜,其中包含带有感光细胞的外核层、内核层、双极细胞($Chx10^+$、$Pax6^-$)和无长突细胞($Pax6^+$、$Calretinin^+$)以及 Müller 胶质细胞($Cralbp^+$),神经节细胞层与视网膜 RGCs($Brn3^+$、$Pax6^+$、$Calretinin^+$)。此外,视网膜类器官可以自发获得与体内发育中的视网膜相当的背腹侧(dorsal-ventral)极性。2012 年,Joseph Phillips 等报道人血液来源的 iPSCs 可以分化为视网膜类器官,其中包含多种视网膜细胞,如视网膜 RGCs、无长突细胞、双极细胞、视锥细胞和视杆细胞等,这为基于 hiPSCs 的视网膜分化培养研究提供了方便的供体细胞来源[7]。在 Meyer 的研究基础上,2014 年,Xiufeng Zhong 等改进了分化系统,通过 2D 与 3D 相结合的方法将 hiPSCs 分化成具有层状结构的视网膜类器官[8]。该方案中,hiPSCs 生长到接近融合,细胞被消化制成漂浮的聚集体,形成 EBs,一段时间后重新进行贴壁培养形成视网膜神经上皮。该结构可以从孔的底部单独解剖,也可以在以网格模式划线后,收集全部的悬浮体,接下来对长期悬浮培养的视网膜类器官进行分选应用。其分化的时空顺序类似于体内视网膜的发育,并且在第 27 周分化出了感光细胞外段的膜盘结构,并且表现出光反应特征。

感光细胞退化是视网膜退行性疾病的常见表现,视锥细胞对人类的多色视觉和高分辨率的中央视觉尤为重要,因此,科研人员一直在探索如何在视网膜体外分化过程中产生更多的视锥细胞。视锥细胞根据光谱吸收特性的不同,可以被分为三类:蓝锥细胞(对短波长光敏感,即 S 锥细胞)、绿锥细胞(对中波长光敏感,即 M 锥细胞)和红锥细胞(对长波长光敏感,即 L 锥细胞)。研究已经证明,早期低水平的甲状腺激素 T3 信号促进 S 细胞的分化,而晚期的高水平甲状腺激素信号促进 L/M 细胞的分化。另外,使用重组的人类 COCO 蛋白抑制 BMP、TGF-β 和 Wnt 信号通路,也可促进 S 型视锥细胞的产生。在 2014 年研究基础上,Xiufeng Zhong 从分化系统中去除视黄酸,使视网膜类器官中产生了更多的 L/M 型视锥细胞。

hiPSCs 诱导分化产生视网膜类器官的效率也备受关注,因为这将决定后续研究的基础。在 2020 年,Cameron Cowan 等报道,由 iPSCs 产生视网膜类器官的潜力是有差异的。这可能是由于不同 iPSC 的遗传起源、表观遗传和转录组状态不同所导致。他们尝试了 23 个 iPSCs 细胞系,筛选出能高效产生视网膜类器官的细胞系。另外,类器官产生的第一步是形成 EBs,EBs 的尺寸大小也影响视网膜类器官的分化效率。视网膜分化方法中控制 EB 的尺寸大小,例如 Cameron Cowan 等人使用 96 孔板限制细胞密度来控制 EBs 的尺寸,开发的琼脂糖微孔阵列播种和刮取法大大提高了诱导分化的效率并降低了时间成本,同时他们的结果表明约 200～300 微米的 EBs 形成视网膜类器官的效率较高[9]。

2. 人、鼠视网膜类器官异同

小鼠和人类干细胞来源的视网膜类器官在发育进程和成熟度上有着明显差异。这是因为小鼠的 ESCs 来自囊胚的内部细胞团,而 hESCs 来自稍晚的外胚层。据报道,小鼠的 ESCs 可以通过添加低浓度的敲除血清替代物(knockout serum replacement,KSR)有效地进行视网膜分化,而 hESCs 需要添加较高的浓度(10%～20%)的 KSR。此外,与小鼠 ESCs 不同,hESCs 在传统 U 形底孔中生长时,其重新聚集缓慢且往往不完整,导致聚集的 EBs 大小不均一,从而导致分化效率的差异。因此,hESCs 常被放在 V 形底培养板中进行培养。相关的改进措施包括添加促进细胞聚集的培养基或使用 blebbistatin。在体外视网膜分化过程中,也观察到小鼠和人视网膜类器官的结构和形态发生差异,包括早期视杯阶段神经视网膜(neural retina)的大小(小鼠约为 250～300 微米,人类约为550 微米)和厚度(小鼠约为 60～80 微米,人类约为 120～150 微米)存在差异。

小鼠和人类干细胞来源的视网膜类器官在视网膜发生时间上有显著差异。虽然小鼠视网膜类器官(第 7 天)和人视网膜类器官(第 5～18 天,具体取决于培养系统)的早期视网膜标志物(如 Rax)的表达没有太大差异,但早期出生的神经元,例如 $Brn3^+$ RGCs,在小鼠的类器官中在第 16 天出现,而在人的视网膜类器官中则在第 24～54 天出现,发育存在延迟。物种特异性差异在视网膜分化和成熟的后期阶段时更加明显:在小鼠第16～20 天和人类的第 120～150 天与第 180 天,可以分别首次检测到视锥细胞和视杆细胞蛋白。在人类视网膜类器官中,视锥细胞的比例为 12.4%～17.8%,明显高于小鼠的系统。

总的来说,尽管人和小鼠视网膜类器官的生成显示出相同的原理,但在人和小鼠干细胞来源的视网膜组织中观察到一些差异,这可能允许识别和研究视网膜发育过程中的物种特异性差异。虽然,小鼠视网膜类器官的培养时间显著缩短,但在研究哺乳动物细胞命运决定、组织模式和神经元成熟的基础研究中仍然是一种有价值的工具。

11.1.3 视网膜类器官的鉴定

感光细胞的成熟需要产生高度特化的外段结构,以执行光响应和光转导级联反应。早期的 2D 和 3D 分化研究表明,小鼠和人视网膜类器官中一般缺乏可见的外段样结构,这表明体外条件未能完全再现感光细胞成熟所需的复杂发育环境。在视网膜类器官中随时间依赖性地添加视黄酸(在第 10～14 周,感光细胞发育的特定时期),可增加 RHO 的表达。反过来,在视锥发育的最佳条件可能需要下调 RA 含量。最后,即使在没有补充 RA 的情况下,类器官也可形成成熟的感光细胞。对视网膜类器官的转录组分析提示,视网膜类器官在第 30～38 周时达到稳定发育状态。在这个阶段,视网膜类器官能更精确地模拟体内发育,支持成熟结构的形成和突触生成。

视网膜类器官的功能评估可以通过多种方式实现,包括全细胞膜片钳、穿孔膜片钳、免疫组织化学和透射电子显微镜、钙离子成像、微电极阵列(multi-electrode array,MEA)和感光细胞离子通道膜特性(图 11-2)[10]。

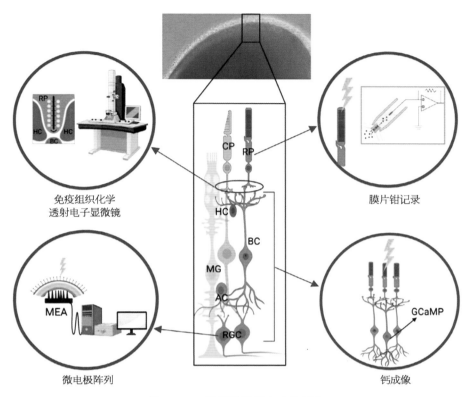

图 11 - 2　视网膜类器官功能评估

1. 全细胞膜片钳（whole-cell patch clamp）

一种记录细胞膜电位的技术，可以用于研究感光细胞的功能。全细胞膜片钳技术可以记录感光细胞的膜电位，进而研究其光敏性和动作电位等功能。全细胞膜片钳配置是通过在微吸管内增加足够的吸力以轻轻破裂细胞膜，允许细胞内液体和玻璃电极溶液变得连续和电耦合，进而可以测量细胞离子通道特性。

2. 穿孔膜片钳（Perforated patch clamp）

穿孔膜片钳配置是通过将吸管贴附在细胞膜上，并使用成孔抗生素在细胞膜上制造孔来实现的。这样，即使在全细胞膜片钳配置中，也不需要用吸管液冲洗和稀释关键的细胞内生物分子就能测量离子通道特性。穿孔膜片钳与全细胞膜片钳的区别在于，穿孔膜片钳在细胞膜上所钻的孔道只能通过小的离子，因此该方法不会使细胞内容物稀释或丢失，明显减弱离子通道电流的 rundown 现象。此外，第二信使被保留在细胞内，这允许更长时间的记录，并有助于测量受内源性信号调节的离子通道特性。电压钳方法可以与全细胞和穿孔膜片钳配置一起使用，以分离和测量感光细胞的响应特性。

3. 免疫组织化学（Immunostaining）和透射电子显微镜（transmission electron microscopy）

正常的视网膜功能需要感光细胞与内核层二级神经元之间的突触传递。许多研究中使用免疫荧光染色,以证明光转导级联元素以及外网状层突触前和突触后成分的存在,而透射电子显微镜则用来提供感光细胞外段的解剖学证据。总的来说,这些技术可以为视网膜类器官可能具有功能提供间接证据。

4. 钙成像(calcium imaging)

钙成像能够可视化细胞内钙水平,这是一种间接测量神经活动的方法。当神经网络中的每个神经元被上游细胞激活时,突触连通性可以通过一系列钙运动模式来观察突触连通性。钙水平的变化可以用 GCaMP6f 等钙敏感荧光报告分子来检测,并通过双光子显微镜成像,探索细胞中的神经功能。

5. 微电极阵列(MEA)

通过将分离的视网膜的 RGCs 侧放在一个微电极阵列上,研究人员可以对视网膜上 RGCs 进行大规模采样。阵列上的每个细胞外电极都可以检测到 1 或 2 个 RGCs 的细胞神经发放(spike)。通过不同的光刺激方案,多电极阵列记录评估下游信号,通过光诱发的 RGCs 神经发放模式的变化来测量由光诱发的感光活性。

6. 感光细胞离子通道膜特性

感光细胞具有许多离子膜通道,用于维持它们的膜电位和调节光转导信号。其中,环核苷酸门控离子通道由 1 个通道孔和 4 个亚基构成(α 或 β 亚基)。该类通道可以分为两类:环核苷酸门控离子通道(cyclic nucleotide gated,CNG)和超极化激活的环核苷酸门控(hyperpolarization-activated cyclic nucleotide-gated, HCN)通道。这些和其他离子通道的膜生理学结合光感受器形态可能表明一定程度的光感受器成熟,使其能够对光刺激做出反应。

Lingyun Li 等使用膜片钳技术来检测视网膜类器官中感光细胞的细胞质膜特性和多种特征离子通道的功能成熟。他们选择了三个发育阶段的类器官:早期(90～120天)、中期(150～160 天)和晚期(200～210 天),使用全细胞电压钳模式测量光感受器中的 CNG 通道电流[11]。他们使用添加了 cGMP 的记录电极内液以帮助通道激活,并通过使用特异性的 CNG 通道阻断剂(＋)-顺式-盐酸地尔硫(LCD),可逆地阻断 CNG 电流,从而实现对 CNG 电流的量化。他们发现,在诱导分化后期,感光细胞中的 CNG 通道显示出功能成熟,而在诱导分化的前期和中期则难以观测到。研究人员也通过添加 HCN 通道阻断剂 ZD7288,表征了早期、中期和晚期类器官中类感光细胞 HCN 通道电流,结果也显示随体外培养时间而逐渐成熟。诱导分化后期的类器官中记录到的 HCN 电流与猕猴感光细胞 HCN 电流最相似,振幅为 1/3～1/2。诱导分化培养 300 天后,对感光细胞的膜片钳记录也显示有其他离子通道成分存在,包括类似氯离子激活钙电流的电流瞬变(6/28),类似电压依赖钠离子通道活动的电位变化(2/11),这些都可以在成熟的灵长类光感受器中观察到。

7. 突触连接

视网膜类器官功能成熟的一个关键因素是感光细胞响应光水平变化并将这些变化

传递给下游的能力。免疫组织化学和透射电镜可证明成熟的类器官光感受器中有功能性带状突触。Cameron Cowan 等筛选了 23 个 hiPSCs 系,发现有 8 个系形成了适当的视网膜层,并存活了 100 天。其中 4 个细胞系形成了理想的 3 个核层和 2 个突触层。通过免疫组织化学和透射电镜对内、外段、轴末端和带状突触的成熟类器官表征[9]。

11.1.4　视网膜类器官的应用与展望

1. 人视网膜发育模拟

哺乳动物视网膜发育进程目前主要是利用啮齿类动物模型,如小鼠和大鼠来开展研究。尽管这些研究使我们对视网膜发育的时间、分子机制和各种细胞类型有了深入的了解,但小鼠和人的整个发育过程存在显著差异。因此,啮齿类动物无法模拟人类视网膜的宫内发育过程。人类视网膜的发育时期从受孕后 4 周开始,直到出生后不久结束,这使得在人类身上研究这些过程在伦理和技术上都具有挑战性。此外,在体内的人类视网膜细胞无法被改造,这阻止了任何干扰正常发育细胞功能的研究。因此,利用视网膜类器官来模拟人视网膜发育尤为重要。

一些研究探讨了人类胚胎视网膜和视网膜类器官在发育过程中各自染色质开放状态和基因表达变化的差异。通过对不同发育阶段的人胚胎视网膜和视网膜类器官进行多组学分析,有研究发现人胚胎视网膜和类器官有着类似的重大发育转换阶段,并与染色质开放变动精准对应。然而,视网膜类器官在神经发育过程中的染色质开放度远远没有人胚胎视网膜复杂。单细胞转录组测序(single cell RNA sequencing,scRNA - seq)可用来分析复杂群体中单个细胞的基因表达模式,并提供了前所未有的详细信息,包括细胞类别、亚型的转录组学和分子特征,以及器官发育和细胞命运决定过程中发生的微妙基因表达变化。研究发现人类视网膜与其他动物模型的视网膜在分子特征上有着显著不同。Yirong Peng 等对来自猕猴中心凹和外周视网膜的超过 100 000 个细胞进行了scRNA - seq,发现灵长类动物和小鼠之间的中间神经元亚型很保守,但 RGC 神经元亚型的基因表达有显著差异[12]。小鼠和灵长类动物成人视网膜中细胞亚型和功能的主要差异表明,这些细胞类型的发育程序可能存在类似的差异。利用 scRNA - seq 研究,研究人员比较了视网膜类器官与胎儿和成人的视网膜分子特征[13,14]。研究发现体外类器官的发育速度与体内视网膜的发育速度非常相似,38 周大的器官的基因表达和细胞类型与新生的人类视网膜非常相似。此外,器官转录组显示,尽管也存在具有中央凹基因表达模式的细胞,但器官细胞类型组成与成人外周视网膜密切相关。Emily Welby 等通过对人类胎儿 L/M - opsin 视锥进行 scRNA - seq,鉴定出在视锥发育过程中有 93 个基因表达存在差异。他们进一步分析了这些基因在视网膜类器官中分化的视锥细胞的转录组表达[15]。结果显示,类器官和胚胎视网膜的基因表达及其发育速率高度相关。例如,视锥标记物 OPN1LW/MW 和 ARR3 在 12~14 周的胎儿组织和 14 周的器官中均被检测到。这些研究结果表明,视网膜类器官是模拟人视网膜发育的有效模型。

2. 人视网膜疾病模拟

视网膜类器官也为研究人类视网膜疾病提供了一个强大的工具。视网膜退行性疾病(retinal degeneration,RD)是由视网膜神经元和(或)RPE 细胞不可逆的功能障碍或死亡引起的,导致视力丧失,甚至失明。虽然人们在视网膜退行性疾病研究方面投入了巨大的努力,但除了为新生血管性年龄相关性黄斑变性(age-related macular degeneration, AMD)开发高效的抗血管生成治疗方法和为 Leber 先天性黑蒙(leber congenital amaurosis,LCA)开发基于基因治疗的治疗方法外,其他 RD 的有效治疗方法仍然有限。现在,视网膜类器官技术的应用现在不仅能够使研究人员研究遗传和环境因素对人类视网膜细胞健康的影响,还能测试针对这些破坏性因素的潜在保护措施。

在研究遗传性视网膜疾病方面,视网膜类器官有两个主要优势。一方面,干细胞系可以被基因改造,这样目标基因突变都可以在细胞中引入或纠正。自从 CRISPR - Cas9 首次被发现以来,研究人员已经能够以前所未有的效率将突变引入干细胞系的基因组。另一方面,可以将改造过的细胞系分化成视网膜类器官,并研究基因突变对人类视网膜细胞和其发育的可能影响。即使需要考虑的遗传性视网膜疾病涉及大量的基因,这项技术也使得在相同的基因背景下比较各种突变机制成为可能。例如,携带 USH2A 突变的视网膜色素变性(retinitis pigmentosa,RP)患者的角质形成细胞被制成 iPSC 系,并利用该系分化视网膜类器官。编码纤毛相关蛋白(包括参与纤毛生成的蛋白)的基因缺陷与许多遗传性视网膜疾病有关,包括 LCA 和 RP 等。感光细胞纤毛病已被证明难以在小鼠中建模;小鼠模型中受影响的细胞类型通常与患者中受影响的细胞类型不同,RD 的发生率也不同。但是,患者源的 iPSCs 被分化为视网膜类器官,可以展现出感光细胞纤毛缺陷。CEP290 基因编码对初级纤毛生成至关重要的蛋白质,20%的 LCA 患者携带该基因突变。将患者来源的 iPSCs 分化为视网膜类器官与对照患者的器官相比,显示出感光细胞纤毛缺陷。在对照感光细胞中,CEP290 蛋白定位在连接纤毛的底部,而在 CEP290 突变的类器官感光细胞中无法检测到。CEP290 的缺失与纤毛数量和纤毛长度的显著减少相关。研究表明,由于患者的突变,分化中的感光细胞特异性的 CEP290 mRNA 异构体被错误剪接,而阻止 CEP290 剪接变异体(包括异常外显子)的反义寡核苷酸在第 13 周被引入类器官时恢复了纤毛的正常数量和长度。Deng Pan 等 2018 年的研究中使用视网膜类器官研究特定基因突变对感光细胞功能的影响。来自 3 例不同 RP 患者的 iPSCs(每个患者的 RPGR 基因都有独特的移码突变)分化为类器官[16]。他们比较了从携带致病突变的患者 iPSCs 产生的类器官和经过基因突变纠正的细胞系产生的类器官,发现患者的类器官中感光细胞形态和定位发生了改变。感光细胞纤毛长度、RHO 表达和电生理都显示出缺陷。利用 CRISPR - Cas9 基因组编辑,患者的 iPSCs 中的 RPGR 突变得到了纠正,当该细胞系分化为类器官时,基本上感光细胞的分子和生理缺陷都得到了纠正,这提示 RPGR 纠正挽救了疾病表型。Adriana Buskin 等也使用 CRISPR - Cas9 纠正了RP 患者来源的 iPSC 系中的突变,该突变导致前 mRNA 加工因子 PRPF31 发生突变[17]。当这些编辑细胞分化为类器官时,剪接缺陷和基于纤毛的缺陷得到缓解,感光细胞发育正常。这些研究成功地关联视网膜疾病患者的基因型和表型,为利用基因编辑修复视觉的可行性奠定了一定的研究基础。

3. 视网膜类器官移植

由于视网膜类器官分化方便且稳定,理论上我们可以产生无限的视网膜类器官,以及可移植的视网膜细胞。此外,与体内视网膜相比,视网膜类器官的视网膜细胞具有相似的分层结构和细胞—细胞连接。视网膜类器官既可以从患者来源的 iPSCs 产生,也可以从商业化的 hiPSC 系产生,并且比动物模型更具有生理学意义。因此,视网膜类器官已成为细胞治疗的可靠资源。MA09 - hRPE 细胞系是第一个进入临床试验的细胞系。在这项首次临床试验之后,其他几项试验将 hESCs/hiPSCs 来源的 RPE 移植作为细胞悬液或片层进行移植。这些用于治疗视网膜退行性疾病的开创性细胞疗法试验的结果表明,将 iPSCs 来源的 RPE 供体细胞移植到眼部是安全的,没有显著的副作用,而且该手术可能保护接受治疗的患者免于进一步视力丧失。此外,两项临床试验使用体外扩增的人胎儿组织来源的视网膜前体细胞注射到玻璃体腔或视网膜下腔作为支持色素性视网膜变性患者的感光细胞的方法。鉴于这些针对视网膜退行性疾病的首次干细胞临床试验,人们对将视网膜类器官来源的感光细胞推向临床应用产生了极大的兴趣。将 hESCs 或 hiPCs 来源的视网膜组织用于治疗的基本先决条件是改进和优化符合 GMP 的方案。Shelly Tannenbaum 等人首次获得了 GMP 级别的 hESC 细胞系[18]。

(1) 单细胞移植

单细胞移植的优点包括:① 适用于针对某些特定细胞类型损失的靶向治疗;② 可控制分离细胞的纯度和质量;③ 细胞在视网膜下空间能够扩散至更大的区域,增大了供、宿主细胞之间的接触面积。到目前为止,视网膜前体细胞、未成熟的感光细胞前体细胞和完全成熟的感光细胞已经被用于移植。其中,未成熟但不再分裂的、能在宿主视网膜中继续分化的感光细胞前体细胞被认为是最可行的供体细胞类型。对于细胞的选择和纯化,Jörn Lakowski 等使用荧光激活细胞分选建立了从视网膜类器官和胎儿视网膜中富集感光细胞前体细胞的表面生物标志物组合(CD73+/CD29-/SSEA1-)[19]。这种标志物组合还可以去除有丝分裂活性细胞,以避免可能的肿瘤发展。Joseph Collin 等发现 CRX+表达感光细胞前体细胞可以大部分分化为早期视锥细胞,该细胞系产生了可移植的视锥感光细胞前体[20]。Darin Zerti 及其同事将 CRX - GFP 标记的 iPSCs 从分化 90 天的视网膜类器官中分离出细胞并移植到终末期变性的 rd1 小鼠模型中[21]。研究发现高达 1.5% 的细胞整合到宿主外核层。

视网膜前体细胞也是移植的常见来源。Jennifer Chao 等将 100 万个视网膜前体细胞注射到一种非人灵长类动物体内,并在 3 个月的时间里,在不需要免疫抑制的情况下,观察到延伸的轴突投射到宿主视网膜和视神经,但并未检测到明显的感光细胞整合[22]。

然而,与薄片移植相比,单细胞移植缺乏完整性和机械稳定性,这降低了供体细胞存活率并限制了其在宿主组织内的进一步发育。大量注射的细胞通常聚集在视网膜下空间,只有一小部分会迁移到宿主视网膜,存在长期存活的问题。此外,感光细胞的定向分化也难以控制。

(2)移植视网膜类器官片

与单细胞移植相比,视网膜类器官片移植的优点是:① 视网膜类器官片保留了完整的视网膜分层结构,更容易融入宿主视网膜;② 神经间连接结构完整,移植组织存活率较高;③ 组织片提供了更好的机械支撑,为视网膜细胞的分化和功能提供了更好的微环境。Michiko Mandai 等将视网膜类器官片移植到终末期 rd1 小鼠模型中,观察其光反应行为[23]。Satoshi Iraha 及其同事将视网膜类器官片移植到免疫缺陷 rd1 小鼠模型中,移植组织显示出长期存活和成熟(第 200~220 天),同时研究观察到宿主-移植视网膜类器官片形成突触,并从视网膜整体检测到光反应[24]。视网膜类器官片被移植到食蟹猴和恒河猴体内,研究发现恒河猴在移植 1.5 年后轻度恢复了光知觉。

然而,这种方法的缺点包括需要高度训练的操作技能,并且与非晶状体移植相比,视网膜切口更大,因为视网膜类器官片需要以正确的方向平放到视网膜下腔。此外,视网膜类器官片的均匀性和视网膜细胞纯度对于避免未分化或非视网膜细胞污染导致的肿瘤发生或纤维化至关重要。虽然移植物形成视网膜层,但感光细胞经常形成称为玫瑰花结的球形结构,感光细胞外段位于中心,并与 RPE 断开。这可能与移植前类器官中可能形成的莲座状结构,以及移植过程中类器官碎片的创伤有关。

(3)移植 RPE 片和视网膜类器官片共移植

除了视网膜类器官片,RPE 也是一种有前景的组织来源,用于移植和视力恢复。RPE 在视觉中发挥着至关重要的作用,包括:① 向感光细胞输送营养、离子和水;② 在视循环中发挥重要作用;③ 防止光氧化和光吸收;④ 通过吞噬去除脱落的感光细胞外段膜;⑤ 分泌必需的细胞外分子(如层粘连蛋白、胶原蛋白和 HA),以维持视网膜的完整性、功能和活性。部分研究使用 hESCs/iPSCs 分化的 RPE 片(或"贴片")在动物模型和临床试验中治疗视网膜退行性疾病。然而,这种方法在阻止疾病进展方面并没有成功。考虑到单纯 RPE 或视网膜类器官移植的性能有限,一些研究小组提出联合移植这两种组织的结合物可能提供增强的效果。早期研究发现,体外共培养的大鼠神经视网膜和RPE 细胞通过增加视紫红质的合成促进了感光细胞整合和轴突生长。此外,与视网膜单独培养相比,共培养中观察到细胞凋亡减少、胶质细胞增生和谷氨酸合成增加。然而,由于 RPE 和视网膜类器官的培养条件不同,这两种组织的共培养通常是短期的,通常在几天的范围内。因此,将 RPE 和视网膜类器官共培养到准备移植的阶段是具有挑战性的。Biju Thomas 等利用生物黏合剂(明胶、生长因子降低的基质胶和中黏度海藻酸盐)将视网膜类器官和极化 RPE 片材结合起来移植到免疫缺陷 RCS 大鼠视网膜下间隙,移植物可长期存活(高达 6.5 个月),在动物中可观察和视觉功能的改善[25]。

（4）生物材料支架移植

研究人员还使用工程方法来实现视网膜重建。前期研究制造了一种以微米级精度图案化的超薄（30 μm）可生物降解支架，可在一个直径为 5 mm 的支架上支持多层的干细胞分化而来的感光细胞，其中包含超过 30 万细胞，与人类黄斑面积相似。这种设计在体外降解速度较慢（长达 30 天）。然而，需要更多的研究来扩大生产、优化动物模型的递送策略和体内功能测试。

最后，为了评估移植的有效性，用动物模型进行了不同的移植后试验。这些研究中使用的宿主尽管丧失了感光细胞，但从视神经到视觉皮层的神经通路仍然完整。移植性能是移植组织在宿主视网膜内的整合、分化和产生功能的直接结果。因此，移植后测试通常侧重于检查以下性能（图 11－3）：① 行为测试对象的光和对比敏感性和视力；② 视网膜和视皮层之间视觉通路的连通性与视网膜和脑电生理记录；③ 移植物和宿主组织之间的整合、分化和突触发生与 OCT、组织学以及视网膜和突触标记物与功能结果的相关分析。

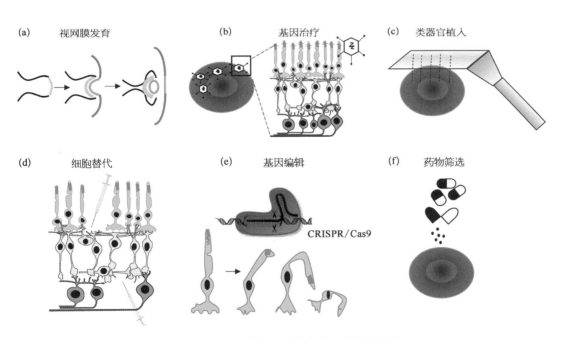

图 11－3　视网膜类器官技术的一些潜在应用

视网膜类器官可用于（a）研究视网膜的发育；（b）视网膜疾病的基因治疗；（c）类器官片植入；（d）细胞移植；（e）模拟视网膜疾病；（f）进行药物筛选

4. 功能性视网膜类器官展望

虽然近年来视网膜类器官技术领域取得了重大进展，但在体外构建高度复杂的哺乳动物视网膜仍然超出了现有工具的能力范围，目前仍不可能生成与成熟体内视网膜具有相同生化和生理特征的视网膜类器官。为了创造这样的类器官，未来的技术必须整合几个额外的特征,包括平滑肌细胞、脉管系统和小胶质细胞等免疫细胞。

(1)血管系统

制造 3D 类器官的主要挑战之一是维持细胞的长期活力,这在很大程度上依赖于获取营养物质和氧气。目前无法供应此类营养物质的原因是,类器官中缺乏内源性、工程化的血管系统或营养通道。没有血管系统,类器官的大小受限于氧气的扩散极限。这一问题可能通过应用新的技术方法来解决,例如支架孔隙度的优化、生物反应器、氧输送机制、视网膜芯片、血管化组织的 3D 生物打印和与中胚层前体细胞的共培养。

(2)小神经胶质细胞

小胶质细胞是视网膜主要的常驻免疫细胞,与 Müller 胶质细胞相互作用。小胶质细胞对视网膜的正常发育很重要,因为它们调节神经元存活和突触修剪。添加人白细胞介素 34(interleukin 34,hIL-34)可使得 hiPSCs 分化为高纯度(>90%)的小胶质细胞(iMGs)。iMGs 表达小胶质细胞特异性标志物,在受刺激时释放细胞因子,并且能够吞噬细菌。当 iMGs 与视网膜类器官共培养时,iMGs 可迁移到视网膜类器官中,倾向于分化成常驻的视网膜小胶质细胞,并同时诱导一些神经细胞的凋亡。

(3)视网膜类器官退行性变和类器官极性

人视网膜类器官在体外的成熟速度与人视网膜在体内的发育速度大致相当,但这一漫长的发育过程导致了类器官的退化。这种退化一般是由于缺乏营养或被动扩散不良造成的,主要发生在类器官内部。因此,在类器官的感光细胞达到完全成熟阶段之前,内部细胞已经逐渐消失,RGC 细胞大量减少。与体内视网膜的天然杯状相比,视网膜类器官呈球形而缺乏极性。这种形状可能是由于悬浮细胞倾向于形成球形,周围细胞层分布均匀,这也阻碍了视网膜适当的极化组织发育。但是,极性发育是光学发育和外周一中心特化所必需的。因此,这一块还需要进一步研究。

(4)突触发生

视网膜突触在内、外网状层有序排列。这种结构可以有效地处理视觉信号。然而,在视网膜类器官的水平细胞、感光细胞和双极细胞的外丛状突触缺乏复杂的特征。目前,在视网膜类器官中尚未检测到双极细胞、无长突细胞和 RGC 之间的带状突触。这可能是由于内层,包括 RGCs 在一段时间后消失所致。

(5)视网膜通路

视网膜的一个基本功能特征是它能够以一种可被电生理学记录的方式区分不同的光刺激。这种能力源于视网膜由具有复杂连通性的不同细胞类型组成。然而,通过将体外视网膜类器官与体内视网膜组织进行比较,研究人员发现在突触、连通性和细胞类型等方面,视网膜类器官在形态和功能上远没有那么复杂。即使在长期培养中,视网膜类器官也无法产生和维持体内视网膜中发现的 3 个明确分离的核层。此外,视网膜类器官通常缺乏天然视网膜中感光细胞的复杂排列和复杂的突触连接,导致视网膜类器官不仅不能完全响应光刺激,而且缺乏视网膜通路。

11.2　内耳类器官

全世界超过 6% 的人患有听力损失,同样有 6% 的人患有平衡障碍。内耳是感知声音和平衡的器官。虽然内耳疾病常见,但干预和恢复其感觉和平衡功能的方法有限。听力损失治疗干预措施的开发需要明确控制组织发育的信号通路的基础知识,并建立基于人类细胞的治疗策略。内耳的体外模型,如类器官系统,可以帮助识别新的保护或再生药物,及开发新的基因疗法,是未来临床应用的潜在工具。干细胞技术和类器官培养技术的进步为内耳疾病建模和开发听力损失的个性化疗法提供了独特的机会。在这里,我们回顾了内耳类器官的建立机制,并探讨了内耳类器官的潜在应用。

11.2.1　内耳的结构和功能

听觉系统是听力感觉的知觉系统,包含外周和中枢两个部分。外周听觉系统分为外耳、中耳和内耳。内耳位于外周听觉系统的深处,包裹于颞骨,结构复杂精细。声音产生的声波振动通过耳廓收集和反射、外耳道的共振放大、听骨链的增压放大,最终从前庭窗传进耳蜗。耳蜗是内耳中主管听觉的装置,因形似盘旋的蜗牛而得名,由中央蜗轴和周围的骨蜗管组成。耳蜗内的螺旋器,即科蒂氏器,是感知声音输入的主要部分,它与支配的听神经协同作用,共同将声音信号传入听觉皮层[图 11 - 4(a)和图 11 - 4(b)]。

毛细胞是内耳上皮组织发挥功能的主要组织者。内耳中共含 6 个感觉上皮组织,1个位于耳蜗科蒂氏器,主导转导声音信号;5 个位于前庭器官,可检测线性加速度和角速度。耳蜗毛细胞被支持细胞包裹。支持细胞能够为毛细胞提供强有力的支撑作用,将内毛细胞的顶部和整个内毛细胞与相邻的毛细胞分隔开。耳蜗毛细胞有两种解剖和功能不同的类型,称为外毛细胞和内毛细胞。内毛细胞沿蜗管排成一列,外毛细胞有 3～5列。内、外毛细胞与位于螺旋神经节的双极神经元形成突触联系[图 11 - 1(c)]。毛细胞通常在顶部有许多条纤细的毛,按从高到低的形式排列;其中较短的纤毛占据了细胞顶端表面的绝大部分区域,称为静纤毛;位于细胞顶端远端侧缘处最长的一根称为动纤毛,起到引导静纤毛形成的作用,在听觉毛细胞中随着静纤毛的形成而退化。声音进入内耳后,引起基底膜上的科蒂氏器发生震动。盖膜基底膜之间的剪切力使毛细胞顶端的静纤毛束发生偏转,引起其顶部的机械门控离子通道的开放或关闭,从而将声音的强度和频率信息转化为电信号,进一步引起细胞释放神经递质,完成机械信号-电信号-化学信号转导过程[27]。

11.2.2　内耳类器官的构建

内耳类器官可以诱导自多能干细胞或单能干细胞,包括内耳干细胞、胚胎干细胞(embryonic stem cells,ESCs)、可诱导干细胞(induced pluripotent stem cells,iPSCs)等

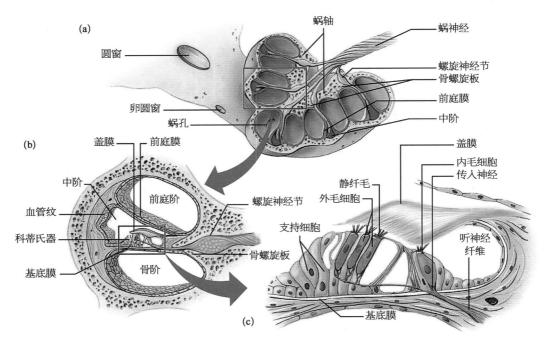

图 11 - 4　内耳解剖关系示意图

(a) 耳蜗矢状面;(b) 耳蜗蜗管组成;(c) 耳蜗毛细胞、基底膜和盖膜的位置关系[26]

(图 11 - 5)。由 ESCs 和 iPSCs 形成内耳类器官的过程中,需要多种细胞因子或小分子药物配合使用才能完美地重现出在器官发育期间的各种表征,成体干细胞由于是单能干细胞可直接诱导分化。

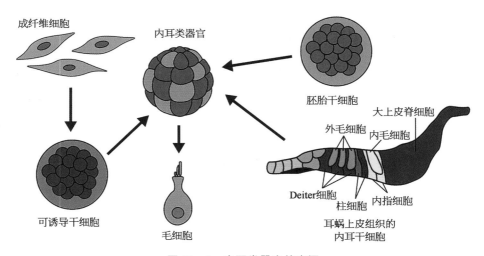

图 11 - 5　内耳类器官的来源

1. 内耳类器官的细胞来源

(1) 多功能干细胞

内耳起源于外胚层。在人类中,从受精 12 天开始,形成外胚层上皮。上皮分裂成非神经外胚层(也称为表面外胚层,non-neural ectoderm,NNE)和神经外胚层。非神经外胚层最终产生内耳以及皮肤的表皮。人类受孕后约 52 天产生第一个终末分化的毛细胞[图 11 - 6(a)]。内耳的发生部位来自耳基板,位于颅内非神经外胚层和神经外胚层之间的交界区,即耳-鳃外胚层区(otic-epibranchial placode domain,OEPD)[28,29]。内耳的上皮层、神经元细胞和胶质细胞来自外胚层细胞,而围绕内耳间充质细胞来自中胚层的胚层和颅神经嵴[30]。人胚胎干细胞(human embryonic stem cell,hESCs)向特定组织的分化需要模拟胚胎发育过程中复杂的通路和转录因子组成的调控网络。内耳类器官的命运决定需要成纤维生长因子(fibroblast growth factor,FGF)、WNT 信号、转化生长因子(transforming growth factor,TGF)、骨形态发生蛋白(bone morphogenetic protein,

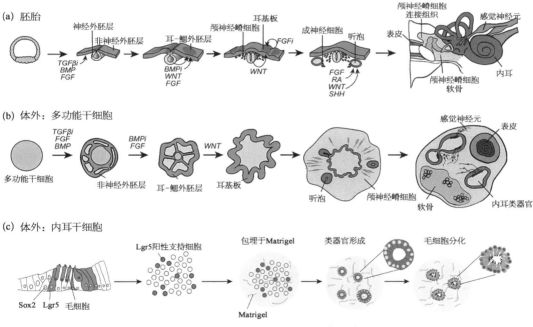

图 11 - 6　内耳类器官的构建[73,74]

(a) 内耳的形成过程:在囊胚的原肠胚形成过程中,出现神经外胚层和非神经外胚层。TFG - β 表达降低,BMP 和 FGF 信号增加,刺激非神经外胚层形成。在非神经外胚层内,FGF 和 WNT 信号升高,BMP 表达减少诱导耳-鳃外胚层形成。持续的 WNT 刺激以及 FGF 信号减弱诱导耳基板发生。耳基板内陷形成听泡,在 FGF、视黄酸(RA)、WNT 和 SHH 信号的进一步作用下,最终形成内耳;(b) 多功能干细胞以类似的方式进行分化:TFG - β 抑制,FGF 和 BMP 信号激活,在 hPSCs 聚集物表面产生非神经外胚层。通过 BMP 抑制和 FGF 激活,非神经外胚层形成耳-鳃外胚层。WNT 信号的后续刺激引起诱导产生耳基板。耳基板内陷形成听泡,随后发育为内耳类器官。其他类型组织,包括软骨和皮肤,也在 hPSCs 聚集物中伴随形成;(c) 以 Lgr5 阳性支持为例示意内耳干细胞形成类器官的过程。从出生后早期小鼠耳蜗中分离 Lgr5 阳性耳蜗支持细胞,制备单细胞悬浮液并嵌入基质胶。Lgr5 阳性细胞的扩增阶段由 Wnt 激活诱导;引入 Notch 抑制诱导毛细胞分化

BMP)、声波刺猬(sonic hedgehog,SHH)信号转导、维 A 酸等信号因子的精密调控[图 11-6(b)]。Jie Ding 等[31] 使用 hESCs 诱导分化出的耳上皮祖细胞(cochlear epithelial progenitor cells,OEPs),在添加 EGF 和维 A 酸的鸡椭圆囊基质细胞条件培养基中进行分化,形成了类似于毛细胞样细胞的上皮细胞簇,细胞表面具有肌动蛋白组成的纤毛束。hESCs 体外培养能够为信号通路的研究提供帮助。Fengjiao Chen 等[32] 使用 hESCs 细胞系 X1,分离细胞团并添加 N2、B27、FGF3 和 FGF10 培养 12 天,成功获得分化的内耳祖细胞;通过定量逆转录-聚合酶链式反应检测了调控毛细胞分化的关键信号 Notch 配体和受体的时间表达模式,推测 JAG2 和 DLL1 在毛细胞体外分化过程中可能具有协同作用。Karl R Koehler 等人[33] 先将人胚胎干细胞(WA25 细胞系)在 E8 培养基中孵育 2 天,再转移到含有低浓度基质胶和 FGF 的分化培养基中,诱导外胚层的分化,形成致密的球形细胞团,其中每个细胞有大核仁的特征。之后,抑制 TGF 信号通路并用 BMP-4 刺激外胚层分化,到第 4 天分化出非神经外胚层(又称表面外胚层)和神经外胚层。与此同时,耳基板向内凹陷形成耳囊泡,不对称的基因表达导致背腹和前后的分化。随后,用 LDN-193189 抑制 BMP 信号通量并添加 FGF-2 诱导细胞聚集体向 OEPD 分化,第 8 天 OEPD 形成,而后用糖原合成酶激酶 3β(glycogen synthase kinase 3β,GSK3β)抑制剂 CHIR99021 处理,发现第 12 天聚集体表面出现了上皮突起,预示着体内囊泡发育前耳凹的形成。Louise Menendez 等[34] 还使用 4 种转录因子(*Six1*、*Atoh1*、*Pou4f3* 和 *Gfi1*)组合将小鼠胚胎成纤维细胞、成年大鼠成纤维细胞和出生后耳蜗支持细胞转化诱导为毛细胞样的细胞,且转化效率高于单独使用毛细胞分化的决定因子 *Atoh1*。

Kazutoshi Takahashi 等[35] 将 *Oct3/4*、*Sox2*、*c-Myc* 和 *Klf4* 4 种转录因子引入小鼠成纤维细胞,发现成纤维细胞逐渐发生转化,并产生了与 ESCs 具有相似特征的细胞,包括形态、基因、蛋白表达、细胞增殖能力、分化能力等。从 iPSCs 到内耳类器官的过程,也需要多种信号通路的作用。截至目前,几乎所有 iPSCs 诱导内耳类器官发生的研究都是在 Karl R Koehler 等[36,37] 建立的逐步诱导方法的基础上进行改进,诱导的毛细胞大多表现为 II 型前庭毛细胞的特征,诱导的步骤主要包括:① 形成表皮外胚层和耳基板;② 形成内耳祖细胞;③ 形成带有感觉上皮的腔内精细结构[38]。与 ESCs 相比,iPSCs 具有相似的分化多能性和自我更新能力,而在来源方面,iPSCs 可以通过体细胞的体外诱导产生,避免了以往对胚胎的动用,从而减少医学伦理的争议[37]。同时,iPSCs 容易获取,可以大量克隆,为体外干细胞研究和细胞治疗提供了丰富的细胞来源。当然 iPSCs 的使用也存在一定问题。自发分化和染色体畸变积累的结合可能会对 iPSCs 在传代时造成限制,培养物通常不能维持超过 14 天[37]。

(2) 内耳干细胞

体外神经球培养方法的建立,促进了体外耳细胞团培养技术的发展[39,40],这有助于分离残留在内耳感觉组织中的假定的干细胞或祖细胞。尽管内耳细胞团克隆形成能力、自我更新能力和多能性的来源一直没有被研究,但是事实上,研究人员已经发现耳蜗感觉上皮中存在可以在体外分化为支持细胞或毛细胞的祖细胞,而从螺旋神经节(spiral ganglion,SGN)分离出来的细胞群可以分化为感觉神经元(sensory neuron)。Huawei Li 等[41]通过解离并培养内耳单细胞研究了小鼠内耳不同区域细胞的再生潜能,发现小鼠的前庭感觉上皮细胞在出生 4 个月后仍能增殖形成细胞球体。谱系追踪和细胞分选实验表明神经节内的胶质细胞可以作为神经元祖细胞[42],而内耳感觉上皮中的支持细胞表现出毛细胞祖细胞的特征[43]。

目前已知多种具有再生潜能的内耳干细胞类型。根据 Sox2、p27、p75 和 Lgr5 等的表达进行细胞分选后分离出耳蜗支持细胞(cochlear support cells),结果表明支持细胞的几种细胞亚型具有增殖能力[44,45]。Wnt 信号通路的基因,多种已被公认为具有增殖和分化能力的成体组织的干细胞标记物[46]。Wnt 信号通路在耳蜗的发育形成中起着关键作用,其中 Lgr5 被认为是小鼠耳蜗祖细胞最严格的干细胞标志基因之一[44,47]。耳蜗支持细胞的第三排 Deiters 细胞、内柱细胞、内指细胞和内缘细胞表达 Wnt 的靶基因 Lgr5[48,49]。胚龄 18.5 天时,小鼠内耳毛细胞和支持细胞均表达 Lgr5,之后逐渐下调[48];在出生后一个月的成年小鼠耳蜗中,只有三行 Deiters 细胞保持 Lgr5 阳性。近年来在鸡、啮齿动物和其他物种上的研究已经阐明,内耳毛细胞内源性再生有两种机制:支持细胞直接转分化为毛细胞,以及支持细胞进行有丝分裂产生子细胞,随后分化为毛细胞[50,51]。新生小鼠耳蜗中的 Lgr5 阳性细胞能够在损伤后出现细胞增殖并分化出毛细胞[52]。此外,也能通过增强 WNT 信号或抑制 Notch 信号来增强 Lgr5 阳性细胞的再生能力[44,47,52]。然而,这些再生特性并不是 Lgr5 阳性细胞所独有的,在耳蜗损伤后也观察到了 Lgr5 阴性支持细胞的增殖。同样,在椭圆囊中,损伤也被证明能够增强 Lgr5 的表达和毛细胞的再生[53]。因此,耳蜗和椭圆囊中的 Lgr5 阳性支持细胞被认为是内耳干细胞或祖细胞。其他蛋白标记的细胞大都在 Lgr5 阳性支持细胞范围内。Axin2 是 Wnt 信号通路下游的负反馈基因,它在发育中的耳蜗管及其周围于 Lgr5 有不同的表达[48]。Taha Adnan J. Jan 等[54]发现 Axin2 阳性边界细胞具有耳蜗祖细胞的特征,可以增殖成细胞集落,并分化为支持细胞和毛细胞。此外,Axin2 阳性细胞的增殖和分化可以被 Wnt 激动剂诱导,并被 Wnt 抑制剂抑制,类似于 Lgr5 阳性干细胞。Frizzled9 是 Wnt 通路的受体基因之一,其在新生耳蜗的内指细胞、内缘细胞和第三排 Deiters 细胞中均有表达,且与 Lgr5 阳性干细胞的亚群有差异。Frizzled9 阳性支持细胞在体内和体外均能再生为毛细胞,且具有与 Lgr5 阳性祖细胞相似的增殖和分化能力[55]。Lgr6 阳性细胞是 Lgr5 阳性干细胞的一个亚群,仅包括新生小鼠内耳的内柱细胞。Lgr6 阳性细胞与 Lgr5 阳性干细胞相似[56],在体外可产生毛细胞,且相同数量的 Lgr6 阳性细胞可产生更多的毛细胞;但 Lgr5 阳性干细胞形成的细胞球比 Lgr6 阳性细胞多,表明 Lgr6 阳性细胞较 Lgr5 阳性干细胞的分化能力较强而增殖能力较弱[57]。因此,靶向 Lgr6 阳性细胞来再生毛细胞可能有更高的效率,有助于补充损伤的毛细胞。

2. 内耳类器官的构建方法

(1) 培养体系

鉴于器官的正常发育需要协调细胞群精准增殖与分化，传统 2D 培养中细胞黏附在培养板或悬浮培养，其缺陷在于不具备组织结构的复杂性，无法模拟体内微环境。为了使体外培养的细胞聚集物更具备组织性，3D 培养技术应运而生。对具备全能性的干细胞在 3D 培养基质中施加特定生长因子以及小分子进而诱导发育为自组织有机型结构即类器官(organoid)。细胞在 3D 基质中自我组织，更具像化的模拟体内发育过程中的自我组织过程，其功能类似于正在复制的器官，这种培养方案已被广泛应用于功能组织诱导、疾病模型建立以及药物筛选等多个方面的研究，在基础研究和转化应用中具有很大的应用前景[58]。

为了更优化培养条件下的细胞-细胞间以及细胞-细胞外基质(extracellular matrix, ECM)连接作用，诱导细胞发展进程，目前已开发了多种用于干细胞 3D 细胞培养的支架系统，主要分为两种：通过外力介导的无支架的系统(如悬挂滴法、旋转法和磁力法)和基于 3D 支架的系统(如水凝胶基质、微流控芯片等)。无支架系统的缺陷性在于无法重现细胞间的黏附和迁移，更无法实现自组织系统的研究。而 3D 支架系统可以通过调节生物组分以及合成材料来调节其孔隙程度、表面化学性质和刚度，更准确地模拟特定的细胞组织增殖与分化以及后续自组织的微环境，以达到最佳的类器官形成条件[59]。基质胶作为目前常用的类器官 3D 培养支架系统，该基质主要成分是 ECM 蛋白(即～60％的层黏蛋白(laminin)、～30％的胶原蛋白Ⅳ(collagen Ⅳ)和～8％的内黏蛋白(endomucin)以及几种生长因子，包括胰岛素生长因子Ⅰ(insulin like growth factor Ⅰ, IGF - 1)、TGF - β和血管内皮生长因子(vascular endothelial growth factor, VEGF)。在基质胶培养条件下，可以将分离的内耳干细胞有效分化为内耳类器官[60] [图 11 - 6(c)]。

虽然基质胶作为目前类器官培养中最受欢迎的基质凝胶，但据报道，由于其商业特性，不同批次之间的生化特性存在差异，生长因子浓度无法保证一致性，导致细胞培养实验缺乏可重复性。此外，由于其不易被定制，因此无法完全匹配不同组织类器官的培养。基质凝胶的这些不良特性推动了对其他化学和机械定义明确的天然和合成类器官培养支架的研究。Zhong Zhang 等[61]将 Ti3 C2 Tx MXene 纳米材料纳入基质胶，调节了基质胶的性能，促进了耳蜗类器官的发育，有利于类器官毛细胞的形成以及促进共培养系统中的突触形成效率，进一步开展了纳米材料在类器官发育和听力损失治疗研究中的应用。在内耳类器官的研究中，除了基质胶，其他生物合成支架并未有报道，所以更好地研究其他细胞外支架(天然和合成)，促进内耳干细胞重组为功能组织，是开发和改进类器官再生医学方法的关键。比如，通过聚乙二醇(polyethylene glycol, PEG)水凝胶为主体用以培养肠道干细胞(intestinal stem cells, ISCs)和肠道类器官的 3D 培养系统，通过在该系统中添加促进 ISCs 增殖的 RGD(Arg - Gly - Asp)肽段以及有机体形成所需的层粘连蛋白，创造出一个稳定的肠道类器官培养系统，并通过调节该系统的物理化学参数达到 ISCs 最佳扩张条件[62]。此外,明胶甲基丙烯酸酯(gelatin methacrylate,GelMA)水凝胶也因其合适的生物特性和可调理的物理特性而适用于类器官的培养研究,并且混合水凝胶系统也可以通过将 GelMA 与纳米颗粒以及其他聚合物混合来形成具有特定组织所需要的对应组合性能的基质网络[63]。

(2)培养基的确定与选择

内耳类器官可以从各种干细胞的培养中进行诱导。ESCs、iPSCs 以及小鼠的内耳干细胞均可以在特定的 ECM(通常是基质胶)、特定的介质及细胞因子的作用下形成内耳类器官,包括 HEPES、Wnt 信号激活剂和其他生长因子,如 EGF、FGF、BMP、B27、小分子抑制剂以及相关的允许类器官生长的激素[64]。EGF、IGF - 1 和 β - FGF 因其有丝分裂功能、促进生存活性或诱导某些细胞表型的能力,被认为在内耳发育过程中发挥作用。ESCs 由于其全能性高,可以通过引入参与正常发育的信号和转录因子来指导特定细胞类型的产生。ESCs 的分化可以在体外诱导发展为聚集胚状体。胚状体来源的细胞在无血清培养基中与 N2 补充剂、EGF 和 IGF - 1 存在条件下富集内耳祖细胞,并利用 β - FGF 进一步扩增;随后去除这些生长因子启动分化,观察到终末分化的毛细胞标志物肌球蛋白 VIIA(MYOSIN7A)、ESPIN、PARVALBUMIN 等的强烈表达,并伴随着 MATH1 与 MYOSIN VIIA／BRN3.1 的共表达。然而,通过该方法诱导生成的毛细胞样细胞并不具有典型的毛细胞形态[65]。在随后的研究中,通过对 BMP、TGF - β 和 FGF 信号的精确时间控制,ESCs 聚集胚状体依次分化衍生的毛细胞表现出天然机械敏感毛细胞的功能特性,并与来源于 ESCs 培养物的感觉神经元形成突触连接[36,66]。通过对耳蜗感觉上皮分离的 Lgr5 阳性干细胞进行体外扩增与分化,将 CHIR99021 和组蛋白去乙酰化酶抑制剂丙戊酸(valproic acid,VPA)[67]添加到包含生长因子 EGF、β - FGF 和 IGF - 1 的培养体系[68]中进行增殖,后续加入 γ 分泌酶抑制剂 LY411575[69]诱导可以高效诱导内耳类器官的形成[70]。也可以直接从新生小鼠中分离出耳蜗上皮细胞,通过在基质胶培养条件下添加有丝分裂原等生长因子进行 3D 培养,可以在体外使小鼠耳蜗上皮细胞重新进入细胞周期并产生毛细胞,分化为类器官[71]。

位于基底膜上的柯蒂氏器(organ of Corti)是内耳中关键的听觉感受装置,由内、外毛细胞,支持细胞,网状膜(reticular membrane)与盖膜(cap film)等构成。内耳感觉上皮中含有机械敏感性毛细胞,能通过神经元的神经支配将信息传递到大脑。螺旋神经节神经元是连接初级听觉感受器细胞、毛细胞和听觉脑干的双极神经元(bipolar neuron)。在内耳发育过程中,来自相邻听觉螺旋神经节的信号诱导了感觉毛细胞前体的终末有丝分裂(mitosis)及其随后的分化[72]。螺旋神经节在耳蜗室微环境塑造中起着重要的作用。内耳类器官结合神经搭建的共培养模型构建,可以更好地实现耳蜗室微环境的成熟和功能化。此外,功能性突触(functional synapse)的建立对听觉信号的感知至关重要。在这种共培养系统中产生具有功能突触连接的耳蜗将有助于理解毛细胞突触机制的形态、生理和分子特征。

3. 内耳类器官的鉴定

(1) 明场形态特征

利用 3D 类器官培养方法,多功能干细胞通过一系列定向分化步骤形成:① 表面外胚层和耳膜平台组织;② 耳膜囊泡内的内耳祖细胞;③ 内衬感觉上皮管状结构,以此体外诱导内耳感觉上皮细胞的形成,包括毛细胞、支持细胞和支配的感觉神经元。培养开始时,将胚胎或多功能干细胞聚集在低细胞黏附的 96 孔培养皿中。细胞聚集物在增殖约第 3 天开始形成管腔,在增殖阶段直径增加[75];从第 6～8 天开始,聚集物通常显示外层上皮增厚,形成 NNE、OEPD 和耳基板(otic placode)。从第 8～11 天开始,每个聚集体的表面变得"光滑",因为聚集物内部的细胞迁移到表面。囊泡在第 12 天可被明显分辨。到第 20～24 天,～10％～20％的聚集体应该产生直径为 200～1 500 μm 的囊泡。通常情况下,这些囊泡可能嵌在聚集物中,也可能冲破表面上皮,从聚集物中凸出。感觉毛细胞在囊泡中发育,含有毛细胞的囊泡称为内耳类器官[76]。

源自小鼠耳蜗感觉上皮干细胞的细胞球体群是异质的,由形态不同的类型组成,分为实心、过渡和空心 3 种形态。耳蜗感觉上皮来源的干细胞／祖细胞最初产生小的实心球体,随后过渡到空心球体,这种变化伴随着大多数球体细胞的上皮分化。只有固体球体,以及在较小程度上的过渡球体,可能含有自我更新的干细胞,而空心球体不能一直增殖[77]。

(2) 细胞标志物

通过 3D 基质胶培养的来自多功能干细胞的耳囊样结构可能包括存在于耳蜗和前庭中的所有细胞类型[78]。内耳类器官形成的早期阶段,细胞聚集物表达 PAX2(耳部基板形成的关键因子)和 ATOH1(内耳毛细胞分化的关键因子)。ATOH1 的表达对于内耳发育的所有阶段都至关重要,因此是跟踪毛细胞诱导和成熟的主要标志物。类器官的内部区域中也发现了表达 PAX6(神经祖细胞标记物)的细胞。类器官中也含有 SOX2 阳性表达的细胞。SOX2 是环绕耳蜗毛细胞和前庭毛细胞的支持细胞的标记物。通过免疫荧光染色,可以检测在类器官发育中不同时间段的内耳类器官中毛细胞标志物的表达。在分化的第 6 天,细胞聚集物上皮细胞开始表达 PAX8,这是 OEPD 发育和形成的标志物;在第 8～12 天,OEPD 产生含有 PAX2、PAX8 细胞;第 12～14 天,囊泡表达前感觉标志物 SOX2 和 JAG1;囊泡也以弥漫模式表达 MYO7A,类似于体内发育中的耳泡;在第 14～16 天,囊泡表达 MYO7A、BRN3C、SOX2、PAX2 和 CALRETININ 表达;第 20～28 天,MYO7A、CALBINDIN2 和 BRN3C 表达,阳性细胞分别表现出 Ⅰ 型和 Ⅱ 型前庭毛细胞的圆柱形或烧瓶状形态特征[76]。此外,在分化的毛细胞顶端表面观察到 ESPIN 阳性静纤毛束[79]。类器官中发现的神经元-上皮区域与内耳发育一致。因此,类器官在分化的不同时间点出现内耳祖细胞、毛细胞以及神经元标志物的表达,这表明生长中的类器官可能涵盖了内耳发育的各个阶段的细胞。在类器官生长早期阶段,大多数小囊泡中的细胞表达典型的蛋白,如 PAX2、PAX8、ECAD、EPCAM、SOX2＋和 JAG1 以及 FBXO2,

表明前板状外胚层的形成。在成熟培养基中分化后,ATOH1＋毛细胞出现在囊泡的腔内。这些新生毛细胞最初出现在小鼠内耳类器官的第 14 天左右,以及在人类内耳类器官的第 40 天左右。随着毛细胞的成熟,可以检测到典型的毛细胞标志物,如 MYO7A、PCP4、POU4F3、ANXA4、ESPN 和 SOX2 等。与体内的毛细胞一样,内耳类器官中的毛细胞被支持细胞包围,并在其基底外侧区域形成突触连接。此外,也检测到 PRESTIN(外毛细胞上的运动蛋白)的表达。在不表达 PRESTIN 的细胞中发现内毛细胞标志物 VGLUT3 的表达。同时新生毛细胞迅速积累了染料 FM1 – 43,其通过活性转导通道进入毛细胞[70]。

许多毛细胞特异性基因随时间的增加表达量也是逐渐增加的。作为毛细胞分化后发育所必需的基因,$Pou4f3$ 与细胞转导和突触特化有关[80]。$Gfi1$ 也作为内耳毛细胞分化所必需,其损失会导致程序性细胞死亡[81]。$Gfi1$ 有促进毛细胞发育的双重机制,包括抑制神经元相关基因以及激活正常成熟功能所需的毛细胞特异性基因[82]。听觉和前庭毛细胞中的感觉转导需要跨膜通道蛋白 TMC1 和 TMC2[83]。TMC1 被认为是听觉毛细胞中机械换能器通道的主要成分[84]。

内耳类器官中细胞簇的细分也可以根据各类毛细胞的标记基因进行统计,比如内毛细胞选择性表达 CTBP2、OTOFERLIN 以及 VGLUT3。VGLUT3 的主要功能是将这种神经递质转运到囊泡中。在没有 VGLUT3 表达的情况下,谷氨酸的摄取和释放在内毛细胞的传入突触处被破坏[85]。同时,FGF8 也可作为内毛细胞的标记[86]。外毛细胞也有一些标记基因,比如 $Slc26a5$、$Chrna10$、$Chrna9$、$Strc$、$Kcnq4$、Ocm、$Insm1$、$Ikzf2$ 以及 $Pieo2$ 等。$Slc26a5$ 编码外毛细胞的运动马达蛋白 PRESTIN[87],属于包括 10 个成员的多样化转运蛋白家族。与该家族的其他成员不同,作为独有的膜蛋白,PRESTIN 具有快速动力学的电压驱动电机作用,在哺乳动物的柯蒂氏器内提供周期放大声音的作用[88]。CHRNA9 参与耳蜗毛细胞发育,在成人耳蜗的外毛细胞中表达。OCM 是推定的 OHC 可能标志物[78]。有研究表明,PIEZO2 在耳蜗的 OHC 和前庭毛细胞中表达。PIEZO2 位于毛细胞体内的顶端,并且对于在毛细胞发育过程中观察到的反极性电流是必需的[89]。前庭毛细胞的标记基因比如 $Calbindin2$,独特地标记小鼠的 Ⅱ 型前庭毛细胞,但有研究表明耳蜗类器官中未检测到 CALBINDIN2 表达[78];也有发现认为 FGF8 是 Ⅰ 型前庭毛细胞身份的特异性和早期标志物[90]。

（3）细胞形态

扫描电镜是介于透射电镜和光学显微镜之间的一种微观性貌观察手段,可直接利用样品表面材料的物质性能进行微观成像。可以利用扫描电镜对源自干细胞的内耳类器官表面形貌进行表征。扫描电镜显示,实心细胞球由密集排列的细胞组成。过渡球的形状更不规则,表面比实心球更光滑。由于空心球的单细胞层组织脆弱,在扫描电镜样品处理过程中经常出现部分坍塌的现象,因此空心球体的壁是由单层扁平细胞形成的,且空心球体的管腔通常没有细胞[78]。

氦离子显微镜(helium ion microscope,HIM)是一种相对新颖的仪器,具有原子级大小的发射源,可以提供亚纳米级的氦离子束,在样品上扫描成像或刻蚀加工。目前广泛应用于生物成像、纳米光刻、铣削金属和 2D 材料、构筑超导隧穿结、制备纳米孔以及 3D 纳米光刻等方面。HIM 分析显示,内耳类器官的表面由一层致密的纤毛样细胞层组成,类器官的表面形态与怀孕 10 周的人胎儿前庭器官的结构非常相似。

(4)转录组分析

DNA 由外显子和内含子组成,外显子指导蛋白合成,内含子不编码蛋白,但会影响基因活性和蛋白表达。全基因组测序是对包括内含子及外显子在内的整个基因组序列进行测序而得到的完整的基因组信息。公开可用的 scRNA - seq 数据集有助于揭示细胞群的身份、组成和比例,产生特定细胞群的谱系,并提供体内比较以验证体外分化效率。Van der Valk 等[73]详细综述了分化生长的类器官中代表的细胞类型,以及缺失的细胞类型。大多数 scRNA - seq 数据集的分析表明,在耳类器官中产生的毛细胞本质上是前庭毛细胞,但有一些推测性报告表明已经产生了假定的耳蜗细胞。

(5)功能鉴定

FM 染料可以对类器官中再生的毛细胞进行鉴定。FM1 - 43 等小苯乙烯染料通过开放的机械转导通道进入内耳,可在活体组织快速、特异性地标记毛细胞[91]。成熟毛细胞通过位于立体纤毛中的机械转导通道对苯乙烯基吡啶染料 FM1 - 43 表现出快速渗透性[78]。突触囊泡和分泌囊泡非常小,很难实时跟踪囊泡循环。包括 FM1 - 43 在内的FM 染料可用于实时测量活体神经元以及多种细胞中的胞吐作用和内吞作用。FM 染料是突触前功能的极好特异性标志物,用于揭示各种囊泡的性质和分布,可用于分别测量胞吐作用和内吞作用。

全细胞膜片钳可以比较新生成的毛细胞与天然毛细胞的功能相似性。静息膜电位、去极化产生动作电位(action potential,AP)、电压响应、电流响应、向外整流、平均快速分量的典型 I-V 曲线和低分量的 K^+ 电流,以及钙电流等电生理特性的检测指标可以用来评估类器官毛细胞的生理功能。

11.2.3 内耳类器官的应用

内耳类器官可以在体外模拟耳蜗毛细胞的体外组织。随着探索的深入,已经可以从不同来源的干细胞诱导内耳类器官。内耳类器官具有与正常耳蜗上皮细胞相似的形态和功能,广泛应用于靶向药物的筛选与发现、进行疾病模型的构建并进行相应机制的探究、耳细胞的基因编辑与精准治疗,以及毛细胞再生医学与器官修复。

1. 小分子药物筛选

耳毒性、保护性或再生化合物的药物通常在体外进行高通量筛选。来自小鼠耳蜗组织特异性祖细胞的类器官提供了一种研究毒性和再生的新工具。Will J. McLean 等[70]利用类器官,筛选了高效诱导毛细胞再生的小分子化合物的组合。Wnt 通路激活剂

CHIR99021、组蛋白脱乙酰酶抑制剂 VPA 能显著促进内耳类器官的扩增;2-磷酸-L-抗坏血酸(pVc 或 P),一种稳定的维生素 C 形式和转化生长因子 β(TGF-β)受体(ALK5)抑制剂 616452 能够进一步强化内耳干细胞的扩增效应。内耳类器官的培养还需要添加生长因子 EFG、IGH 和 FGF,其中 bFGF 和 CHIR99021 对 Lgr5+细胞培养最为关键。Notch 通路的抑制剂 LY411575 的引入,能够使得扩增形成的器官逐渐向毛细胞的命运进行分化。EGF 受体家族成员 ERBB2 是不同组织中细胞周期进展的已知调节剂。通过化学或者遗传手段激活 ERBB 通路可诱导耳蜗支持细胞的增殖和毛细胞的分化[92]。在内耳类器官中,ErbB3 结合蛋白抑制剂 WS3 和 WS6 与 CHIR99021 联合使用,显著促进 Lgr5 阳性内耳类器官的形成,但不影响毛细胞的分化[93]。G9a 抑制剂 BIX01294 与 CHIR99021 联合使用可抑制内耳类器官的增殖[93],但 BIX01294 联合 LY411575 和 CHIR99021 混合的类器官培养基可以强化毛细胞的分化[93]。在此基础上,为了发现促进毛细胞分化的新信号,Qing Liu 等[94]在 CHIR99021 存在和 LY411575 不存在的情况下,利用来自 $Pou4f3(EGFP/+)$ 小鼠的第二代耳蜗类器官筛选了 1 004 种美国食品和药物管理局批准的小分子,其中分化的毛细胞可以通过 $Pou4f3$ 启动子驱动的 EGFP 的表达进行可靠标记。高通量筛选确定了 91 个促进毛细胞分化的候选分子,其中雷戈非尼在浓度为 2 mM、5 mM 和 10 mM 时,可促进毛细胞分化且重复性较好,其中 5 mM 雷戈拉非尼在毛细胞产生中表现出与 LY411575 存在的阳性对照组相当的分化效力,但高剂量的雷戈非尼(15 mM)似乎对耳蜗类器官表现出耳毒性。此外,与 LY411575 一样,雷戈非尼治疗也促进了诱导的毛细胞中突触前带的形成。因此,建立高通量耳蜗类器官筛查平台,对确定新的用于促进毛细胞分化和发育成熟小分子候选药意义重大。

Will J. McLean 等[95]利用耳蜗类器官模型成功比较了 γ 分泌酶抑制剂(gamma-secretase inhibitor,GSI)在毛细胞再生实验中的有效性。为了实现 GSI 的并排比较,先进行耳蜗祖细胞扩张培养,再通过 Wnt 激活和 Notch 抑制协同作用分化出毛细胞。其中对大鼠的耳蜗类器官进行耳毒性测试,在第 20 天将类器官暴露于 500 μM 西索米星 2 小时,再于第 24 天对类器官进行 MYO7A 和肌动蛋白的免疫染色,以未经处理的类器官作为对照。免疫染色结果表明,被西索米星处理过的耳蜗类器官有明显的细胞凋亡迹象,并且毛细胞亚群中可见碘化丙啶掺入;在第 27 天时,毛细胞存活数量仅为对照组的一半,说明西索米星对耳蜗类器官具有耳毒性。耳蜗类器官对西索米星的敏感性也验证了其分化出了功能性耳蜗毛细胞。此外,值得注意的是,CPD3 作为一种新型 GSI,对耳蜗类器官进行处理后,可以补充耳毒性试验中丢失的毛细胞数量[96]。

需要注意的是,类器官培养模型的在药物筛选方面存在一定局限性。由于已选择培养基成分最大化了干细胞的特征,在体外条件下获得的结果或许无法精确反映单一药物在体内完整器官中获得的变化。此外,由于来自整个耳蜗的支持细胞是在均质条件下进行分离、汇集并培养的,对于发生损伤或再生的细胞,耳蜗类器官无法得到精确的细胞类型和解剖结构信息。

2. 耳聋模型构建与机制研究

内耳类器官为研究由遗传缺陷造成的听力损失提供了体外研究模型。TMPRSS3 是一种 II 型跨膜丝氨酸蛋白酶,是哺乳动物正常听力所必需的,其突变会导致先天性和早发性听力损失。含 TMPRSS3 突变($TMPRSS3^{Y260X}$)的内耳类器官能够经历正常的早期发育,但在培养第 38 天时,$TMPRSS3^{Y260X}$ 内耳类器官中出现毛细胞的退化和凋亡;同时 $Tmprss3$ 敲除的内耳类器官中毛细胞 BK 离子通道也会减少,这与在体内小鼠前庭感觉上皮细胞的凋亡是一致的,说明小鼠胚胎干细胞来源的内耳类器官可以模拟体内基因突变相关的病理特征。$Tmprss3$ 敲除的内耳类器官 scRNA‐seq 的结果表明内耳类器官可以作为 $Tmprss3$ 敲除引起毛细胞变性的分子机制探究工具[97]。含特定基因突变的内耳类器官能够重现在体内观察到的遗传相关表型,表明类器官系统可以作为了解哺乳动物疾病遗传基础的强大工具。

$GJB2$ 编码缝隙连接蛋白 26(connexin26,CX26),其突变会导致严重的人类非综合征性感音神经性听力损失。由于解剖学的限制,人耳蜗细胞不易进行活检。因此,ESCs/iPSCs 是研究内耳病理学分子机制以及生成用于替代疗法的细胞的重要工具。为了建立针对 $GJB2$ 相关听力损失的体外疾病模型,Ichiro Fukunaga 等[98] 将小鼠 iPSCs 诱导分化为 CX26 表达细胞,并且形成典型的耳蜗组织 CX26 间隙连接斑块(CX26‐gap junction plaque,CX26‐GJP)。这些由 iPSCs 诱导的 CX26 表达细胞表现出发育耳蜗典型的自发 Ca^{2+} 瞬变,并且其 Ca^{2+} 活动需要 ATP 和半通道(hemichannels)的参与,与正常发育耳蜗一致。此外,来自 CX26 缺陷小鼠的 iPSCs 的分化细胞也具有形成 GJP 的潜力;当诱导 $Gjb2$ 敲除后,细胞内出现急剧碎裂的小囊泡样的 GJPs,是 GJB2 相关听力损失的主要病理学特征。该体外类器官模型有助于针对 GJB2 相关听力损失的内耳细胞疗法和药物筛选。内耳类器官提供了一种便利的体外疾病模型,并为内耳领域中相关机制的探究提供了实践基础。

iPSCs 衍生的内耳类器官模型也已被用在检测基因矫正效果、研究病理的分子机制等方面。$MYO7A$ 和 $MYO15A$ 突变是已知的人类耳聋基因。Jia‐Rong Chen 等[99]通过获取携带 $MYO7A$ 和 $MYO15A$ 突变患者的成纤维细胞,在体外培养出了异常的立体纤毛,并验证用 CRISPR‐Cas9 技术矫正基因后,衍生的毛细胞恢复立体纤毛样突起结构。Makoto Hosoya 等[100]的研究提取了双等位基因 $SLA36A4$ 位点突变的 Pendred 综合征患者的 iPSCs 建立模型,揭示了 Pendred 蛋白功能障碍使听力损失的分子机制。

3. 耳聋基因编辑与精准治疗

约有 1/2 的遗传性耳聋是由于内耳耳蜗中的毛细胞或支持细胞的基因突变造成的,目前已确定约 140 个等位基因与耳聋相关。目前临床上对于遗传性耳聋的治疗局限于佩戴助听器和人工耳蜗移植,这些设备通过放大声音或者直接电刺激听觉神经来帮助耳聋患者应对听力损失,但不能促进听力敏感度的完全恢复。通过基因递送或编辑治疗修复受损毛细胞或支持细胞是挽救受损听力的可行性方法。关于内耳生物学的研究主要来自体内胚胎和成年动物模型的研究,但对人类遗传程序的精确调控与操纵,以及在原生环境中对人类特异性疾病的探究可以通过体外细胞的培养直白地再现。内耳类器官可以用于测试基于细胞的治疗和基因治疗等新型耳聋疗法。

基因编辑是一种在 DNA 水平上对目的序列进行定点改造从而改变细胞命运及生物体特征的一门新兴技术,能够实现 DNA 碱基对的替换、插入与删除等多类型改造。基因编辑技术作为一种新兴工具已运用于多种遗传疾病的治疗,对遗传性耳聋也是一种潜在治疗策略。基因编辑技术的出现让基因治疗成为可能,传统的基因编辑技术包括锌指核酸酶(zinc finger nuclease,ZFNs)、转录激活因子样效应核酸酶(transcription activator-like effector nucleases,TALENs)及成簇规则间隔短回文重复序列相关蛋白系统(clustered regularly interspaced short palindromic repeats,CRISPR – Cas9)可以实现疾病基因的敲除及目的基因的敲入。其中 CRISPR – Cas9 更加简单高效,在向导 RNA(guide RNA,gRNA)的引导下即可在任意细胞中进行定向靶点的基因编辑。在人类致病基因变异中,58% 是由致病点突变引起的,传统的基因编辑技术通过 DNA 双链断裂进行编辑容易产生碱基的插入与缺失,不适于精准的单碱基编辑。碱基编辑器(base editing,BE)这一新兴工具的出现很好地填补了精准点突变纠正治疗的研究。目前已有多篇文献先后报道了基因编辑技术在耳聋小鼠模型中的治疗研究应用。

相较于转基因小鼠,内耳类器官更易进行遗传操作,是研究基因治疗的新兴模型。类器官中的基因诱导表达主要通过 3 种方式:脂质体递送、慢病毒感染、TetOn 诱导体系等。以在内耳类器官中过表达 *Lin28b* 基因为例,将 1 ug 表达质粒与 4 uL 脂质体 Lipo2000 共同加入含有耳蜗器官的培养基中 600 g 共离心 30 min,递送效率约为 5%;另一种方式是将转染质粒与 Lipo2000 加入类器官培养基中共孵育 24 h,第二天更换新鲜的培养基,基本无效率。慢病毒感染方式是将生产病毒的细胞培养物上清加入耳蜗类器官中,可以实现 20% 的表达效率。同样地,也可以以慢病毒感染形式通过 CRISPR – Cas9 将类器官中的特定基因敲除,实现和小鼠病毒感染相似的编辑效率[93]。TetOn 诱导方式主要是通过四环素在内耳类器官中实现有效基因的有效表达[75]。此外,王秋菊实验室报道 CRISPR – Cas9 基因编辑技术可成功纠正 TMC1 p.M418K 突变的耳聋患者来源的 iPSCs 细胞系。虽然这些细胞还未分化成内耳类器官,但它们显示出了良好的分化潜力,可以用于评估人类细胞对 CRISPR 校正的反应[101]。内耳类器官的出现一定程度上很好地代替了小鼠模型的费时费力研究,更加方便可控,同时其来源于人类干细胞,更符合人类基因组的表达状态。对其进行基因编辑可以很好地模拟人类耳聋疾病的治疗,促进了耳聋疾病基因治疗的研究。

4. 毛细胞再生疗法

(1) 功能性毛细胞再生研究

一些较早围绕耳蜗干细胞或祖细胞再生展开的研究是在体外通过 2D 培养进行的。内耳的发育一般认为来源于外胚层的耳板,在小鼠中发育起始于 E8.5 天时后脑附近的双边增厚的外胚层。E10.5 天时,耳板会开始内陷形成封闭状的听泡。当听泡闭合后,听泡腹侧区域耳蜗前庭神经节开始出现分层,同时听泡背侧中线狭长区域开始向大脑延伸内淋巴管。蜗管也是以逐渐包合的方式形成于听泡腹侧区域并持续增长至 E18 天[102]。在蜗管长到 E13.5~14.5 天时,Corti 器 K 域部分细胞开始表达细胞周期抑制子及并停止增殖,继而感觉原基的毛细胞及支持细胞开始分化。当耳蜗中圈及底圈毛细胞前体细胞发育至有丝分裂终末时即开始表达[103]。小鼠 ESCs[104,105] 和 iPSCs[106] 已经成功被诱导分化为内耳前体细胞样祖细胞。部分 ESCs 或 iPSCs 来源的内耳前体细胞可分化为具有纤毛结构的毛细胞。当这些毛细胞受到机械刺激时,它们也能发出与未成熟毛细胞相似的信号,这表明这些被诱导的毛细胞至少具有一定程度的毛细胞功能。类似的方法也被用于耳的感觉神经元的再生[104,107]。尽管这些研究获得了不同成熟度的分化细胞,但终末分化细胞的分化效率和成熟度依然十分有限。通常在培养过程中,需要添加生长因子或小分子来调节耳蜗干细胞或祖细胞的增殖分化和命运决定。但是最近,基于转录因子过表达的基因直接重新编辑已被证实能够促进听觉神经元的分化[108,109]和感觉毛细胞的体外再生[110]。

随着 3D 类器官培养技术的发展,包括视杯、小肠、脑等多种组织器官的类器官已经被成功开发出来[3,111]。与此同时,耳类器官相关的研究也逐渐得到了重视,而耳类器官根据干细胞来源和再生毛细胞的特征又分为耳蜗类器官和前庭类器官。Karl R. Koehler 等人成功地通过小鼠 ESCs 获得了包含功能性感觉毛细胞的"耳泡样"结构[112]。使用基质胶作为 3D 培养基质,首先用无血清培养基进行外胚层的初始诱导,然后通过 BMP 生长因子刺激诱导向表皮外胚层分化。随后,通过下调 BMP 信号和上调 FGF 信号,诱导细胞团分化为胚胎基板[113,114]。该团队后续研究通过 GSK3β 的抑制剂 CHIR99021 增强 Wnt 信号促进了向耳类器官的分化[115,116]。使用同样的方法,hESCs 和 hiPSCs 来源的耳类器官也被成功地开发和发展出来[117,118]。但是在小鼠 ESCs 来源的耳类器官模型中,毛细胞最早在体外培养 2~3 周时出现,而人类细胞分化为感觉毛细胞的时间则延长到第 10 周(70 天)。通过这些方法培养的耳类器官呈囊泡状结构,分化的毛细胞呈斑块状分布,周围环绕着支持细胞,类似于前庭平衡觉器官。Karl R. Koehler 等[117]通过胚胎干细胞再生的耳类器官毛细胞,其电生理特性、纤毛束的形态和突触连接等特征更接近前庭毛细胞,而不是耳蜗毛细胞。前庭器官的机械感觉毛细胞出现在人类发育的第 10 周,在第 12 周形成纤毛束,而直到第 12~14 周才开始分化耳蜗毛细胞[119,120]。此外,一些研究可能表明目前耳类器官的培养过程缺少向耳蜗命运分化的生长因子。例如,SHH 信号被认为可以诱导耳泡腹侧的同一性[121],但是目前的分化条件不包含 SHH 信号刺激。Michael Perny 等培养的 ESCs 还能产生双极神经元[122],它们能够与新生毛细胞形成突触连接。通过对不同时间点的基因表达进行分析,证实耳类器官的发育经历了耳发育和成神经细胞特化的阶段,最终产生感觉神经元。但是由于 ESCs 或 iPSCs 来源的内耳前体细胞和毛细胞与听觉上皮的细胞具有较大的异质性,极大限制了 ESCs 或 iPSCs

来源内耳细胞在研究上的应用。

Will J. Mclean 等[95]根据肠类器官建立的方法在体外培养 Lgr5 阳性耳蜗支持细胞,成功获得了支持细胞来源的耳蜗类器官,研究表明使用基质胶培养耳蜗 Lgr5 阳性干细胞能够形成囊状类器官,而非球型实体类器官。除了使用 EGF 和 FGF 等生长因子刺激[40]和使用 CHIR99021 增强 Wnt 信号通路[123],组蛋白去乙酰化酶抑制剂 VPA[124]也通过调节染色质重塑来促进干细胞的增殖。尽管起始细胞只包含少量的 Lgr5 阳性细胞,但是这些成长因子会促进 Lgr5 阳性支持细胞的快速增殖。然后,使用 LY411575 来抑制 Notch 信号通路,联合使用 CHIR99021 激活 Wnt 信号,促进 Lgr5 阳性支持细胞向毛细胞分化。这种方法获得的再生毛细胞的顶端具有静纤毛,能够表达内毛细胞的标志蛋白 VGLUT3,或者外毛细胞标志蛋白 PRESTIN。更重要的是,通过该方法,体外毛细胞分化的效率和再生毛细胞的成熟度都明显优于 2D 培养条件下的耳细胞团[125]。

与小鼠不同,人类组织特异性耳蜗祖细胞只能从人类胚胎耳蜗中获取,Marta Roccio 等发现这些耳蜗祖细胞也表达 p27、Sox2、Lgr5 和 p75[120]。在基质胶中进行培养,在生长因子的刺激下,这些有丝分裂静止的祖细胞,能够重新进入有丝分裂周期,能够增殖分化并表现出感觉上皮的组织性和极性。这些类器官在体外培养数周后能够形成感觉毛细胞和支持细胞,再生的毛细胞产生了 ESPIN 和 F - actin 阳性的纤毛束。耳毒性药物——氨基糖苷类抗生素,如庆大霉素能够对再生毛细胞产生毒性,表明人胚胎耳蜗类器官可用于体外耳毒性药物的筛选。胚胎耳蜗类器官的研究依赖于胚胎发育 10～11 周的样本,但是这些组织特异性祖细胞的增殖和分化能力也受到了明显的限制,形态结构等特征与真实的器官仍有很大差距。

以上所述的内耳类器官正在成为再生医学细胞治疗中获取功能细胞类型的来源。鸟类和两栖动物可以自然地再生失去的毛细胞,因为感觉器官内的支持细胞可以转化为毛细胞或分裂产生更多的毛细胞或支持细胞的祖细胞。有限的毛细胞自发再生在哺乳动物的前庭器官中存在,但新生的前庭毛细胞不具有成熟的生理功能。在动物或类器官培养中进行的发育与再生研究,能够为解决这些局限性提供新的见解。在体外通过给予一定生长条件,如培养基、各种生长因子(N2、B27、FGF、EGF 等)和基质胶等形成的 3D 培养环境,先实现干细胞的增殖,进而通过一些小分子,如 Wnt 激活剂和 Notch 抑制剂等调节干细胞的分化,使其分化为毛细胞,最后进一步通过添加一些能够促进毛细胞成熟的因子促进再生毛细胞的成熟,从而形成相对成熟的内耳类器官。类器官操作便捷,能够为筛选调控功能性毛细胞再生的关键转录因子、小分子化合物,甚至是新型生物材料提供平台。近期,Zhong Zhang 等[61]利用 Ti3C2TxMXene 调节基质胶水凝胶的理化特征,使其表现优异的生物相容性;进一步发现 MXene -基质胶复合水凝胶能够调节耳蜗类器官的生长,尤其是促进耳蜗类器官毛细胞电生理功能的成熟,一些特征不亚于体内原位毛细胞。然而,由于成熟内耳的结构复杂且难以接近,通过移植细胞来恢复听觉或前庭功能是非常困难的。目前仅在获取人类内耳上皮细胞方面取得了一些进展。继续深入了解胚胎内耳的精确时空信号模式,对于改善类器官培养至关重要。

(2)内耳器官修复与功能重建

体外扩增的类器官移植到动物中以修复受损器官具有可行性。然而,耳蜗类器官在动物模型体内器官修复还停留在体外研究阶段,没有体内器官修复与功能重建的成功案例。其他类型的类器官已经在动物模型中被报道。Giuliana Rossi 等[126]利用小鼠 ESCs 或小鼠 iPSCs 构建的视上皮类器官移植到视网膜变性的小鼠模型中,成功产生成熟的光感受器,并与宿主细胞建立了突触连接,恢复对光的反应。Hiroshi Shirai 等[127]证明视网膜变性的大鼠和灵长类动物移植的视上皮类器官(衍生自 hESCs)所产生的视网膜组织也能存活、成熟并表现出与宿主组织的一定程度的整合。Shiro Yui 等[128]将小鼠结肠上皮细胞或干细胞源的肠类器官移植到小鼠体内均能不同程度地修复结肠黏膜损伤。同样,Robert P. Fordham 等[129]证明由胎儿肠祖细胞生长而来的移植肠球在体内可与受伤的小鼠结肠结合并分化。此外,类器官也能够提供保护移植物免受不良病理环境影响的生态位。Juthaporn Assawachananont 等[130]的实验表明类器官移植物能够比分离的胚胎视网膜祖细胞更好地融入宿主小鼠视网膜。

再生医学中使用的类器官还可以与体外遗传校正策略结合使用,以实现受遗传疾病影响的组织自体替换。Gerald Schwank 等[131]在一项研究中使用 CRISPR - Cas9 介导的基因编辑来纠正患者来源的 iPSCs 中导致囊性纤维化(cystic fifibrosis,CF)的最常见囊性纤维化跨膜导体受体(cystic fibrosis transmembrane conductor receptor,CFTR)突变,即 508 位苯丙氨酸缺失,然后成功用于生成功能性类器官。虽然只获得了初步的体外结果,但这些结果表明临床移植类器官来源的细胞和组织可能是可行的,也为耳蜗类器官的体内应用提供了参考。

内耳类器官移植的障碍主要来自内耳复杂的组织结构,包括盘绕的耳蜗、位置独立的半规管,以及对其功能至关重要的加速反应性耳石器官。在培养皿中培育出完整的内耳,甚至是用于移植的器官,目前还远不可行。然而,阐明参与形态学获取的基因程序,并在体外模拟这些过程,对于在培养皿中大规模获得感觉上皮至关重要。Mamoru Ishii 等[132]已经证明逆行细胞外信号调节激酶(extracellular regulated protein kinases,ERK)信号通路是耳蜗管伸长和卷绕所必需的,并且可能是激活以获得结构更相似的组织的关键组成部分。Sarah Emily Hocevar 等[60]也表明提供细胞外成分基质对耳类器官的正常形成至关重要。目前对这些内部和外部线索所起作用的理解仍然是初步的。

(薛天,柴人杰,章梅,张莎莎,齐洁玉,李夏琳)

参考文献

[1]　Cepko C, Intrinsically different retinal progenitor cells produce specific types of progeny. Nat Rev Neurosci, 2014, 15(9): 615 - 627.

[2]　Cepko C L, The determination of rod and cone photoreceptor fate. Annu Rev Vis Sci, 2015, 1:

211 – 234.

[3]　Eiraku M, Takata N, Ishibashi H, et al. Self-organizing optic-cup morphogenesis in three-dimensional culture. Nature, 2011, 472(7341): 51 – 56.

[4]　Lamba D A, Karl M O, Ware C B, et al. Efficient generation of retinal progenitor cells from human embryonic stem cells. Proc Natl Acad Sci U S A, 2006, 103(34): 12769 – 12774.

[5]　Osakada F, Ikeda H, Mandai M, et al. Toward the generation of rod and cone photoreceptors from mouse, monkey and human embryonic stem cells. Nat Biotechnol, 2008, 26(2): 215 – 224.

[6]　Meyer J S, Shearer R L, Capowski E E, et al. Modeling early retinal development with human embryonic and induced pluripotent stem cells. Proc Natl Acad Sci U S A, 2009, 106(39): 16698 – 16703.

[7]　Phillips M J, Wallace K A, Dickerson S J, et al. Blood-derived human iPS cells generate optic vesicle-like structures with the capacity to form retinal laminae and develop synapses. Invest Ophthalmol Vis Sci, 2012, 53(4): 2007 – 2019.

[8]　Zhong X, Gutierrez C, Xue T, et al. Generation of three-dimensional retinal tissue with functional photoreceptors from human iPSCs. Nat Commun, 2014, 5: 4047.

[9]　Cowan C S, Renner M, De Gennaro M, et al. Cell types of the human retina and its organoids at single-cell resolution. Cell, 2020, 182(6): 1623 – 1640.

[10]　Onyak J R, Vergara M N, Renna J M. Retinal organoid light responsivity: current status and future opportunities. Transl Res, 2022, 250: 98 – 111.

[11]　Li L, Zhao H, Xie H, et al. Electrophysiological characterization of photoreceptor-like cells in human inducible pluripotent stem cell-derived retinal organoids during in vitro maturation. Stem Cells, 2021, 39(7): 959 – 974.

[12]　Peng Y R, Shekhar K, Yan W, et al. Molecular classification and comparative taxonomics of foveal and peripheral cells in primate retina. Cell, 2019, 176(5): 1222 – 1237.

[13]　Hu Y, Wang X, Hu B, et al. Dissecting the transcriptome landscape of the human fetal neural retina and retinal pigment epithelium by single-cell RNA-seq analysis. PLoS Biol, 2019, 17(7): e3000365.

[14]　Lu Y, Shiau F, Yi W, et al. Single-cell analysis of human retina identifies evolutionarily conserved and species-specific mechanisms controlling development. Dev Cell, 2020.

[15]　Welby E, Lakowski J, Di Foggia V, et al. Isolation and comparative transcriptome analysis of human fetal and iPSC-derived cone photoreceptor cells. Stem Cell Reports, 2017, 9(6): 1898 – 1915.

[16]　Deng W L, Gao M L, Lei X L, et al. Gene correction reverses ciliopathy and photoreceptor loss in iPSC-derived retinal organoids from retinitis pigmentosa patients. Stem Cell Reports, 2018, 10(6): 2005.

[17]　Buskin A, Zhu L, Chichagova V, et al. Disrupted alternative splicing for genes implicated in splicing and ciliogenesis causes PRPF31 retinitis pigmentosa. Nat Commun, 2018, 9(1): 4234.

[18]　Tannenbaum S E, Turetsky T T, Singer O, et al. Derivation of xeno-free and GMP-grade human embryonic stem cells—platforms for future clinical applications. PLoS One, 2012, 7(6): e35325.

[19] Lakowski J, Welby E, Budinger D, et al. Isolation of human photoreceptor precursors via a cell surface marker panel from stem cell-derived retinal organoids and fetal retinae. Stem Cells, 2018, 36(5): 709 - 722.

[20] Collin J, Zerti D, Queen R, et al. CRX expression in pluripotent stem cell-derived photoreceptors marks a transplantable subpopulation of early cones. Stem Cells, 2019, 37(5): 609 - 622.

[21] Zerti D, Hilgen G, Dorgau B, et al. Transplanted pluripotent stem cell-derived photoreceptor precursors elicit conventional and unusual light responses in mice with advanced retinal degeneration. Stem Cells, 2021, 39(7): 882 - 896.

[22] Chao J R, Lamba D A, Klesert T R, et al. Transplantation of human embryonic stem cell-derived retinal cells into the subretinal space of a non-human primate. Transl Vis Sci Technol, 2017, 6(3): 4.

[23] Mandai M, Fujii M, Hashiguchi T, et al. iPSC-derived retina transplants improve vision in rd1 end-stage retinal-degeneration mice. Stem Cell Reports, 2017, 8(1): 69 - 83.

[24] Iraha S, Tu H Y, Yamasaki S, et al. Establishment of immunodeficient retinal degeneration model mice and functional maturation of human Esc-derived retinal sheets after transplantation. Stem Cell Reports, 2018, 10(3): 1059 - 1074.

[25] Thomas B B, Lin B, Martinez-Camarillo J C, et al. Co-grafts of human embryonic stem cell derived retina organoids and retinal pigment epithelium for retinal reconstruction in immunodeficient retinal degenerate royal college of surgeons rats. Front Neurosci, 2021, 15: 752958.

[26] Morrill S, He D Z Z. Apoptosis in inner ear sensory hair cells. J Otol, 2017, 12(4): 151 - 164.

[27] Roberts W M, Howard J, Hudspeth A J. Hair cells: transduction, tuning, and transmission in the inner ear. Annu Rev Cell Biol, 1988, 4: 63 - 92.

[28] Schlosser G, Patthey C, Shimeld S M. The evolutionary history of vertebrate cranial placodes II. Evolution of ectodermal patterning. Dev Biol, 2014, 389(1): 98 - 119.

[29] Patthey C, Gunhaga L. Signaling pathways regulating ectodermal cell fate choices. Exp Cell Res, 2014, 321(1): 11 - 16.

[30] Trainor P A, Tam P P. Cranial paraxial mesoderm and neural crest cells of the mouse embryo: co-distribution in the craniofacial mesenchyme but distinct segregation in branchial arches. Development, 1995, 121(8): 2569 - 2582.

[31] Ding J, Tang Z, Chen J, et al. Induction of differentiation of human embryonic stem cells into functional hair-cell-like cells in the absence of stromal cells. Int J Biochem Cell Biol, 2016, 81(Pt A): 208 - 222.

[32] Chen F, Yang Y, Chen J, et al. Promotion of in vitro hair cell-like cell differentiation from human embryonic stem cells through the regulation of notch signaling. Metabolites, 2021, 11(12).

[33] Koehler K R, Nie J, Longworth-Mills E, et al. Generation of inner ear organoids containing functional hair cells from human pluripotent stem cells. Nat Biotechnol, 2017, 35(6): 583 - 589.

［34］　Menendez L, Trecek T, Gopalakrishnan S, et al. Generation of inner ear hair cells by direct lineage conversion of primary somatic cells. Elife, 2020, 9.

［35］　Takahashi K, Yamanaka S. Induction of pluripotent stem cells from mouse embryonic and adult fibroblast cultures by defined factors. Cell, 2006, 126(4): 663 - 676.

［36］　Koehler K R, Mikosz A M, Molosh A I, et al. Generation of inner ear sensory epithelia from pluripotent stem cells in 3D culture. Nature, 2013, 500(7461): 217 - 221.

［37］　Romano D R, Hashino E, Nelson R F. Deafness-in-a-dish: modeling hereditary deafness with inner ear organoids. Hum Genet, 2022, 141(3 - 4): 347 - 362.

［38］　Nist-Lund C, Kim J, Koehler K R. Advancements in inner ear development, regeneration, and repair through otic organoids. Curr Opin Genet Dev, 2022, 76: 101954.

［39］　Malgrange B, Belachew S, Thiry M, et al. Proliferative generation of mammalian auditory hair cells in culture. Mechanisms of development, 2002, 112(1 - 2): 79 - 88.

［40］　Oshima K, Grimm C M, Corrales C E, et al. Differential distribution of stem cells in the auditory and vestibular organs of the inner ear. Journal of the Association for Research in Otolaryngology, 2007, 8(1): 18 - 31.

［41］　Li H, Liu H, Heller S. Pluripotent stem cells from the adult mouse inner ear. Nature medicine, 2003, 9(10): 1293 - 1299.

［42］　Lang H, Xing Y, Brown L N, et al. Neural stem/progenitor cell properties of glial cells in the adult mouse auditory nerve. Scientific reports, 2015, 5(1): 1 - 21.

［43］　McLean W J, McLean D T, Eatock R A, et al. Distinct capacity for differentiation to inner ear cell types by progenitor cells of the cochlea and vestibular organs. Development, 2016, 143(23): 4381 - 4393.

［44］　Chai R, Kuo B, Wang T, et al. Wnt signaling induces proliferation of sensory precursors in the postnatal mouse cochlea. Proceedings of the National Academy of Sciences, 2012, 109(21): 8167 - 8172.

［45］　Sinkkonen S T, Chai R, Jan T A, et al. Intrinsic regenerative potential of murine cochlear supporting cells. Scientific reports, 2011, 1(1): 1 - 8.

［46］　Barker N, Huch M, Kujala P, et al. Lgr5(+ve) stem cells drive self-renewal in the stomach and build long-lived gastric units in vitro. Cell stem cell, 2010, 6(1): 25 - 36.

［47］　Shi F, Hu L, Edge A S. Generation of hair cells in neonatal mice by β - catenin overexpression in Lgr5 - positive cochlear progenitors. Proceedings of the National Academy of Sciences, 2013, 110(34): 13851 - 13856.

［48］　Chai R, Xia A, Wang T, et al. Dynamic expression of Lgr5, a Wnt target gene, in the developing and mature mouse cochlea. Journal of the Association for Research in Otolaryngology: JARO, 2011, 12(4): 455 - 469.

［49］　Shi F, Kempfle J S, Edge A S B. Wnt-responsive Lgr5 - expressing stem cells are hair cell progenitors in the cochlea. The Journal of Neuroscience: The Official Journal of The Society for Neuroscience, 2012, 32(28): 9639 - 9648.

［50］ Cotanche D A. Regeneration of hair cell stereociliary bundles in the chick cochlea following severe acoustic trauma. Hearing Research, 1987, 30(2 - 3): 181 - 195.

［51］ Cruz R M, Lambert P R, Rubel E W. Light microscopic evidence of hair cell regeneration after gentamicin toxicity in chick cochlea. Archives of Otolaryngology—head & Neck Surgery, 1987, 113(10): 1058 - 1062.

［52］ Bramhall N F, Shi F, Arnold K, et al. Lgr5 - positive supporting cells generate new hair cells in the postnatal cochlea. Stem cell reports, 2014, 2(3): 311 - 322.

［53］ Wang T, Chai R, Kim G S, et al. Lgr5＋ cells regenerate hair cells via proliferation and direct transdifferentiation in damaged neonatal mouse utricle. Nat Commun, 2015, 6: 6613.

［54］ Jan T A, Chai R, Sayyid Z N, et al. Tympanic border cells are Wnt-responsive and can act as progenitors for postnatal mouse cochlear cells. Development, 2013, 140(6): 1196 - 1206.

［55］ Zhang S, Liu D, Dong Y, et al. Frizzled - 9＋ supporting cells are progenitors for the generation of hair cells in the postnatal mouse cochlea. Frontiers in molecular neuroscience, 2019, 12: 184.

［56］ Zhang Y, Chen Y, Ni W, et al. Dynamic expression of Lgr6 in the developing and mature mouse cochlea. Frontiers in Cellular Neuroscience, 2015, 9: 165.

［57］ Zhang Y, Guo L, Lu X, et al. Characterization of Lgr6＋ cells as an enriched population of hair cell progenitors compared to Lgr5＋ cells for hair cell generation in the neonatal mouse cochlea. Frontiers in Molecular Neuroscience, 2018, 11: 147.

［58］ Lancaster M A, Knoblich J A. Organogenesis in a dish: modeling development and disease using organoid technologies. Science, 2014, 345(6194): 1247125.

［59］ Kim W, Gwon Y, Park S, et al. Therapeutic strategies of three-dimensional stem cell spheroids and organoids for tissue repair and regeneration. Bioact Mater, 2023, 19: 50 - 74.

［60］ Hocevar S E, Liu L, Duncan R K. Matrigel is required for efficient differentiation of isolated, stem cell-derived otic vesicles into inner ear organoids. Stem Cell Res, 2021, 53: 102295.

［61］ Zhang Z, Gao S, Hu Y N, et al. Ti(3) C(2) T(x) MXene composite 3D hydrogel potentiates mTOR signaling to promote the generation of functional hair cells in cochlea organoids. Adv Sci (Weinh), 2022, 9(32): e2203557.

［62］ Gjorevski N, Lutolf M P. Synthesis and characterization of well-defined hydrogel matrices and their application to intestinal stem cell and organoid culture. Nat Protoc, 2017, 12(11): 2263 - 2274.

［63］ Yue K, Trujillo-de Santiago G, Alvarez M M, et al. Synthesis, properties, and biomedical applications of gelatin methacryloyl (GelMA) hydrogels. Biomaterials, 2015, 73: 254 - 271.

［64］ Suarez-Martinez E, Suazo-Sanchez I, Celis-Romero M, et al. 3D and organoid culture in research: physiology, hereditary genetic diseases and cancer. Cell Biosci, 2022, 12(1): 39.

［65］ Li H, Roblin G, Liu H, et al. Generation of hair cells by stepwise differentiation of embryonic stem cells. Proc Natl Acad Sci U S A, 2003, 100(23): 13495 - 13500.

［66］ Koehler K R, Hashino E. 3D mouse embryonic stem cell culture for generating inner ear organoids. Nat Protoc, 2014, 9(6): 1229 - 1244.

［67］　Yin X, Farin H F, van Es J H, et al. Niche-independent high-purity cultures of Lgr5＋ intestinal stem cells and their progeny. Nat Methods, 2014, 11(1)：106－112.

［68］　Li H, Liu H, Heller S. Pluripotent stem cells from the adult mouse inner ear. Nat Med, 2003, 9(10)：1293－1299.

［69］　Jeon S J, Fujioka M, Kim S C, et al. Notch signaling alters sensory or neuronal cell fate specification of inner ear stem cells. J Neurosci, 2011, 31(23)：8351－8358.

［70］　McLean W J, Yin X, Lu L, et al. Clonal expansion of Lgr5－positive cells from mammalian cochlea and high-purity generation of sensory hair cells. Cell Rep, 2017, 18(8)：1917－1929.

［71］　Li X J, Doetzlhofer A. LIN28B/let－7 control the ability of neonatal murine auditory supporting cells to generate hair cells through mTOR signaling. Proc Natl Acad Sci U S A, 2020, 117(36)：22225－22236.

［72］　Bok J, Zenczak C, Hwang C H, et al. Auditory ganglion source of Sonic hedgehog regulates timing of cell cycle exit and differentiation of mammalian cochlear hair cells. Proc Natl Acad Sci U S A, 2013, 110(34)：13869－13874.

［73］　van der Valk W H, Steinhart M R, Zhang J, et al. Building inner ears：recent advances and future challenges for in vitro organoid systems. Cell Death Differ, 2021, 28(1)：24－34.

［74］　Roccio M, Edge A S B. Inner ear organoids：new tools to understand neurosensory cell development, degeneration and regeneration. Development, 2019, 146(17)：dev177188.

［75］　Zhang Y, Hao X L, Jia S F, et al. Efficient genetic engineering of murine cochlear organoids. J Tissue Eng Regen Med, 2022, 16(6)：530－537.

［76］　Longworth-Mills E, Koehler K R, Hashino E. Generating inner ear organoids from mouse embryonic stem cells. Methods Mol Biol, 2016, 1341：391－406.

［77］　Diensthuber M, Oshima K, Heller S. Stem/progenitor cells derived from the cochlear sensory epithelium give rise to spheres with distinct morphologies and features. J Assoc Res Otolaryngol, 2009, 10(2)：173－190.

［78］　Jeong M, O'Reilly M, Kirkwood N K, et al. Generating inner ear organoids containing putative cochlear hair cells from human pluripotent stem cells. Cell Death Dis, 2018, 9(9)：922.

［79］　DeJonge R E, Liu X P, Deig C R, et al. Modulation of Wnt signaling enhances inner ear organoid development in 3D culture. PLoS One, 2016, 11(9)：e0162508.

［80］　Xu F, Yan W, Cheng Y. Pou4f3 gene mutation promotes autophagy and apoptosis of cochlear hair cells in cisplatin-induced deafness mice. Arch Biochem Biophys, 2020, 680：108224.

［81］　Wallis D, Hamblen M, Zhou Y, et al. The zinc finger transcription factor Gfi1, implicated in lymphomagenesis, is required for inner ear hair cell differentiation and survival. Development, 2003, 130(1)：221－232.

［82］　Matern M S, Milon B, Lipford E L, et al. GFI1 functions to repress neuronal gene expression in the developing inner ear hair cells. Development, 2020, 147(17).

［83］　Pan B, Géléoc G S, Asai Y, et al. TMC1 and TMC2 are components of the mechanotransduction channel in hair cells of the mammalian inner ear. Neuron, 2013, 79(3)：504－515.

[84] Fettiplace R. Is TMC1 the hair cell mechanotransducer channel? Biophys J, 2016, 111(1): 3 – 9.

[85] Ryu N, Sagong B, Park H J, et al. Screening of the SLC17A8 gene as a causative factor for autosomal dominant non-syndromic hearing loss in Koreans. BMC Med Genet, 2016, 17: 6.

[86] Kubota M, Scheibinger M, Jan T A, et al. Greater epithelial ridge cells are the principal organoid-forming progenitors of the mouse cochlea. Cell Rep, 2021, 34(3): 108646.

[87] Zheng J, Shen W, He D Z, et al. Prestin is the motor protein of cochlear outer hair cells. Nature, 2000, 405(6783): 149 – 155.

[88] Butan C, Song Q, Bai J-P, et al. Single particle cryo-EM structure of the outer hair cell motor protein prestin. Nature Communications, 2022, 13(1): 290.

[89] Wu Z, Grillet N, Zhao B, et al. Mechanosensory hair cells express two molecularly distinct mechanotransduction channels. Nat Neurosci, 2017, 20(1): 24 – 33.

[90] Ratzan E M, Moon A M, Deans M R. Fgf8 genetic labeling reveals the early specification of vestibular hair cell type in mouse utricle. Development, 2020, 147(22).

[91] Meyers J R, MacDonald R B, Duggan A, et al. Lighting up the senses: FM1 – 43 loading of sensory cells through nonselective ion channels. J Neurosci, 2003, 23(10): 4054 – 4065.

[92] Zhang J, Wang Q, Abdul-Aziz D, et al. ERBB2 signaling drives supporting cell proliferation in vitro and apparent supernumerary hair cell formation in vivo in the neonatal mouse cochlea. Eur J Neurosci, 2018, 48(10): 3299 – 3316.

[93] Lenz D R, Gunewardene N, Abdul-Aziz D E, et al. Applications of Lgr5 – positive cochlear progenitors (LCPs) to the study of hair cell differentiation. Front Cell Dev Biol, 2019, 7: 14.

[94] Liu Q, Zhang L, Zhu M S, et al. High-throughput screening on cochlear organoids identifies VEGFR – MEK – TGFB1 signaling promoting hair cell reprogramming. Stem Cell Reports, 2021, 16(9): 2257 – 2273.

[95] McLean W J, Yin X, Lu L, et al. Clonal expansion of Lgr5 – positive cells from mammalian cochlea and high-purity generation of sensory hair cells. Cell reports, 2017, 18(8): 1917 – 1929.

[96] Erni S T, Gill J C, Palaferri C, et al. Hair cell generation in cochlear culture models mediated by novel gamma-secretase inhibitors. Frontiers in Cell and Developmental Biology, 2021, 9.

[97] Tang P C, Alex A L, Nie J, et al. Defective Tmprss3 – associated hair cell degeneration in inner ear organoids. Stem Cell Reports, 2019, 13(1): 147 – 162.

[98] Fukunaga I, Fujimoto A, Hatakeyama K, et al. In vitro models of GJB2 – related hearing loss recapitulate Ca(2+) transients via a gap junction characteristic of developing cochlea. Stem Cell Reports, 2016, 7(6): 1023 – 1036.

[99] Chen J R, Tang Z H, Zheng J, et al. Effects of genetic correction on the differentiation of hair cell-like cells from iPSCs with MYO15A mutation. Cell Death Differ, 2016, 23(8): 1347 – 1357.

[100] Hosoya M, Fujioka M, Sone T, et al. Cochlear cell modeling using disease-specific iPSCs unveils a degenerative phenotype and suggests treatments for congenital progressive hearing loss. Cell Rep, 2017, 18(1): 68 – 81.

[101] Wang H, Luo Y, Li J, et al. Generation of a gene corrected human isogenic iPSC line

(CPGHi001 - A - 1) from a hearing loss patient with the TMC1 p. M418K mutation using CRISPR/Cas9. Stem Cell Res, 2022, 60: 102736.

[102] Lasorella A, Stegmuller J, Guardavaccaro D, et al. Degradation of Id2 by the anaphase-promoting complex couples cell cycle exit and axonal growth. Nature, 2006, 442(7101): 471 – 474.

[103] Izumikawa M, Minoda R, Kawamoto K, et al. Auditory hair cell replacement and hearing improvement by Atoh1 gene therapy in deaf mammals. Nat Med, 2005, 11(3): 271 – 276.

[104] Chen W, Jongkamonwiwat N, Abbas L, et al. Restoration of auditory evoked responses by human ES-cell-derived otic progenitors. Nature, 2012, 490(7419): 278 – 282.

[105] Ealy M, Ellwanger D C, Kosaric N, et al. Single-cell analysis delineates a trajectory toward the human early otic lineage. Proceedings of the National Academy of Sciences, 2016, 113(30): 8508 – 8513.

[106] Oshima K, Shin K, Diensthuber M, et al. Mechanosensitive hair cell-like cells from embryonic and induced pluripotent stem cells. Cell, 2010, 141(4): 704 – 716.

[107] Corrales C E, Pan L, Li H, et al. Engraftment and differentiation of embryonic stem cell-derived neural progenitor cells in the cochlear nerve trunk: Growth of processes into the organ of corti. Journal of Neurobiology, 2006, 66(13): 1489 – 1500.

[108] Noda T, Meas S J, Nogami J, et al. Direct reprogramming of spiral ganglion non-neuronal cells into neurons: toward ameliorating sensorineural hearing loss by gene therapy. Frontiers in Cell and Developmental Biology, 2018, 6: 16.

[109] Rivetti Di Val Cervo P, Romanov R A, Spigolon G, et al. Induction of functional dopamine neurons from human astrocytes in vitro and mouse astrocytes in a Parkinson's disease model. Nature biotechnology, 2017, 35(5): 444 – 452.

[110] Costa A, Sanchez-Guardado L, Juniat S, et al. Generation of sensory hair cells by genetic programming with a combination of transcription factors. Development, 2015, 142(11): 1948 – 1959.

[111] Eiraku M, Watanabe K, Matsuo-Takasaki M, et al. Self-organized formation of polarized cortical tissues from ESCs and its active manipulation by extrinsic signals. Cell stem cell, 2008, 3(5): 519 – 532.

[112] Koehler K R, Mikosz A M, Molosh A I, et al. Generation of inner ear sensory epithelia from pluripotent stem cells in 3D culture. Nature, 2013, 500(7461): 217 – 221.

[113] Litsiou A, Hanson S, Streit A. A balance of FGF, BMP and WNT signalling positions the future placode territory in the head. Development, 2005, 132(18): 4051 – 4062.

[114] Martin K, Groves A K. Competence of cranial ectoderm to respond to Fgf signaling suggests a two-step model of otic placode induction. Development, 2006, 133151: 877 – 887.

[115] DeJonge R E, Liu X-P, Deig C R, et al. Modulation of Wnt signaling enhances inner ear organoid development in 3D culture. PloS one, 2016, 11(9): e0162508.

[116] Liu X-P, Koehler K R, Mikosz A M, et al. Functional development of mechanosensitive hair cells in stem cell-derived organoids parallels native vestibular hair cells. Nature Communications,

2016, 7(1): 1 - 11.

[117] Koehler K R, Nie J, Longworth-Mills E, et al. Generation of inner ear organoids containing functional hair cells from human pluripotent stem cells. Nature biotechnology, 2017, 35(6): 583 - 589.

[118] Munnamalai V, Fekete D M. Building the human inner ear in an organoid. Nature Biotechnology, 2017, 35(6): 518 - 520.

[119] Locher H, Frijns J H, van Iperen L, et al. Neurosensory development and cell fate determination in the human cochlea. Neural Development, 2013, 8(1): 1 - 14.

[120] Roccio M, Perny M, Ealy M, et al. Molecular characterization and prospective isolation of human fetal cochlear hair cell progenitors. Nature Communications, 2018, 9(1): 1 - 14.

[121] Bok J, Dolson D K, Hill P, et al. Opposing gradients of Gli repressor and activators mediate Shh signaling along the dorsoventral axis of the inner ear. 2007.

[122] Perny M, Ting C-C, Kleinlogel S, et al., Generation of otic sensory neurons from mouse embryonic stem cells in 3D culture. Frontiers in Cellular Neuroscience, 2017, 11: 409.

[123] Roccio M, Hahnewald S, Perny M, et al. Cell cycle reactivation of cochlear progenitor cells in neonatal FUCCI mice by a GSK3 small molecule inhibitor. Scientific Reports, 2015, 5(1): 1 - 11.

[124] Stockhausen M, Sjölund J, Manetopoulos C, et al. Effects of the histone deacetylase inhibitor valproic acid on Notch signalling in human neuroblastoma cells. British Journal of Cancer, 2005, 92(4): 751 - 759.

[125] Shi F, Kempfle J S, Edge A S. Wnt-responsive Lgr5-expressing stem cells are hair cell progenitors in the cochlea. Journal of Neuroscience, 2012, 32(28): 9639 - 9648.

[126] Rossi G, Manfrin A, Lutolf M P. Progress and potential in organoid research. Nat Rev Genet, 2018, 19(11): 671 - 687.

[127] Shirai H, Mandai M, Matsushita K, et al. Transplantation of human embryonic stem cell-derived retinal tissue in two primate models of retinal degeneration. Proc Natl Acad Sci U S A, 2016, 113(1): E81 - 90.

[128] Yui S, Nakamura T, Sato T, et al. Functional engraftment of colon epithelium expanded in vitro from a single adult Lgr5(+) stem cell. Nat Med, 2012, 18(4): 618 - 623.

[129] Fordham R P, Yui S, Hannan N R, et al. Transplantation of expanded fetal intestinal progenitors contributes to colon regeneration after injury. Cell Stem Cell, 2013, 13(6): 734 - 744.

[130] Assawachananont J, Mandai M, Okamoto S, et al. Transplantation of embryonic and induced pluripotent stem cell-derived 3D retinal sheets into retinal degenerative mice. Stem Cell Reports, 2014, 2(5): 662 - 674.

[131] Schwank G, Koo B K, Sasselli V, et al. Functional repair of CFTR by CRISPR/Cas9 in intestinal stem cell organoids of cystic fibrosis patients. Cell Stem Cell, 2013, 13(6): 653 - 658.

[132] Ishii M, Tateya T, Matsuda M, et al. Retrograde ERK activation waves drive base-to-apex multicellular flow in murine cochlear duct morphogenesis. Elife, 2021, 10.

第*12*章

皮肤类器官

皮肤是人体最大的器官,它包裹着身体内部各类组织器官,是人体免受有害物质或病原体侵害的重要屏障。此外,皮肤还承担着调节体温、维持水和电解质平衡以及感知疼痛和触觉刺激等重要任务[1]。皮肤系统由 30 多种不同的组织细胞构成。这些不同谱系的组织和细胞相互协调,共同形成了复杂的组织结构,介导了皮肤的各类功能。因此,了解皮肤内各类组织细胞的类型,及其在生长发育、组织再生,以及各类疾病中的相互作用和变化过程,是研究皮肤系统的关键,也是开发各类促进皮肤组织再生技术和治疗皮肤相关疾病的基础。在过去,这方面的研究主要依赖各类小鼠遗传学和疾病模型。然而,小鼠和人类皮肤之间的巨大差异,以及应用动物模型的长周期和高成本,都阻碍着相关研究的发展和临床转化。在过去的 50 年里,人类细胞体外培养模型已经帮助减少了动物的使用量[2],但这些模型缺乏天然皮肤结构和功能的复杂性,不能完全模拟人类皮肤的生理结构和功能。因此,构建具有完整组织结构和功能的体外人类皮肤模型十分重要。近年来,皮肤类器官的研究取得了长足进步。新型皮肤类器官已重建出人类皮肤和附属器的复杂生理结构,可在体外成功模拟天然皮肤的功能,因此可以用于皮肤发育研究、皮肤疾病研究及药物筛选等领域。

12.1 皮肤的结构和功能

皮肤是一个高度复杂的器官,由多种祖细胞发育而来。皮肤组织结构由外至内可分为 3 层,即表皮、真皮和皮下脂肪。皮肤的外边界称为表皮,主要由角质形成细胞构成,处于基底层的表皮干细胞维持表皮的自为更新和再生;真皮位于表皮之下,由成纤维细胞以及胶原蛋白和弹性蛋白组成的细胞外基质(extracellular matrix,ECM)构成,赋予皮肤一定的伸展性和机械强度;皮下脂肪位于真皮层之下,由大量脂肪细胞构成,发挥着填充、绝缘和储能的作用;同时,皮肤组织还包含丰富的神经、血管、淋巴管、肌肉组织以及毛囊、汗腺、皮脂腺等附属器官[3,4](图 12 - 1)。

近 20 年来,体外模型一直是皮肤医学领域的重要研究工具。然而传统的 2D 体外培养系统由于单一的细胞类型、有限的培养时间、简单的皮肤组织结构和生理功能等缺点,

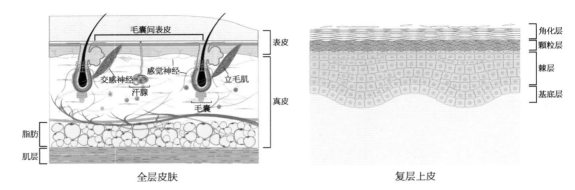

图 12 - 1　全层皮肤和复层上皮的基本结构

导致这类体外皮肤模型的科研和临床应用都受到极大限制[1,5,6]。随着类器官技术的发展,干细胞在体外的分化过程可得到有效控制,干细胞在不同分化阶段的动态自组装可模拟体内皮肤发育过程,由此构建的皮肤类器官具有传统皮肤模型无法比拟的复杂皮肤结构和功能。目前的皮肤类器官培养技术已经可以构建出类似于人类 18 周胎儿的皮肤组织,包含分层的皮肤、着色的毛发、皮脂腺、梅克尔细胞和感觉神经元等[7]。

12.2　皮肤及皮肤附属器类器官的构建

12.2.1　细胞来源

干细胞是所有哺乳动物生命的基础,也是构建类器官的主要细胞来源[8]。构建皮肤类器官的细胞有多种来源,其中最常见的干细胞为多能干细胞[9]。在特定诱导条件下,多能干细胞可以分化为任何细胞或组织类型[10]。皮肤类器官可来源于多能干细胞,通过细胞自组装形成由皮肤祖细胞和类似胎儿毛囊组成的皮肤样结构。此外,成体干细胞、来源于成体干细胞或多能干细胞的角质形成细胞、成纤维细胞,以及脐带血单核细胞,也是构建皮肤类器官的重要细胞来源[9,11,12]。

1. 多能干细胞

多能干细胞是目前构建皮肤类器官最为常见的细胞来源[9]。多能干细胞具有无限自我更新的特性,且能分化为 3 种胚层来源的成熟细胞,如角质形成细胞、成纤维细胞,以及各种前体细胞。因此,多能干细胞被认为是用于实验和临床治疗的重要细胞来源[13]。

多能干细胞包括胚胎干细胞(ESCs)和诱导多能干细胞(iPSCs)[14]。通过激活或抑制已知的细胞信号通路,多能干细胞可以在特定条件下分化为角质形成细胞和成纤维细胞。例如,使用视黄酸和骨形态发生蛋白-4(bone morphogenetic protein 4,BMP - 4)的组合,可以在 4 周内诱导多能干细胞产生大量均质分化的角质形成细胞,且该分化过程中细胞死亡率较低[5,15]。此方法诱导产生的角质形成细胞用于皮肤病的治疗已进入临床试验阶段[16]。虽然有文献报道多能干细胞可以通过诱导产生成纤维细胞,但相比于角质形成细胞的产生,真皮细胞很难特异性地从多能干细胞中产生[12]。目前已有诱导方式是通过诱导多能干细胞转化为近轴中胚层细胞或者神经嵴细胞,然后将其分化为成纤维细胞,但衍生的细胞群中包含其他相关细胞亚型,并且无法产生整个真皮成纤维细胞谱系[5,17]。在构建复杂皮肤类器官的应用中,多能干细胞展现了十分优秀的多能分化能力和自组装能力,已有研究报道了一种由人类多能干细胞构建的复杂皮肤组织的皮肤类器官培养系统[1,7]。通过转化生长因子 β(transforming growth factor β,TGF - β)抑制剂、BMP4、纤维母细胞生长因子 2(fibroblast growth factor,FGF2)以及 BMP 抑制剂等顺序诱导。经过 4～5 个月培养,皮肤类器官可以发展出复层表皮、富含脂肪的真皮和带有皮脂腺的着色毛囊,还可以在器官中观察到神经束样的感觉神经元和施旺细胞。将该皮肤类器官移植到裸鼠体内时,类器官可形成扁平、多毛且几乎完全天然的皮肤[1,7]。

除 ESCs 外,多能干细胞还可利用重编程技术从体细胞来源获取,如山中申弥团队利用病毒载体将 4 个转录因子(Oct4、Sox2、Klf4 和 c - Myc)的组合转入分化的体细胞中,可使其重编程而得到多能干细胞[18]。目前可利用的体细胞包括血细胞、角质形成细胞和成纤维细胞等,其中成纤维细胞的重新编程成功率较低,约为 0.01％～0.5％,需要 3～5周[19];角质形成细胞则具有较高的重新编程成功效率,约为 1％～2％,2～3 周即可传代[20]。

2. 成体干细胞

每种器官都有其各自特异的成体干细胞,它们通常位于特殊微环境构成的细胞"龛"中,这种细胞"龛"对干细胞的特性和功能的维持十分重要。皮肤含有多种成体干细胞,包括表皮干细胞、毛囊干细胞、真皮间充质干细胞和黑素细胞干细胞等[21]。这些不同的干细胞在体内的主要功能是维持正常的组织更新和参与组织修复,在体外培养中,这些成体干细胞同样可以用于皮肤器官的构建。毛囊间表皮(interfollicular epidermis,IFE)主要由角质形成细胞组成,其中表皮干细胞驻留在 IFE 基底层,并通过整合素附着在下面的基底膜上,参与表皮的更新与修复。表皮干细胞在皮肤类器官的培养中应用广泛,有研究甚至通过使用含有高钙、FGF、cAMP 的表皮培养基构建出具有复层结构且能长期培养(＞6 个月)的表皮类器官[22]。此外,将源自成年小鼠爪垫真皮汗腺的上皮细胞嵌入基质胶中可构建汗腺类器官。这种类器官保持了干细胞的特性和功能,具有分化为汗腺细胞和表皮细胞的能力,移植到损伤的皮肤中能促进损伤部位的汗腺再生[23]。

3. 角质形成细胞

角质形成细胞是构成皮肤表皮及其他附属器的主体。有研究表明由表皮干细胞、多能干细胞分化而来的角质形成细胞通过接种到含有成纤维细胞的胶原基质上,可获得具有皮肤表皮层结构和功能的皮肤类器官[11]。

4. 成纤维细胞

成纤维细胞作为构成真皮层的主要细胞,通过分泌各种细胞外基质为皮肤组织提供了支撑作用,并赋予皮肤弹性和伸展性。在皮肤类器官的培养中,成纤维细胞及其细系作为饲养层细胞,通过与基质胶组合为角质形成细胞的接种提供基质,参与皮肤 3D 结构的构建并最终形成皮肤类器官的真皮成分[12,24]。目前最常用的成纤维细胞为 3T3 细胞系[24]。此外,对成纤维细胞的重编程可收获多能干细胞,但目前成功率较低[19]。

5. 脐血干细胞

脐血干细胞包括造血干细胞、脐血间充质干细胞,以及内皮祖细胞等组分[25]。从脐血干细胞中获得的多能干细胞具有较高的多能性、正常核型以及更高的三胚层分化能力,由其衍生的角质形成细胞和成纤维细胞具有与原始细胞更为相似的特征[12,26]。

12.2.2　皮肤类器官

最初的体外皮肤模型系统仅由分化的表皮细胞构成。随后,由角质形成细胞、含有成纤维细胞的胶原或纤维蛋白基质,可构建全层皮肤模型,该模型具有简单的 3D 结构并包含表皮和真皮两种组织。然而这类传统的体外皮肤模型无法模拟皮肤组织及其附属物的结构和功能特征,导致其科研和临床应用受到限制。近年来,研究人员进行了各种尝试来建立干细胞／祖细胞生态位,以及通过定向诱导培养具有真实皮肤结构和功能的皮肤类器官。

早在 2017 年,利用新生小鼠表皮细胞和真皮细胞构建的 3D 培养系统便可在 10 天内生成具有毛囊结构的皮肤类器官,将其移植到小鼠背部后可形成具有毛发的皮肤结构[27]。2018 年,小鼠干细胞来源的皮肤类器官培养系统可同样构建出能在小鼠体内自发产生新生毛囊的皮肤类器官[28]。随后有研究尝试利用新生儿表皮细胞与真皮细胞结合构建人类毛囊类器官[29],但这类系统仅仅构建了毛囊结构,并没有重现毛囊与皮肤其他组织的交互结构和功能。

直到 2020 年,哈佛大学 Karl Koehler 团队[8]报道了一种可以直接从人类多能干细胞中生成复杂皮肤的类器官培养模型(图 12 - 2)。在 4～5 个月培养过程中,人类多能干细胞会通过 3 个阶段的诱导,发育为具有与人类皮肤相似复杂结构的皮肤类器官。在第一阶段,离散的人类多能干细经过 TGF - β 抑制剂、BMP4 及 FGF 处理诱导,部分多能干细胞分化为外胚层细胞,形成外胚层表面和未分化多能干细胞核心构成的多细胞聚集体。随后,第二阶段使用 BMP 抑制剂以及高浓度 FGF 诱导颅神经嵴细胞的形成,并将细胞聚集体置于旋转培养环境中,其在该时期发育为囊性结构;此阶段完成时,皮肤类器官成为由角质形成细胞、间充质、神经和神经胶质祖细胞组成的囊性皮肤类器官,包含自组装形成的表皮层和真皮层以及球状毛囊。在第三阶段,皮肤类器官将产生角化的复层表皮以及带有皮脂腺的毛囊。此外,类器官中可观察到脂肪细胞、神经束样的感觉神经元和施旺细胞。该皮肤类器官的毛囊发育具有与哺乳动物毛囊相似的形态发生过程,最终分化出复层表皮和真皮并产生包含皮脂腺、梅克尔细胞和毛囊干细胞样细胞的毛囊结构。将该皮肤类器官植入裸鼠背部皮肤上的小切口中,表皮与宿主表皮融合,毛发垂直生长,最终形成扁平、多毛且几乎完全天然的皮肤。该研究使得皮肤类器官真正可用于研究基本的皮肤生物学问题,促进了构建与人正常皮肤相似的疾病模型,以致进一步重建或再生皮肤组织。

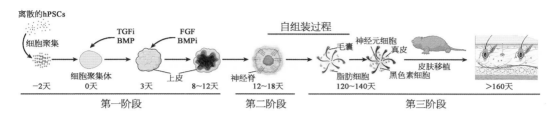

图 12 - 2 复杂皮肤类器官的构建过程

12.2.3 其他皮肤附属器类器官

皮肤附属器除毛囊外,还包括一些具有独特功能的附属器,例如皮脂腺、汗腺等。目前已有研究成功构建出皮脂腺和汗腺等三维皮肤附属器类器官。

皮脂腺是皮肤表皮内由腺泡与导管构成的浆液性腺体。皮脂腺大多位于毛囊及立毛肌之间,导管开口于毛囊,是构成毛囊系统的重要组成部分,对皮肤微环境和皮肤稳态的调节具有重要作用。有研究显示,通过显微解剖成人面部皮肤获得的 SebE6E7 皮脂细胞系经过逆转录病毒转导 $HPV16/E6E7$ 基因可获得干细胞特性[30]。将解离的 SebE6E7 皮脂细胞接种于具有生长因子的基质胶中,可在角质形成细胞培养基的环境中生成皮脂腺类器官。免疫染色显示皮脂腺类器官含有导管和皮脂腺标志物。此外,从小鼠中分离的单个 Blimp1 细胞在体外培养能够同样能够产生皮脂腺类器官。构建皮脂腺类器官有助于研究痤疮致病机理及寻找痤疮治疗方法。

汗腺与其他皮肤成分一样起源于表皮祖细胞,由分泌部和导管部组成,分泌部位于真皮深层和皮下组织中,导管自分泌部延伸至表皮。汗腺具有分泌汗液、排泄废物以及维持和调节体温等重要功能。汗腺再生能力较差,在皮肤经历全层损伤,尤其是严重烧伤后,正常生理条件下汗腺几乎无法再生。汗腺结构再生和功能修复是临床至今无法解决的难题。皮肤类器官培养技术的发展使得体外汗腺的培养成为可能。有研究显示将源自成年小鼠爪垫真皮汗腺的上皮细胞嵌入基质胶中可构建汗腺类器官,将其移植至损伤的皮肤中能促进损伤部位的汗腺再生[23]。因此,汗腺类器官的构建为临床皮肤深度损伤的治疗提供了新的策略。

12.3 皮肤类器官的鉴定

12.3.1 组织学特征鉴定

1. 全层皮肤 3D 模型

三维全层皮肤模型含有真皮层和表皮层,简单地重现了与人类皮肤相似的组织学结构。组织学切片观察显示表皮层厚度约为 130 μm,具有完整清晰的复层化结构:角质层(stratum corneum)、颗粒层(stratum granulosum)、棘层(stratum spinosum)和基底层(sratum basale)。真皮层厚度约为 100 μm,有大量的胞外基质合成,类似于天然皮肤真皮乳突层的结构(图 12 - 3)。

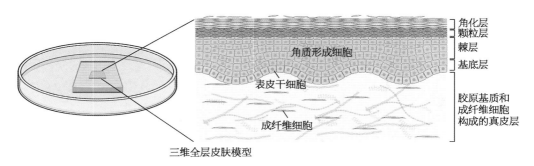

角化层
颗粒层
角质形成细胞 棘层
基底层
表皮干细胞
胶原基质和
成纤维细胞
构成的真皮层
成纤维细胞

三维全层皮肤模型

图 12 - 3　三维全层皮肤的培养方式和组织结构

免疫组化染色可观察到表皮层表达兜甲蛋白(loricrin)、丝聚蛋白(filaggrin)、细胞角蛋白(keratin,KRT)10 和谷氨酰胺转氨酶(transgfutaminase)1;表皮基底层有增殖细胞的相关抗原 Ki67 表达;表皮真皮连接层表达胶原蛋白(collagen)Ⅳ、Ⅶ、Ⅻ,层粘连蛋白(Laminin)Ⅴ,串珠素(Perlecan)等[31]。

2. 复杂皮肤类器官

由人类多能干细胞为细胞来源构建的皮肤类器官模型具有与人类皮肤相似的复杂结构,包括毛囊、皮脂腺、脂肪、神经、血管和淋巴管等成分。本章节将以哈佛大学 Karl Koehler 团队[2,7]提出的皮肤类器官构建体系介绍皮肤器官各个时期的组织学和基因表达特点。

如上文所述,由人类多能干细胞构建的复杂皮肤类器官分 3 个主要阶段获得。第一阶段中,解离的多能干细胞发生迁移并紧密地结合在一起形成小球样细胞聚集体。通过 TGF - β 抑制剂、BMP4 及 FGF 的处理诱导,在第 3 天,小球样细胞聚集体向外萌出,形成外胚层表面和未分化的多能干细胞核心,此时聚集体周围形成一个薄而明亮的透明样上皮。第二阶段,根据细胞系的不同,上皮首先发育为呈波浪形或线性结构,在第 3~第 5 天可见;分化第 6 天,聚集体的囊性结构更为明显,包含深色核心和间充质细胞迁移残留的放射状痕迹;分化第 9 天,聚集体继续变大,间充质细胞在聚集体表面增殖增加;分化的第 12 天左右,聚集体成熟,中间层萌出,间充质细胞通常集中在聚集体的一极,而另一极更具囊性。此阶段颅神经嵴细胞发育完成,皮肤类器官含有颅神经嵴细胞、表皮和真皮前体。第二阶段结束时,皮肤类器官形成由角质形成细胞、间充质细胞、神经和神经胶质祖细胞组成的囊性皮肤类器官,包含自组装形成的表皮、真皮以及球状毛囊。第三阶段,经过一个月左右的培养,皮肤类器官的表皮层向皮肤类器官核心分化形成复层结构,成纤维细胞完全包裹表皮的基底层,构成皮肤类器官的外壳;分化第 55～75 天,毛发基板和毛胚(hair placodes and germs)初步形成;分化第 75～90 天进一步分化为毛钉(hair pegs);至第 110～130 天,皮肤类器官形成了更精细的毛囊结构,其中包含皮脂腺、梅克尔细胞和活化 T 细胞核因子 1(nuclear factor of activated T cells 1, NFATC1)阳性的毛囊干细胞样细胞。毛囊发育启动后,培养的后期阶段会不断有新的毛囊形成,因此,在类器官培养的第 120～140 天,类器官内会出现处于不同发育阶段的毛囊。完全成熟的皮肤类器官包括具有色素沉着的毛囊、皮脂腺、脂肪细胞、黑色素细胞、感觉神经元和施旺细胞等。将该皮肤类器官植入裸鼠背部皮肤上的小切口中,表皮与宿主表皮融合,毛发垂直生长,最终形成扁平、多毛且几乎完全天然的皮肤。

免疫组化染色显示了类器官在各个阶段的基因表达特点(表 12-1)。分化第 3 天,外表皮层表达 E-钙黏附蛋白(E-cadherin,ECAD),神经上皮表达 N-钙黏附蛋白(N-cadherin,NCAD);分化至 12～21 天,囊性上皮表达 ECAD 以及转录因子激活蛋白 2α(activating enhancer-binding protein 2,TFAP2A);间充质细胞表达 TFAP2A、血小板源性生长因子受体 α(PDGFRα)、P75 神经营养素受体以及 SRY 相关的高迁移率组盒蛋白 10(SRY-box transcription factor 10,SOX10),ECAD 则不表达;分化第 35～45 天,表皮形成复层结构,基底层(basal layer)表达 KRT5、KRT17、TFAP2A、CD49f,中间层(intermediate layer)表达 KRT10 及 TFAP2A,周皮层(periderm layer)表达 KRT15 及 KRT17;分化第 55～75 天毛囊形成,毛胚表达 P-钙黏附蛋白(P-cadherin,PCAD)、LIM 同源框 2(LIM homeobox 2 gene,LHX2)及外异蛋白 A 受体(ectodysplasin A receptor,EDAR),毛乳头(Dermal papilla)表达 SOX2;分化第 85～140 天,KRT5 可标记类器官上皮、毛囊外根鞘(outer root sheath)和新形成的毛胚,SOX2 标记上皮中的黑色素细胞或默克尔细胞,碱性螺旋-环-螺旋亮氨酸拉链转录因子(mcrophthalmiaassociated transcription factor,MITF)标记毛囊外根鞘和上皮中的黑色素细胞。

表 12-1　皮肤类器官各时期发育特点

时 间 点	形 态 特 征	免疫组化标志
第 3 天	小球样细胞聚集体向外萌出; 透明样上皮形成; 形成外胚层表面和未分化的多能干细胞核心	外表皮层:ECAD+、NCAD− 神经上皮:NCAD+
第 6～9 天	囊性结构更为明显; 间充质细胞在聚集体表面增殖增加; 包含深色核心和间充质细胞迁移残留的放射状痕迹	外表皮层:ECAD+、NCAD−

（续表）

时 间 点	形 态 特 征	免疫组化标志
第12～21天	皮肤类器官形成由角质形成细胞、间充质细胞、神经和神经胶质祖细胞组成的囊性皮肤类器官,包含自组装形成的表皮、真皮以及球状毛囊	囊性上皮:ECAD+、TFAPZA+ 间充质细胞:TFAP2A+、PDGFRα+、P75+、SOX10+、ECAD−
第35天	表皮层向皮肤类器官核心分化形成复层结构; 成纤维细胞完全包裹表皮的基底层,构成皮肤类器官的外壳	基底层:KRT5+、KRT17+、TFAP2A+、CD49f+ 中间层:KRT10+、TFAP2A+ 周皮层:KRT15+、KRT17+
第55～75天	毛囊开始形成	毛胚:PCAD+、LHX2+、EDAR+ 毛乳头:SOX2+
第85～140天	皮肤类器官完全成熟,具有色素沉着的毛囊、皮脂腺、脂肪细胞、黑色素细胞、感觉神经元和施旺细胞等; 类器官内出现处于不同发育阶段的毛囊	KRT5可标记类器官上皮、毛囊外根鞘和新形成的毛胚; SOX2标记上皮中的黑色素细胞或默克尔细胞; MITF标记毛囊外根鞘和上皮中的黑色素细胞

12.3.2 基因表达特征鉴定

Karl Koehler团队[7]为了深入了解皮肤类器官中出现的细胞谱系,对皮肤类器官不同时期的样本(第6天,329个细胞;第29天,190个细胞)进行了单细胞RNA测序,以确定细胞组成和基因表达特点。对第6天的样本进行聚类分析确定了24种细胞亚型,研究人员将其划分为4个主要细胞群:上皮细胞(约59%)、神经胶质细胞(约8%)、间充质细胞(约8%)和活跃循环细胞(约25%)。最大的一组细胞群由表达上皮细胞黏附分子(epithelial cell adhesion molecule,EPCAM)和TFAP2A的上皮细胞组成,这一群细胞同样表达新生表面外胚层标志物(HAND1)以及表皮祖细胞(WNT6、TP63)的标志物;神经胶质细胞群中的神经外胚层样细胞起源于神经外胚层中间体;间充质细胞群与源自颅神经嵴细胞的间充质基因表达一致,能够生成皮肤的真皮细胞;没有细胞表达内胚层或中胚层谱系细胞的早期标志物,这表明皮肤类器官由颅神经嵴细胞群发育而来。第29天样本的聚类分析显示间充质细胞为类器官中最主要的细胞类型(约70%),其他细胞类型主要包括上皮细胞(约17%)、神经胶质细胞(约7%)和循环细胞(约6%)。上皮细胞组包含3个亚群,即CXCL14+基底细胞、KRT1+中间细胞和KRT4+表皮角质形成细胞,未检测到外胚层祖细胞;神经胶质细胞群包含施旺细胞前体样细胞和黑素细胞;间充质细胞群已发展为真皮成纤维细胞谱系的细胞;未检测到其他谱系细胞的祖细胞。

12.4　皮肤类器官的应用与展望

　　近年来,皮肤基础科学问题的探索、皮肤病的发病机制研究以及临床治疗药物开发都受到研究模型的极大限制。自 2009 年 Hans Clevers 及其同事首次建立了肠道类器官培养系统后,源于结肠,脑、肺、胃、前列腺、胰腺、肝、肾、膀胱、子宫、卵巢等正常组织和肿瘤组织类器官不断出现,皮肤类器官也从最初仅有的表皮体外模型、简单的 3D 全层皮肤模型发展为具有复杂结构的人皮肤类器官。类器官是细胞通过自组装形成的具有复杂三维结构的体外模型,具有与人类器官相似的结构和生物学特征。与细胞系模型和动物模型相比,类器官可以复制患者的表型和遗传特征并再现机体的异质性,可以广泛、迅速地进行高通量药物筛选。从基础发育生物学到临床转化项目,皮肤类器官系统可以成为广泛应用的皮肤系统研究工具,在组织生理学、疾病致病机理和再生医学研究中具有巨大的潜在应用前景。随着类器官的广泛研究与应用,以及制造成本的下降,皮肤类器官的应用会逐渐从基础研究模型向皮肤肿瘤研究、伤后愈合、皮肤疾病治疗及药物筛选领域不断扩展(图 12 - 4)。

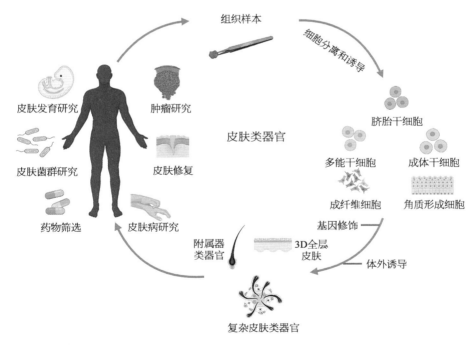

图 12 - 4　皮肤类器官的来源及应用

12.4.1　模拟人体皮肤和毛囊的早期发育

由于伦理、监管和后勤方面的问题,人类胎儿组织不容易用于研究用途,即使获得胎儿标本,也存在组织质量和胎龄差异等诸多问题[32,33]。目前大多数皮肤研究严重依赖小鼠模型。然而动物实验周期长、成本高且小鼠与人类皮肤存在巨大差异,这些问题阻碍了人类皮肤发育机制研究的进一步发展。因此,迫切需要一种能够模拟正常人类胚胎发育的新模型来弥补动物实验的不足。

2020 年,Koehler 团队报道的从人类多能干细胞培养的皮肤类器官具有与人类胚胎时期的皮肤相似的发育过程。在该皮肤类器官培养的第二阶段,外胚层和神经嵴细胞逐渐分化为表皮细胞和真皮前体;第三阶段逐渐形成复层表皮,基底细胞层分化形成棘层、颗粒层和角质层,毛囊也开始形成,此阶段类似人类胎儿的妊娠中期[1]。虽然发育相关的信号通路的作用已经在各种小鼠模型中得到广泛研究,但是很少有研究直接证明这些机制在人类皮肤的发育过程中也发挥相同或相似的作用。这种体外人类皮肤类器官模型的出现为验证已有机制提供了新的平台,也特别适合用于进一步探索人体皮肤和皮肤附属器早期发育的生物学问题。此外,利用皮肤类器官作为研究系统,我们可以获得几乎无限的类似胎儿的皮肤组织来进行实验,用于补充小鼠模型未能解决的基本生物学问题[2]。未来基于皮肤类器官的研究重点,可能是确定各种信号通路如何调控表皮和神经嵴细胞系的早期分化,以及皮肤发育过程中细胞之间的动态交互过程。因此,追踪和分析皮肤类器官早期发育期间的基因表达水平、信号通路的变化以及细胞运动轨迹将为人类皮肤发育提供新的视野。除此以外,皮肤类器官模型也同样适合用于阐明皮肤神经及血管的支配过程和机制、机械力对人类皮肤发育的作用等重要发育学问题[34,35]。

12.4.2 皮肤微生物群分析

近年来,利用皮肤微生物菌群进行皮肤健康护理的前景引起了人们的极大兴趣。研究表明皮肤微生菌群的组成取决于各种生理和环境因素,导致皮肤微生物菌群差异的因素包括年龄、体重、性别以及各种生活习惯[36]。虽然皮肤微生物菌群的相关研究近年来急剧增加,但由于缺乏合适的研究方法,无法阐明清晰的因果关系,对影响皮肤微生物组的因素进行深入分析十分困难,大部分关于生理、环境和生活方式等因素对皮肤菌群影响的研究仍然是相关性或者描述性研究。小鼠模型常被用于分析各类皮肤生物学问题。毫无疑问,小鼠模型有助于解决特定的体内生物学问题。然而,小鼠皮肤在许多方面与人类皮肤不同。除了解剖结构的差异(角质形成细胞层较少,小鼠皮肤更薄,并且含有更多的毛囊),基因表达水平也存在显著差异。此外,不同小鼠的遗传背景以及饲养设施可能对宿主与皮肤菌群的相互作用产生深远影响[37]。因此,小鼠皮肤不是研究人类皮肤—微生物菌群相互作用的适当模型。

皮肤类器官培养技术的发展为研究人体皮肤菌群提供了新的策略[37]。以人类来源的干细胞和体细胞建立的皮肤类器官模型保留了人体原始的基因表达特征,以及外界环境或生活习惯带来的表观遗传学水平上的变化,这使得该模型可以更好地从功能和机制上分析各类因素对皮肤微生物菌群的影响。此外,使用基因工程技术(siRNA 或

CRISPR - Cas9 系统)特异性敲低或过表达感兴趣的基因,为构建特定皮肤类器官模型提供了理想工具,可以用于模拟特定基因的失调如何影响皮肤菌群以及如何致病。皮肤类器官模型的另一个独特优势是该方法允许微生物菌群的自体或异体转移:来自健康个体或患者的皮肤冲洗液(包含了患者的皮肤菌群)可以直接转移到皮肤类器官模型上,无需预先培养微生物菌群。这种方法可以与患者来源的角质形成细胞相结合,不仅可以培养患者的皮肤细胞,还可以培养患者的微生物菌群。我们相信皮肤类器官在皮肤微生物菌群的研究中具有无与伦比的应用前景。

12.4.3　皮肤重建和伤口愈合

复杂的皮肤组织修复,例如烧伤或癌症切除术后的皮肤重建,是外科手术的一个巨大挑战。在面部整形外科、颈部缺损修复、乳房重建、腹壁重建、瘢痕治疗等皮肤修复手术中,任何直径超过 4 cm 的全层皮肤损失,均需要植皮治疗[38]。除了自体皮肤以外,通常需要使用移植物或皮肤组织替代物进行损伤修复、组织再生和皮肤重建。目前常用的皮肤移植物包括非细胞生物材料、同种异体皮肤或异种皮肤等。然而,高昂的制造成本、不完整的皮肤结构(如缺失腺体、毛发等皮肤附件)、缺失的深层真皮、瘢痕和免疫排斥等问题限制了这些产品的临床应用[39]。而再生医学的发展将为皮肤移植提供具有治疗价值和临床适用性的解决方案。近年来,类器官技术在再生医学领域得到了广泛的研究和应用。从人体特定组织中获得源细胞而产生的类器官保留了人体器官或组织原有的生理结构、功能以及抗原特征,并且已有研究可以使皮肤附属器、血管和神经于皮肤类器官中重现,这使得皮肤类器官在器官移植方面展现了十分巨大的应用潜力。

早在 2013 年,通过使用患者多能干细胞衍生的成纤维细胞和角质形成细胞与 I 型胶原基质相结合,研究人员便成功构建了简单的人类皮肤类器官。虽然没有产生皮肤附属物、血管系统、神经网络等复杂结构,但该研究所构建的 3D 全层人造皮肤仍然可用于术后皮肤重建和伤口愈合,并且成功实现了血管系统的再生[5]。后续有研究尝试使用脐血干细胞构建的 3D 全层皮肤也能被有效移植,术后小鼠的损伤皮肤完全愈合[40]。除了皮肤表皮和真皮的修复外,已有数项研究报道皮肤类器官培养技术已经可以构建出类似于人类 18 周胎儿的皮肤组织,包含复层表皮、真皮、着色的毛发、皮脂腺、梅克尔细胞和感觉神经元等。在移植至裸鼠体内后,复杂的皮肤类器官会有效整合至小鼠皮肤,形成扁平、多毛且几乎完全天然的皮肤,皮肤功能完全正常,与表皮、立毛肌和神经纤维等宿主组织正确连接[7,41]。

将皮肤类器官转化为临床治疗最大的障碍是免疫排斥反应。在正常情况下,毛囊在生长周期中保持一定程度的"免疫豁免",但这种豁免权会在创伤或瘢痕环境中被破坏[42]。大多数皮肤类器官参与的皮肤重建、毛发修复和伤口愈合的应用会将细胞暴露于患者的免疫系统。目前,研究人员正在尝试利用基因编辑策略来使多能干细胞不被免疫系统发现,从而创造可以越过免疫排斥的通用供体细胞[43]。然而,这项技术还处于初期阶段,并有潜在的缺点,如有可能产生肿瘤。此外,有研究表明基于自体诱导的多能性干细胞的治疗方法有着良好的早期效果,但其衍生和分化所需的时间可能超过一年,这也极大地限制了皮肤器官的临床应用。未来的研究可以利用皮肤类器官探索创伤愈合的新机制并针对性地改善皮肤再生,如延长皮肤类器官的寿命、构建适合于移植的平面全层皮肤器官等,为烧伤、皮肤恶性肿瘤切除后等局部组织严重缺损的患者提供修复皮肤。

12.4.4 构建皮肤肿瘤研究模型

新型肿瘤靶向药物与肿瘤免疫疗法在基础研究与临床转化的过程中往往会受限于患者的不可操控性、实验动物和人类之间的巨大差异以及动物实验的长周期和高成本,这导致相关的肿瘤药物从基础到临床的转化效率极低。类器官技术的兴起为肿瘤研究提供了新的技术平台,尤其结合基因修饰技术,肿瘤类器官对揭示肿瘤发生发展的机制、快速评估肿瘤药物与免疫疗法的治疗效果方面意义重大。截至目前,大规模的肿瘤类器官库已经建立,类器官技术已经成为肿瘤研究中的重要工具。皮肤类器官几乎含有各种皮肤癌的前体细胞[2],因此皮肤类器官模型有可能在皮肤肿瘤建模应用中有巨大潜力。常见的皮肤类器官肿瘤的诱导方式包括:将类器官暴露于外部压力下(如紫外线辐射或毒性因素)以诱导皮肤类器官形成肿瘤;将 CRISPR – Cas9 系统应用于皮肤类器官以建立特异性突变,如敲低肿瘤抑制因子或过表达皮肤相关癌症诱导因子的靶基因构建肿瘤模型[44]。目前已成功构建的皮肤类器官肿瘤模型包括黑色素瘤、鳞状细胞癌、Merkel 细胞癌等[45-47]。

1. 黑色素瘤类器官

黑色素瘤是一种来源于黑色素细胞的高度恶性皮肤肿瘤,占皮肤癌死亡的 75%,全世界每年约有 132 000 例新增病例,发病率逐年增加。类器官可以模拟各类黑色素瘤独特的分子表达水平和体内特征,帮助研究人类黑色素瘤的发生发展、异质性以及可塑性。黑色素瘤类器官的构建有多种方式,下面将做简要介绍。

黑色素瘤类器官的构建可通过逐级诱导人多能干细胞分化为神经嵴细胞或黑色素母细胞,然后以紫外线辐射或 E – 钙黏蛋白的方式控制黑色素细胞的生长速率和表型。含有成纤维细胞和角质形成细胞的生物材料会为肿瘤的建立提供相应的内环境。在该模型中增加血液、淋巴管和毛细血管可以重建更完整的肿瘤微环境,有利于研究各种药物对肿瘤与周围组织的治疗和靶向作用[48]。黑色素瘤类器官同样可源于人体黑色素瘤细胞,对黑色素瘤患者的新鲜肿瘤组织进行机械切碎和酶消化后,使用 100 μm 和 40 μm 的过滤器产生 40～100 μm 大小的球形细胞团。将细胞团重悬于胶原蛋白溶液中,并将混合物注入 3D 微流体培养装置的中心凝胶区域,在特殊的 DMEM 培养基(10% FBS、4.5 mmol/L 葡萄糖、100 mmol/L 丙酮酸钠和 1∶100 pen/strep)中持续培养,即可构建出含有自身免疫细胞等多细胞类型的黑色素瘤类器官。通过分离患者的淋巴细胞,以

1∶1的比例将其与上述细胞团混合,可构建免疫增强型的人类黑色素瘤类器官[49]。已有研究通过流式细胞术、免疫荧光染色等技术对黑色素瘤类器官进行免疫分型并分析分泌的细胞因子,确认黑色素瘤类器官保留了自身免疫细胞,如肿瘤浸润性 T 淋巴细胞群。此外,基于细针吸取技术的简单微创类器官培养技术也可用于构建黑色素瘤类器官[50]。使用细针吸取采样技术直接分离患者或切除的少量肿瘤组织,无需消化处理步骤直接将样品重接种于基质胶中,并在含有胎牛血清(FBS)和 B27 补充剂的 DMEM/ Hams F12/ MCDB105(2∶1∶1比例)混合培养基中培养,可以得到保留完整细胞群和组织生长模式的黑色素瘤类器官。这种方式构建的黑色素瘤类器官可以通过固体或半固体形式培养和传代,无需胰蛋白酶消化。随着细针吸取活检技术在临床实践中的广泛应用,该方式构建的肿瘤模型可广泛应用于临床和基础研究。

目前利用黑色素瘤类器官进行药物筛选和基础研究已成为较成熟的技术,多项研究报道了黑色素瘤类器官在筛选免疫治疗药物中的作用,如对纳武利尤单抗、帕博利珠单抗、伊匹木单抗、达拉非尼、曲美替尼等药品的评估和筛选。也有研究使用黑色素瘤类器官研究肿瘤免疫机制:研究者将黑色素瘤类器官和患者自体淋巴细胞共培养,证明肿瘤细胞和 T 细胞的相互作用诱导了 FKBP51 的表达[51]。这些实验证明黑色素瘤类器官在药物筛选、药物疗效评价、患者个性化治和机理研究中发挥着重要作用。

2. 鳞状细胞癌类器官

皮肤鳞状细胞癌(squamous cell carcinoma,SCC)是最常见的皮肤恶性肿瘤之一,死亡率较高。皮肤鳞状细胞癌起源于表皮角质形成细胞,其发展由表皮角质形成细胞增殖和分化之间的不平衡驱动。组织病理学特征表现为异常增生的鳞状上皮细胞(角质形成细胞)突破基底膜浸润至真皮层甚至肌层[52]。皮肤类器官在鳞状细胞癌的机制研究也有极好的应用案例[45]。作为上皮组织稳态的关键参与者,跨膜酪氨酸激酶表皮生长因子受体(epidermal growth factor receptor,EGFR,也称为 ErbB1 和 HER1)对鳞状细胞癌的发育至关重要。有研究利用 3D 全层皮肤模型评估了 EGFR 的过度激活和抑制对正常人体皮肤的影响。研究表明,将健康的体外人类皮肤模型持续暴露于高浓度的跨膜酪氨酸激酶表皮生长因子(epidermal growth factor,EGF)中会极大地改变表皮形态,促进角质形成细胞增殖分化。通过免疫组织化学分析发现,长期暴露于 EGF 的体外皮肤模型细胞增殖指数 Ki67 表达增加,早期分化模式紊乱,如仅在基底层有表达的早期分化标记物 KRT10 在 EGF 处理样本的整个表皮均出现表达。而酪氨酸激酶抑制剂厄洛替尼的使用则有效抑制皮肤表皮异常增生,证明了其对皮肤鳞状细胞癌患者可能存在较大的治疗潜力。

3. Merkel 细胞癌类器官

Merkel 细胞是皮肤内参与触觉的特殊机械感受器细胞。Merkel 细胞异常增生形成的 Merkel 细胞癌(Merkel cell carcinoma,MCC)是一种少见但致死率较高的恶性皮肤肿瘤,临床表现为在老年患者晒伤皮肤上的硬化性斑块和结节,以较高的局部复发率、淋巴结转移率为特点[53]。大部分 Merkel 细胞癌病理与 Merkel 细胞多瘤病毒(Merkel cell polyoma virus,MCV)感染相关。有趣的是,MCV 虽然是诱导 Merkel 细胞癌的主要原因,但 MCV 实际上在人群中存在较为普遍,根据血清学试验的结果,约有 60%～80% 的人口感染 MCV[54]。由于 Merkel 细胞癌是一种较为罕见的癌症,可用于研究的临床样本极少,也无相应的动物模型,因此其具体的发病机制仍不清楚。为了创造合适的研究模型,有研究利用 MCV 感染的 MCC 细胞系与皮肤类器官相结合建立了一种新的 Merkel 细胞癌体外研究模型,该模型构建的 Merkel 细胞癌与人类 Merkel 细胞癌病理学非常相似[47]。通过数种不同的整合方式,研究发现,在皮肤类器官中即使无上皮细胞成分和成纤维细胞成分,MCC 样病变也可以在胶原机制中形成,但两者的存在会引起更为严重的 MCC 样病变。研究认为不同细胞类型之间的交互可能会促成 MCC 样病变的形成。

4. 其他皮肤肿瘤类器官

(1)乳腺外佩吉特病类器官

乳腺外佩吉特病(extramammary Paget's disease,EMPD)是一种极为罕见的恶性皮肤腺癌,起源于顶泌腺导管开口的细胞或从表皮分化到顶泌腺的多能基质细胞[55]。由于缺乏与乳外佩吉特病相关的细胞系或有效的研究模型,近年来乳外佩吉特病的治疗几乎没有得到改善。类器官培养技术可以利用分离的乳外佩吉特病组织接种在基质胶中以生成乳腺外佩吉特病类器官[56]。苏木精-伊红染色和免疫组织化学染色显示,患者原始组织的病理特征仍保留在类器官和类器官衍生的异种移植肿瘤组织中。该研究利用乳外佩吉特病类器官探讨了不同生长因子,包括神经调节蛋白、表皮生长因子、胰岛素样生长因子、碱性成纤维细胞生长因子和激活素对乳外佩吉特病类器官生长的影响,明确了 HRG－HER3 通路与乳外佩吉特病组织细胞的增殖有关。此外,使用类器官模型同样可评估化疗药物治疗乳外佩吉特病的疗效,有助于制定新的临床治疗策略。

(2)瘢痕疙瘩类器官

瘢痕疙瘩是皮肤结缔组织过度增殖引起的常见良性皮肤肿瘤,表现为继发于皮肤外伤或自发形成的异常增生的瘢痕组织,其特点包括病变超过原始皮肤损伤范围、持续性生长;外观表现为高出皮肤表面,充血,质地坚韧的结节状、条索状或片状肿块样组织,具有治疗抵抗和治疗后高复发率的肿瘤类疾病特征。瘢痕疙瘩是整形外科、烧创伤外科和皮肤科的常见病和多发病,也是一种临床治疗极其困难的难愈性疾病[57]。由于对瘢痕疙瘩发病机制的了解有限,难以制定瘢痕疙瘩的有效治疗方法。此外,瘢痕疙瘩是人体皮肤所特有的,不能在动物身上自发发展,导致缺乏瘢痕疙瘩的相关动物模型,基础研究难以进行。因此,开发新的动物或非动物模型对于探索瘢痕疙瘩病理机制和制定有针对性的临床治疗策略至关重要。类器官培养技术可利用源于患者瘢痕疙瘩活检组织构建瘢痕疙瘩类器官[58]。体外培养的瘢痕疙瘩类器官保持了患者瘢痕疙瘩的主要特征,且其组织结构、生物活性和组织学特征在培养期内稳定维持。构建和应用瘢痕疙瘩类器官的策略,为研究瘢痕疙瘩纤维化机制和探索合适的临床药物提供了重要途径。

12.4.5 皮肤病模型的构建

作为人体的第一道屏障,皮肤往往暴露于病原体、紫外线以及各类化学药品等外界刺激之中,并因此导致皮肤感染或各种炎症性皮肤疾病。基础研究中缺乏有效可行的皮肤病模型阻碍了皮肤病研究的进展;使用细胞系或实验动物模型往往难以预测不同患者对皮肤病治疗药物的反应,导致了大量不必要的药物或有不良反应的药物在临床的应用。皮肤类器官可有效构建多种皮肤病模型,除了常见的湿疹、痤疮等炎症性皮肤病,皮肤类器官可以由患者来源的细胞构建罕见皮肤疾病体外研究模型(如硬皮症等)。类器官技术的发展可能为皮肤病研究和患者个性化治疗提供新的机遇和希望。

1. 皮肤感染和炎症疾病

皮肤类器官可利用病原体、炎症因子或各种类型的药物刺激建立皮肤感染或炎症疾病模型。因此,皮肤类器官作为药物筛选和机制研究模型在该领域有着广泛的应用。

人类皮肤被丰富的细菌群落定植,许多内源性和外源性因素会影响共生宿主—微生物建立的微妙平衡,进而导致皮肤感染或特应性皮炎等疾病的发生[59]。金黄色葡萄球菌是引发皮肤感染的常见原因,并且与特应性皮炎的发生具有相关性[60]。目前尚不清楚金黄色葡萄球菌是特应性皮炎的直接原因,还是其造成上皮屏障破坏所产生的间接结果。目前大多数关于皮肤与皮肤菌群的研究都依赖动物模型和 2D 细胞培养系统。由于动物模型的物种差异以及细胞培养系统缺乏皮肤细胞组成和组织结构的复杂性,这些模型无法准确描述人类皮肤、金黄色葡萄球菌和皮肤菌群之间的相互作用和共生关系。

为了建立行之有效的研究模型,有研究将金黄色葡萄球菌接种于皮肤类器官中建立了特异性皮炎模型[61]。该模型使用的皮肤类器官为具有毛囊的复杂皮肤类器官,因此其重现的特异性皮炎病理表型与人类皮肤相似。研究表明金黄色葡萄球菌感染破坏了类器官表皮屏障,并诱导表皮和真皮分泌的炎性细胞因子增加。该研究首次证明了特异性皮炎与金黄色葡萄球菌定植存在直接的因果关系。有趣的是,该研究还发现健康人体皮肤上的一种共生皮肤细菌 *C. acnes* 可保护皮肤类器官免受金黄色葡萄球菌介导的皮肤屏障损伤。

痤疮是一种毛囊皮脂腺慢性炎症性疾病,主要与皮脂分泌过多、毛囊皮脂腺导管堵塞、细菌感染和炎症等因素密切相关。皮脂腺类器官是痤疮研究重要工具之一。通过显微解剖成人面部皮肤获得的 SebE6E7 皮脂细胞系经过逆转录病毒转导 HPV16/E6E7 基因可获得干细胞特性。将解离的 SebE6E7 皮脂细胞重悬于生长因子还原基质胶中,在角质形成细胞培养基中培养即可产生皮脂腺类器官。免疫染色显示皮脂腺类器官含有导管和皮脂腺标志物。通过构建 GATA6＋和 shGATA6＋皮脂腺类器官进行的机理研究提出 GATA6 可能是治疗痤疮的潜在靶点[62];还有研究使用皮脂腺类器官来比较维 A 酸和 RepSox(TGF - β 抑制剂)的治疗效果。皮脂腺类器官在痤疮药物疗效评价、病理机制探索、潜在治疗靶点发现等方面发挥着重要作用。

新冠病毒感染患者常出现肢端红斑伴水疱或脓疱、荨麻疹、黄斑丘疹等皮肤症状,并且根据流行病学研究和随访记录发现部分患者会出现严重的脱发。有研究利用皮肤类器官感染新冠病毒的体外模型,发现新冠病毒能够感染皮肤毛囊干细胞和神经系统,从而导致毛发脱落和神经元死亡[63,64]。该研究为新冠病毒感染和脱发后遗症之间的关联提供了证据。此外,还有诸多研究利用皮肤类器官建立了金黄色葡萄球菌、念珠菌、红毛癣菌等体外感染模型,并筛选出针对多种抗真菌耐药病原体的药物[65-67]。

以皮肤原代细胞培养的皮肤类器官可以展示人类皮肤的复层结构和基因表达模式,这为目标分子在复杂皮肤疾病中的作用机制研究提供了可能。如有研究利用白细胞介素-4(interleukin 4,IL-4)等细胞因子刺激全层皮肤 3D 模型,可建立特应性皮炎样皮肤类器官模型[68];通过 siRNA 介导的基因敲除技术对健康个体的成纤维细胞进行改造,并建立皮肤类器官模型,确认了微丝蛋白的缺乏是特应性皮炎的诱因之一[69];IL-19、IL-20、IL-22 和 IL-24 以剂量依赖性方式在皮肤类器官中建立银屑病模型,并确定这些细胞因子会诱导银屑病相关蛋白 S100A7 和角蛋白 KRT16 的表达,引起 Stat3 的持续激活。研究结果证实 IL-20 亚家族细胞因子是皮肤生物学的重要调节因子,在银屑病的免疫病理学中具有潜在的关键作用[70]。

构建感染和炎症相关的皮肤类器官模型有利于更好地了解感染过程,揭示相应的免疫反应机理和药物治疗机制。这些研究展现了皮肤类器官在皮肤病病理机制研究和药物筛选方面的巨大潜力和价值。

2. 局限性硬皮病

硬皮病是一种罕见的发病于皮肤和(或)皮下组织的慢性结缔组织疾病。以皮肤炎症变性、增厚以及硬化萎缩为特征[71]。此外,皮肤损伤处伴随着汗腺萎缩、起疱和真皮表皮坏死。病理表现为血管病变、免疫系统异常和纤维化。此病可以引起多系统损害,其中系统性硬化除皮肤、滑膜、指(趾)动脉出现退行性病变外,消化道、肺、心脏和肾等内脏器官也可受累。该病由于患者少、病情重而导致其治疗方法十分有限。

近期有研究建立了一种人多能干细胞来源的具有双重细胞来源(TFAP2A+、ECAD+、PDGFα+和 SOX10+P75+)的类器官(epithelial and mesenchymal organoids,EM 类器官)用于局限性硬皮病的研究[72]。scRNA-seq 的结果显示该类器官包含上皮、神经内皮、神经元、胶质和神经干/祖等 8 种亚细胞类型,并含有与血管生成、ECM 重塑、神经修复和组织再生相关的多种生长因子。研究者采用 EM 类器官对局限性硬皮病小鼠治疗一个月后发现其皮肤纤维化得到有效改善,皮肤组织厚度几乎恢复到正常水平,萎缩的汗腺和毛囊皮肤附属器也出现再生,表皮干细胞干性和增殖能力增强。此外,局限性硬皮病小鼠皮肤的血管在 EM 类器官移植后出现明显再生。分子水平上的评估显示小鼠胶原束中 IL-1、IL-6、IL-12、TNFα 和 CXCL12 等多种炎症因子水平与未治疗的局限性硬皮病小鼠相比显著下调,趋于正常小鼠的分泌水平,Ⅰ、Ⅱ、Ⅲ、Ⅵ和Ⅻ型胶原蛋白的表达恢复至正常水平。

3. 其他皮肤损害模型

皮肤位于人体的最外层,常常暴露于各种具有毒性的刺激条件中,如红外线、紫外线和电离辐射等。这些刺激可能引起严重的 DNA 损伤,导致基因突变和肿瘤发生。但对这种损伤的评估往往缺少与人类皮肤相似的模型,随着类器官技术的发展,皮肤类器官在该领域的应用优势也逐渐显示。例如,95% 的患者在放射治疗后会产生轻重不一的皮肤病变,预估放射治疗的准确剂量是降低放疗副作用的有效手段。为了研究电离辐射对皮肤 DNA 损伤的影响,研究人员利用人类多能干细胞来源的皮肤角质形成细胞建立了 3D 皮肤类器官模型[73]。该研究利用角质形成细胞的分化状态和 DNA 损伤标记物来评价不同放射剂量产生的电离辐射对皮肤造成的损伤。此外,还有研究利用皮肤类器官结合免疫缺陷小鼠建立的体内异种移植模型来评价电离辐射对皮肤移植的影响[74]。研究显示,单次 50 mGy 辐射剂量足以扰乱表皮再生的过程,表现为表皮细胞具有异型增生和上皮间充质转化的细胞和分子特征,这可能成为未来癌症发展的风险。

各类光线对皮肤的刺激往往会引发不同的响应,例如紫外线辐射对皮肤造成伤害,而可见光和红外线则相对安全,并且对伤口愈合、痤疮、牛皮癣等皮肤疾病有一定程度的治疗效果。已有研究利用由表皮角质形成细胞和真皮成纤维细胞组成的全层皮肤类器官对各类光线刺激的作用进行评价。

皮肤类器官也可以作为评价外部化学刺激对皮肤组织影响的研究模型。社会文身的流行率上升使人们对文身色素的毒性愈发担忧。传统的细胞毒性测定只能阐明文身墨水中可溶性成分的毒性,而对文身墨水的非溶解物毒性和文身过程造成的皮肤损伤无法评估。为了克服这些障碍,3D 全层皮肤模型被用于评价各类文身墨水的毒性[75]。研究显示二氧化钛(一种常见的文身色素)会降低细胞活力并使成纤维细胞 IL-8 的释放增加。这项研究强调了在研究文身色素毒理学时使用 3D 组织模型的重要性。

12.4.6　药物筛选与评价

临床试验前和疾病治疗中需要进行大规模的药物研发和高通量筛选。目前的皮肤疾病研究主要基于动物模型,但动物模型因为其高成本、长周期不利于快速有效地进行药物研发和筛选。而传统的细胞模型缺乏正常皮肤的复杂结构和微环境,不能真实反映药物反应和疾病的治疗过程,无法有效阐明潜在机制。类器官模型则可以最大程度还原体内结构和生理特征,在药物开发早期阶段应用,可以实现高效低成本地筛选大批量的候选药物。相比于其他器官,皮肤最明显的特点之一在于皮肤暴露于各种外界刺激之下,如病原体、紫外线以及各类化学药品等。因此,皮肤类器官在评价抗生素有效性、光毒性和各类化妆品毒性、有效性的应用中具有巨大潜力。

皮肤和软组织感染是住院患者常见的并发症和重要死亡原因,也是临床医生在诊疗过程中遇到的主要挑战。早期诊断、选择合适的抗菌药物、及时的手术干预是成功治愈的关键。建立适当的抗菌药物筛选模型,有效且快速地筛选出患者适用的抗生素尤为重要。然而,2D 细胞培养不能重建人体皮肤的细胞组成和生理结构,导致抗菌药物筛选的结果与体内应用时存在较大差异;而动物模型筛选周期过长。类器官已被证明是研究传染病机制和抗感染药物筛选的良好模型。例如,有研究团队利用皮肤和软组织感染最常见的耐甲氧西林金黄色葡萄球菌 USA300,结合皮肤类器官建立了抗生素药物筛选模型。研究发现 USA300 可以定植于皮肤类器官中,并显著地降低类器官细胞活性。给予有效的抗菌药物后,类器官细胞活力恢复和定植细菌数量减少。该模型的提出为临床前抗菌药物筛选模型的应用奠定了理论基础[67];细菌生物膜是解决细菌感染的难点之一,目前尚无任何针对生物膜的药物进入临床。针对生物膜的药物难以开发和转化的原因之一,是暂时没有标准化的体外生物膜检测模型。传统的最小抑菌浓度测定法不能对具有 3D 结构的细菌生物膜感染模型进行有效评价,而建立生物膜感染的动物模型非常复杂,相关性不确定,通常不能反映人类的真实状态。选择具有 3D 结构的皮肤类器官作为生物膜用药的评价模型将逐渐成为趋势[76]。

某些化合物本身无毒性作用且可被人体皮肤吸收,然而经长波紫外线(UVA,波长为320～400 nm)和中波紫外线(UVB,波长为 290～320 nm)照射激活后可对皮肤细胞及组织产生一定影响,严重时可使皮肤产生红斑、水肿、色素沉着、皮疹、痛痒,甚至皮肤肿瘤。皮肤类器官具有与人体皮肤组织相似的组织结构、细胞因子分泌能力及代谢功能,其毒性预测结果与体内研究关联度较高,使用皮肤类器官开展光毒性评价可有效降低假阳性结果。有研究显示使用皮肤类器官检测 50 种化合物的光毒性(在 3T3 小鼠成纤维细胞摄取光毒性试验中获得阳性结果),结果发现仅有 14％的化合物呈阳性结果[77]。该结果显示皮肤类器官在光毒性的评价中准确性更高。此外,在使用皮肤类器官研究氟喹诺酮类化合物洛美沙星的光遗传毒性试验中,洛美沙星与紫外照射同时刺激时,组织细胞的尾 DNA 比率有显著性升高,提示洛美沙星有光毒性。该结果与人体皮肤试验结果一致,这表明皮肤类器官模型具有较好的代谢功能[78]。

遗传毒性研究(genotoxicity Study)是药物非临床安全性评价的重要内容,与其他研究尤其是致癌性、生殖毒性等研究有着密切的联系,可对药物的致突变性及致癌性提供早期预测,是药物进入临床试验及上市的重要环节。拟用于人体的药物,应根据受试物拟用适应证和作用特点等因素考虑进行遗传毒性试验。皮肤是阻挡化学物质的有效屏障且具有一定代谢活性。伴随替代毒理学的兴起和组织工程技术在毒理学中的大量应用,皮肤类器官已成为体外毒性评价中的常用工具。皮肤类器官使用人源的皮肤组织或干细胞构建,毒理试验结果与人体毒性结果比较更具可比性和针对性,且实验周期短、成本低,极大地减少了实验动物的使用。当前已有商品化的皮肤模型,如 EpiSkin™、EpiDerm™等,已被用于体外微核试验及彗星试验以评估人工合成纳米颗粒、依托泊苷、顺铂及紫杉醇等 17 种药物的遗传毒性[79]。

皮肤类器官在化妆品的安全性评估中也发挥着重要作用。除了与人类皮肤具有相似的特性外,皮肤类器官具有角质层,在化妆品的检测中具有独特优势。与传统的细胞实验相比,皮肤类器官对化妆品受试物的溶解限制少,极端 pH、不可溶解的或未经稀释的测试品均可直接作用于皮肤类器官。目前,皮肤类器官已在化妆品皮肤刺激/腐蚀性评价、眼刺激评价、光毒性评价和遗传毒性评价中有了广泛应用。此外,皮肤类器官的独特优势还在于评价化妆品的具体功效,包括防晒美白、保湿抗衰、抗炎修复等功能。

12.4.7　展望

目前,皮肤组织及其附属物的生物制造尚未真正进入临床应用。实际上,已建立的皮肤类器官分化方法多种多样,总体面临重现性较差、操作困难等问题;类器官培养系统的建立费时、昂贵且复杂;成熟且通用的培养基配方也还需要继续研究。皮肤类器官的研究规模远远少于肿瘤类器官,针对大多数常见炎症、免疫性皮肤病,以及罕见皮肤病相关的类器官模型仍然缺乏。此外,皮肤及其生理功能的恢复也受微环境影响,比如,所有存在于皮肤组织中的细胞都需与血管网络相连,血管网络不仅提供氧气和营养,还为细胞和组织间的交互提供分子信号,因此,脉管系统的重构也至关重要。然而,具有完整脉管系统的皮肤类器官开发更为复杂,目前只有少数研究在体外建立了血管化皮肤结构。因此,皮肤类器官从基础研究到临床应用还有很长的路要走。

即便面临诸多技术挑战,皮肤类器官在疾病建模、皮肤相关肿瘤研究、药物评价及高通量药物筛选等方面仍具有广阔的应用前景。未来的研究应考虑开发新的策略以降低皮肤类器官的制造成本,建立更为简单通用的培养体系;此外,将多种细胞、生物材料等更有效地整合到多层结构中,在体外构建功能性皮肤组织也是重要挑战之一,比如,通过整合微环境组成部分,开发具有生理功能并包含多种谱系(如免疫细胞或病原体)的创新型皮肤类器官模型。皮肤类器官是近年来组织工程技术的巨大突破,我们相信其应用未来可以加速基础实验研究向临床实践的转化过程,推动对皮肤类疾病包括皮肤肿瘤患者的个性化治疗。

（张鹏，张兵）

参考文献

[1] Lee J, van der Valk W H, Serdy S A, et al. Generation and characterization of hair-bearing skin organoids from human pluripotent stem cells. Nat Protoc, 2022, 17: 1266 - 1305.

[2] Lee J K R, Koehler. Skin organoids: A new human model for developmental and translational research. Exp Dermatol, 2021, 30: 613 - 620.

[3] Takeo M, Lee W, Ito M. Wound healing and skin regeneration. Cold Spring Harb Perspect Med, 2015, 5: a023267.

[4] Tchieu J, Zimmer B, Fattahi F, et al. A modular platform for differentiation of human PSCs into all major ectodermal lineages. Cell Stem Cell, 2017, 21: 399 - 410.e397.

[5] Itoh M, Umegaki-Arao N, Guo Z, et al. Generation of 3D skin equivalents fully reconstituted

from human induced pluripotent stem cells (iPSCs). PLoS One, 2013, 8: e77673.

[6] Xia X, Li F, He J, et al. Organoid technology in cancer precision medicine. Cancer Lett, 2019, 457: 20 – 27.

[7] Lee J, Rabbani C C, Gao H, et al. Hair-bearing human skin generated entirely from pluripotent stem cells. Nature, 2020, 582: 399 – 404.

[8] Yin X, Mead B E, Safaee H, et al. Engineering stem cell organoids. Cell Stem Cell, 2016, 18: 25 – 38.

[9] Sun H, Zhang Y X, Li Y M. Generation of skin organoids: Potential opportunities and challenges. Front Cell Dev Biol, 2021, 9: 709824.

[10] Yilmaz A, Braverman-Gross C, Bialer-Tsypin A, et al. Mapping gene circuits essential for germ layer differentiation via loss-of-function screens in haploid human embryonic stem cells. Cell Stem Cell, 2020, 27: 679 – 691.

[11] Aguiar C, Therrien J, Lemire P, et al. Differentiation of equine induced pluripotent stem cells into a keratinocyte lineage. Equine Vet J, 2016, 48: 338 – 345.

[12] Kim Y, Park N, Rim Y A, et al. Establishment of a complex skin structure via layered co-culture of keratinocytes and fibroblasts derived from induced pluripotent stem cells. Stem Cell Res Ther, 2018, 9: 217.

[13] Kimbrel E A, Lanza R. Next-generation stem cells - ushering in a new era of cell-based therapies. Nat Rev Drug Discov, 2020, 19: 463 – 479.

[14] Takahashi K, Yamanaka S. Induction of pluripotent stem cells from mouse embryonic and adult fibroblast cultures by defined factors. Cell, 2006, 126: 663 – 676.

[15] Li L, Wang Y, Torkelson J L, et al. TFAP2C – and p63 – dependent networks sequentially rearrange chromatin landscapes to drive human epidermal lineage commitment. Cell Stem Cell, 2019, 24: 271 – 284.e278.

[16] Mavilio F, Pellegrini G, Ferrari S, et al. Correction of junctional epidermolysis bullosa by transplantation of genetically modified epidermal stem cells. Nat Med, 2006, 12: 1397 – 1402.

[17] Gnedeva K, Vorotelyak E, Cimadamore F, et al. Derivation of hair-inducing cell from human pluripotent stem cells. PLoS One, 2015, 10: e0116892.

[18] Scheiner Z S, Talib S, Feigal E G. The potential for immunogenicity of autologous induced pluripotent stem cell-derived therapies. J Biol Chem, 2014, 289: 4571 – 4577.

[19] Fidan K, Ebrahimi A, Çağlayan Ö H, et al. Transgene-free disease-specific iPSC generation from fibroblasts and peripheral blood mononuclear cells. Methods Mol Biol, 2016, 1353: 215 – 231.

[20] Khazaei M, Ahuja C S, Fehlings M G. Induced pluripotent stem cells for traumatic spinal cord injury. Front Cell Dev Biol, 2016, 4: 152.

[21] Hsu Y C, Li L, Fuchs E. Emerging interactions between skin stem cells and their niches. Nat Med, 2014, 20: 847 – 856.

[22] Boonekamp K E, Kretzschmar K, Wiener D J, et al. Long-term expansion and differentiation of adult murine epidermal stem cells in 3D organoid cultures. Proc Natl Acad Sci U S A, 2019, 116:

14630 - 14638.

[23] Diao J, Liu J, Wang S, et al. Sweat gland organoids contribute to cutaneous wound healing and sweat gland regeneration. Cell Death Dis, 2019, 10: 238.

[24] Hynds R E, Bonfanti P, Janes S M. Regenerating human epithelia with cultured stem cells: feeder cells, organoids and beyond. EMBO Mol Med, 2018, 10: 139 - 150.

[25] Berglund S, Magalhaes I, Gaballa A, et al. Advances in umbilical cord blood cell therapy: the present and the future. Expert Opin Biol Ther, 2017, 17: 691 - 699.

[26] Kim Y, Ju J H. Generation of 3D skin organoid from cord blood-derived induced pluripotent stem cells. J Vis Exp, 2019.

[27] Lei M, Schumacher L J, Lai Y C, et al. Self-organization process in newborn skin organoid formation inspires strategy to restore hair regeneration of adult cells. Proc Natl Acad Sci U S A, 2017, 114: E7101 - e7110.

[28] Lee J, Böscke R, Tang P C, et al. Hair follicle development in mouse pluripotent stem cell-derived skin organoids, 2018, 22: 242 - 254.

[29] Weber E L, Woolley T E, Yeh C Y, et al. Self-organizing hair peg-like structures from dissociated skin progenitor cells: New insights for human hair follicle organoid engineering and Turing patterning in an asymmetric morphogenetic field. Exp Dermatol, 2019, 28: 355 - 366.

[30] Feldman A, Mukha D, Maor, II, et al. Blimp1 (+) cells generate functional mouse sebaceous gland organoids in vitro. Nat Commun, 2019, 10: 2348.

[31] Atwood S X, Plikus M V. Fostering a healthy culture: Biological relevance of in vitro and ex vivo skin models. Exp Dermatol, 2021, 30: 298 - 303.

[32] McCune J M, Weissman I L. The ban on US government funding research using human fetal tissues: How does this fit with the NIH mission to advance medical science for the benefit of the citizenry? Stem Cell Reports, 2019, 13: 777 - 786.

[33] Haniffa M, Taylor D, Linnarsson S, et al. A roadmap for the Human Developmental Cell Atlas. Nature, 2021, 597: 196 - 205.

[34] Andersen J, Revah O, Miura Y, et al. Generation of functional human 3D cortico-motor assembloids. Cell, 2020, 183: 1913 - 1929.e1926.

[35] Biggs L C, Kim C S, Miroshnikova Y A, et al. Mechanical forces in the skin: Roles in tissue architecture, stability, and function. J Invest Dermatol, 2020, 140: 284 - 290.

[36] Dimitriu P A, Iker B, Malik K, et al. New insights into the intrinsic and extrinsic factors that shape the human skin microbiome. mBio, 2019, 10.

[37] Emmert H, Rademacher F, Gläser R, et al. Skin microbiota analysis in human 3D skin models-"Free your mice". Exp Dermatol, 2020, 29: 1133 - 1139.

[38] Herndon D N, Barrow R E, Rutan R L, et al. A comparison of conservative versus early excision. Therapies in severely burned patients. Ann Surg, 1989, 209: 547 - 552; discussion 552 - 543.

[39] MacNeil S. Progress and opportunities for tissue-engineered skin. Nature, 2007, 445: 874 - 880.

[40] Ebner-Peking P, Krisch L, Wolf M, et al. Self-assembly of differentiated progenitor cells facilitates spheroid human skin organoid formation and planar skin regeneration. Theranostics, 2021, 11: 8430 – 8447.

[41] Takagi R, Ishimaru J, Sugawara A, et al. Bioengineering a 3D integumentary organ system from iPS cells using an in vivo transplantation model. Sci Adv, 2016, 2: e1500887.

[42] Rahmani W, Sinha S, Biernaskie J. Immune modulation of hair follicle regeneration. NPJ Regen Med, 2020, 5: 9.

[43] Linkous A, Balamatsias D, Snuderl M, et al. Modeling patient-derived glioblastoma with cerebral organoids. Cell Rep, 2019, 26: 3203 – 3211.

[44] Hendriks D, Clevers H, Artegiani B. CRISPR-Cas tools and their application in genetic engineering of human stem cells and organoids. Cell Stem Cell, 2020, 27: 705 – 731.

[45] Commandeur S, van Drongelen V, de Gruijl F R, et al. Epidermal growth factor receptor activation and inhibition in 3D in vitro models of normal skin and human cutaneous squamous cell carcinoma. Cancer Sci, 2012, 103: 2120 – 2126.

[46] Kim K, Leutou A S, Jeong H, et al. Anti-pigmentary effect of (−)- 4 – hydroxysattabacin from the marine-derived bacterium bacillus sp. Mar Drugs, 2017, 15.

[47] Loke A S W, Longley B J, Lambert P F, et al. A novel in vitro culture model system to study merkel cell polyomavirus-associated MCC using three-dimensional organotypic raft equivalents of human skin. Viruses, 2021, 13.

[48] Votanopoulos K I, Forsythe S, Sivakumar H, et al. Model of patient-specific immune-enhanced organoids for immunotherapy screening: Feasibility study. Ann Surg Oncol, 2020, 27: 1956 – 1967.

[49] Jenkins R W, Aref A R, Lizotte P H, et al. Ex vivo profiling of PD − 1 blockade using organotypic tumor spheroids. Cancer Discov, 2018, 8: 196 – 215.

[50] Rebecca V W, Somasundaram R, Herlyn M J N. Pre-clinical modeling of cutaneous melanoma, 2020, 11: 2858.

[51] Troiani T, Giunta E F, Tufano M, et al. Alternative macrophage polarisation associated with resistance to anti – PD1 blockade is possibly supported by the splicing of FKBP51 immunophilin in melanoma patients. Br J Cancer, 2020, 122: 1782 – 1790.

[52] Chang M S, Azin M, Demehri S. Cutaneous squamous cell carcinoma: The frontier of cancer immunoprevention. Annu Rev Pathol, 2022, 17: 101 – 119.

[53] Becker J C, Stang A, DeCaprio J A, et al. Merkel cell carcinoma. Nat Rev Dis Primers, 2017, 3: 17077.

[54] Coggshall K, Tello T L, North J P, et al. Merkel cell carcinoma: An update and review: Pathogenesis, diagnosis, and staging. J Am Acad Dermatol, 2018, 78: 433 – 442.

[55] Lloyd J, Flanagan A M. Mammary and extramammary Paget's disease. J Clin Pathol, 2000, 53: 742 – 749.

[56] Arita T, Kondo J, Kaneko Y, et al. Novel ex vivo disease model for extramammary Paget's

disease using the cancer tissue-originated spheroid method. J Dermatol Sci, 2020, 99: 185 – 192.

[57] Ehrlich H P, Desmoulière A, Diegelmann R F, et al. Morphological and immunochemical differences between keloid and hypertrophic scar. Am J Pathol, 1994, 145: 105 – 113.

[58] Lee W J, Choi I K, Lee J H, et al. A novel three-dimensional model system for keloid study: organotypic multicellular scar model. Wound Repair Regen, 2013, 21: 155 – 165.

[59] Byrd A L, Belkaid Y, Segre J A. The human skin microbiome. Nat Rev Microbiol, 2018, 16: 143 – 155.

[60] Flowers L, Grice E A. The skin microbiota: Balancing risk and reward. Cell Host Microbe, 2020, 28: 190 – 200.

[61] Jung S Y, You H J, Kim M J, et al. Wnt-activating human skin organoid model of atopic dermatitis induced by Staphylococcus aureus and its protective effects by Cutibacterium acnes. iScience, 2022, 25: 105150.

[62] Oulès B, Philippeos C, Segal J, et al. Contribution of GATA6 to homeostasis of the human upper pilosebaceous unit and acne pathogenesis, 2020, 11: 5067.

[63] Ma J, Liu J, Gao D, et al. Establishment of human pluripotent stem cell-derived skin organoids enabled pathophysiological model of SARS – CoV – 2 infection. Adv Sci (Weinh), 2022, 9: e2104192.

[64] Wang X, Wang S, Guo B, et al. Human primary epidermal organoids enable modeling of dermatophyte infections. Cell Death & Disease, 2021, 12: 35.

[65] Kitisin T, Muangkaew W, Ampawong S, et al. Utilization of an in vitro biofabricated 3D skin as a pathological model of cutaneous candidiasis. New Microbiol, 2020, 43: 171 – 179.

[66] Wang X, Wang S, Guo B, et al. Human primary epidermal organoids enable modeling of dermatophyte infections. Cell Death Dis, 2021, 12: 35.

[67] Xie X, Tong X, Li Z, et al. Use of mouse primary epidermal organoids for USA300 infection modeling and drug screening. Cell Death Dis, 2023, 14: 15.

[68] Sriram G, Bigliardi P L, Bigliardi-Qi M. Full-thickness human skin equivalent models of atopic dermatitis. Methods Mol Biol, 2019, 1879: 367 – 383.

[69] Elias M S, Wright S C, Nicholson W V, et al. Functional and proteomic analysis of a full thickness filaggrin-deficient skin organoid model. Wellcome Open Res, 2019, 4: 134.

[70] Sa S M, Valdez P A, Wu J, et al. The effects of IL – 20 subfamily cytokines on reconstituted human epidermis suggest potential roles in cutaneous innate defense and pathogenic adaptive immunity in psoriasis. J Immunol, 2007, 178: 2229 – 2240.

[71] Bielsa Marsol I. Update on the classification and treatment of localized scleroderma. Actas Dermosifiliogr, 2013, 104: 654 – 666.

[72] Ma J, Li W, Cao R, et al. Application of an iPSC-derived organoid model for localized scleroderma therapy. Adv Sci (Weinh), 2022, 9: e2106075.

[73] Miyake T, Shimada M, Matsumoto Y, et al. DNA damage response after ionizing radiation exposure in skin keratinocytes derived from human-induced pluripotent stem cells. Int J Radiat

Oncol Biol Phys, 2019, 105: 193 – 205.

[74] Cavallero S, Neves Granito R, Stockholm D, et al. Exposure of human skin organoids to low genotoxic stress can promote epithelial-to-mesenchymal transition in regenerating keratinocyte precursor cells. Cells, 2020, 9.

[75] Hering H, Zoschke C, Kühn M, et al. TatS: a novel in vitro tattooed human skin model for improved pigment toxicology research. Arch Toxicol, 2020, 94: 2423 – 2434.

[76] Wu B C, Haney E F, Akhoundsadegh N, et al. Human organoid biofilm model for assessing antibiofilm activity of novel agents. NPJ Biofilms Microbiomes, 2021, 7: 8.

[77] Lynch A M, Guzzie P J, Bauer D, et al. Considerations on photochemical genotoxicity. II: report of the 2009 International Workshop on Genotoxicity Testing Working Group. Mutat Res, 2011, 723: 91 – 100.

[78] Young A R, Fakouhi T D, Harrison G I, et al. The UVR wavelength dependence for lomefloxacin photosensitization of human skin. J Photochem Photobiol B, 1996, 32: 165 – 170.

[79] Barcham R, Orsini N, Andres E, et al. Successful proof of concept of a micronucleus genotoxicity assay on reconstructed epidermis exhibiting intrinsic metabolic activity. Mutat Res Genet Toxicol Environ Mutagen, 2018, 829 – 830: 75 – 86.

第 *13* 章

类胚胎

胚胎早期发育及器官发生是妊娠过程中的关键发育阶段,这一阶段的发育异常可能导致严重的出生缺陷和相关疾病的发生。据估计,30%~60%的妊娠从植入胚胎发育过程中以临床前流产告终,这是辅助生殖技术的主要限制和瓶颈[1-6]。提高我们对人类胚胎发生的基本认识,将为改善人类辅助生殖技术,预防妊娠损失、出生缺陷和致畸,以及开发避免临床前流产的有效疗法提供科学基础[7]。理解人胚胎发育、原肠运动的三胚层谱系发生、器官发生起源及相关发育缺陷机理,揭示致病机制、开发相应防治策略,既是发育和干细胞生物学的基本科学问题,也是人类生殖和人口健康的重大需求。然而,由于伦理和技术上的限制,人类植入周围的胚胎发生和临床前流产的机制仍然处于"黑箱"状态,这使我们无法理解为什么一些早期妊娠会失败。利用多种干细胞混合组装为"人工"胚胎即类胚胎,模拟着床胚胎的发育,可以绕开伦理道德和克服技术瓶颈,促进我们对着床胚胎发育的一些关键科学问题的理解[8,9]。

13.1 早期胚胎的结构和功能

13.1.1 着床前胚胎的结构和功能

胚胎起源于单倍体的精卵结合,雌雄原核的出现标志着受精过程的完成。通过精卵结合,胚胎以受精卵的形式开启了生命的旅程:单个的受精卵通过一系列卵裂,先后形成2细胞胚胎、4细胞胚胎、8细胞胚胎和桑椹胚。从8细胞胚胎到桑椹胚期间,一部分卵裂球排列在外面,而另一部分则排列在中间,这些处于不同位置的卵裂球,有着不同的细胞弹性或收缩力、不同的细胞极性以及处于不同的微环境,最终导致不同的细胞谱系命运:排列在外面的卵裂球最终发育为滋养外胚层(trophectoderm,TE),而排列在中间的卵裂球则分化为内细胞团(inner cell mass,ICM)[10-14]。TE和ICM的出现,标志着囊胚的形成,这是胚胎发育过程中经历的第一次细胞谱系分离。囊胚形成以后,ICM继续往下发育,到晚期囊胚,ICM经历了胚胎发育过程中的第二次谱系分离,进一步产生了两种新的细胞类型:与极性滋养层相邻的ICM细胞产生上胚层(epiblast,EPI),其余的ICM细胞则产生原始内胚层(primitive endoderm,PrE),在非鼠类(non-murine species)中也称

PrE 为下胚层(hypoblast)[15]。传统的观点认为,人的 ICM 直接特化产生 EPI 和 PrE,但最近的一项研究通过单细胞数据分析发现,hPrE 细胞可能来源于 EPI[16],即 ICM 先特化为 EPI,然后远离极性滋养层的一部分 EPI 细胞进一步特化为 PrE 细胞并镶嵌在 EPI 细胞上。随着第二次谱系分离的发生,胚胎开始着床。

13.1.2　着床后胚胎的结构和功能

胚胎着床的过程可分为 3 个阶段:定位、附着和渗透。小鼠胚胎通过壁(mural)滋养层与子宫内膜接触[17],着床之后 EPI 细胞自发形成"花环"结构(rosette)[18]。"花环"结构中间的原羊膜腔逐渐扩大,在胚胎期第 5.5 天(embryonic day 5.5,E5.5),原羊膜腔逐渐扩大并伴随 EPI 的增殖,由 PrE 演化而来的壁内胚层(visceral endoderm,VE)包裹 EPI 向壁滋养层侧延伸。E6.0 期,胚体的原羊膜腔进一步扩大,并与滋养外胚层形成的腔室结构融合,形成卵圆桶结构(egg-cylinder)[19]。此时,原始生殖细胞(primordial germ cells,PGCs)由 EPI 分化而来,并迁移至尾侧[20]。小鼠胚胎于 E6.5 进入原肠运动阶段,在胚体的尾部,EPI 有部分细胞发生上皮间质转化,产生原肠运动的细胞(gastrulating cells)[21,22]。部分远端(distal)VE 从尾侧向前侧迁移,形成前侧壁内胚层(anterior visceral endoderm,AVE),参与头部结构的发育。原肠运动的正常发生为后续三胚层的构建和器官的发育奠定基础。

人胚胎通过靠近 ICM 的极性(polar)滋养层与子宫内膜接触发生着床。随着胚胎着床,人的 EPI 继续往下发育,形成不对称的羊膜腔结构,进而发生胚胎发育过程中的第三次谱系分离:紧挨着滋养层的细胞发育为鳞状的羊膜上皮,最终形成羊膜组织;而另一端的细胞则呈柱状排列,最终发育为胎儿。和人相比,小鼠的羊膜细胞出现在原肠期的原肠细胞。PrE 发育为内脏内胚层(visceral endoderm,VE)、前端内脏内胚层(anterior visceral endoderm,AVE)以及进一步产生卵黄囊[23-29]。AVE 分泌 WNT、BMP 和 Nodal 信号的抑制因子 SFRP1、NOG、CER1 和 LEFTY 等,抑制前端 EPI 细胞的 WNT、BMP 和 Nodal 信号通路,促进 EPI 往前端脑部发育,而后端(posterior)EPI 则在 BMP 和 WNT 信号的作用下产生原条[30-32]。不同于啮齿类,在围着床阶段,人胚胎形成了由上胚层细胞和下胚层细胞构成的双层胚盘结构。随着进一步发育,上胚层产生羊膜腔结构,下胚层产生卵黄囊结构[27-29,33-36]。TE 在胚胎着床后,进一步发育为细胞滋养层(cytotrophoblasts,CTBs),在与子宫内膜的互作过程中,部分 CTBs 分化产生两种功能细胞:合胞体滋养层(syncytiotrophoblasts,STBs)和绒毛外滋养层(extravillous trophoblasts,EVTs)。STBs 主要负责妊娠相关的激素分泌,母胎间营养物质和代谢废物的交换;EVTs 主要负责浸润子宫内膜从而把胎儿锚定于母体子宫内,这部分 EVTs 被称为间质滋养层细胞(interstitial extravillous trophoblasts,iEVTs),另外一部分 EVTs 侵入子宫螺旋动脉并取代母体血管内皮细胞,将子宫螺旋动脉重构为低阻抗、高通量的子宫—胎盘螺旋动脉血管,这部分细胞被称为血管内滋养层细胞(endovascular extravillous trophoblasts,enEVTs)[37-44]。胎盘组织中,除了 STBs 和 EVTs 外,还储存着大量的 CTBs 作为"干细胞池",为 STBs 和 EVTs 的产生提供干细胞来源。在整个妊娠过程中,CTBs、STBs 和 EVTs 这 3 种滋养层细胞在数量上保持动态平衡,并协同实现胎盘组织的正常功能。

双层胚盘结构形成以后,紧接着的发育事件是胚外中胚层(extra-embryonic mesoderm, ExM)出现、原始生殖细胞(primordial germ cells,PGCs)特化和原肠启动,后两个事件发生于胚胎受精后的 14 天[29,35,36]。通过食蟹猴体内胚胎的研究发现,PGCs 起源于新生的羊膜,并从羊膜迁移到 EPI 的下方[45]。位于 EPI 后侧的部分细胞上调 T 的表达,同时伴随上皮间质转换(epithelial-mesenchymal transition,EMT)的发生,进而形成原基[32]。而位于 EPI 前侧的细胞,由于受到前内脏内胚层(anterior visceral endoderm,AVE)分泌的 WNT、BMP 和 Nodal 抑制信号的调节[45],因此继续维持上皮状态,并伴随 SOX2 的上调和多能基因 NANOG 的下调。实现 EPI 前后轴的基因表达模式和细胞形态的对称打破,标志着前后轴的特化。人原肠胚开始于胚胎受精后的第 14 天左右,目前我国遵循人胚胎体外研究的"14 天限制",即要求人胚胎在体外培养、生长或发育的时间不能超过受精后第 14 天。此外,临床上也很难获得原肠胚阶段的胚胎材料。所以,人原肠胚阶段的发育还处于"黑匣子"状态。现有对原肠胚形成的理解主要来自模式动物的研究[46]、少量的解剖和组织学数据[47]以及医学研究[48]。原肠胚形成期间,最重要的两个事件为体轴的形成和三胚层特化[21]。体轴的形成为胚胎的正常发育打下了基础,三胚层形成为以后机体组织器官的发育奠定了基础。整个过程涉及多种信号通路和不同类型细胞的交叉互作,以及不同类型细胞的自我组织和位置重排。原肠期胚胎如何在不同信号通路和不同细胞间的时空互作下自我组织(self-organize),正确完成体轴形成和三胚层特化是解析胚胎发育过程中需要解决的重要科学问题。三胚层分化完成后,胚胎往组织器官进行特化。

13.1.3　早期胚胎体外延长培养体系的建立

2014 年,剑桥大学的胚胎发育学家 Magdalena Zernicka-Goetz 的研究团队首次实现了小鼠着床后胚胎的体外延长培养[26]。在此基础上,科学家们第一次在体外观察到胚胎着床后发育的一些关键事件,并推翻了之前公认的胚胎发育过程中腔形成的细胞凋亡学说[49],从而改写了教科书。王红梅和顾奇团队利用胞外基质开发出仿生子宫,首次成功将小鼠 E3.5 胚胎在体外发育至早期器官发生阶段(E8.5)[50]。Jacob H. Hanna 团队利用工程技术构建了用于植入后小鼠胚胎的子宫外培养的高效平台,其能使胚胎从原肠胚形成之前(E5.5)发育到后肢形成阶段(E11)[51]。该培养平台为一个电子控制的细胞培养箱,能严格控制诸如氧气、压力、温度等参数,以此来模拟小鼠胚胎所必需的生长发育条件。在这个平台,E5.5 或 E6.5 胚胎通过结合静态和旋转瓶培养的方式进行延长培养,而晚期原肠胚(E7.5)则通过三维旋转瓶进行延长培养。

基于小鼠胚胎体外延长培养的工作,2016 年人胚胎体外延长培养取得了重大的突破[27,28]。剑桥大学的 Magdalena Zernicka-Goetz 和洛克菲勒大学的 Ali H. Brivanlou 两个研究团队的工作同时在 *Nature Cell Biology* 和 *Nature* 发表,首次报道了在体外无需任何母体和基质的条件下,将人的囊胚在培养板里培养到第 13 天。延长培养的胚胎展现出一系列着床后胚胎早期发育过程中的关键事件:上胚层极化,羊膜腔和卵黄囊的形成,双层胚盘的产生以及滋养层的分化。这两个研究团队通过囊胚延长培养,第一次在体外重现出人胚胎在体内的一些关键发育事件,为认识和探索人早期胚胎的发育提供了一个比较好的平台。2019 年,北京大学的汤富酬教授团队和乔杰院士团队合作,基于 Magdalena Zernicka-Goetz 和 Ali H. Brivanlou 两个团队 2016 年开发的胚胎延长培养体系,结合高精度单细胞多组学测序技术,首次绘制了人胚胎着床过程中基因表达调控网络和 DNA 甲基化动态变化的图谱,从而解析了人围着床期胚胎发育的分子调控机制[34]。

然而,着床后的胚胎在母体内的发育是在一个 3D 子宫环境下进行的。因此,2D 贴壁培养体系产生的胚胎与真实胚胎的发育情景存在较大差异。更为重要的是,上述 2D 培养系统下培养的人胚胎,在第 13 天后,胚胎中的上胚层细胞几乎完全消失。而上胚层是最终发育为胎儿的一群多能细胞,没有上胚层细胞,胚胎就不可能发育产生胎儿,因此,上胚层细胞可以说是胚胎中最为重要的一类细胞。为了解决 2D 培养系统的缺陷,李天晴和季维智团队开发了一种新的 3D 培养体系,使人的囊胚培养到原条阶段,获得了胚胎的 3D 结构特征,包括羊膜腔、卵黄囊、前后轴、基底膜和双胚盘;这是第一次在体外观察到人胚胎原条结构和胚外中胚层的出现[32]。王红梅团队以及谭韬和季维智研究团队分别将非人灵长类胚胎在体外培养至 20 天,并揭示了食蟹猴胚胎原肠运动特征[35,36]。这是目前国际上首次将灵长类动物胚胎培养至原肠运动阶段,并首次在体外看到灵长类胚胎原肠运动的特征,证明了利用体外培养体系研究人胚胎发育的有效性。

13.2 类胚胎的构建

类胚胎是基于干细胞构建的胚胎模型,能模拟胚胎发育过程的某些特定事件。根据国际干细胞协会最新发布的《干细胞研究与临床转化指南》的分类,类胚胎包括整合(integrated)和非整合(non-integrated)两种类型[52]。整合类胚胎包含胚胎和胚外组织,能够模拟整个胚胎的发育。非整合类胚胎只能模拟胚胎发育过程中的部分结构或组织的发育。类胚胎的显著优势在于:不受个体差异影响、易于获取和操作,以及重复性高。而且由于能对干细胞进行基因操作和对培养条件进行精准调控,因此类胚胎可用于胚胎发育事件的研究、大规模毒理因素的筛查和妊娠相关疾病的研究。

13.2.1 小鼠类胚胎的构建

小鼠多能干细胞(pluripotent stem cells, PSCs)、胚外干细胞和超潜能干细胞(expanded potential stem cells, EPSCs)[53,54]的建立,为类胚胎的构建奠定了基础。小鼠

多能干细胞包括 naive 状态的小鼠胚胎细胞(embryonic stem cells,ESCs)[55]和小鼠诱导多能细胞(induced pluripotent stem cells,iPSCs)[56],以及 primed 状态的小鼠表皮细胞(epiblast stem cells,EPiSCs)[57,58]。小鼠胚外干细胞包括滋养层干细胞(trophoblast stem cells,TSCs)[59]和 XEN 细胞[60]。目前,对小鼠类胚胎的构建研究较多,进展也较快。根据类胚胎的生长方式、细胞组成、形态特征和发育潜能,已建立的小鼠类胚胎主要包括:拟胚体(embryoid bodies)[61]、微图案集落(micropatterned colonies)[62]、原肠体(gastruloids)[63]、躯干样结构(trunk-like structures)[64]、类囊胚(blastoid)、ETS 胚体(ESC- and TSC-derived embryoid,ETS embryoid)和 ETX 胚体('ES ＋ TS ＋ XEN' derived embryoid,ETX embryoid)(图 13 − 1)。

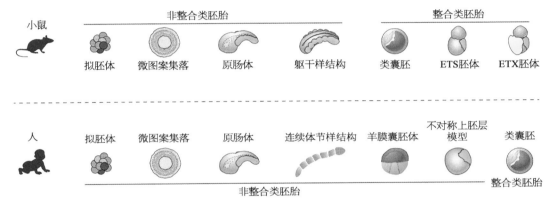

图 13 − 1　小鼠和人的类胚胎研究进展(在 **Jianping Fu** 等[7]的基础上进行修改)

　　拟胚体、微图案集落和原肠体都来自单一细胞类型(小鼠 PSCs),主要模拟胚胎原肠发育和三胚层特化;躯干样结构是通过改善原肠体的培养条件所获得的一种新的原肠体。相对于人而言,小鼠拟胚体和微图案集落的研究相对较少,这两种模型将在"人的类胚胎构建"部分进行详细介绍。2018 年,Alfonso Martinez Arias 团队发现将小鼠 ESCs 悬浮培养形成的聚合物,在体外给予刺激后可以延长和形成原肠胚样结构,在时空上模拟三胚层的发生和基因表达,同时证明了小鼠 ESCs 的自组装能力[63]。该团队利用单细胞 RNA 测序和空间转录组测序技术,进一步揭示了原肠体中体节发生时的基因时空表达谱[65]。但是,Alfonso Martinez Arias 团队报道的原肠体没有模拟原肠阶段的一些形态发生事件,如体节和神经管的形成。因为胞外基质在组织形态发生中具有关键作用[66,67],2020 年,Bernhard G. Herrmann 团队将第 4 天的原肠体转移到 5% Matrigel 中,继续培养 24 h 后获得了躯干样结构,这种新的结构产生了前后轴、神经管、体节等原肠阶段的形态结构[64]。上述原肠体模拟的是原肠胚早期的三胚层细胞形成。最近,小鼠 ESCs 形成的原肠体可以进一步产生心血管祖细胞和血管样结构,心脏祖细胞自发组织成新月形和心管样搏动区[68]。徐鹏飞团队利用多细胞团(作为形态发生信号中心,即充当"组织者")融合的方法,给予小鼠胚胎干细胞团以形态素 BMP 的浓度梯度,诱导具有与小鼠神经胚阶段胚胎高度相似的小鼠类胚胎[69]。该类胚胎发育生成神经管、脊索,体节,自主搏动的类心脏组织并形成血管网络系统;在腹部,类胚胎分化出一个原始的肠管,其前后和背腹图式均被很好地诱导。

上述小鼠的类胚胎均属于非整合胚体,缺乏胚外组织,不能模拟胚胎和胚外组织的相互作用。当前,解决胚外组织缺乏的问题,主要有两种途径。

1. 重构类囊胚

近年来,用小鼠干细胞重构类囊胚取得了巨大突破。2018 年,荷兰马斯特里赫特大学的 Nicolas C. Rivron 团队,首次用小鼠 ESCs 和小鼠 TSCs 在体外构建出类似小鼠 E3.5的囊胚样结构,称为类囊胚[70]。小鼠类囊胚构建过程中,位于内部的胚胎细胞(ICM 样细胞)分泌信号驱动外部的滋养层细胞发育进而诱发类囊胚的形成。对类囊胚与真实囊胚的转录因子进行分析,发现类囊胚与真实囊胚非常相似。而且通过类囊胚,可以成功分离到对应囊胚 3 种细胞谱系的小鼠 ESCs、小鼠 TSCs 和小鼠 XEN 细胞。通过类囊胚,研究人员揭示了来自胚胎细胞分泌的 Nodal 和 BMP 信号对滋养外胚层的生长和发育至关重要。鉴于该类囊胚的原始内胚层(primitive endoderm, PrE)生成效率很低,为此,Nicolas C. Rivron 团队在之前的基础上进行了优化,提高了类囊胚产生 PrE 的能力并使其与真实胚胎更相近[71]。在 Nicolas C. Rivron 团队的基础上,2019 年,美国索尔克生物学研究所的 Juan Carlos Izpisua Belmonte 团队构建了一种新的培养体系,其能够直接通过小鼠 EPSCs(不使用小鼠 TSCs)在体外构建出小鼠类囊胚[72]。随后,Magdalena Zernicka-Goetz 团队将小鼠 EPSCs 与小鼠 TSCs 混合,也成功获得类囊胚,而且和前面两个团队的工作相比,Magdalena Zernicka-Goetz 团队建立的类囊胚的形成效率更高,发育潜能也更好,在体外延长培养过程中,能形成典型的卵圆桶结构[73]。然而,当被移植到假孕鼠子宫时,上述类囊胚虽能着床并诱发蜕膜反应,但不能像真实胚胎一样进一步往下发育产生胎儿和完整的胚外组织。2022 年,Yasuhide Ohinata 等建立了比小鼠 XEN 细胞具有更好发育潜能的 PrECs,该团队联合小鼠 ESCs、小鼠 TSCs 和小鼠 PrECs 重构小鼠类囊胚并移植到假孕鼠子宫。尽管发现新方法建立的类囊胚在体内能够产生更好的卵黄囊样结构,但依然不能产生胎儿和完整的胚外组织[74]。上述结果表明,小鼠类囊胚和真实囊胚相比,其发育潜能仍然存在很大缺陷,具体的机制还有待进一步的探索。

2. 组装 ETS 和 ETX 胚体

2017 年,Magdalena Zernicka-Goetz 团队用小鼠 ESCs 和小鼠 TSCs 进行组装,借助 Matrigel 提供的胞外基质首次在体外实现小鼠胚胎样结构的组装(称为 ETS 胚体)。小鼠 ETS 胚体与真实胚胎的形态、结构和细胞组成非常相似,且能够像真实胚胎一样,在滋养层和上胚层的交汇处自发实现对称打破,产生中胚层并起始 PGCs 的特化[75]。但 ETS 胚体不能发生上皮间质转换(epithelial-mesenchymal transition, EMT)和前后轴特化,因而不能正常起始原肠运动。为了改善 ETS 胚体的发育缺陷,Magdalena Zernicka-

Goetz 团队[76] 和中国农业大学的韩建永团队[77]，先后在 ETS 胚体的基础上加入小鼠 XEN 细胞，从而获得了一种新的胚胎样结构，称作 ETX(小鼠 ES 细胞＋小鼠 TS 细胞＋小鼠 XEN 细胞)胚体。相比 ETS 胚体，ETX 胚体与真实胚胎更类似，且能够发生 EMT、前后轴特化进而启动原肠。当移植到假孕鼠子宫，ETX 胚体能够启动着床并触发蜕膜反应。但遗憾的是，ETX 胚体并不能进一步发育产生胎儿和完整的胚外组织。考虑到小鼠 XEN 细胞只有有限的发育潜能，不能完整模拟原始内胚层的发育[78]，因此，在 ETX 胚体构建过程中，使用发育上处于更早时期的小鼠 PrECs[74] 代替小鼠 XEN 细胞或许能够进一步提高 ETX 胚体的发育潜能。当过表达转录因子 Gata4 或 Gata6 时，小鼠 ESCs 能被诱导分化为小鼠 XEN 细胞[79]。2021 年，Magdalena Zernicka-Goetz 团队在小鼠 ESCs 和小鼠 TSCs 的基础上，用过表达 Gata4 的小鼠 ESCs 代替小鼠 XEN 细胞，构建出一种新的 ETX 胚体，称为诱导 ETX(inducible ETX，iETX)胚体[80]。同 ETX 胚体相比，iETX 胚体展现更好的发育潜能，培养到第 6 天的 iETX 胚体，其结构特征类似 E7.5 小鼠胚胎[80]。研究人员通过改进培养体系，进一步将 iETX 胚体在体外培养到第 8 天，并很好地模拟了 E8.5 前的小鼠胚胎发育。除了绒毛和卵黄囊等胚外组织，iETX 胚体还很好地模拟了原肠运动，神经发育和早期器官发生，包括整个脑区、跳动的心脏、躯干结构(神经管和体节)和尾芽(神经中胚层祖细胞、肠管和原始生殖细胞)的形成[81]。几乎在同一时间，Jacob H. Hanna 团队和 Magdalena Zernicka-Goetz 团队在上述 iETX 胚体的基础上，进一步使用过表达 Cdx2 的小鼠 ES 细胞替代小鼠 TS 细胞(即 3 种小鼠 ESCs 进行组装：野生型小鼠 ESCs＋过表达 Gata4 的小鼠 ESCs＋过表达 Cdx2 的小鼠 ESCs)，这种新建立的 iETX 胚体也能在体外培养到第 8 天，并且比较完整地模拟了 E8.5 前的小鼠胚胎和胚外组织的发育[82,83]。

13.2.2　人的类胚胎构建

hPSCs[84,85] 和 hEPSCs(human expanded potential stem cells)[86,87] 的建立，为类胚胎的构建奠定了基础。hPSCs 包括 hESCs(human embryonic stem cells)[84] 和 hiPSCs (human induced pluripotent stem cells)[85]，主要包括始发态、活化态和原始态 3 种状态(活化态还有待进一步验证)[88]。与小鼠相比，用人干细胞构建类胚胎的相关研究处于滞后状态。当前，已建立的人的类胚胎主要包括：拟胚体[89]、微图案集落[90]、原肠体[91]、连续体节样结构(sequential somite-like structures，也被称作 Axioloids[92] 或 Segmentoids[93])、羊膜囊胚体(amniotic sac embryoid)[94-96]、不对称上胚层模型(asymmetric epiblast model)[97,98] 和类囊胚[99-105](图 13-1)。这些类胚胎中，拟胚体、微图案集落、原肠体、连续体节样结构、羊膜囊胚体和不对称上胚层模型均来源于始发态 hPSCs，且这些模型都属于非整合胚体。相反，类囊胚来源于原始态 hPSCs、hEPSCs、重编程的体细胞或始发态到原始态的中间过渡态细胞。

1998 年，Thomson 实验室建立了始发态 hESCs 的体外培养体系。不久后(2000

年），Itskovitz-Eldor 等用拟胚体的方法证实了始发态 hESCs 的三胚层分化潜能。过去 20 年左右的时间，拟胚体已被广泛用于研究人胚胎早期发育和三胚层特化。然而，该模型通常呈现一团无序的细胞结构，三胚层分化错乱而不均质，缺乏胚胎发育的时空特异性[106-108]，因此，拟胚体的方法已被逐渐淘汰。微图案（micropattern）是采用物理或化学的方法创造特定的图案和纹理表面，2014 年，Warmflash 等将微图案与始发态 hPSCs 分化相结合，开启了 2D 条件下对人原肠发育和三胚层特化的精确研究[90]。相对于拟胚体，微图案法能够获得规则的、具有层次结构的胚层分化，非常适合量化研究。比如，BMP4 处理能诱导生长在微图案里的 hESCs 集落从最外圈到中心依次有序地分化为滋养层或羊膜样细胞、内胚层、中胚层和外胚层[90,109-111]。这种由不同胚层有序排列成同心圆的微图案集落也被称为 2D 原肠模型[7]，然而，2D 原肠模型缺乏体内胚胎的 3D 结构，不能模拟真实的胚胎发育。2020 年，Naomi Moris 等将 WNT 激动剂（CHIR99021）短暂处理的始发态 hPSCs 接种至低吸附培养板里聚集成细胞团，培养过程中，这些细胞团自发地拉长为尾芽状结构（tail-bud-like structures）的原肠体[91]。3D 悬浮的原肠体能模拟着床后胚胎经历的部分前后轴特化的发育事件（如同源盒基因的表达），但可能因为 WNT 信号对前轴神经特化的抑制效应，原肠体没有形成前端的神经结构[91]。此外，3D 原肠体的制备过程中，不同细胞系对 CHIR99021 的浓度及其处理时间具有不同的响应，因此，3D 原肠体缺乏微图案集落拥有的良好可控性和可重复性[90,91,109-111]。最近，通过瞬时调节信号通路（WNT／FGF／TGFβ 或 WNT／BMP）和改进培养体系（添加 10% Matrigel），Olivier Pourquié 团队和 Cantas Alev 团队分别在原肠体制备的基础上，用始发态 hPSCs 构建出体节发育（somitogenesis）模型，即连续体节样结构，该模型能在体外很好地再现分节时钟（segmentation clock）的振荡动态，以及连续体节形成的形态结构和分子特征[92,93]。这两个研究首次用干细胞，在体外重建出人胚胎发育过程中最早出现的重复性解剖单元或节段（segment）——体节，为后续体外解码体节发生的生物学过程以及先天性脊柱畸形的致病机理奠定重要基础。

　　随着胚胎着床，上胚层细胞开始极化并形成玫瑰花环样结构，进而经历腔的发生并形成羊膜腔结构——靠近滋养层的一侧形成鳞状上皮并下调多能性标志物 NANOG 和 SOX2 的表达，而与下胚层相连的一侧继续维持柱状上皮并保持多能性[112]。无论拟胚体、微图案集落还是原肠体，都不能模拟羊膜腔的特化。细胞外基质的使用，修改了腔形成的细胞凋亡学说：是细胞外基质，而非之前公认的细胞凋亡驱动围着床阶段上胚层细胞的自我极化和腔的形成[26,28,49,113,114]，这开创了羊膜腔特化的体外研究。当被培养在 3D 胞外基质中，hPSCs 便会像围着床期的上胚层，自发极化和形成腔样结构[28,114]。此外，以内源性 BMP 信号依赖的方式，生长在软的胞外基质表面的始发态 hPSCs 会自发生成鳞状羊膜样球体[94]，在此过程中，机械硬度和细胞密度扮演着关键角色：硬表面和高细胞密度维持多能性并抑制羊膜特化；相反，软表面和低细胞密度促进羊膜分化[94,95]。在鳞状羊膜样球体的生成过程中，有 5%～10% 的结构没有完全特化为羊膜，而是自发地打破对称形成一个双极结构——一端为柱状多能细胞,而另一端为鳞状羊膜细胞,类似原肠前胚胎中上胚层和羊膜上皮共同构成的双极胚盘[7,95]。为了实现双极胚盘模型的重复性和可控性,2019 年,Yi Zheng 等开发了一种微流控装置,高效地产生羊膜囊胚体(双极胚盘样结构),并进一步揭示了羊膜上皮样细胞在诱发人原肠样事件中的作用[96];此外,该模型还进一步帮助绘制了人羊膜细胞、原始生殖细胞和原条细胞的发育轨迹,并阐明了 Nodal 信号在中胚层和原始生殖细胞特化中的关键角色[115]。然而,随着往下培养,羊膜囊胚体中的上胚层样细胞一侧,不是完全分化为后端组织,就是完全特化为前端结构,不能像真实胚胎一样形成前后轴对称打破的发育模式[7,96]。上胚层的前后轴对称打破,标志着原肠运动的起始[21]。2019 年,Mijo Simunovic 等将始发态 hPSCs 消化为单细胞后接种到 Matrigel 和水凝胶混合的胶床上,在低剂量 BMP4(1 ng/ml)的诱导下,始发态 hPSCs 以 3D 细胞球的方式生长、自发极化并以 WNT - DKK1 依赖的方式模拟上胚层发育过程中的前后轴对称打破[97]。2022 年,Mijo Simunovic 等进一步用始发态 hPSCs 来源的胚外细胞(一群由滋养层、羊膜和胚外中胚层样细胞组成的混合细胞),包裹并诱导始发态 hPSCs 发生自发的前后轴对称打破[98]。Mijo Simunovic 等的研究表明,胚外细胞分泌的 BMP 信号在人上胚层前后轴对称打破上扮演关键作用。

　　上述提到的拟胚体、微图案集落、原肠体、羊膜囊胚体和不对称上胚层模型,均只模拟了着床后上胚层的一些发育事件,但由于不含胚外组织,并不能用于揭示完整胚胎的发育机制。2021 年,两个研究小组同时报道产生类囊胚——Leqian Yu 等诱导原始态 hPSCs 自我组装为类囊胚[101],Xiaodong Liu 等重编程体细胞产生类囊胚[104]。类囊胚在形态结构上与真实囊胚相似,然而,这些囊胚样结构携带大量真实囊胚中不存在的中胚层样细胞和未定义的细胞类型,以及着床后胚胎中才包含的一些细胞类型[101,104,116-118]。此外,Xiaodong Liu 等重编程体细胞产生的类囊胚中的滋养层样细胞,其基因表达谱更类似羊膜细胞而非囊胚滋养外胚层[104,117]。不久后,Berna Sozen 等和 Yong Fan 等也报道使用 hEPSCs[86]成功构建了类囊胚[102,103],然而,这些 hEPSCs 来源的类囊胚在组织结构和细胞组成上和真实囊胚相差较大。鉴于 hEPSCs 和着床后上胚层细胞具有相似的转录和表观特征[119-123],因此,相比 hEPSCs,对应着床前上胚层的 naive hPSCs 可能更适合用来重构类囊胚。不同于始发态 hPSCs 和 hEPSCs,原始态 hPSCs 在 TGF - β 和 ERK 信号双抑制的条件下快速分化为滋养层细胞[119,120],基于此,Ayaka Yanagida 等对 TGF - β 和 ERK 信号进行双抑制,诱导原始态 hPSCs 在 3 天内产生类囊胚[100],其诱导速度远快于之前报道的方法[101-104]。因为抑制 Hippo 信号促进桑椹胚外围的细胞特化为滋养外胚层[124],2021 年底,Harunobu Kagawa 等在对 TGF - β 和 ERK 信号进行双抑制的基础上,通过进一步抑制 Hippo 信号,建立了一个更高效的方法将原始态 hPSCs 在 4 天内诱导为类囊胚[99]。上述两个新方法重构产生的类囊胚[99,100],都包含了囊胚阶段对应的 3 种基础细胞——滋养外胚层、上胚层和下胚层,并且在细胞组成和单细胞转录组方面比之前建立的类囊胚[101-104]与真实囊胚更相似。用新建的类囊胚体系,Harunobu

Kagawa 等进一步揭示了上胚层样细胞诱导与之相邻的极性滋养层样细胞成熟,进而使其获得黏附受刺激的子宫内膜细胞的能力,一定程度上模拟了囊胚着床的细胞互作机制[99]。最近,Zhifen Tu 等发现始发态到原始态的中间过渡态细胞中包含囊胚阶段的 3 种基础细胞,并用这些中间态细胞成功构建了人的类囊胚[105]。然而,不同于小鼠类囊胚[70,71,73],而是和其他方法产生的人的类囊胚[101-104]相似,最近 3 种新方法建立的类囊胚也显示比较有限的着床后发育潜能[99,100,105],表明当前建立的人的类囊胚还存在一些未知的缺陷。我们猜测,可能有三方面的原因对人的类囊胚的发育潜能造成影响:① 脱靶细胞,当前建立的人的类囊胚,都含有或多或少的脱靶细胞[99,117,118];② 与真实囊胚相比,类囊胚中的上胚层样细胞具有高得多的细胞占比[117];③ 已有研究表明,大多数非整倍体人胚胎的着床后发育潜能有限[125],而用于制备类囊胚的原始态 hPSCs,存在普遍的印记基因异常和染色体畸变[126-129]。

综上,当前人的类囊胚制备技术,尚处于起步阶段,还有很多技术瓶颈需要突破。

13.3　类胚胎的鉴定

类胚胎的鉴定,是以真实胚胎作为参照,通过组织形态学、单细胞测序和发育潜能等的比较,检测类胚胎和真实胚胎的相似度。

13.3.1　组织形态学

组织形态学是鉴定类胚胎比较常用的方法,观察类胚胎组织形态学的常规方法有:① 用体视镜或相差显微镜观察完整类胚胎的明场图;② 通过"全胚"荧光染色,借助双光子共聚焦显微镜或光片显微镜,观察完整类胚胎的明场和荧光成像图;③ 通过石蜡或冰冻切片技术,将完整类胚胎切成若干特定厚度的切片,借助免疫组化／荧光染色或 HE 染色,观察类胚胎不同切面的组织形态结构;④ 通过原位杂交技术(in situ hybridization,ISH),观察特定基因或信号分子在类胚胎中的表达位置;⑤ 通过电镜技术,观察类胚胎的细胞超微结构。胚胎在不同的发育阶段,对应不同的形态特征。比如从受精卵到囊胚,胚胎经历多轮卵裂、桑椹胚阶段的卵裂球致密化和囊胚阶段的滋养外胚层腔化。从着床到原肠前阶段,胚胎的上胚层经历极化、成腔,并最终形成羊膜(鳞状上皮)和上胚层(柱状上皮)的不对称双极盘状结构(羊膜囊);下胚层细胞随着增殖和迁移,先后形成初级和次级卵黄囊。伴随上述结构的形成,胚外中胚层(呈星型或纺锤型)、原始生殖细胞和原条细胞也逐渐产生。组织形态学的观察,可以将上述结构和不同形态细胞的产生过程以图像或视频的方式记录下来。

13.3.2　细胞谱系鉴定

细胞是构成类胚胎的基本结构单元,在类胚胎的组织形态学鉴定过程中,特定细胞谱系的身份识别对类胚胎组织形态的观察和记录起着决定性作用。比如囊胚由 3 种基础细胞谱系共同构成,即处于外圈的滋养外胚层细胞和处于内圈的上胚层细胞和下胚层细胞。比如原肠前胚胎,包括上胚层、羊膜、脏壁内胚层、前脏壁内胚层、腔壁(卵黄囊)内胚层、胚外中胚层、原始生殖细胞、原条细胞、细胞滋养层、合胞体滋养层和绒毛外滋养层等细胞谱系。胚胎发育越往后,其包含的细胞类型越多,空间结构也更复杂。不同细胞谱系具有独特的基因表达模式,我们称那些特异性表达的基因为标志(marker)基因。比如 *POU5F1*(OCT4),通常作为上胚层的标志基因。由于一些 marker 基因往往会在两种或两种以上类型的细胞中表达,因此,通常要根据两个或两个以上的 marker 基因组合,才能确定目的细胞的类型。比如 *TFAP2A* 和 *GATA3*,在滋养外胚层和羊膜细胞中均有表达,因此,还需借助其他 marker 基因(滋养外胚层可以用 *HAVCR*,羊膜可以用 *GABRP*)的表达才能进一步确定上述细胞的身份。由于免疫荧光染色技术可以实现多通道并存,因此,免疫荧光染色是当前识别和鉴定类胚胎中不同细胞谱系的常用方法。比如,我们在鉴定类囊胚的三谱系时,通常采用 3 个 marker 蛋白的共染色——CK7 标记滋养外胚层、SOX17 标记下胚层和 OCT4 标记上胚层。此外,marker 基因启动子驱动的报告系统,也被广泛用于不同细胞谱系的鉴定。比如构建人的 3D 上胚层模型和原肠体时,用 BRACHYURY - mCerulean/ SOX17 - tdTomato/ SOX2 - mCitrine 标记的 hPSCs 的荧光报告系统,可以在荧光显微镜下实时观察 3D 上胚层模型的前后轴对称打破和原肠体中的前后轴特化的全过程[91,97]。

13.3.3 单细胞测序技术

根据已知 marker 基因或蛋白,可以通过免疫荧光染色等技术对类胚胎的不同细胞谱系进行识别和鉴定。然而,一些研究比较少的细胞谱系,已知的 marker 基因或蛋白很少甚至没有;此外,一些细胞类型的含量很低,比如 Harunobu Kagawa 等制备的人的类囊胚中包含约 3% 的脱靶细胞;上述两种情形,用免疫荧光染色等技术很难对细胞谱系进行有效识别和鉴定。单细胞测序技术,是在单细胞水平基础上,对细胞的基因组、转录组或表观基因组进行测序分析的技术。与之相对的传统测序是在多细胞水平基础上进行的,得到的是一群细胞的信号均值,丢失了不同细胞间的异质性信息。单细胞测序技术能够很好地检测出混合细胞群体测序无法获得的异质性信息。目前,对于类胚胎的鉴定,使用最多的单细胞测序技术是单细胞转录组测序(single-cell RNA sequencing,scRNA-seq)。通过 scRNA-seq 数据,可以进行细胞亚群的聚类分析(clustering analysis)、识别新的细胞亚群、鉴定不同细胞亚群特异性表达的 marker 基因,分析不同细胞间的配体和受体并对细胞间的信号互作进行预测分析,绘制不同细胞间的发育轨迹。此外,结合空间位置信息的 scRNA-seq,即单细胞空间转录组测序,可以重构类胚胎中不同类型细胞的空间位置和信号互作信息。通过与真实胚胎的 scRNA-seq 数据进行整合分析,可以在转录组水平上全面地比较类胚胎与真实胚胎的相似性或差异性,进而评估类胚胎作为模型的可靠性。因此,单细胞测序技术在类胚胎的鉴定上扮演着关键角色。

13.3.4 发育潜能

非整合类胚胎仅仅模拟胚胎发育过程中部分细胞或组织的发育和特化情况,因此,一般情况下发育潜能是针对整合类胚胎而言。评估整合类胚胎(包含胚外和胚胎组织)的发育潜能主要有两种方式:① 体外延长培养;② 移植到受体子宫进行体内自然发育,由于伦理限制,人的类胚胎制备不能以生殖为目的,因此,该方法不适于人的类胚胎研究。尽管小鼠类胚胎可以移植到假孕鼠子宫,但截至目前,所有移植的小鼠类胚胎(类囊胚和 ETX 类胚胎),除了着床和引发蜕膜反应外,均不能发育产生小鼠胎儿。因此,当前评估小鼠和人的类胚胎的发育潜能,主要依赖于体外延长培养技术。小鼠的类胚胎,包括类囊胚和 ETX 类胚胎,在体外延长培养过程中,能发育到原肠阶段,并很好地模拟真实胚胎和胚外组织的时空发育事件[70-73,76,77,80]。特别是最近制备的小鼠 iETX 类胚胎,能够在体外延长培养到 8.5 天,并高度模拟第 8 天的小鼠完整胚胎所呈现的时空发育事件,包括绒毛和卵黄囊等胚外组织发育,以及原肠运动和早期器官发生[81-83]。相对于小鼠,目前人的整合类胚胎只有类囊胚,尽管组织形态上与人的囊胚相似,但截至目前,所有的类人囊胚模型都展现出极其有限的着床后发育潜能。像卵黄囊、羊膜囊、胚外中胚层、前后轴、原始生殖细胞和原条细胞等发生在着床到原肠前阶段的典型空间结构和细胞类型,在延长培养的类囊胚中尚未观察到;原肠运动、三胚层特化和早期器官发生更是无从谈起。因此,当前获得的人的类囊胚,其发育潜能还相当有限。

13.4 类胚胎的应用与展望

对于人着床后早期(28 天前)胚胎的发育研究,最好的材料是体内自然发育的胚胎。然而,由于伦理和技术限制,这一阶段的体内胚胎材料几乎不可获取——一般情况下,临床上能够收集流产胚胎组织用于研究的最早时间为受精后 28 天[130],而 28 天前,人着床后胚胎位于母体子宫,且尺寸较小(数百微米到几毫米),不易观察和研究。尽管可以将患者捐赠的体外受精胚胎延长培养到 14 天,但鉴于人胚胎资源稀缺,无法进行大规模培养,而且,不同胚胎的质量会受供体的年龄、职业、遗传背景和健康状况等因素影响,因此,资源的稀缺性和异质性决定了人胚胎不适合用于开展药物筛选和毒性测试等研究。由于"14 天"伦理限制尚未取消,人胚胎 14 天后的发育不能通过体外延长培养进行研究,而原肠运动、三胚层特化和早期器官发生等关键发育事件都发生在着床后胚胎发育的第14～28 天[130,131]。此外,对人胚胎进行基因编辑等操作受到严格的伦理限制,因此,用人胚胎解析特定基因和信号通路的功能不具可操作性。干细胞来源的类胚胎,因为不存在伦理问题,可以体外大规模制备,均质性和可控性好,且容易进行基因编辑和谱系示踪等操作。如果实现类胚胎在形态结构、分子特征和发育潜能上与人胚胎足够相似,类胚胎将与体内自然发育和体外延长培养的人胚胎的使用形成互补,并完美地破解当前人早期胚胎发育研究过程中所面临的瓶颈问题。因此,对于人早期胚胎的发育研究而言,类胚胎具有广阔的应用前景,主要体现在如下几方面:① 模拟人胚胎早期发育,揭示发育奥秘;② 解析信号通路功能;③ 模拟疾病发生,解析致病机理,提供药物筛选平台,探寻疾病的诊疗策略。

13.4.1　揭示人胚胎早期发育奥秘

类胚胎的研究,巨大地促进了我们对人早期胚胎发育的理解。尽管拟胚体呈现无序杂乱的细胞排列,但它的出现开启了 hPSCs 体外分化为不同细胞谱系(包括造血、血管、胰腺、心脏、肝脏和神经等谱系)的广泛研究,并促进了我们对三胚层特化机制的认识[89,132]。微图案集落为定量研究人胚层(羊膜或滋养层样细胞和三胚层)特化提供了一个重复性和可控性良好的体外 2D 模型,并进一步帮助揭示了 BMP、WNT 和 Nodal 等信号在不同胚层特化中的调控机制,以及不同胚层特化过程中的信号反馈性调节作用。此外,A. H. Brivanlou 团队将微图案集落产生的前原条样细胞移植到鸡胚,首次证实人早期发育过程中存在组织者(organizer)细胞类型[90,109-111,133,134]。原肠体在缺乏胚外组织的条件下,经历了自发的结构拉长并形成 3D 尾芽状结构(tail-bud-like structures),模拟了前后轴特化并出现体节发生的初始信号[91]。连续体节样结构在原肠体的基础上,进一步揭示了分节时钟的振荡动态和关键功能,以及体节发生的形态特征和分子机制[92,93]。羊膜囊胚体系统地揭示了早期羊膜细胞的形态和分子特征,为早期羊膜细胞的鉴定奠定了基础,并解码了羊膜特化的分子机制,以及细胞密度和表面硬度等因素对羊膜特化的影响。此外,羊膜囊胚体还揭示了羊膜细胞可能作为一个起始的信号中心,驱动原肠运动的开始[94-96]。低剂量(1 ng/ml)BMP4 或胚外细胞诱导 primed hPSCs 产生的不对称上胚层模型,模拟了前后轴的对称打破过程并揭示了内在的分子机制[97,98]。通过类囊胚,Kagawa 等揭示了上胚层样细胞诱导极性滋养层样细胞成熟,进而获得黏附子宫内膜细胞的能力,模拟了体内无法观察到的囊胚着床过程[99]。

13.4.2　解析信号通路功能

在胚胎发育过程中,特定信号的激活和抑制往往是特定发育事件的内在驱动力。干细胞来源的类胚胎,为探索人胚胎发育过程中的信号作用机制奠定了基础。拟胚体出现以来的 20 多年时间里,已被广泛用于产生三胚层对应的各种细胞谱系,在不同细胞谱系特化过程中,WNT、BMP、Nodal 和 FGF 等信号的作用机制已被研究得很清楚。但拟胚体在自发分化时,不同细胞排列杂乱无序;在定向分化时,又无法模拟真实胚胎复杂的时空发育过程。因此,用拟胚体模拟胚胎发育过程中不同信号间的精确调控存在明显的局限性。微图案集落为定量研究人胚层特化与信号活性的关系提供了一个稳定的模型,并揭示了持续的 BMP 信号激活诱导产生羊膜或滋养层样细胞,而持续的 WNT/Nodal 信号激活则控制中内胚层分化[133,134]。此外,不同于基于反应扩散理论的 Turing 模式,BMP-WNT-Nodal cascade 在诱导原肠发育过程中,在微图案集落里并没有建立稳定的 WNT/Nodal 信号梯度,因此,WNT/Nodal 信号梯度形成是原肠发育的基础这一主流观点有待进一步验证[133,135]。在原肠体的制备过程中,用化学小分子分别抑制 WNT、BMP 或 Nodal 信号,都会导致原肠体的前后轴形成和结构拉长失败[91],暗示这三条信号通路在原肠发育中起着关键作用。连续体节样结构的研究表明,Notch 信号对分节时钟的振荡节律起着决定性作用;FGF/WNT、视黄酸和胞外基质信号对体节前后极性的形成、体节的上皮化和分节,以及体轴的拉长扮演着关键角色[92,93]。羊膜囊胚体的建立,揭示了 BMP 信号对羊膜特化起着关键作用,而 WNT 信号参与了羊膜样细胞诱导的原肠发育;此外,还进一步揭示了 WNT 和 Nodal 信号在中胚层和原始生殖细胞特化过程中起着关键作用[94-96,115]。在用 BMP4 处理的 hPSCs 聚集物(不对称上胚层模型)模拟上胚层对称打破的同时,揭示了 WNT-DKK1 pair(即 BRACHYURY$^+$SOX2$^-$ 的原条细胞同时表达 WNT 信号的激动剂和抑制剂)和 BMP 拮抗剂 NOGGIN 在维持对称打破的生物学事件中起着关键作用[97,98],暗示信号通路的反馈性调节在胚胎发育中的重要性。类囊胚研究发现,上胚层样细胞和极性滋养层样细胞间的互作是类囊胚着床的基础[99],但二者互作的具体信号还有待进一步研究。

13.4.3 解析致病机理和提供药物筛选平台

由于人的类胚胎制备技术在最近几年才得到快速发展,因此,类胚胎在模拟疾病发生和药物筛选方面的应用还比较少。Yang 等通过异倍体 primed hPSCs 制备的 2D 原肠模型(微图案集落),发现胚外谱系(羊膜或滋养层样细胞)在微图案集落中正常存活和发育,但胚胎三胚层(外、中和内胚层)细胞会因为凋亡而被清除;如果在异倍体 primed hPSCs 中混入少量二倍体细胞,2D 原肠模型中的胚胎三胚层则正常发育和存活(二倍体细胞分化而来),而异倍体细胞则主要分布在胚外谱系[110]。结合胚胎发育的两个事实:① 异倍体胚胎也可以发育产生健康的个体;② scRNA-seq 数据分析显示,人胚胎中异倍体细胞的比例在胚胎发育的第 3 天开始下降[110]。上述体外和体内的结果表明,胚胎发育过程中存在一种清除异倍体细胞的筛选机制,这一机制对当前的两个教条/法则(① 基于囊胚滋养层细胞活检的产前遗传检测能精确地确定人胚胎的染色体组成;② 应避免对体外受精的异倍体胚胎进行体内移植)提出了挑战,即含有异倍体细胞的嵌合囊胚,也可以用于移植。因此,当前的胚胎植入前遗传学诊断/筛查系统有待进一步评估和完善。研究人员使用携带先天性脊椎畸变相关突变(HES7 和 MESP2 基因敲除或点突变)的 hiPSCs 构建了连续体节样结构(axioloids),该模型能够模拟胚胎异常发育中的脊椎分节缺陷(segmentation defects of the vertebrae,SDV),并帮助在细胞和分子层面揭示了 SDV 的致病机理[92],为 SDV 的遗传诊断和基因治疗提供了理论依据。避孕药左炔诺孕酮(Levonorgestrel)的处理,会损伤类囊胚黏附到子宫内膜细胞的能力,揭示了左炔诺孕酮抑制胚胎着床的避孕原理[99]。

上述研究表明,人的类胚胎在模拟疾病发生和解析致病机理,进而提供药物筛选平台和探寻疾病的诊疗策略方面具有广阔的应用前景。相比动物模型,人的类胚胎使用不存在物种差异和伦理关切,而且可以根据需求,借助微流控等新兴技术,大规模制备各种均质的类胚胎。因此,利用潜在的环境致病/畸因素,如激素、污染物以及临床药物等,定量和定时处理类胚胎,通过对类胚胎的形态结构、染色体异常、发育潜能以及单细胞多组学等分析,可精确探究这些环境因素和药物对胚胎发育、细胞谱系命运决定以及染色体异常等的影响。此外,结合机器学习、生物信息学、分子生物学以及生物化学等手段,可深入揭示其作用机理。通过上述探索,可最终建立起评估环境因素和药物对早期胚胎的致病/畸以及毒理作用的研究平台,对早期胚胎发育异常提出合适的诊疗措施,有效地指导妊娠期患者的生活环境和药物使用等的注意事项。

当前,类胚胎的研究取得了长足进展,这为研究胚胎早期发育和模拟疾病发生提供了宝贵的模型。在不久的将来,依托类胚胎这一新兴技术,有望诞生一批新的药物研发和毒理测试平台,为生物医药行业的快速发展注入新的动能。此外,用类胚胎进行发育机制和疾病模拟等研究,可以大幅减少真实胚胎和动物模型的使用,这推动了生物伦理的巨大进步。然而,当前类胚胎的研究还面临不少挑战:① 类胚胎是否能完全模拟真实胚胎尚不可知,通过将以小鼠为代表的啮齿类和猴子为代表的灵长类的类胚胎,植入受体子宫并生出健康的个体,是类胚胎能够完全模拟真实胚胎的金标准。② 与小鼠相比,用于构建人的类胚胎的干细胞还存在很多问题,比如全能性的稳定维持还很困难,干细胞的染色体容易发生畸变,且伴随过度去甲基化和印记丢失,还未建立对应着床前滋养外胚层和原始内胚层的干细胞系等。③ 与类胚胎研究相关的医学伦理和法律法规需要尽快完善,一方面,要积极引导和鼓励科研人员从事相关研究,破解领域内的瓶颈问题;另一方面,要严格监管人的类胚胎研究,严禁开展将人的类胚胎植入人体或动物子宫等有违伦理的研究。

希望大家携手努力,艰苦探索,一起扫清"类胚胎"研究道路上的各种路障;与此同时,在开展"类胚胎"研究的过程中,希望大家不忘初心,坚守生命科学的两大使命——探索生命的奥秘和造福人类健康。

(艾宗勇,李天晴)

参考文献

[1]　Weatherbee B a T, Cui T, Zernicka-Goetz M. Modeling human embryo development with embryonic and extra-embryonic stem cells. Dev Biol, 2021, 474: 91 – 99.

[2]　Wilcox A J, Baird D D, Weinberg C R. Time of implantation of the conceptus and loss of pregnancy. N Engl J Med, 1999, 340(23): 1796 – 1799.

[3] Macklon N S, Geraedts J P, Fauser B C. Conception to ongoing pregnancy: the "black box" of early pregnancy loss. Hum Reprod Update, 2002, 8(4): 333 – 343.

[4] Koot Y E, Teklenburg G, Salker M S, et al. Molecular aspects of implantation failure. Biochim Biophys Acta, 2012, 1822(12): 1943 – 1950.

[5] Buster J E. Clinical Gynecologic Endocrinology and Infertility. 7th ed. Philadelphia: Lippincott Williams & Wilkins, 2005.

[6] Thornhill A R, Dedie-Smulders C E, Geraedts J P, et al. ESHRE PGD consortium "best practice guidelines for clinical preimplantation genetic diagnosis (PGD) and preimplantation genetic screening (PGS)". Hum Reprod, 2005, 20(1): 35 – 48.

[7] Fu J, Warmflash A, Lutolf M P. Stem-cell-based embryo models for fundamental research and translation. Nat Mater, 2021, 20(2): 132 – 144.

[8] Ai Z, Yin Y, Niu B, et al. Deconstructing human peri-implantation embryogenesis based on embryos and embryoids. Biol Reprod, 2022, 107(1): 212 – 225.

[9] Shahbazi M N, Siggia E D, Zernicka-Goetz M. Self-organization of stem cells into embryos: A window on early mammalian development. Science, 2019, 364(6444): 948 – 951.

[10] Johnson M H, Ziomek C A. The foundation of two distinct cell lineages within the mouse morula. Cell, 1981, 24(1): 71 – 80.

[11] Johnson M H, Mcconnell J M. Lineage allocation and cell polarity during mouse embryogenesis. Semin Cell Dev Biol, 2004, 15(5): 583 – 597.

[12] Maitre J L, Turlier H, Illukkumbura R, et al. Asymmetric division of contractile domains couples cell positioning and fate specification. Nature, 2016, 536(7616): 344 – 348.

[13] Chan C J, Costanzo M, Ruiz-Herrero T, et al. Hydraulic control of mammalian embryo size and cell fate. Nature, 2019, 571(7763): 112 – 116.

[14] Niakan K K, Eggan K. Analysis of human embryos from zygote to blastocyst reveals distinct gene expression patterns relative to the mouse. Dev Biol, 2013, 375(1): 54 – 64.

[15] Linneberg-Agerholm M, Wong Y F, Romero Herrera J A, et al. Naive human pluripotent stem cells respond to Wnt, Nodal and LIF signalling to produce expandable naive extra-embryonic endoderm. Development, 2019, 146(24).

[16] Meistermann D, Bruneau A, Loubersac S, et al. Integrated pseudotime analysis of human pre-implantation embryo single-cell transcriptomes reveals the dynamics of lineage specification. Cell Stem Cell, 2021.

[17] Christodoulou N, Weberling A, Strathdee D, et al. Morphogenesis of extra-embryonic tissues directs the remodelling of the mouse embryo at implantation. Nature communications, 2019, 10(1):3557.

[18] Christodoulou N, Kyprianou C, Weberling A, et al. Sequential formation and resolution of multiple rosettes drive embryo remodelling after implantation. Nat Cell Biol, 2018, 20(11): 1278 – 1289.

[19] Saykali B, Mathiah N, Nahaboo W, et al. Distinct mesoderm migration phenotypes in extra-

embryonic and embryonic regions of the early mouse embryo. Elife, 2019, 8.

[20] Kurimoto K, Saitou M. Epigenome regulation during germ cell specification and development from pluripotent stem cells. Curr Opin Genet Dev, 2018, 52: 57 - 64.

[21] Tam P P, Loebel D A. Gene function in mouse embryogenesis: get set for gastrulation. Nat Rev Genet, 2007, 8(5): 368 - 381.

[22] David G. Wilkinson S B, Bernhard G. Herrmann. Expresson pattern of the mouse T gene and its role in mesoderm formation. Nature, 1990, 343(15): 657 - 659.

[23] Blakeley P, Fogarty N M, Del Valle I, et al. Defining the three cell lineages of the human blastocyst by single-cell RNA-seq. Development, 2015, 142(20): 3613.

[24] Yan L, Yang M, Guo H, et al. Single-cell RNA-Seq profiling of human preimplantation embryos and embryonic stem cells. Nature structural & molecular biology, 2013, 20(9): 1131 - 1139.

[25] Boroviak T, Loos R, Lombard P, et al. Lineage-specific profiling delineates the emergence and progression of naive pluripotency in mammalian embryogenesis. Dev Cell, 2015, 35(3): 366 - 382.

[26] Bedzhov I, Zernicka-Goetz M. Self-organizing properties of mouse pluripotent cells initiate morphogenesis upon implantation. Cell, 2014, 156(5): 1032 - 1044.

[27] Deglincerti A, Croft G F, Pietila L N, et al. Self-organization of the in vitro attached human embryo. Nature, 2016, 533(7602): 251 - 254.

[28] Shahbazi M N, Jedrusik A, Vuoristo S, et al. Self-organization of the human embryo in the absence of maternal tissues. Nat Cell Biol, 2016, 18(6): 700 - 708.

[29] Nakamura T, Okamoto I, Sasaki K, et al. A developmental coordinate of pluripotency among mice, monkeys and humans. Nature, 2016, 537(7618): 57 - 62.

[30] Aberkane A, Essahib W, Spits C, et al. Expression of adhesion and extracellular matrix genes in human blastocysts upon attachment in a 2D co-culture system. Mol Hum Reprod, 2018, 24(7): 375 - 387.

[31] Grewal S, Carver J G, Ridley A J, et al. Implantation of the human embryo requires Rac1-dependent endometrial stromal cell migration. Proc Natl Acad Sci U S A, 2008, 105(42): 16189 - 16194.

[32] Xiang L, Yin Y, Zheng Y, et al. A developmental landscape of 3D-cultured human pre-gastrulation embryos. Nature, 2020, 577(7791): 537 - 542.

[33] Xiang L, Yin Y, Zheng Y, et al. A developmental landscape of 3D-cultured human pre-gastrulation embryos. Nature, 2019.

[34] Zhou F, Wang R, Yuan P, et al. Reconstituting the transcriptome and DNA methylome landscapes of human implantation. Nature, 2019, 572(7771): 660 - 664.

[35] Niu Y, Sun N, Li C, et al. Dissecting primate early post-implantation development using long-term in vitro embryo culture. Science, 2019, 366(6467).

[36] Ma H, Zhai J, Wan H, et al. In vitro culture of cynomolgus monkey embryos beyond early gastrulation. Science, 2019, 366(6467).

[37] Fisher S J. Why is placentation abnormal in preeclampsia?. Am J Obstet Gynecol, 2015, 213(4 Suppl): S115 – 122.

[38] Enders A C, Blankenship T N, Fazleabas A T, et al. Structure of anchoring villi and the trophoblastic shell in the human, baboon and macaque placenta. Placenta, 2001, 22(4): 284 – 303.

[39] Enders A C. Cytodifferentiation of trophoblast in the anchoring villi and trophoblastic shell in the first half of gestation in the macaque. Microsc Res Tech, 1997, 38(1 – 2): 3 – 20.

[40] Blankenship T N, King B F. Developmental changes in the cell columns and trophoblastic shell of the macaque placenta: an immunohistochemical study localizing type IV collagen, laminin, fibronectin and cytokeratins. Cell Tissue Res, 1993, 274(3): 457 – 466.

[41] Turco M Y, Gardner L, Kay R G, et al. Trophoblast organoids as a model for maternal-fetal interactions during human placentation. Nature, 2018, 564(7735): 263 – 267.

[42] Tsang J C H, Vong J S L, Ji L, et al. Integrative single-cell and cell-free plasma RNA transcriptomics elucidates placental cellular dynamics. Proc Natl Acad Sci U S A, 2017, 114 (37): E7786 – E7795.

[43] Vento-Tormo R, Efremova M, Botting R A, et al. Single-cell reconstruction of the early maternal-fetal interface in humans. Nature, 2018, 563(7731): 347 – 353.

[44] Liu Y, Fan X, Wang R, et al. Single-cell RNA-seq reveals the diversity of trophoblast subtypes and patterns of differentiation in the human placenta. Cell Res, 2018, 28(8): 819 – 832.

[45] Sasaki K, Nakamura T, Okamoto I, et al. The germ cell fate of cynomolgus monkeys is specified in the nascent amnion. Dev Cell, 2016, 39(2): 169 – 185.

[46] Artzt K. Mammalian developmental genetics in the twentieth century. Genetics, 2012, 192(4): 1151 – 1163.

[47] O'rahilly R, Müller F. Developmental stages in human embryos: revised and new measurements. Cells Tissues Organs, 2010, 192(2): 73 – 84.

[48] Embryology H, Embryologie. G. Langman's Medical Embryology. WILLIAMS & WILKINS, 1991.

[49] Coucouvanis E, Martin G R. Signals for death and survival: a two-step mechanism for cavitation in the vertebrate embryo. Cell, 1995, 83(2): 279 – 287.

[50] Gu Z, Guo J, Zhai J, et al. A uterus-inspired niche drives blastocyst development to the early organogenesis. Adv Sci (Weinh), 2022, 9(28): e2202282.

[51] Aguilera-Castrejon A, Oldak B, Shani T, et al. Ex utero mouse embryogenesis from pre-gastrulation to late organogenesis. Nature, 2021, 593(7857): 119 – 124.

[52] Lovell-Badge R, Anthony E, Barker R A, et al. ISSCR guidelines for stem cell research and clinical translation: The 2021 update. Stem Cell Reports, 2021, 16(6): 1398 – 1408.

[53] Richardson S M, Mitchell L A, Stracquadanio G, et al. Design of a synthetic yeast genome. Science, 2017, 355(6329): 1040 – 1044.

[54] Yang J, Ryan D J, Wang W, et al. Establishment of mouse expanded potential stem cells.

Nature, 2017, 550(7676): 393 - 397.

[55] Evans M J, Kaufman M H. Establishment in culture of pluripotential cells from mouse embryos. Nature, 1981, 292(5819): 154 - 156.

[56] Takahashi K, Yamanaka S. Induction of pluripotent stem cells from mouse embryonic and adult fibroblast cultures by defined factors. Cell, 2006, 126(4): 663 - 676.

[57] Tesar P J, Chenoweth J G, Brook F A, et al. New cell lines from mouse epiblast share defining features with human embryonic stem cells. Nature, 2007, 448(7150): 196 - 199.

[58] Brons I G, Smithers L E, Trotter M W, et al. Derivation of pluripotent epiblast stem cells from mammalian embryos. Nature, 2007, 448(7150): 191 - 195.

[59] Tanaka S, Kunath T, Hadjantonakis A K, et al. Promotion of trophoblast stem cell proliferation by FGF4. Science, 1998, 282(5396): 2072 - 2075.

[60] Niakan K K, Schrode N, Cho L T, et al. Derivation of extraembryonic endoderm stem (XEN) cells from mouse embryos and embryonic stem cells. Nat Protoc, 2013, 8(6): 1028 - 1041.

[61] Desbaillets I, Ziegler U, Groscurth P, et al. Embryoid bodies: an in vitro model of mouse embryogenesis. Exp Physiol, 2000, 85(6): 645 - 651.

[62] Morgani S M, Metzger J J, Nichols J, et al. Micropattern differentiation of mouse pluripotent stem cells recapitulates embryo regionalized cell fate patterning. Elife, 2018, 7.

[63] Beccari L, Moris N, Girgin M, et al. Multi-axial self-organization properties of mouse embryonic stem cells into gastruloids. Nature, 2018, 562(7726): 272 - 276.

[64] Veenvliet J V, Bolondi A, Kretzmer H, et al. Mouse embryonic stem cells self-organize into trunk-like structures with neural tube and somites. Science, 2020, 370(6522).

[65] Brink S, Alemany A, Batenburg V V, et al. Single-cell and spatial transcriptomics reveal somitogenesis in gastruloids. Nature, 2020, 579(7799): 1.

[66] Kleinman H K, Philp D, Hoffman M P. Role of the extracellular matrix in morphogenesis. Current Opinion in Biotechnology, 2003, 14(5): 526 - 532.

[67] B I M A, A R H. Mechanical perspectives on the anterior-posterior axis polarization of mouse implanted embryos. Mechanisms of Development, 2017, 144(Pt A): 62 - 70.

[68] Rossi G. Capturing cardiogenesis in gastruloids. Cell Stem Cell, 2020, 28(2).

[69] Xu P F, Borges R M, Fillatre J, et al. Construction of a mammalian embryo model from stem cells organized by a morphogen signalling centre. Nature communications, 2021, 12(1): 3277.

[70] Rivron N C, Frias-Aldeguer J, Vrij E J, et al. Blastocyst-like structures generated solely from stem cells. Nature, 2018, 557(7703): 106 - 111.

[71] Vrij E J, Scholte Op Reimer Y S, Frias Aldeguer J, et al. Chemically-defined induction of a primitive endoderm and epiblast-like niche supports post-implantation progression from blastoids. bioRxiv, 2019.

[72] Li R, Zhong C, Yu Y, et al. Generation of blastocyst-like structures from mouse embryonic and adult cell cultures. Cell, 2019, 179(3): 687 - 702.

[73] Sozen B, Cox A L, De Jonghe J, et al. Self-organization of mouse stem cells into an extended

potential blastoid. Dev Cell, 2019, 51(6): 698 – 712.

[74] Ohinata Y, Endo T A, Sugishita H, et al. Establishment of mouse stem cells that can recapitulate the developmental potential of primitive endoderm. Science, 2022, 375(6580): 574 – 578.

[75] Harrison S E, Sozen B, Christodoulou N, et al. Assembly of embryonic and extraembryonic stem cells to mimic embryogenesis in vitro. Science, 2017, 356(6334).

[76] Sozen B, Amadei G, Cox A, et al. Self-assembly of embryonic and two extra-embryonic stem cell types into gastrulating embryo-like structures. Nat Cell Biol, 2018, 20(8): 979 – 989.

[77] Zhang S, Chen T, Chen N, et al. Implantation initiation of self-assembled embryo-like structures generated using three types of mouse blastocyst-derived stem cells. Nature communications, 2019, 10(1): 496.

[78] Kunath T, Arnaud D, Uy G D, et al. Imprinted X-inactivation in extra-embryonic endoderm cell lines from mouse blastocysts. Development, 2005, 132(7): 1649 – 1661.

[79] Shimosato D, Shiki M, Niwa H. Extra-embryonic endoderm cells derived from ES cells induced by GATA factors acquire the character of XEN cells. BMC Dev Biol, 2007, 7: 80.

[80] Amadei G, Lau K Y C, De Jonghe J, et al. Inducible stem-cell-derived embryos capture mouse morphogenetic events in vitro. Dev Cell, 2021, 56(3): 366 – 382.

[81] Amadei G, Handford C E, Qiu C, et al. Embryo model completes gastrulation to neurulation and organogenesis. Nature, 2022, 610(7930): 143 – 153.

[82] Tarazi S, Aguilera-Castrejon A, Joubran C, et al. Post-gastrulation synthetic embryos generated ex utero from mouse naive ESCs. Cell, 2022, 185(18): 3290 – 3306.

[83] Lau K Y C, Rubinstein H, Gantner C W, et al. Mouse embryo model derived exclusively from embryonic stem cells undergoes neurulation and heart development. Cell Stem Cell, 2022, 29(10): 1445 – 1458.

[84] Thomson J A, Itskovitz-Eldor J, Shapiro S S, et al. Embryonic stem cell lines derived from human blastocysts. Science, 1998, 282(5391): 1145 – 1147.

[85] Takahashi K, Tanabe K, Ohnuki M, et al. Induction of pluripotent stem cells from adult human fibroblasts by defined factors. Cell, 2007, 131(5): 861 – 872.

[86] Yang Y, Liu B, Xu J, et al. Derivation of pluripotent stem cells with in vivo embryonic and extraembryonic potency. Cell, 2017, 169(2): 243 – 257.

[87] Gao X, Nowak-Imialek M, Chen X, et al. Establishment of porcine and human expanded potential stem cells. Nat Cell Biol, 2019, 21(6): 687 – 699.

[88] Smith A. Formative pluripotency: the executive phase in a developmental continuum. Development, 2017, 144(3): 365 – 373.

[89] Itskovitz-Eldor J, Schuldiner M, Karsenti D, et al. Differentiation of human embryonic stem cells into embryoid bodies compromising the three embryonic germ layers. Mol Med, 2000, 6(2): 88 – 95.

[90] Warmflash A, Sorre B, Etoc F, et al. A method to recapitulate early embryonic spatial patterning

in human embryonic stem cells. Nat Methods, 2014, 11(8): 847 – 854.

[91] Moris N, Anlas K, Van Den Brink S C, et al. An in vitro model of early anteroposterior organization during human development. Nature, 2020, 582(7812): 410 – 415.

[92] Yamanaka Y, Hamidi S, Yoshioka-Kobayashi K, et al. Reconstituting human somitogenesis in vitro. Nature, 2022.

[93] Miao Y, Djeffal Y, De Simone A, et al. Reconstruction and deconstruction of human somitogenesis in vitro. Nature, 2022.

[94] Shao Y, Taniguchi K, Gurdziel K, et al. Self-organized amniogenesis by human pluripotent stem cells in a biomimetic implantation-like niche. Nat Mater, 2017, 16(4): 419 – 425.

[95] Shao Y, Taniguchi K, Townshend R F, et al. A pluripotent stem cell-based model for post-implantation human amniotic sac development. Nature communications, 2017, 8(1): 208.

[96] Zheng Y, Xue X, Shao Y, et al. Controlled modelling of human epiblast and amnion development using stem cells. Nature, 2019, 573(7774): 421 – 425.

[97] Simunovic M, Metzger J J, Etoc F, et al. A 3D model of a human epiblast reveals BMP4-driven symmetry breaking. Nat Cell Biol, 2019, 21(7): 900 – 910.

[98] Simunovic M, Siggia E D, Brivanlou A H. In vitro attachment and symmetry breaking of a human embryo model assembled from primed embryonic stem cells. Cell Stem Cell, 2022, 29 (6): 962 – 972.

[99] Kagawa H, Javali A, Khoei H H, et al. Human blastoids model blastocyst development and implantation. Nature, 2022, 601(7894): 600 – 605.

[100] Yanagida A, Spindlow D, Nichols J, et al. Naive stem cell blastocyst model captures human embryo lineage segregation. Cell Stem Cell, 2021, 28(6): 1016 – 1022.

[101] Yu L, Wei Y, Duan J, et al. Blastocyst-like structures generated from human pluripotent stem cells. Nature, 2021, 591(7851): 620 – 626.

[102] Sozen B, Jorgensen V, Weatherbee B a T, et al. Reconstructing aspects of human embryogenesis with pluripotent stem cells. Nature communications, 2021, 12(1): 5550.

[103] Fan Y, Min Z, Alsolami S, et al. Generation of human blastocyst-like structures from pluripotent stem cells. Cell Discov, 2021, 7(1): 81.

[104] Liu X, Tan J P, Schroder J, et al. Modelling human blastocysts by reprogramming fibroblasts into iBlastoids. Nature, 2021, 591(7851): 627 – 632.

[105] Tu Z, Bi Y, Zhu X, et al. Modeling human pregastulation development by 3D culture of blastoids generated from primed-to-naïve transitioning intermediates. Protein & Cell, 2022.

[106] Bauwens C L, Peerani R, Niebruegge S, et al. Control of human embryonic stem cell colony and aggregate size heterogeneity influences differentiation trajectories. Stem Cells, 2010, 26(9): 2300 – 2310.

[107] Simunovic M, Brivanlou A H. Embryoids, organoids and gastruloids: new approaches to understanding embryogenesis. Development, 2017, 144(6): 976 – 985.

[108] Clark A T. Human embryo implantation modelled in microfluidic channels. Nature, 2019, 573

(7774): 350 – 351.

[109] Etoc F, Metzger J, Ruzo A, et al. A Balance between Secreted Inhibitors and Edge Sensing Controls Gastruloid Self-Organization. Dev Cell, 2016, 39(3): 302 – 315.

[110] Yang M, Rito T, Metzger J, et al. Depletion of aneuploid cells in human embryos and gastruloids. Nat Cell Biol, 2021, 23(4): 314 – 321.

[111] Minn K T, Fu Y C, He S, et al. High-resolution transcriptional and morphogenetic profiling of cells from micropatterned human ESC gastruloid cultures. Elife, 2020, 9.

[112] Luckett W P. The development of primordial and definitive amniotic cavities in early Rhesus monkey and human embryos. Am J Anat, 1975, 144(2): 149 – 167.

[113] Lee G Y, Kenny P A, Lee E H, et al. Three-dimensional culture models of normal and malignant breast epithelial cells. Nat Methods, 2007, 4(4): 359 – 365.

[114] Taniguchi K, Shao Y, Townshend R F, et al. Lumen Formation Is an Intrinsic Property of Isolated Human Pluripotent Stem Cells. Stem Cell Reports, 2015, 5(6): 954 – 962.

[115] Zheng Y, Yan R Z, Sun S, et al. Single-cell analysis of embryoids reveals lineage diversification roadmaps of early human development. Cell Stem Cell, 2022, 29(9): 1402 – 1419.

[116] Zheng Y, Fu J P. First complete model of the human embryo. Nature, 2021, 591(7851): 531 – 532.

[117] Zhao C, Reyes A P, Schell J P, et al. Reprogrammed blastoids contain amnion-like cells but not trophectoderm. bioRxiv, 2021.

[118] Pham T X A, Panda A, Kagawa H, et al. Modeling human extraembryonic mesoderm cells using naive pluripotent stem cells. Cell Stem Cell, 2022, 29(9): 1346 – 1365.

[119] Guo G, Stirparo G G, Strawbridge S E, et al. Human naive epiblast cells possess unrestricted lineage potential. Cell Stem Cell, 2021, 28(6): 1040 – 1056.

[120] Io S, Kabata M, Iemura Y, et al. Capturing human trophoblast development with naive pluripotent stem cells in vitro. Cell Stem Cell, 2021, 28(6): 1023 – 1039.

[121] Stirparo G G, Boroviak T, Guo G, et al. Integrated analysis of single-cell embryo data yields a unified transcriptome signature for the human pre-implantation epiblast. Development, 2018, 145(3).

[122] Guo G, Von Meyenn F, Rostovskaya M, et al. Epigenetic resetting of human pluripotency. Development, 2017, 144(15): 2748 – 2763.

[123] Dong C, Fischer L A, Theunissen T W. Recent insights into the naive state of human pluripotency and its applications. Exp Cell Res, 2019, 385(1): 111645.

[124] Gerri C, Mccarthy A, Alanis-Lobato G, et al. Initiation of a conserved trophectoderm program in human, cow and mouse embryos. Nature, 2020, 587(7834): 443 – 447.

[125] Shahbazi M N, Wang T, Tao X, et al. Developmental potential of aneuploid human embryos cultured beyond implantation. Nature communications, 2020, 11(1): 3987.

[126] Theunissen T W, Powell B E, Wang H, et al. Systematic identification of culture conditions for induction and maintenance of naive human pluripotency. Cell Stem Cell, 2014, 15(4): 471 – 487.

［127］　Guo G, Von Meyenn F, Santos F, et al. Naive Pluripotent Stem Cells Derived Directly from Isolated Cells of the Human Inner Cell Mass. Stem Cell Reports, 2016, 6(4): 437 – 446.

［128］　Pastor W A, Chen D, Liu W, et al. Naive Human Pluripotent Cells Feature a Methylation Landscape Devoid of Blastocyst or Germline Memory. Cell Stem Cell, 2016, 18(3): 323 – 329.

［129］　Di Stefano B, Ueda M, Sabri S, et al. Reduced MEK inhibition preserves genomic stability in naive human embryonic stem cells. Nat Methods, 2018, 15(9): 732 – 740.

［130］　Hurlbut J B, Hyun I, Levine A D, et al. Revisiting the Warnock rule. Nat Biotechnol, 2017, 35(11): 1029 – 1042.

［131］　Powell K. What's next for lab-grown human embryos?. Nature, 2021, 597(7874): 22 – 24.

［132］　Murry C E, Keller G. Differentiation of embryonic stem cells to clinically relevant populations: lessons from embryonic development. Cell, 2008, 132(4): 661 – 680.

［133］　Chhabra S, Liu L, Goh R, et al. Dissecting the dynamics of signaling events in the BMP, WNT, and NODAL cascade during self-organized fate patterning in human gastruloids. PLoS Biol, 2019, 17(10): e3000498.

［134］　Martyn I, Kanno T Y, Ruzo A, et al. Self-organization of a human organizer by combined Wnt and Nodal signalling. Nature, 2018, 558(7708): 132 – 135.

［135］　Arnold S J, Robertson E J. Making a commitment: cell lineage allocation and axis patterning in the early mouse embryo. Nat Rev Mol Cell Biol, 2009, 10(2): 91 – 103.

第14章
肿瘤类器官

恶性肿瘤是全球大部分国家居民死亡的主要原因,也是影响居民预期寿命的重要因素。根据 GLOBOCAN2020 网站统计,2020 年全球新诊断出 1 930 万例恶性肿瘤患者,并且有 1 000 万患者死于恶性肿瘤。恶性肿瘤也是中国居民的主要死亡原因,并且随着我国人口结构老龄化,恶性肿瘤给公共卫生系统带来的压力越来越大。2015 年我国新诊断恶性肿瘤患者 429.2 万例,并且有 281.4 万例患者死于恶性肿瘤[1]。恶性肿瘤发病率较高,患者预后一般较差,是需要我们重点关注的疾病。

恶性肿瘤存在较强的肿瘤异质性,目前很多肿瘤患者对标准治疗方案反应有限,疗效有待进一步提高,亟须良好的体外模型对患者的疗效进行个体化预测。现有的 2D 细胞模型和小鼠肿瘤模型虽被广泛应用,但无法保留肿瘤的异质性,这导致很多应用这些模型发现的治疗靶点的有效性在后续的临床研究中难以复现。患者来源的异种移植瘤(patients-derived tumor xenograft,PDX)模型虽然能够模拟原位肿瘤的特点,但存在失败率高、耗时长、花费高且无法进行高通量药敏测试的问题。患者来源类器官(patient-derived organoid,PDO)包括患者来源肿瘤类器官及患者来源正常组织类器官,本章节后续内容中提及的 PDO 指患者来源肿瘤类器官。患者来源肿瘤类器官是由患者肿瘤干细胞在体外自我组装形成的 3D 细胞结构,PDO 较好地保留了原位组织的基因组改变、转录组特征和分子特征[2,3],并能够在体外稳定扩增、传代和冻存,并保持基因和表型稳定。与传统的 2D 肿瘤细胞系相比,肿瘤类器官模型能够较好地保留肿瘤间和肿瘤内异质性,并能在体外稳定表达表型;与 PDX 相比,肿瘤类器官培养成功率一般较高,并且花费的费用和时间较少,便于进行基因编辑和建库[2]。

综上所述,肿瘤类器官是恶性肿瘤良好的临床前模型,不仅能够预测患者对于不同治疗的反应,还能够促进新的治疗靶点从基础癌症研究到临床实践的转化。近年来,类器官培养技术发展迅速,极大地支持了肿瘤类器官在癌症研究中的各种潜在应用。到目前为止,已可实现从患者的正常组织和肿瘤组织中高效建立类器官。利用构建的肿瘤类器官生物工程平台,不仅能够对肿瘤患者疗效及安全性进行预测,还能够从基础研究方面探索肿瘤发生发展及耐药机制。本章节将系统介绍肿瘤类器官的构建方法、研究进展及应用方向。

14.1　肿瘤类器官的发展历史及优势

14.1.1　肿瘤类器官的发展历史

患者来源肿瘤类器官(PDO)是由患者肿瘤干细胞在体外自组装形成的 3D 培养结构,可直接从临床穿刺、活检或者手术切除的肿瘤组织中提取培养获得。相比其他的肿瘤模型如肿瘤细胞系、细胞系来源异种移植瘤(cell-line derived xenograft,CDX)和 PDX 模型等,患者来源肿瘤器官更实用,且更贴近临床肿瘤的真实情况,用作疾病模型具有不可替代的优势。目前已构建成功的肿瘤类器官包括:肺癌、结直肠癌、肝细胞癌、胆管癌、胰腺癌、乳腺癌及膀胱癌等类器官模型。近年来关于肿瘤类器官的研究报道,也从 2010 年的 20 篇跃升到 2022 年的 3 750 篇,肿瘤类器官正以极迅猛的态势成为肿瘤领域研究热点。

当代肿瘤类器官领域发展成果主要集中在近 10 余年。如图 14 - 1 所示,2009 年,荷兰的 Hans Clevers 团队在体外成功地利用小鼠 LGR5$^+$ 肠道干细胞构建了小肠类器官,这种类器官模型重现了隐窝样区域和绒毛样上皮区域的 3D 结构。通过一系列的培养条件优化摸索,该模型已经能够较好模拟小鼠小肠上皮的生理情况,并能在体外长期培养。目前小肠类器官已经广泛应用于疾病模拟、再生医学等相关研究。肠道类器官体系的成功建立开启了类器官研究的新篇章,使类器官迅速成为新的研究热点[4]。随后在 2011 年,Hans Clevers 团队建立了人正常结肠和肠癌类器官体外培养体系[5]。2015 年,Hans Clevers 团队建立人胰腺组织和胰腺癌类器官体外培养体系;并且该团队又建立了人结肠癌类器官库(n＝22)与人肝脏类器官体外培养体系[6];同年,美国密歇根大学 Arul Chinnaiyan 团队建立前列腺癌类器官体外培养体系[7]。

2017 年,弗雷德·哈钦森癌症中心的 Rubin Andrew 团队建立实体瘤类器官库(n＝56),主要包含了前列腺癌、膀胱癌和肾癌等[8]。2018 年,Hans Clevers 团队建立人乳腺癌类器官库(n＝95)[9];同年,丹娜-法伯癌症研究所的 Sarah Hill 等人建立人卵巢癌类器官库(n＝33)[10];英国 Nicola Valeri 团队建立了转移性胃肠道肿瘤类器官库[11],并证明了类器官药敏检测结果与临床试验中患者疗效的相关性;此外,香港大学 Suet Yi Leung 团队建立了人胃癌类器官库(n＝46)[12]。

2019 年,Hans Clevers 团队建立人肺癌类器官培养体系(n＝18)、人头颈部鳞癌类器官库(n＝31)、人卵巢癌类器官库(n＝56)[13-15];同年,Emile Voest 团队建立转移性结直肠癌类器官库(n＝35),并发现类器官对 5 - FU 和伊立替康的敏感性与患者临床疗效一致性较高[16];Joshua Smith 团队建立直肠癌类器官库(n＝65)并且建立直肠癌类器官原位移植瘤小鼠模型[17]。

2020 年,复旦大学章真和华国强团队建立局部进展期直肠癌类器官库(n＝96),并且检测发现类器官对化疗药物及 X 射线的敏感性与患者放化疗疗效匹配准确性为 84％[18];同年,德国的 Jarno Drost 教授团队首次建立儿童肿瘤类器官库(n＝54),主要包

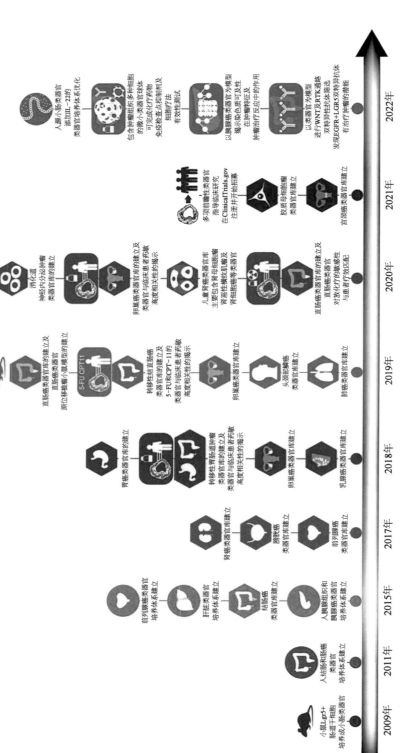

图 14 - 1 肿瘤类器官发展历史概述

含了针对肾母细胞瘤、恶性横纹肌瘤及肾细胞癌等肿瘤建立的类器官[19];荷兰的 Ellen Stelloo 团队建立人卵巢癌类器官库(n=36),并发现类器官对药物的敏感性与患者临床疗效相关[20];Toshiro Sato 团队建立首个消化道神经内分泌肿瘤类器官库(n=25)[21];Emile Voest 团队从 NICHE 临床研究的患者肿瘤样本中培养成功 12 例结直肠癌类器官,并且证明结直肠癌类器官能在体外共培养中激活外周血淋巴细胞和肿瘤浸润淋巴细胞[22]。

2021 年,Hans Clevers 团队建立人宫颈癌类器官库(n=12)[23];同年,美国的 Hongjun Song 教授团队建立胶质母细胞瘤类器官(n=70)[24]。伴随着多个肿瘤类器官库的建立,多项前瞻性的通过肿瘤类器官来实现指导患者治疗方式的临床研究在 ClinicalTrials.gov 网站注册并开始招募患者。

2022 年 4 月,由西班牙巴塞罗那生物医学研究院主任 Eduard Batlle 博士领导的一个国际研究小组以类器官为模型,进行了 Wnt 及 RTK 通路双特异性抗体筛选,发现 EGFR 和 LGR5 双特异性抗体有治疗肿瘤的潜能[25];同时,高栋团队等以胰腺癌类器官为模型,揭示了染色质可及性在肿瘤特征及肿瘤治疗反应中的作用[26];同年 5 月,沈西凌团队建立了包含肿瘤组织多种细胞的微小类器官球体(micro-organospheres,MOSs)模型,研究结果表明该模型能够在短期内完成化疗药物、免疫检查点抑制剂及细胞疗法有效性测试[27];对于人源小肠类器官(human small intestinal organoids,hSIOs)培养的探索仍在进行中,虽然已经有了一些可以长期培养的 hSIOs 模型,但这项技术尚不成熟,除了原代细胞提取方法复杂和细胞活性的维持等技术存在困难外,如何准确地模拟细胞类型的多样性,并且促进 hSIOs 广泛地出芽,依然是 hSIOs 培养的瓶颈。基于以上因素,2022 年 Hans Clevers 团队在 hSIOs 培养基中添加了 IL - 22 进行 hSIOs 培养基的优化。利用优化后的 hSIOs 模型,探索了 IL - 22 对 hSIOs 中各种类型上皮细胞的诱导效果和基因表达的影响[28]。

14.1.2　肿瘤类器官与细胞系、PDX 模型比较

长期以来,传统的肿瘤 2D 细胞系培养和 PDX 被用作肿瘤模型,这两种模型的研究对肿瘤研究做出了巨大贡献。然而,这两种模型存在着不同的缺点,以致应用这些模型发现的靶点及相应药物在后期的临床试验阶段无法取得预期的疗效获益。肿瘤细胞系无法模拟一些重要的肿瘤微环境特征,如免疫系统、细胞外基质等。其他缺陷包括肿瘤细胞系进行多次传代筛选后会丢失原位肿瘤的遗传异质性;此外,PDX 模型在小鼠体内经历了个体特异性的肿瘤进化,与患者体内取出的肿瘤相比可能已经产生了较大差异,且存在建立 PDX 模型所需费用高、耗费时间长和资源消耗过大等问题。

而肿瘤类器官能够较好地反映原位肿瘤的基因组改变、分子特征和药物敏感性,并且能够保留肿瘤的异质性。通过肿瘤类器官模型,可在体外模拟临床患者对治疗方案的反应,获得更贴近临床的真实结果。以下总结了目前常用的肿瘤研究模型(肿瘤细胞系、

CDX 和 PDX 模型)及其缺陷,并和肿瘤类器官模型进行了比较。

1. 肿瘤细胞系

肿瘤细胞系是经典的肿瘤研究模型,包括已建株细胞的 2D、3D 培养和原代培养的肿瘤细胞系。因其易获取、易保存、易传代以及操作简便等优势被广泛用作抗肿瘤药物筛选的临床前模型。然而,肿瘤细胞系由于细胞类型单一,不能全面地模拟肿瘤在患者体内的异质性,且缺乏肿瘤微环境成分,因此无法准确模拟疾病组织的生理特征和发育过程,也无法展现个体化的生理病理特征。此外,随着培养时间的增加,细胞经过多次冻存及长期传代,会丧失自身的一部分原始特性。因此,很多通过肿瘤细胞系筛选出的有效治疗靶点在后续进行临床试验验证时无法实现临床转化。

2. 动物模型

常见的肿瘤动物模型有 CDX 和 PDX。CDX 模型主要是通过将肿瘤细胞系移植到裸鼠或者 NOD scid gamma(NSG)等免疫缺陷小鼠体内而构建。因为肿瘤细胞系是经过人为挑选及多代培养的细胞系,CDX 经过长期传代后,其生物学特性已与原代肿瘤细胞相差甚远,且增殖较快的肿瘤克隆在体外培养过程中已占据优势,失去了肿瘤的异质性,从而使得基于 CDX 模型的其生物学特性以及药效评价结果与临床匹配度极低。PDX 是指将患者来源的肿瘤组织移植至 NSG 小鼠体内,从而较好地保留了肿瘤的异质性、肿瘤微环境等原始肿瘤特征。由于 PDX 模型是将肿瘤组织直接移植到 NSG 小鼠体内,并没有经过任何人工体外培养,经历多次传代培养后,其生物学特性仍然保留完整,与临床肿瘤组织相似度较高。但 PDX 模型也存在着在构建成功率低、整体上试验周期长、构建成本高等问题。

3. 肿瘤类器官模型

与肿瘤细胞系模型和动物模型相比,肿瘤类器官不仅具有肿瘤细胞系的易培养、传代、冻存和便于基因编辑等优点,而且模型样本取自临床患者的肿瘤组织,最大程度保留了原位肿瘤的遗传和表型特征;同时,肿瘤类器官具有肿瘤组织用量少、培养成功率高、遗传稳定性高、肿瘤异质性保留性高、与患者临床疗效相关性高等优点。类器官的培养体系也提供了多种生长因子和细胞外成分,例如腹水的添加能够让肿瘤类器官的体外生长环境更接近于体内的微环境。此外,肿瘤类器官能够通过气液交互法和共培养的形式添加免疫或者间质成分,以更好地模拟肿瘤微环境;肿瘤类器官也可以进一步移植至免疫缺陷小鼠体内建立患者来源类器官移植瘤(patient-derived organoid xenograft, PDOX)模型,从而验证相关药物靶点的疗效。

综上,肿瘤类器官能够较好地保留肿瘤的基因组改变、分子病理学特征和对放化疗的敏感性。与常见的体外模型肿瘤细胞系模型相比,PDO 模型能够更好地保留体内肿瘤的异质性;与 PDX 模型相比,PDO 模型成功率高、耗时较短,并且可以用于高通量的药物筛选。

肿瘤类器官模型作为理想的临床前模型,具有巨大应用前景,在基础研究和临床转化研究中也成为目前及未来研究的热点。但现有的类器官培养体系更适用于肿瘤细胞本身的自我更新与分化,培养体系缺乏间质细胞、免疫细胞等多类群细胞的相互作用和影响,缺乏稳态和疾病病理条件下的各种代谢产物对肿瘤发生和进展的动态调控和影响。

　　肿瘤类器官模型是当前最新的肿瘤研究体系,它不仅能替代患者进行药物测试,并且包含基因组、转录组、蛋白组及代谢组的多组学信息,能促进新靶点的发现和后续新药的研发。基于类器官的恶性肿瘤模型的建立和应用将带动肿瘤新药研发测试整条产业链的发展,同时解决目前药企转化研究中缺少稳健良好肿瘤药物测试模型的问题,促进我国医学产业创新性发展。目前,恶性肿瘤类器官模型的建立和应用已成为国家"十四五"和未来医药创新发展的重要任务和攻关项目。

14.2　肿瘤类器官生物库的构建

　　肿瘤类器官根据来源主要分为两类,一类为来源于患者原位肿瘤组织经过体外培养后得到的肿瘤类器官,另一类为来源于正常组织类器官通过基因编辑等方法诱导形成的肿瘤类器官;后者即利用基因编辑技术操作关键基因从而加速细胞癌变,使得类器官的微观特征接近于恶性肿瘤[29]。本章节提及的 PDO 是来源于患者肿瘤组织的干细胞在体外自组装形成的 3D 细胞结构,能够较好地保留原位肿瘤的基因组改变、分子病理学特征和对放化疗的敏感性。本章主要介绍使用原发肿瘤病灶、转移灶等患者来源组织构建PDO 的经典方法[30],具体步骤如下(图 14 - 2)。

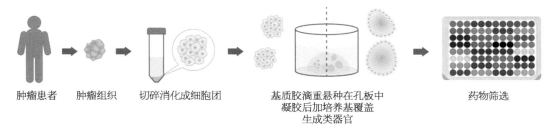

肿瘤患者　　肿瘤组织　　切碎消化成细胞团　　基质胶滴重悬种在孔板中　　　　药物筛选
　　　　　　　　　　　　　　　　　　　　凝胶后加培养基覆盖
　　　　　　　　　　　　　　　　　　　　生成类器官

图 14 - 2　肿瘤类器官模型常规构建及药物筛选流程

14.2.1　肿瘤组织的收集和处理

　　从手术或活检标本中尽量选取富含血管和上皮细胞的部位,剔除坏死组织、脂肪以及肌肉组织。在运送到实验室的过程中需将组织块储存在含 10 μM Rho 相关蛋白激酶(rho-associated protein kinase,ROCK)抑制剂 Y - 27632 的培养基或 PBS 中,并置于冰上运输。在肿瘤样本足够大时,可将部分肿瘤标本放置于 4% 的多聚甲醛溶液中用于后续石蜡块的制作;将部分肿瘤标本储存于液氮中,用于后续相关测序或者分子生物学实验。构建肿瘤类器官亦可以使用冷冻保存的组织,但构建效率低于使用新鲜组织。

14.2.2　肿瘤类器官的构建

利用肿瘤组织构建类器官通常包括以下几个步骤：① 使用手术刀切碎组织块；② 用胶原酶、脱氧核糖核酸酶、中性蛋白酶、透明质酸酶、胰蛋白酶(或 TrypLE)、酶混合物如 Liberase(胶原酶Ⅰ、Ⅱ和热溶酶的混合物)等将切碎的肿瘤组织块消化成单细胞悬液或细胞团，注意在消化过程中定期检查肿瘤组织块消化程度；③ 将消化后的细胞团用含青／链霉素的预冷 PBS 反复清洗，后离心去上清，将细胞沉淀用基质胶重悬；④ 加入合适培养基，在 37℃ 和 5％CO$_2$ 的细胞培养箱中培养。在构建不同癌种的 PDO 的过程中，使用的酶的类型及其浓度、消化时间、细胞团大小、基质胶、种板密度和培养基等方面均存在差异。

利用循环肿瘤细胞(circulating tumor cells，CTCs)构建 PDO 首先需要从患者血液中富集 CTCs，较为常用的富集方法是阴性富集法(免疫磁性分离)和过滤法[31]。阴性富集法是指利用 CD45 磁珠抗体偶联的磁珠吸附去除 CD45$^+$ 的白细胞，间接筛选出全部类型的 CTCs。过滤法则利用 CTCs 的物理特性，即细胞大小，将患者外周血加入过滤器中，离心收集 CTCs。将富集的 CTCs 加入基质胶内并种板，后续处理方式与肿瘤组织来源的类器官基本相同[32]。

肿瘤类器官完全培养基大多使用 DMEM／F12 作为基本培养基来制备，但不同肿瘤类器官所需的诱导因子不尽相同，其中大多包含酪氨酸受体激酶的配体、Wnt 信号通路激活剂、TGF－β 信号通路抑制剂等。在第二次传代前，最好在培养基中添加 10 μM Y-27632。每 2～3 天更换一次培养基，以确保培养基中有足够的因子。培养基中需添加足量的青霉素和链霉素。对于从结肠、口腔黏膜等污染区域采集的样本，建议额外添加其他的抗生素，如 Primocin，万古霉素等。在种板后的前几天应密切监测类器官的状态，以防止潜在的细菌或真菌感染。如发现污染，应立即加入 NaOH 等消毒剂清除污染类器官，并清洗培养皿和更换培养皿盖。此外，还应定期检查类器官是否有支原体污染。

14.2.3　肿瘤类器官的分离和传代

提前在显微镜中观察类器官的状态(包括类器官的大小、折光度和基质胶背景等)是否符合传代条件，建议在类器官状态良好时进行传代。若分离类器官时使用 TrypLE 进行消化，应密切监测消化进程，以免过度消化。当观察到由 3～5 个细胞组成的小细胞团和单细胞混合时，停止消化。处理囊状或葡萄状类器官时，可以使用机械吹打的方式将类器官从基质胶中分离。将分离后的类器官重新吹打至合适大小后重新种板，传代后前 2～3 天可向培养基中加入 10 μM Y-27632，确保类器官的正常生长。

14.2.4　肿瘤类器官的冻存和复苏

当类器官增殖状态良好时(通常在传代后 2～3 天)进行冻存有利于提高复苏成功率。冻存前将类器官与基质胶分离，收集类器官或者合适大小的类器官碎片，加入冻存液并置于－80℃ 冰箱中，过夜后转移至装有液氮的液氮罐中长期保存。复苏时将类器官冻存管迅速转移至 37℃ 水浴锅中融化,然后转移至复苏液中,离心后重新种板,用含有 Y-27632 的新鲜培养基培养。冻存或复苏可能会导致类器官形态的变化,并可能影响药物筛选[33]。

14.2.5　其他构建方法

除上述经典的肿瘤类器官构建方法外,近年来研究者们开发出了新的具有独特优势的构建技术。气液交互法(air-liquid interface,ALI)将含有基质细胞、免疫细胞的肿瘤组织经过剪切后,重悬于基质胶中,在 transwell 上室中进行培养。胶顶部暴露在空气中,transwell 的下室中加入培养基,可通过 transwell 上室底部的膜扩散到上室中,形成气液交互界面。这种利用气液交互法培养的类器官成功保留了原肿瘤组织中的纤维基质和免疫细胞,可重现肿瘤免疫微环境[34]。

沈西凌团队首次利用带有温度控制的液滴乳化微流控技术建立了微小类器官球体模型(MOSs)[27]。其原理是将肿瘤患者来源的少量原代组织制备成单细胞悬液,加入基质胶中,然后与双相液体(油)混合,生成大量 MOSs,每个 MOS 含有约 30 个肿瘤细胞。将生成的 MOSs 聚合凝固后反乳化去除多余油脂后即可进行快速悬浮培养。此构建方法可在原代肿瘤组织量少的情况下实现两周内的快速药敏检测,并且 MOSs 中存在部分免疫细胞和成纤维细胞,可用于评估免疫治疗的疗效和探究成纤维细胞相关治疗靶点的疗效。

14.2.6　药物敏感性测试

某些生长因子或其他培养基成分可能会通过与药物相互作用等方式影响肿瘤类器官对被测药物的反应或与药物相互作用,应在药敏筛选前进行相应调整。当类器官状态良好时可以开始药敏测试。肿瘤类器官药物敏感性的常用判断方法主要包括基于 CellTiter-Glo® 3D 发光法(CTG 法)和面积变化法,其对应的类器官处理方式也存在差异。此外,根据类器官培养方式及药物种类不同,药物敏感性测试的方法均有差异,需要根据不同培养模型和实验目的选择合适药敏方式。

在类器官铺板的当天,可将中性蛋白酶添加到类器官中以去除基质胶。随后对类器官进行清洗和过滤以去除较大的类器官,计数类器官后按照合适的密度将其重悬于基质胶中,并在基质胶凝固后加入类器官培养基。用药物或 X 射线处理类器官,然后利用 CellTiter-Glo® 3D 细胞活力检测试剂充分裂解类器官团内部的细胞后进行化学发光检测,测得的发光值与 ATP 量成正比。由于 ATP 是活细胞新陈代谢的指标,故可根据发光值判断类器官的活力大小。该方法适合大规模高通量的抗肿瘤药物筛选以及肿瘤放射敏感性测定等[35]。

MOSs 的药物敏感性也可采用 CTG 法进行判断。研究人员在 384 孔板中以 1 mM 的浓度预先加入各待测药物,然后按照每孔 100 个 MOSs 进行种板,72 小时后通过 CTG 法评估细胞活力,从而实现快速的体外高通量药物筛选[27]。

章真和华国强团队[18]通过类器官面积变化法检测了直肠癌类器官对 5 - FU、伊立替康和 X 射线治疗的敏感性。该方法为在肿瘤类器官铺板后状态良好时,加入含合适浓度化疗药的培养基或进行 X 射线照射,然后继续转移至培养箱中培养;该方法的主要判断标准是在药筛第 24 天类器官面积与药筛开始(第 0 天)类器官面积之比。此方法简便快捷,其检测结果已被证明与 CTG 法结果相似,且能够与患者的疗效匹配,准确率在 80% 以上。

14.2.7　肿瘤类器官生物资源库的建立

近年来,多个肿瘤类器官生物库逐渐建立,以肿瘤类器官库为中心的肿瘤类器官生物资源库也在基础和转化研究中占据越来越重要的地位。如图 14 - 3 所示,本节总结了

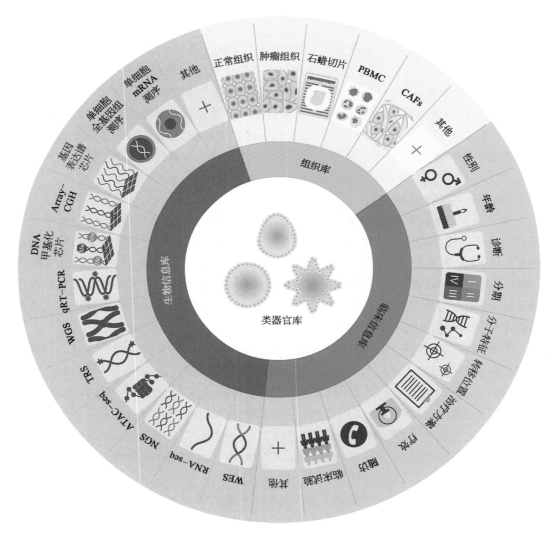

图 14 - 3　肿瘤类器官生物资源库的建立

围绕肿瘤类器官库的常见组织库、临床信息库和生物信息库的内容。在取得相应伦理批准的情况下，建议围绕肿瘤类器官库完善以下临床标本、临床信息及生物信息：组织库样本(正常组织、肿瘤组织、石蜡切片、外周血淋巴细胞和肿瘤相关成纤维细胞)，临床信息库(患者性别、年龄、病理诊断、分期、分子特征、治疗方案、疗效、随访信息、相关临床试验信息)及生物信息库(全外显子测序/全基因组测序、转录组测序等测序信息)。健全的肿瘤类器官生物资源库是基础和转化研究的根基资源，有助于促生筛选并验证肿瘤治疗新靶点，探索肿瘤耐药新机制等研究。

14.3　肿瘤类器官的鉴定

　　体外培养的肿瘤类器官来源于患者自体肿瘤组织，保留了原始肿瘤的组织病理学特征、遗传特征和分子生物学特征。患者来源肿瘤类器官培养成功后，需进行评估及验证，以鉴定类器官是否与对应患者原始肿瘤组织具有一致性，即是否能够再现原位肿瘤的表型特征，这是后续进行类器官药物敏感性检测的重要前提。类器官的鉴定可通过 HE 染色、免疫组织化学、免疫荧光及基因测序等方法，从形态学、组织病理学及分子遗传学等多个维度进行评价[15,36]。肿瘤类器官诊治平台的质量控制标准中国专家共识(2022 年版)[37]指出：肿瘤类器官的鉴定是进行药物敏感性检测的重要前提，推荐采用组织病理学方式来鉴定肿瘤类器官，以保证后续类器官药物敏感性检测结果的可信度。推荐基因测序的鉴定方式用于肿瘤类器官的基础及转化研究，暂不推荐用于类器官药物敏感性检测的临床实践服务(Ⅱ类推荐)。

　　在获取肿瘤类器官进行鉴定时，应尽可能保证类器官的纯净及完整性，如用类器官回收液尽可能将基质胶去除干净、分散类器官时应采用阔口移液器吸嘴或剪切移液器吸嘴以防止类器官结构被破坏等。肿瘤类器官的鉴定方法主要分为组织学鉴定和分子生物学鉴定。

14.3.1　组织形态和组织特异蛋白鉴定

　　类器官培养过程中其细胞自组装，并形成具有一定规则形态的 3D 结构。可以根据显微镜下观察到的器官形态结构初步确定类器官的来源。例如，正常胃组织来源的类器官呈囊状和球形，由单层上皮细胞和大空腔组成；不同亚型的胃癌类器官表现为不同的形态：携带 EBV 基因组的胃癌类器官通常呈多层细胞组成的囊状结构，典型的肠型胃癌器官形状不规则，偶有小腔形成，弥漫性胃癌类器官则形成实心细胞簇或松散的葡萄状结构。

　　除直接观察外，将肿瘤组织与对应肿瘤类器官一起进行切片染色，可以观察比较它们的形态及标志物表达状态，初步判断肿瘤类器官与肿瘤组织的相似性。在形态观察方面，切片染色前，应观察类器官的生长状态，选择合适的时机进行取样(如肠道类器官的平均直径达 100 μm 时),和此前固定保存的对应患者肿瘤组织一起进行 HE 染色及免疫组化。例如,胆囊癌患者肿瘤组织及肿瘤类器官经过 HE 染色后,可观察到胆囊腺癌细胞形态不规则,核大深染,而正常胆囊上皮及腺瘤则表现为细胞形态较规则且排列整齐。在标志物表达状态方面,在免疫组化前,需要先筛选并确定不同瘤种的组织特异蛋白。例如,乳腺癌的标志物雌激素受体、孕激素受体和人表皮生长因子受体 2(human epidermal growth factor receptor - 2,HER - 2),肠癌的增殖标志物 Ki - 67、尾型同源框基因 2(caudal type homeobox gene 2,CDX2)及细胞角蛋白 20(cytokeratin 20,CK20)[9],卵巢癌的标志物包括配对盒基因 8(paired box gene 8,PAX8)、P53、*Wilms* 瘤基因 1(wilm tumor gene1,WT1)等[15]。组织学鉴定结果还可作为研究肿瘤异质性的线索。Helen Yan[12]等对胃癌类器官及其来源组织进行染色发现,类器官和肿瘤组织的蛋白质表达水平基本一致。其中,由于胃癌类器官生长速度快于组织细胞,*TP53* 野生型类器官中 p53 蛋白质的表达通常高于其来源的组织,但也能够重现组织样本中 p53 表达水平的异质性。在 3 例 *HER - 2* 扩增的胃癌类器官中,HER - 2 染色显示了与其来源组织一致的蛋白质过度表达,并且能够体现出肿瘤组织中检测到的区域异质性。采用上述形态学及组织病理学方法对类器官进行评估鉴定,具有成本低、时效快、普及性高的优势,符合类器官药物敏感性检测的时效性要求。

14.3.2　分子生物学方法鉴定

除组织形态和组织特异蛋白鉴定外,还需要更多分子水平上的证据以提高鉴定的精准度,其核心目的是验证体外培养的类器官在遗传背景上与来源肿瘤组织具有很好的相似性,可以模拟体内药物反应。传统的手段是提取 DNA 后进行 Sanger 测序和提取蛋白后进行蛋白免疫印迹(western blot),验证关键基因在肿瘤类器官和来源组织的突变和表达水平是否一致。但是这种方法每次只能检测一种基因或一种蛋白,效率较低。随着高通量测序技术的普及应用,可供使用的方法越来越多,例如全外显子测序(whole-exome sequencing,WES)、转录组测序(RNA sequencing,RNA-seq)、全基因组测序(whole genome sequencing,WGS)、目标区域捕获测序(target-seq)、DNA 甲基化分析、基因表达微阵列(cDNA 微阵列与 DNA 芯片)、基因表达系列分析(serial analysis of gene expression,SAGE)等。其中,WES 凭借其全面性、有效性和极高性价比等优势,在类器官的鉴定中应用广泛。WES 可发现碱基突变率、碱基突变类型占比、基因拷贝数、染色体的缺失与转位的差异,比对组织特征基因的序列,分析突变位点和类型,以及统计重叠率。研究者可依据研究的目的、费用、鉴定方法的可实施性等因素来选择适合的鉴定方法。在类器官培养的早期,基于样本采样量和成本的考虑,优先推荐 HE 染色和免疫组化,初步确定培养的类器官与来源组织的相似性。如果形态学验证合格,再考虑扩大培养类器官,并采样进行 WES,鉴定类器官与来源组织在特征基因上的重叠率。如果研究目的需要更精准、全面的验证,可以考虑采用 RNA-seq、WGS 和 DNA 甲基化分析,专门分析某个靶点、某条信号通路或某个代谢途径的性状在肿瘤类器官中是否被保留,以供挑选符合药物筛选条件的类器官模型。若无条件进行 WES、WGS 等,也可采用短串联重复序列(short tandem repeats,STR)检测等验证方法以消除交叉污染对药物筛选的误导。

类器官除了可以作为研究肿瘤异质性的模型,也可被用于发现肿瘤进化的规律[38]。例如,Helen Yan 等[12]发现胃异型增生的类器官和侵袭性胃癌类器官均涉及 *TP53* 和 *APC* 等常见早期驱动基因突变,但 *STK11* 和 *SMARCA4* 突变仅存在于侵袭性胃癌器官中,这为肿瘤进展过程的揭示提供了线索。

采用基因测序对器官进行评估鉴定,较组织病理学的评估鉴定方式具有更高的精准度,且能获得肿瘤的分子谱表达模式,从而更好地捕获肿瘤内及肿瘤间的异质性,既有助于在后续类器官药物敏感性检测中分析分子靶向药物的疗效,又有助于类器官样本库大数据的完善和建立。但基因测序存在耗时长、费用相对高,目前用于类器官药物敏感性检测方面仍有滞后性及普及性欠佳的问题。

14.3.3　肿瘤类器官的筛选

在鉴定时,类器官与其来源的肿瘤组织在特征基因上的重叠率可作为肿瘤类器官纯度的衡量指标。在利用原发肿瘤组织构建患者来源的类器官时,存在正常细胞来源的类器官潜在污染问题,往往需要采取策略以提高肿瘤类器官的纯度。由于肿瘤类器官和非肿瘤类器官形态不同,可根据镜下初步鉴定的结果手动移除非肿瘤类器官,也可以根据其密度或大小进行分离。此外,还可利用鉴定时检测到的突变对肿瘤类器官进行富集。例如,MDM2 激动剂 Nutlin‐3 可用于在混合的类器官中筛选 *TP53* 突变的肿瘤类器官[13],培养基中去除 EGF 可用于筛选 *RAS* 突变的肿瘤类器官[6,39,40]。但针对某种突变对类器官进行选择可能会导致类器官失去异质性,故应谨慎使用该类富集方法。由于从同一肿瘤的不同克隆建立的器官对药物敏感性可能不同[41],还需要通过 WES、WGS 或 Target‐seq 对筛选后的类器官系和原始组织进行对比,以确认筛选后的类器官仍然具有代表性。

14.4　肿瘤类器官进展

14.4.1　消化系统肿瘤类器官进展

1. 结直肠癌类器官进展

结直肠癌是全球发病率第 4 和病死率第 3 的恶性肿瘤[42],也是肿瘤类器官中开始研究最早和当下研究最火热的消化道肿瘤之一。在中国,结直肠癌仍然是最常见的消化道肿瘤之一。中国结肠癌和直肠癌患者 5 年生存率仅在 50% 左右。总之,结直肠癌发病率高,患者预后较差,给我国卫生医疗系统带来较大负担,是需要关注的恶性消化道肿瘤之一。

　　由于正常肠道组织的生长会影响肠癌类器官的生长,如何区分正常肠道组织和肠癌组织是肠癌类器官培养中的关键。约90%的肠癌存在WNT通路的突变,故肠癌类器官的培养基中无需添加WNT3a,而正常肠道类器官的生长中WNT3a则是必需的[5]。因此,通过不在培养基中添加WNT3a的方式能够实现将肠癌组织中的正常肠道和肿瘤组织进行分离。一项针对276例结直肠癌患者样本的全基因组分析研究发现,肠癌中超过94%的基因突变均属于以下5种致癌途径之一:WNT、TGF-β、PI3K、RAS-MAPK和TP53。与人正常肠道组织类器官相比,存在这些突变的肠癌类器官能在缺少一些因子如WNT3a、R-spondin-1和EGF的情况下生长[43,44]。目前肠癌类器官的培养成功率为70%~80%,标本可来源于手术样本、活检组织或肠癌转移灶穿刺样本[16,17]。

　　类器官技术被广泛应用于人胃肠道肿瘤的机制探索和转化性研究中。Ömer Yilmaz团队报道了基于结肠镜引导的小鼠远端结肠中黏膜注射的方法,该方法可实现快速有效地诱导原位肿瘤[45]。这些技术可用于CRISPR-Cas9工程小鼠肿瘤类器官或人类肿瘤类器官的种植,以模拟肿瘤进展的腺瘤-癌-转移过程。此外,消化道肿瘤类器官与CRISPR-Cas9技术的联合也被广泛应用在肿瘤发生和进展的基础研究领域[46-48]。

　　多项结直肠癌类器官的转化研究结果表明肠癌类器官能够较好反映原位肠癌组织的基因组改变、分子特征以及放化疗敏感性。Joshua Smith团队建立了包含65例直肠癌类器官的生物库,并通过药物敏感性测试发现了肠癌类器官对5-FU和FOLFOX方案敏感性与患者的无进展生存相关;类器官水平对X射线的敏感性与患者接受放疗前后内镜下的肿瘤退缩程度相关[17]。章真和华国强团队建立了局部进展期直肠癌类器官的生物库(组织来源于Ⅲ期临床研究CinClare),并且用肠癌类器官面积变化法证明了直肠癌类器官对5-FU、伊立替康和X射线中任一处理的敏感性与患者新辅助治疗疗效高度匹配,准确性为84%[18]。Emile Voest团队的研究建立了35例转移性结直肠癌类器官(组织来源于前瞻性临床研究TUMOROID),并且发现肠癌类器官水平的伊立替康单药或者联合5-FU的敏感性与患者疗效匹配,但类器官对氟尿嘧啶类药物联合奥沙利铂治疗的敏感性与患者临床疗效不匹配[16]。彭俊杰和华国强团队建立了转移性肠癌原发灶及肝转移灶类器官生物库(n=50)并进行药物敏感性测试,结果显示同一患者肠癌类器官及肝转移灶类器官对FOLFOX及FOLFIRI化疗敏感性一致,并且类器官敏感性与患者临床疗效高度相关[49]。

　　除了上述肿瘤类器官敏感性预测患者疗效的回顾性研究以外,肠癌类器官也被用于前瞻性指导患者治疗方案的选择。Emile Voest团队的SENSOR研究是一项单臂、单中心、前瞻性临床试验,研究目的是评估在转移性结直肠癌患者中根据其肿瘤类器官药物敏感性来前瞻性指导患者靶向药物治疗选择的可行性[50]。主要研究终点为客观反应率≥20%。研究最终共纳入16例患者,其肿瘤类器官在培养成功后接受一组靶向药物包括vistusertib、capivasertib、司美替尼、吉非替尼、哌柏西利、阿昔替尼、gedatolisib、格拉吉布等处理后,对应患者根据筛选到的敏感药物接受相应药物的治疗。最终共有 6 例患者根据类器官药物敏感性接受了相应治疗,其中 3 例患者接受了 vistusertib 治疗,3 例患者接受了 capivasertib 治疗,但相应患者在临床上并未表现出对治疗药物的敏感性。

2. 胃癌类器官进展

胃癌是全球发病率第 6 和病死率第 4 的恶性肿瘤。目前,已证实可以通过手术切除标本、组织活检标本等途径获取胃癌组织并构建人胃癌类器官[12]。胃癌类器官建立的大致流程与肠癌类器官及成体干细胞来源的胃类器官相类似。肿瘤组织清洗、切碎并用消化酶消化。消化清洗后得到的细胞团块与基质胶混合并种植于孔板内,并加入含有多种生长因子的适合培养基进行培养。胃癌类器官的基础培养基由 Advanced DMEM／F12、HEPES、GlutaMAX、青链霉素等组成[51],此外,还需添加 Wnt3a、Noggin、R‑spondin、FGF10、胃泌素等对胃上皮细胞增殖分化较为重要的细胞因子,以促进干细胞干性的维持以及类器官的生长[52]。

胃癌类器官培养过程中需要应对的难点之一是正常胃上皮组织对胃癌类器官生长的影响。在培养过程中非肿瘤来源的类器官常常会过度生长,影响胃癌类器官的生长环境。这个现象的具体成因尚不明确,可能与肿瘤细胞更高的有丝分裂失败率所导致的细胞死亡有关[53]。解决这一问题的方法有如下几种:首先是根据肿瘤细胞的不同突变通过调整培养基成分对肿瘤类器官进行筛选。如许多胃癌存在 P53 通路的突变,这一突变特征可以通过加入 MDM2 抑制剂 Nutlin‑3 进行筛选[54];培养基中去除 ROCK 抑制剂 Y‑27632 可以富集 RHO 失调的类器官[55];对于存在 EGF 受体通路突变的肿瘤去除 EGF 或 EGF 受体抑制剂也可以去除非肿瘤成分。此外,部分胃癌类器官与正常胃上皮类器官形态差异较大,可以通过人工挑选的方式进行去除。在类器官培养之前预先对组织消化的细胞进行流式细胞分选,分选后的肿瘤单细胞再进行类器官的培养也是一种类器官构建方法。但上述方法均会丧失部分肿瘤组织的异质性[54]。

胃癌类器官在研究肿瘤的发生、抗肿瘤药物筛选以及患者个性化治疗等多方面被广泛应用。Helen Yan 团队建立了来自 34 例患者的胃癌原发灶及淋巴结转移灶的胃癌类器官生物样本库,该样本库包含不同分期胃癌以及几乎所有的胃癌分子亚型。研究者利用该类器官库对 37 种抗癌药物进行了敏感性测试,其中 VE822 等药物在类器官中的作用效果与患者临床中的实际效果相同,说明临床前基于类器官的研究有可能有助于患者临床治疗选择[12]。Nina Steele 等人优化了胃癌类器官培养和药物筛选体系,在患者手术后 5～6 天内即可根据类器官对药物的不同反应获得个性化的治疗建议[56]。

3. 食管癌类器官进展

食管癌是全球发病率第 10 和病死率第 6 的恶性肿瘤。根据组织病理类型的不同。食管癌可分为食管腺癌(esophageal adenocarcinoma, EADC)和食管鳞状细胞癌(esophageal squamous cell carcinoma, ESCC)两类。目前 ESCC 类器官已经成功建立,Takashi Kijima 等利用 ESCC 活检标本建立了可以长期培养的患者来源的 ESCC 肿瘤类器官,此类器官与 ESCC 组织具有相似的突变情况,并保留了较高的细胞功能异质性[57]。该模型可进一步被用于探索食管癌的耐药机制。迄今为止,有关 EADC 类器官构建的研究仍然较少,Xiaodun Li 等构建了 EADC 类器官并证明该类器官与原有肿瘤组织具有相似的形态、转录组和基因组特征[58]。

巴雷特食管(Barrett 食管)是 EADC 的一种癌前病变,构建合适的巴雷特食管癌研究模型对于探索 EADC 的发生发展有着重要的作用。2011 年,Toshiro Sato 等人利用肠道类器官培养基建立了巴雷特食管的培养体系,但此体系无法实现巴雷特食管的长期培养[5]。Xi Liu 等人建立了巴雷特食管的长期培养体系[59],在此体系中,原有肠道培养基中商品化 WNT3a 和 R - spondin - 1 被 50% WNT3a 条件培养基和 20% R - spondin - 1 培养基替代,并加入了 PEG2。此体系中巴雷特食管类器官不仅能长期生长,还能较好地还原巴雷特食管的组织病理学特征。此外,对该类器官中的 APC 基因进行敲除后发现类器官出现多种食管癌特征,证明了此模型在研究食管癌发生发展中的可用性。

4. 胰腺癌类器官进展

胰腺癌是常见的消化道恶性肿瘤之一,其中胰腺导管腺癌(pancreatic ductal adenocarcinoma,PDAC)占据了胰腺恶性肿瘤的 90%,且 5 年生存率仅有 10%~20%。为了研究 PDAC 的发病机制,2015 年,Sylvia Boj 团队首次用人 PDAC 样本建立了 PDAC 类器官的长期培养体系[60],该体系体外培养的类器官仅表达导管上皮细胞的标志物,但并未表达其他两种细胞类型的标志物。将类器官种植于免疫缺陷的小鼠中则表现出胰腺上皮内瘤变样病变并进一步发展成浸润性肿瘤,证明胰腺癌类器官能够模拟肿瘤发生发展。高栋团队建立了 84 例患者来源胰腺癌类器官系,并进行转座酶可及染色质测序分析(assay of transposase accessible chromatin sequencing,ATAC - seq)测序及全基因组测序、转录组测序组学分析以及 283 种表观遗传相关药物和 5 种化疗药物敏感性分析,发现了具有潜在癌症驱动因素的调控性非编码突变,并揭示了药物敏感性相关的染色质可及性特征[26]。

除了使用胰腺癌组织进行类器官培养,还可以通过对正常胰腺组织类器官进行基因编辑来使其获得胰腺癌相关表型特征。2017 年,Jonghyeob Lee 等人在人类胰腺类器官中对 PDAC 的 4 个驱动基因 KRAS,CDKN2A,TP53 和 SMAD4 进行了过表达并利用此模型模拟 PDAC 的肿瘤形成过程[61]。利用类似的方法,Takashi Seino 等人也通过 CRISPR - Cas9 技术对胰腺类器官中的 PDAC 驱动基因进行了敲除,并利用此模型在免疫缺陷的小鼠体内还原了从胰腺上皮内瘤变到腺癌的发展过程[40]。

5. 肝癌类器官进展

肝癌是常见的消化道肿瘤之一,在世界范围内发病率占恶性肿瘤第 7 位且病死率居第 3 位;在中国发病率居恶性肿瘤第 3 位,给我国医疗系统带来巨大负担。

肝癌主要是由肝细胞癌和胆管细胞癌组成。肝癌类器官可由正常肝脏类器官经过化学处理或基因编辑后转化为肝癌类器官,也可由患者来源肝癌组织经过体外培养形成。患者来源的肝癌类器官一般有两个主要来源:肝癌穿刺活检样本和肝癌手术样本。肝癌类器官培养成功率较低,手术肿瘤样本提取成功率为 37.5%,活检标本提取成功率为 26%。目前为了分离肝癌类器官与正常肝类器官,可在基础培养基中添加 Y - 27632和地塞米松,去掉 R - spondin、Noggin 和 WNT3a 等因子[62]。Meritxell Huch 团队成功培养出 8 例肝癌类器官,并证明了肝癌类器官与原发肿瘤的基因组改变、分子特征和转录组特征与原位肿瘤相似,并且建立了类器官移植瘤模型[62]。Markus Heim 团队从肿瘤活检标本中建立 10 例肝癌类器官,并证明肝癌类器官能保持原位肝癌的形态及肿瘤标志物的表达并保留肝癌的遗传异质性,可用于测试对索拉菲尼的敏感性[63]。此外,惠利健团队发现在人诱导肝细胞(human induced hepatocyte-like cell,hiHep)中过表达 c - Myc 基因能够模拟肝癌的发生,并且该模型可用于探索肝癌潜在的预防方法[64]。

肝脏类器官已被广泛用于原发性肝癌的发生机制研究、乙型肝炎病毒(hepatitis B virus,HBV)感染模型建立及 HBV 感染相关研究中。肝癌类器官主要应用于肝癌患者的疗效预测、个体化治疗以及耐药机制的探索。一项研究表明 PRMT6 分子的过表达能够在肝癌类器官中减弱肿瘤的迁移和侵袭能力;而在正常肝类器官中用 CRISPR - Cas9敲除 PRMT6 后对化疗和靶向药物的耐药性显著增加[65]。众所周知,HBV 感染是原发性肝癌的危险因素之一。一项研究使用人类诱导多能干细胞建立了一种继承供体遗传背景的功能性肝类器官,并评估其在 HBV 感染模型建立和探索病毒-宿主相互作用中的应用,为研究 HBV 在肝纤维化和肝癌的发生机制中的作用奠定了基础[66]。

6. 其他消化道肿瘤类器官进展

除了常见的消化道肿瘤,多项罕见消化道肿瘤类器官库也相继被建立。2019 年,Aleksander Skardal 团队建立了阑尾癌类器官库(n=9),其类器官培养成功率约 75%,研究证明来自不同患者的类器官对化疗反应不同,阑尾癌类器官是进行阑尾癌个体化药物筛选的良好模型[67]。此外,Jing Fu 团队建立了患者来源的胆囊癌类器官模型(n=5),并详细描述胆囊癌类器官保持了原位组织的组织病理学、遗传和转录特征以及肿瘤内异质性[68]。Hidetsugu Saito 团队建立了包括肝内胆管癌、胆囊癌和法特壶腹神经内分泌癌在内的胆管癌类器官库(n=6),并描述了类器官与原位组织的组织病理学、基因表达的相似性[69]。此外,该研究发现了胆管癌中 SOX2 可能是一个潜在的预后生物标志物[69]。2020 年,Toshiro Sato 团队建立了胃肠道胰腺内分泌肿瘤类器官库(n=25),并且通过多组学测序(全基因组、转录组和转座酶可及染色质测序分析测序)全面描述了内分泌肿瘤类器官特性,其中,全基因组测序揭示了胃肠道胰腺内分泌肿瘤中 TP53 和 RB1 的频繁遗传改变,以及其特征性的全染色体杂合性丢失。转录组分析确定了通过不同转录因子的表达来区分的胃肠道胰腺内分泌肿瘤分子亚型[21]。

14.4.2　肺癌类器官进展

肺癌是全球恶性肿瘤相关死亡的最常见原因,其发病率和死亡率居于恶性肿瘤前列。我国大部分肺癌患者确诊时已处于中晚期,5年生存率仅为10％～20％。根据病理学特征,肺癌可以分为不同的组织学亚型:非小细胞肺癌(non-small cell lung cancer, NSCLC)占病例的近85％;小细胞肺癌(small cell lung cancer,SCLC)占病例的15％。Ⅳ期驱动基因阳性的NSCLC患者可选择相应靶向药物治疗。尽管近年来肺癌临床研究方面取得了重要进展,但肺癌患者预后较差,目前仍缺乏有效的早期诊断方式和精准治疗方案。很多基础研究成果不能成功转化的主要原因在于缺乏良好稳定的临床前模型。因此,亟须理想的临床前模型来模拟肺癌肿瘤微环境,从而揭示肺癌发生发展的机制,发现新的治疗靶点,研发并验证新的治疗药物,为肺癌患者个体化治疗提供明确有效的治疗方案,提高肺癌患者疗效及长期预后。

多项研究表明,在治疗疗效方面,肺癌类器官表现出与患者临床疗效的高度一致性。在肺癌现有的以病理和基因等多组学特征为基础的精准医学决策体系的基础上,肺癌类器官模型以体外功能学模型的方式为精准治疗提供了更直接的决策因素,能够为难治性肺癌治疗方案选择提供更准确的意见。

Hans Clevers团队在2019年首次建立了肺癌类器官的长期培养方法,成功建立了18例患者来源的肺癌类器官。该研究中来源于肺癌患者手术切除和活检肿瘤组织的肺癌类器官保留了肿瘤组织病理学和肿瘤基因突变特征,可用于药物敏感性筛查、高通量药物筛选及个性化治疗[13]。

2020年7月,Carla Kim等研究人员合作研发了一个利用正常肺类器官模型研究早期肺癌并探索和测试潜在治疗方法的平台。在此研究中,类器官被用于追踪由 KRAS 基因突变所驱动的肺腺癌发展过程中分子层面的变化。通过对比类器官和早期肺腺癌组织样本,研究者发现,类器官能够高度反映肺腺癌早期的分子改变。在小鼠模型或人体中,这些分子改变通常需要数月甚至数年才能被观察到,而使用类器官模型仅需7天。随后研究人员将 KRAS 突变引入肺类器官的肺泡祖细胞中,利用单细胞RNA测序技术观察基因表达情况。结果表明,成熟肺泡上皮细胞标志性分子的表达水平显著下降,被认为是肿瘤进展的标志性分子表达水平显著上调。研究者认为这项研究为探索耐药性肿瘤治疗方式提供了新思路,早期肺癌类器官及肺类器官对于药物筛选及药物开发都具有重要的基础作用,而基于 KRAS 突变的类器官可以促进对多种 KRAS 突变驱动的肿瘤的研究,包括对 KRAS 通路抑制剂等候选药物的筛选以及新型药物的开发[70]。

2021年7月,王俊团队将微流控芯片与肿瘤类器官这两项前沿技术结合,显著提高了对肿瘤患者抗癌药物临床疗效预测的效率。研究者改进了肿瘤样本的处理方法,采用机械处理方法从手术切除和活检的新鲜肿瘤组织中培养出大量肺癌类器官(lung cancer organoids,LCOs),证实LCOs保留了亲代肿瘤的组织学与遗传学特征,并具有无限传代扩增的潜力。同时,团队开发了InSMAR-chip,将其用于LCOs的高通量三维培养和分析。由于芯片上的微孔体积为纳升量级,大幅降低样本消耗量和培养时耗,仅在一周时间内完成药物反应的测试,并获得药敏结果。后续实验充分证明了这些药物测试结果与

PDX 和临床治疗结果高度吻合[71]。

肺癌发病率高且患者预后较差,临床上亟须可改善患者预后的转化研究,因此肺癌的功能学临床前模型的建立具有重要意义。尽管类器官模型研究逐渐趋于成熟稳定,但类器官模型在临床上的应用仍具有一些问题,例如类器官培养体系中各种生长因子价格较高,开销较大;肺癌类器官与原位肿瘤的一致性反映的是原位肿瘤的主克隆还是亚克隆的情况仍待研究;类器官药物敏感性方面,不同作用机制的药敏结果如何比较尚无定论;类器官培养成功率仍需提高等。另外,不同肿瘤所使用的类器官培养系统差异明显,因此,最适宜肺癌类器官的生长条件仍需进一步优化。肺癌类器官可以用于研究病因学、肿瘤发生、肿瘤转移、肿瘤耐药,并通过与肿瘤相关成纤维细胞(cancer associated fibroblast,CAF)等其他间质或免疫细胞共培养研究肿瘤微环境,最终将与现有的多组学精准医学融合,强力推动肺癌的个体化精准治疗。

14.4.3　乳腺癌类器官进展

乳腺癌是全世界女性发病人数和病死人数最高的恶性肿瘤。2015 年,我国新发27.24万乳腺癌患者,乳腺癌病死人数为 7.07 万。乳腺癌是肿瘤异质性很高的恶性肿瘤。目前的治疗方法主要是基于临床和病理特征,由激素受体和 HER - 2 状态决定。乳腺癌患者对标准的全身治疗(内分泌治疗、细胞毒性药物和针对 HER - 2 的靶向药)疗效存在异质性,因此需要寻找乳腺癌患者的个体化治疗方案。而已有的细胞系模型和 PDX 模型都存在一定缺陷,细胞系无法模拟肿瘤异质性状态,PDX 模型耗时长,费用高,无法进行高通量的药物敏感性测试。而乳腺癌 PDO 模型既能够较好模拟原位肿瘤的异质性状态和治疗敏感性,又能够进行高通量的药物敏感性测试,同时培养所需的时间和费用都比 PDX 模型少,是目前较为理想的乳腺癌模型。

2014 年,Melissa Skala 团队建立了 12 例转移性乳腺癌类器官的生物库[72],并且发现不同乳腺癌类器官对治疗存在异质性,且类器官对他莫昔芬的敏感性与患者的临床反应相似。2018 年,Hans Clevers 团队建立了包含 95 例乳腺癌类器官的生物库[9],发现乳腺癌类器官能够较好地模拟原位乳腺癌的病理组织和遗传异质性,并且类器官的药物敏感性与患者临床的治疗反应高度相关。2020 年,Elena Campaner 团队建立了来自不同乳腺癌亚型(luminal A、luminal B、*HER - 2* 过表达和三阴性乳腺癌)的 PDO 模型,并且证明 PDO 模型在组织学和基因组上与亲本肿瘤一致,可用于以测试标准临床治疗的疗效,并确定耐药人群。此外,YAP 抑制剂可以恢复耐药肿瘤类器官对紫杉醇类药物的化学敏感性[73]。此外,随着类器官技术的逐渐成熟,越来越多的乳腺癌类器官库被建立,并在基础研究及转化性研究中被广泛应用。

类器官在乳腺癌中的另一个应用是肿瘤发生发展及转移机制的研究。例如,有研究利用类器官模型探究了 MALAT1[74]、FZD6[75] 在乳腺癌进展及转移中的作用以及 RANK 配体[76]和 JNK[77] 在乳腺癌发生发展中的作用。此外,CRISPR - Cas9 技术和类器官共培养体系在乳腺癌类器官的基础研究和转化性研究中也发挥着越来越重要的作用[78]。

14.4.4　妇科肿瘤类器官进展

1. 卵巢癌类器官进展

上皮性卵巢癌是致死性的妇科恶性肿瘤,被大致分为两类。其中,Ⅰ型卵巢癌生长缓慢,包括低级别浆液性卵巢癌(low-grade serous carcinoma,LGSC)、黏液癌(mucinous carcinoma,MC)、子宫内膜样癌(endometrioid,END)和透明细胞癌(clear cell,CCC);Ⅱ型卵巢癌进展迅速,主要是高级别浆液性卵巢癌(high-grade serous ovarian carcinoma,HGSOC)[79]。卵巢癌的高死亡率很大程度上是由患者诊断时分期较晚和化疗耐药等因素导致。

卵巢癌类器官的研究起步较晚,近年相继报道了卵巢癌类器官培养体系的建立和应用。2018 年,Sarah Hill 等[10]利用 22 例高级别浆液性卵巢癌患者来源的肿瘤组织建立了 33 例卵巢癌类器官。这些肿瘤类器官来源于原发性、转移性以及复发性肿瘤部位提取的卵巢癌组织。同时,他们也从提取的胸腔积液中培养出肿瘤类器官,成功率接近100%。与其他肿瘤类器官培养组分相似,HGSOC 类器官培养基中也需要添加 R - spondin - 1,这表明该类器官的生长是 Wnt 通路依赖的[10]。根据 HE 染色发现 HGSOC类器官与亲本肿瘤在形态学和细胞学上相似,亲本肿瘤和其产生的类器官都表现出广泛的核多态性以及突出的核仁和致密的染色质,重现了 HGSOC 的细胞学特征[10]。免疫组织化学染色发现类器官和亲本肿瘤在卵巢癌标志蛋白的表达上也相似。Sarah Hill 等通过探究 33 例 HGSOC 类器官在同源重组和复制叉保护功能缺陷后发现,类器官中同源重组功能的缺陷都与聚腺苷二磷酸核糖聚合酶[poly(ADP-ribose)polymerase,PARP]抑制剂的敏感性相关,因此 PARP 抑制剂可能是这些 HGSOC 患者的潜在治疗药物[10]。

2019 年,Oded Kopper 等[15]成功培养出涵盖卵巢癌所有亚型的类器官生物库,使得卵巢癌类器官研究取得重大突破。该研究小组利用 32 名卵巢癌患者的肿瘤组织建立了56 例卵巢癌类器官株,几乎覆盖了所有的卵巢癌亚型,其中 2/3 的类器官来自浆液性卵巢癌,成功率达到了 65%。这篇报道首次涵盖了卵巢癌的 4 种主要亚型,成功培养出浆液性癌、子宫内膜样癌、透明细胞癌和黏液癌类器官,且保留了原发肿瘤的基本特征。研究发现在培养基中添加皮质醇、毛喉素和神经调节蛋白-1 因子能够显著提高卵巢癌类器官构建的成功率,但 Wnt 因子不是必需的[15]。Oded Kopper 等通过对卵巢癌组织和类器官进行拷贝数变异分析发现,患者肿瘤的拷贝数在肿瘤和相应的类器官之间高度保守,说明卵巢癌类器官可以保留肿瘤的异质性[15]。通过单细胞 DNA 测序分析发现卵巢癌类器官本身的异质性与原始肿瘤样本具有很大的相似性,表明类器官可以用作研究卵巢癌异质性的有效工具[15]。此外,该研究利用 56 例患者的卵巢癌类器官,测试了类器官对卵巢癌临床治疗中常用的铂类与紫杉醇类等药物的敏感性,发现不同患者来源的卵巢癌类器官对药物的反应存在明显差异,显示出类器官对药物反应的多样化,反映了瘤间的异质性,同时表明卵巢癌类器官有望作为预测患者临床化疗疗效的临床前模型[15]。

2020 年,Chris Witte 等[20]利用 23 名卵巢癌患者的肿瘤组织建立了 36 例卵巢癌类器官株,这部分类器官保留了原始肿瘤病变的基因组特征,并反映了患者对新辅助卡铂联合紫杉醇治疗的反应。同时,这部分类器官能够反映不同患者遗传学差异,体现出了化疗和靶向治疗在不同患者间及同一患者不同病灶的药物反应异质性。

卵巢癌类器官样本来源不局限于活检样本或手术样本,胸腔积液中的癌细胞也同样可以用于构建类器官且成功率相对更高。培养成功的类器官经过 DNA 修复的功能性分析,可以准确预测患者对 DNA 修复抑制剂的临床反应[10,20]。同时,卵巢癌类器官也可以作为药物筛选的模型,通过分析患者来源的类器官对化疗药物敏感性的差异,来预测相应患者对特定药物的临床反应,从而选择患者的最佳治疗方案[80]。通过构建患者来源的卵巢癌类器官,对于进一步深入地了解卵巢癌的发病机制、异质性和耐药性至关重要,并且对于确定新的治疗靶点和新药研发、患者用药决策方面都有着巨大的潜力。

2. 宫颈癌类器官进展

宫颈癌是全球女性最常见的妇科恶性肿瘤之一,发病率在我国女性恶性肿瘤中居第 2 位,位于乳腺癌之后,通常由人乳头瘤病毒(human papilloma virus, HPV)感染引起。然而,目前还没有良好稳定的体外肿瘤模型来探索人宫颈癌发展机制或对患者进行疗效预测。

2021 年,Kadi Löhmussaar 等[23]开发了首个基于患者的宫颈癌类器官模型,该研究团队利用健康的宫颈组织构建了宫颈类器官,该类器官与人宫颈的组织结构和基因表达谱非常相似,可应用于疱疹病毒性传播感染的研究。同时,该类器官模型还可以用于研究 HPV 导致宫颈癌的机制。后续研究团队使用来自患者的宫颈癌组织构建了宫颈癌类器官,进一步研究发现宫颈癌类器官对化疗的反应不同,为宫颈癌患者使用最佳化疗方案提供了科学依据。

总而言之,该研究成功构建了健康人宫颈类器官和来自患者的宫颈癌类器官,有利于进一步深入地探索宫颈癌的发病机制,同时为临床宫颈癌患者的药物决策提供依据。但目前宫颈癌类器官研究数量有限,期待未来宫颈癌类器官模型为宫颈癌基础研究及转化性研究带来更多进展。

3. 子宫内膜癌类器官进展

子宫内膜癌(endometrial carcinoma, EC)是一种来源于子宫内膜的上皮性恶性肿瘤,多来源于子宫内膜腺体上皮,是女性生殖系统三大恶性肿瘤之一。子宫内膜癌发生与社会经济水平、饮食环境密切相关,在发达国家和地区,其发生率已超过宫颈癌和卵巢癌,成为影响妇女最常见的妇科恶性肿瘤。

2017 年,Eugenia Girda 等[81]利用 14 例患者子宫内膜癌以及 1 例转移肿瘤来源的组织成功建立了 15 例子宫内膜癌类器官。根据 HE 染色发现 EC 类器官与亲本肿瘤在形态学和细胞学上相匹配,保持了原始肿瘤病变的形态,重现了子宫内膜癌的细胞学特征[81]。免疫组织化学染色发现类器官和亲本肿瘤在子宫内膜癌标志蛋白的表达上也相似。同时,子宫内膜癌类器官也可以作为药物筛选的模型,对 STAT3 抑制剂、顺铂以及酪氨酸激酶抑制剂表现出不同的药敏感性。

2022 年,Yu-Liang Wu 等[82]通过分离子宫内膜癌相关成纤维细胞,与子宫内膜癌类器官共培养,发现 CAF 可能通过分泌特定因子促进子宫内膜癌类器官的生长。

针对子宫内膜癌类器官的研究起步较晚,目前尚缺乏高效稳定的培养体系,需要在这一领域进一步深入探索,从而进一步深入地了解子宫内膜癌的发生发展机制,同时为临床子宫内膜癌患者的药物决策提供更多依据。

14.4.5　泌尿系统肿瘤类器官进展

1. 肾癌类器官进展

肾细胞癌是一种常见的泌尿系统肿瘤,约占成人肿瘤的 3%。大约 20%～30% 的患者在首诊时即有转移。手术是局部肿瘤治疗的常用手段,然而约 25% 患者在手术后出现远处复发,患者预后较差。透明细胞癌、嫌色细胞癌以及乳头状癌是肾细胞癌常见的 3 种亚型[83,84]。但目前肾癌的疗效预测及肿瘤进展机制探索还缺乏良好的体外模型。肾癌类器官可对肿瘤患者进行个性化的生物特征剖析以及通过药物敏感性测试来预测患者对临床药物的反应,从而对患者进行精准治疗,改善患者预后。

Ludovica Grassi 等从 15 例肾透明细胞癌患者中肿瘤样本中培养了 10 例肿瘤类器官,随后的药物实验发现替西罗莫司可以减少肾癌类器官形成能力。此外,该研究还进行了 4 种试验药物与依维莫斯联用的药物测试,结果表明类器官可作为指导治疗决策的新临床前模型[84]。Akira Kazama 等从 20 例患者中构建了 15 例肾癌类器官,组织学分析显示其中 14 例为肾透明细胞癌表型,1 例为肾嫌色细胞癌表型,患者来源的肾癌类器官保留了亲本中常见的遗传学改变,并显示出对帕唑帕尼以及索拉非尼等药物的敏感性差异[83]。Frans Schutgens 等从 2 例肾母细胞瘤患者肿瘤样本中成功构建了肾癌类器官,并在肾癌类器官中观察到了基质、胚芽和上皮成分,表明了类器官可模拟亲本组织的生物学特性[85]。由于肾细胞癌具有高度免疫浸润,免疫治疗是肾细胞癌全身治疗的重要部分,因此开发肾细胞癌类器官与免疫细胞共培养的临床前模型对肾癌的治疗策略的选择具有重要的指导意义[86]。Anna Vilgelm 等于 2020 年报道了一种基于细针抽吸的患者来源的肿瘤类器官培养技术,在随后的免疫细胞捕获分析中发现相比于酶解消化法,细针抽吸类器官培养方法可以更好地保证免疫细胞的存活,通过补充 IL-2 以及采用富含 Wnt3a、noggin 和 R-spondin 的培养基可以进一步增强部分免疫细胞亚群的存活[87]。Zheng Ao 等设计了一种基于微流控技术的肿瘤微芯片,并发现肾细胞癌患者的原发肿瘤细胞能以不同的敏感性响应抗程序性死亡受体-1(programmed cell death protein-1,PD-1)免疫治疗[88]。

2. 膀胱癌类器官进展

膀胱癌是全球第 10 大常见恶性肿瘤,且在分子遗传水平上具有高度异质性。大约 73％的膀胱癌患者为非肌层浸润性膀胱癌,27％患者为肌层浸润性膀胱癌,然而约 40％～50％的非肌层浸润性膀胱癌在经过治疗后最终也会发生局部复发或转移。由于其高复发率以及对化疗的耐药性,膀胱癌一般预后较差,这些皆提示了膀胱癌个性化治疗的临床重要性[89]。

由于膀胱癌的高度异质性,目前很少有体外模型能够全面保留膀胱癌的生物学特性,细胞系在体外虽易扩增,但由于缺乏肿瘤异质性,较少用于评估治疗效果,PDX 模型则需耗费大量的时间和资源,3D 培养的膀胱癌类器官或可解决上述问题。膀胱癌类器官可以从膀胱活检、手术标本以及尿液中膀胱癌细胞等生物标本中分离培养获得。目前,人非肌肉浸润性膀胱癌中类器官培养成功率为 50％～90.7％,而在肌肉浸润性膀胱癌中类器官的培养成功率为 20～68％[90]。

Suk Hyung Lee 等在 2018 年报道了一个囊括 22 例患者来源的膀胱癌类器官生物库,类器官突变谱与亲本高度一致,可见 *FGFR3*、*STAG2*、*ERBB2*、*EGFR*、*TP53* 和 *RB1* 等基因突变,以及 *ARID1A*、*KMT2C*、*KMT2D* 和 *KDM6A* 等常见表观遗传因子突变。随后的药敏实验表明了同一患者异时类器官系的药物敏感差异,类器官系的突变谱可以用来鉴定潜在的化疗药物治疗组合[36]。Jasper Mullenders 团队从 53 例膀胱癌患者肿瘤组织中构建了膀胱癌类器官库,并初步探索了肿瘤类器官对膀胱癌一线治疗药物表柔比星、丝裂霉素 C、吉西他滨、长春新碱、多柔比星、顺铂的药物敏感性差异[91]。此外,Eunjee Kim 等通过将患者来源的膀胱癌类器官与肿瘤相关成纤维细胞、内皮细胞共同培养形成膀胱癌集合体,发现与传统膀胱癌类器官相比,重组类器官集合体对于化疗药物的治疗反应均有所降低,这或许揭示了由于肿瘤周围基质而导致的化疗药物向肿瘤组织部位的递送不良[92]。除了用于评价化疗药物敏感性外,膀胱癌类器官也可以用来评价免疫治疗的疗效。Lei Yu 等利用膀胱切除术取得的肿瘤组织构建了 3 例膀胱癌类器官株,免疫组化评估显示 MUC1 分子在亲本组织与肿瘤类器官中表达一致,而在邻近正常组织中几乎不表达。基于此,Lei Yu 等设计了 MUC1 靶向嵌合抗原受体 T 细胞免疫疗法(chimeric antigen receptor T‐Cell immunotherapy,CAR‐T),通过将表达 MUC1 类器官与 CAR‐T 细胞共培养,发现肿瘤类器官周围 CAR‐T 细胞高表达颗粒酶 B,MUC1$^+$ 肿瘤类器官 TNF‐α、IL‐2 以及 IFN‐γ 表达水平显著升高,细胞崩解碎裂[93]。目前,来自瑞士伯尔尼大学医院的团队正在进行一项在类器官指导下非肌肉浸润性膀胱癌患者关于表柔比星、丝裂霉素、吉西他滨、多西他赛治疗选择的 Ⅱ 期临床试验(ClinicalTrials.gov:NCT05024734)。

3. 前列腺癌类器官进展

前列腺癌是男性泌尿生殖系统常见的恶性肿瘤,流行病学数据显示,前列腺癌位于全球男性恶性肿瘤发病率第 2 位,死亡率第 5 位。内分泌治疗是转移性前列腺癌的重要治疗方式,然而患者常常在初期有效后因为继发性耐药而治疗失败,其相关耐药机制尚未明了,因此肿瘤耐药是限制内分泌治疗在前列腺癌中治疗疗效的瓶颈。

类器官技术出现以前,前列腺癌研究模型主要依赖于前列腺癌细胞系以及前列腺癌异种移植模型。然而,由于不同患者之间的肿瘤异质性以及疾病进展过程中的时空异质性,常用的细胞模型难以模拟肿瘤发生发展过程中的异质性。

高栋等在 2014 年首次报道了从多种肿瘤患者来源的生物标本(原位癌、骨转移灶、腹膜后淋巴结转移灶、胸腔积液、循环肿瘤细胞)中成功构建了 7 例前列腺癌类器官,而后进一步验证了前列腺癌 PDO 模型可以保留原肿瘤组织的遗传突变特征、组织特性等生物学特征,并证明了前列腺癌 PDO 以及 PDOX 模型可作为药物敏感性实验的有力工具,由此开启了前列腺癌肿瘤类器官研究领域的大门[94]。

Loredana Puca 等针对小细胞神经内分泌前列腺癌研究模型匮乏的现状,从 25 例转移性前列腺癌患者中成功分离培养了 4 例去势抵抗性神经内分泌前列腺癌(castrationresistant neuroendocrine prostate cancer,CRPC – NE)用于侵袭性晚期前列腺癌研究。其中 4 例类器官均缺乏雄激素受体蛋白表达,免疫组化结果表明其可表达突触素(synaptophysin,SYP)和嗜铬粒蛋白(chromogranin A,CHGA)等经典的神经内分泌标志物,随后通过高通量药物筛选确定了去势抵抗性前列腺癌的新型单药和联合疗法[95]。

Michael Beshiri 团队于 2018 年描述了从转移性去势抵抗性前列腺癌患者 PDX 模型中衍生构建 PDX 衍生类器官(PDX – derived organoids,PDXO),扩展了体外去势抵抗性前列腺癌模型的数量以及多样性。该研究通过拷贝数变异检测、外显子测序以及免疫组织化学等验证结果表明在 PDX 和 PDXO 之间基因型和表型特征是高度保守的,发现 PDXO 模型可用于探索去势抵抗性前列腺癌患者雄激素剥夺治疗的耐药机制并且该模型基因型与患者对 PARP 抑制剂奥拉帕利敏感性相关,揭示了其作为药物临床前筛选的潜力[96]。

然而,迄今为止文献中所报道的前列腺癌类器官培养普遍仅有 15%～20% 的成功率,优化 PDO 培养体系、提高 PDO 分离培养的成功率是其应用于临床实践、指导患者个性化用药之前所必须解决的问题。此外,患者来源的前列腺癌类器官在维持 1～2 个月后被正常上皮细胞以及成纤维细胞所取代,前列腺癌类器官中复杂的细胞成分及细胞间的相互串扰,缺乏标准的类器官培养方法,以及统一规范的类器官药物敏感实验操作流程(药敏实验时类器官的大小与空间分布、药物的干预时机与作用时间、基质胶等三维载体对药物扩散与作用的影响、数据收集与读取)等多个技术细节仍需要仔细考量分析与改进[97]。

14.4.6　中枢神经系统肿瘤类器官进展

中枢神经系统肿瘤(central nervous system tumors,CNS tumors)是一类肿瘤异质性很高的肿瘤,根据 GLOBOCAN2020 的统计,2020 年全世界中枢神经系统肿瘤新发病例数为 308 102 例,死亡病例数为 251 329 例。2015 年我国中枢神经系统肿瘤新发病例数和病死人数分别为 10.16 万和 6.1 万。中枢神经系统肿瘤一般预后较差[1],根据 CORCORD - 3 研究的统计,患者 5 年生存率一般在 40% 以下[98]。胶质细胞瘤(gliomas)是中枢神经系统最常见的恶性肿瘤,占中枢神经系统恶性肿瘤的 80% 左右。根据 WHO 中枢神经系统肿瘤分类,胶质瘤可以分为低级别胶质瘤(Ⅰ - Ⅱ级)和高级别胶质瘤(Ⅲ - Ⅳ级),其中低级别胶质瘤生长较慢,侵袭性较弱;高级别胶质瘤恶性程度高,进展较快,患者预后较差。胶质瘤的研究目前缺少良好的体外肿瘤模型来预测患者疗效及探索肿瘤进展机制。本节主要讲述胶质瘤类器官的研究进展。

胶质瘤是一类肿瘤异质性很高的肿瘤,其中胶质母细胞瘤是 WHO 分级 Ⅳ 级的恶性程度最高的胶质瘤,其预后较差,患者五年生存率在 5% 左右。目前常见的胶质瘤模型中,2D 的胶质瘤细胞系无法较好模拟胶质瘤的三维结构以及与正常组织细胞之间的相互作用;受限于人类和小鼠大脑的实质性差异,基因编辑的小鼠模型在胶质瘤的研究中作用也有限,小鼠模型的结果难以在相关的临床实验中完美复现。此外,无论是基因编辑的小鼠胶质瘤模型还是 PDX,都存在耗费时间长、费用高和与高通量药物筛选不能兼容的问题。目前胶质瘤的探究亟须能够较好模拟肿瘤异质性、肿瘤微环境以及可用于疗效预测以及高通量药物筛选的相关模型。

脑类器官是指体外培养的来自人多能干细胞(human pluripotent stem cells,hPSCs)的复杂三维神经组织。在脑类器官发育过程中,多能干细胞经过神经分化和自组织形成类似于发育中的人类大脑的组织结构。模拟皮层发育的脑类器官能够较好地概括人类大脑皮层的细胞多样性,包括神经前体细胞、星形胶质细胞前体细胞、少突胶质细胞前体细胞、兴奋性神经元、抑制性神经元等[99]。此外,研究表明脑类器官具有较好的重复性,因而可以用于模拟人脑的关键特点,包括细胞分布和组织、生理结构、电活动和神经元网络。最新的研究还建立了脉络膜丛样的类器官,能够模拟血脑屏障的选择性屏障功能,可用于评价候选药物透过血脑屏障的功能。因此,不同类型的脑类器官已成为探索神经系统疾病包括胶质瘤的独特模型。

除了直接从患者胶质瘤组织中提取胶质瘤类器官的方法,目前常见的基于脑类器官技术的胶质瘤类器官模型分为两种(图 14 - 4):① 在正常脑组织三维环境中用基因编辑方法诱导出胶质瘤类器官模型,该方案可用于研究导致肿瘤形成的早期遗传学事件,并能够对胶质瘤常见驱动癌基因突变进行针对性研究;② 在脑类器官中以单个细胞或者细胞球的方式引入患者来源的胶质瘤干细胞,以形成脑类器官胶质瘤模型(cerebral organoid glioma,GLICO)[100],该模型在融合过程中能够较好模拟胶质瘤临床特征,可用于药物筛选和对肿瘤侵袭性的研究[101]。最近发表的一项研究比较了不同的胶质母细胞瘤模型及其模拟原发肿瘤细胞状态的能力,通过比对来自 4 种模型的单细胞转录组测序结果,发现在胶质瘤球、肿瘤类器官、原位 PDX 和 GLICO 中,GLICO 与原发肿瘤细胞状态的组成最接近[99,100]。

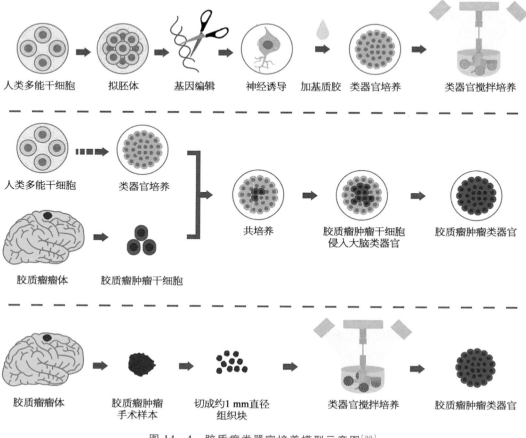

图 14-4 胶质瘤类器官培养模型示意图[99]

目前脑类器官加胶质瘤类器官的混合模型可作为功能、多组学等研究的有价值和可靠的平台,对于揭示胶质母细胞瘤核心特点,如肿瘤浸润和缺氧的潜在机制具有重要意义。同时,混合模型还可提供先进的药物筛选系统,针对胶质母细胞瘤的治疗和耐药等问题寻找新的潜在治疗靶点和逆转耐药靶点。目前胶质瘤类器官中脉管系统和免疫细胞的共培养还在起步阶段,期待更多研究带来相关进展。

14.5 肿瘤类器官的应用与展望

14.5.1 肿瘤类器官应用

肿瘤类器官作为近10年来新兴的肿瘤模型,在各种恶性肿瘤的基础研究和转化研究中发挥着越来越重要的作用。接下来,本节将从绘制肿瘤基因突变谱及多组学谱、药物靶点筛选、研究肿瘤异质性和肿瘤进化、肿瘤微环境的研究、肿瘤耐药机制的探索、前瞻性指导肿瘤患者治疗等 6 个方面详细描述肿瘤类器官的应用领域。

1. 绘制肿瘤基因突变谱及多组学谱

多项肿瘤类器官研究在建立肿瘤类器官生物库后应用全基因组或者全外显子测序的方式全面描述了肿瘤类器官的常见基因突变谱,结果显示肿瘤类器官能够较好保留原位肿瘤的基因组改变,包括拷贝数变异和基因突变情况。复旦大学章真和华国强团队建立了局部进展期直肠癌类器官生物库,并通过将肿瘤类器官及对应患者的直肠癌组织进行全外显子测序,结果显示直肠癌类器官与直肠癌组织的基因突变情况高度一致[18]。Joshua Smith 团队建立的 65 例直肠癌类器官生物库,并对其中 31 例直肠癌类器官与原位肿瘤组织进行全基因组测序,结果显示直肠癌类器官致癌突变与原位直肠癌组织一致性为在 90% 以上[17]。

多项研究也针对罕见肿瘤类器官进行多组学测序和多组学谱的描述,如 Toshiro Sato 团队建立 25 例胃肠道胰腺内分泌肿瘤的罕见肿瘤类器官库,并且对原位肿瘤组织和肿瘤类器官进行全基因组测序／甲基化微阵列分析、转录组测序及 ATAC - seq,详细描述了消化道内分泌肿瘤的突变谱及转录组情况,并发现通过敲除 TP53 和 RB 基因,再加上 6 个相关转录因子的过表达,能够将正常消化道类器官转变成神经内分泌肿瘤类器官[21]。

此外,肿瘤类器官结合蛋白组学、单细胞组学探索肿瘤发生发展机制的研究也越来越多。其中,对肿瘤类器官进行单细胞转录组测序能够研究肿瘤异质性及肿瘤进化,当然,单纯肿瘤类器官培养缺乏肿瘤间质和免疫成分,一定程度限制了其在单细胞测序中的应用。肿瘤类器官作为能够预测患者疗效及模拟临床耐药的体外模型,能够多次传代并且扩增冻存,在无法获得临床样本或样本大小有限时,提供了较好的测序样本。多组学测序与肿瘤类器官技术的结合不仅能够描述多组学谱特征,还能帮助建立新的分子分型及寻找新的药物靶点。

2. 患者疗效预测及药物靶点筛选

患者来源肿瘤类器官能够较好保留肿瘤患者原位肿瘤的基因组改变、转录组特征、分子特征以及对放化疗、靶向治疗及免疫治疗的敏感性,因此多项研究应用肿瘤类器官预测患者疗效和筛选药物靶点。

患者来源肿瘤类器官能够帮助在体外对患者肿瘤组织进行药物敏感性测试,可对患者临床已有治疗的疗效预测并且回顾性评价,亦可应用肿瘤类器官对患者目前未行治疗方案进行预测。复旦大学章真和华国强团队发现直肠癌类器官预测患者新辅助疗效的准确性为 84%[18],该团队后续研究发现,直肠癌类器官对伊立替康敏感性能够较好预测局部进展期直肠癌患者完全缓解状态及预后[102]。Joshua Smith 团队研究发现肠癌类器官对 5 - FU 和 FOLFOX 敏感性与患者的无进展生存(progression-free survival,PFS)相关;类器官水平对 X 射线的敏感性与患者接受放疗前后内镜下的肿瘤退缩程度相关[17]。Hans Clevers 团队建立了 22 例结直肠癌类器官生物库,并将肿瘤类器官应用于 83 个化合物的敏感性筛选,包括已在临床使用的药物(n=25)、化疗药物(n=10)、此前研究过的药物或目前正在临床试验中的药物(n=29),以及处于基础实验中的抗肿瘤化合物(n=29)[6]。

以上研究都是回顾性研究或者与临床并行的类器官转化性研究。目前肿瘤类器官药物敏感性前瞻性指导患者治疗方案选择的临床试验数目有限,大多处于患者招募状态。Emile Voest 团队的 SENSOR 研究是一项根据肠癌类器官敏感性前瞻性干预患者治疗的临床试验,但该研究的阴性结果表明应用肠癌类器官药物敏感性为多线治疗失败的转移性肠癌患者选择靶向治疗无法使患者取得预期疗效[50]。Susan Woods 团队的研究首先建立了结直肠癌腹膜转移类器官库,并通过全外显子测序和类器官药物敏感性结果给出患者临床治疗方案建议,结果显示 1 例患者腹部肿瘤病灶治疗后较前退缩[103]。

目前肿瘤类器官单一模型前瞻性指导患者临床治疗的能力比较有限,并且受限于肿瘤类器官培养成功率不高及药敏时间较长等条件,还需要进一步优化肿瘤类器官提取及药敏体系以达到前瞻性指导的目的。除此之外,还有多项肿瘤类器官联合循环肿瘤DNA(circulating tumor DNA,ctDNA)、影像组学等因素前瞻性指导患者个体化治疗的临床研究正在患者招募中,期待这些研究为肿瘤类器官前瞻性指导个体化治疗奠定基础。

肿瘤类器官在基础研究中还能被应用于新靶点的寻找和验证。例如肿瘤类器官进行多组学测序或 CRISPR-Cas9 文库筛选等方式联合患者临床疗效,可帮助寻找耐药靶点并验证耐药靶点药物敏感性。此外,在应用肿瘤细胞系或其他肿瘤模型测序寻找到相应靶点后,肿瘤类器官作为研究肿瘤的良好体外模型,也可用于靶点的验证和靶点药物疗效的评估。

3. 研究肿瘤异质性和肿瘤进化

肿瘤异质性包括同一种肿瘤在不同患者间或同一患者体内不同部位肿瘤在细胞基因型及表型上存在的差异,是肿瘤患者疗效存在差异的主要原因。其中,同一患者体内肿瘤还包括不同位置肿瘤的瘤间异质性以及同一肿瘤病灶的瘤内异质性。

2D 的细胞系在长期培养中会逐渐丢失原位肿瘤的异质性,适应了培养环境的细胞克隆才能存活,无法较好模拟肿瘤异质性。而 3D 培养的肿瘤类器官能够在体外较好保留肿瘤异质性。即使同一患者肿瘤类器官中,也能观察到形状、大小及增殖能力不同的类器官。肿瘤类器官生物库建立后,不同患者肿瘤类器官株可用于探究不同患者间的肿瘤异质性和对不同治疗的反应异质性;来源于同一患者不同部位(原发灶及转移灶)的肿瘤类器官可用于研究同一患者体内的瘤间异质性及对治疗的反应异质性;来源于同一患者同一部位的肿瘤类器官联合单细胞组学测序技术能够用于探究同一病灶内部不同肿瘤细胞亚群的异质性,联合流式细胞分选技术还能将不同肿瘤细胞亚群分离,并进行药物敏感性测试。Suet Yi Leung 团队建立了原发性胃癌类器官生物库(n=63),其中包含来自 34 名胃癌患者的正常、异常增生、胃癌和淋巴结转移灶类器官,通过详细全外显子组和转录组分析后揭示了不同胃癌患者的肿瘤异质性及同一患者不同病灶的瘤间异质性[12]。Jarno Drost 团队建立了 54 例儿童肾肿瘤类器官生物库,并且结合单细胞转录组测序揭示了来源自 Wilms 肿瘤的类器官由多种不同的细胞类型组成,包括上皮细胞、间质细胞和类胚细胞,此外,该研究显示了不同儿童肾肿瘤(Wilms 肿瘤、肾透明细胞癌、肾脏恶性横纹肌样瘤)的异质性,为基础癌症研究、药物筛选和个性化医疗提供了具有代表性的模型[19]。

此外,肿瘤类器官联合全外显子测序或者单细胞转录组测序也是探究肿瘤进化的主要方法。同一患者治疗前后的肿瘤类器官在经过全外显子测序或者单细胞转录组测序后能够描述不同细胞亚群的进化过程,为我们进一步了解和分析耐药或者药物敏感细胞亚群提供帮助。

4. 模拟肿瘤微环境

随着免疫治疗在多种肿瘤治疗中占据越来越重要的地位,亟须较好的体外模型模拟患者特异性肿瘤微环境,并且预测对免疫治疗及部分靶向间质或血管内皮细胞药物的疗效。在普通肿瘤类器官提取和基质胶普通培养的方式下,肿瘤类器官只包括肿瘤细胞成分,缺乏间质成分和免疫微环境,需要与成纤维细胞等间质细胞、血管内皮细胞或免疫细胞进行共培养才能用于探究相关靶点的疗效。

目前模拟肿瘤微环境的方法包括以下两种: 整体法和还原法。整体法指将包含所有肿瘤细胞类型的肿瘤组织小块作为整体在气液界面中培养,其中包括内源性免疫细胞和其他非上皮细胞类型,虽然随着培养时间的延长,体系中免疫细胞的含量逐渐减少,但在培养基中加入 IL-2 的情况下免疫细胞可以保留 30 天以上,且在类器官传代后还有一定程度的保留,该模型可用于模拟体内肿瘤微环境,可用于评价免疫检查点抑制剂(immune checkpoint blockade,ICB)疗效。此外,前述的微小类器官球体(MOSs)模型能够保留髓系和淋系免疫细胞,可用于评估免疫检查点抑制剂及细胞免疫治疗的疗效[27]。

还原法指建立肿瘤类器官株后,与来自同一患者外周血、淋巴结淋巴细胞、肿瘤浸润淋巴细胞等自体免疫细胞共同培养,并外源性添加 IL-2、IFN-γ、CD28 等因子以促进肿瘤反应性淋巴细胞的连续扩增,该模型可以用于评估免疫检查点抑制剂疗效或者细胞免疫治疗疗效。Emile Voest 团队建立了错配修复缺陷型结直肠癌和非小细胞肺癌类器官,并证明肿瘤类器官和外周血淋巴细胞的共培养能够富集肿瘤反应性 T 细胞,这些 T 细胞可用于评估对患者肿瘤类器官的杀伤效率,该研究还提供了一种方法来评估肿瘤细胞对 T 细胞介导的细胞杀伤的敏感性[104]。

此外,微流控系统和 3D 打印在肿瘤类器官领域的应用和推广进一步促进了肿瘤类器官模型模拟肿瘤微环境的进程,使得肿瘤类器官模型能够在体外预测免疫治疗和靶向免疫微环境其他治疗的疗效。

5. 肿瘤耐药机制探索

肿瘤耐药包括对治疗最初不敏感的原发性耐药以及治疗后逐渐对原来敏感治疗耐药的继发性耐药。目前,在体外模拟肿瘤患者原发性耐药和继发性耐药均缺乏稳健的模型。2D 细胞系在体外长期培养过程中无法维持原有肿瘤的异质性;PDX 模型耗费时间长,成功率不高且费用较高。肿瘤类器官能够较好地在体外模拟原位肿瘤对放化疗、靶向治疗等治疗的耐药性,并能够在体外进行高通量药敏测试和便于进行基因编辑,这些特点使得肿瘤类器官成为研究肿瘤耐药机制的良好体外模型。

多项研究利用肿瘤类器官作为耐药模型来研究耐药具体机制。Casper Eijck 团队为研究胰腺癌对新辅助治疗耐药的机制,建立了包括 10 例胰腺癌类器官的生物库,其中 5 例患者接受过 FOLFIRINOX 新辅助化疗,5 例患者未接受任何治疗。药敏测试结果显示 5 例接受过治疗的胰腺癌类器官对 FOLFIRNOX 及伊立替康单药均耐药,与患者临床耐药情况相似[105]。此外,该研究通过转录组测序发现耐药可能与基因组不稳定性、能量代谢和先天免疫系统的通路相关。Shoji Natsugoe 团队从 21 例口咽和食管鳞状细胞癌患者肿瘤组织中培养出 15 例肿瘤类器官,并发现耐药细胞亚群特征为 CD44 高表达及更强的自噬潜能[57]。

6. 前瞻性指导肿瘤患者治疗方案选择

此前大部分肿瘤类器官转化性研究都回顾性分析了患者疗效与类器官药敏的相关性。此外,还有部分与临床试验伴随的肿瘤类器官转化性研究。Nicola Valeri 团队的研究中 29 例转移性胃肠道肿瘤类器官来源于 PROSPECT - C / PROSPECT - R / FORMAT / FGFR 等临床研究,结果表明肿瘤类器官的紫杉醇、瑞戈非尼和 TAS - 102 敏感性与患者临床疗效相关[11]。Emile Voest 团队的转移性结直肠癌类器官转化研究表明肿瘤类器官对伊立替康敏感性与患者临床疗效高度相关(AUC=0.96)[16]。章真和华国强团队的局部进展期直肠癌类器官转化研究结果表明直肠癌类器官对 5 - FU、伊立替康、X 射线敏感性能够预测患者新辅助治疗的疗效[18]。

虽然前述 Emile Voest 团队进行的肠癌类器官敏感性前瞻性指导患者靶向药物选择的研究结果为阴性[50],但由于该研究筛选的药物主要是单个的小分子抑制剂,对于经历过多线治疗的转移性结直肠癌患者来说治疗强度较弱,同时类器官缺乏间质成分和免疫成分,药物敏感性结果可能与体内疗效存在差异。肿瘤类器官前瞻性指导患者治疗方案选择方面还需要更多的研究探索。其他已在 https://clinicaltrials.gov/网站注册的肿瘤类器官前瞻性研究具体见表 14-1 汇总,目前多项前瞻性研究都在患者招募中,期待这些研究的结果能够推动肿瘤类器官在患者个体化精确治疗指导中的应用。

表 14-1　目前肿瘤类器官前瞻性指导患者治疗方案临床研究概况

瘤　种	团　队	性　质	状　态	预计入组人数	主要研究终点	NCT 号
胰腺癌	郭世伟	类器官指导	招募中	200	无病生存期	04931394
进展期胰腺癌	郭世伟	类器官指导	招募中	100	6 个月疾病控制率	04931381

（续表）

瘤　种	团　队	性　质	状　态	预计入组人数	主要研究终点	NCT 号
SCORE 复发头颈部肿瘤、卵巢癌和结直肠癌	Soo Chin Lee	类器官指导	招募中	35	客观缓解率	04279509
SYNCOPE 直肠癌	Toni T Seppala	类器官＋ctDNA 指导	招募中	95	3 年及 5 年无复发生存	04842006
QUEST 乳腺癌	Soo Chin Lee	类器官指导	招募中	26	客观缓解率	05177432
多线耐药非小细胞肺癌	Quan Liu	类器官指导	招募中	50	无进展生存	05669586
非肌肉浸润性膀胱癌	Roland Seiler	类器官指导	招募中	33	类器官药敏结果指导治疗患者人数	05024734
FORESEE 乳腺癌	Saundra Buys	类器官＋基因组测序	招募中	15	类器官药敏结果指导治疗患者人数	04450706
局部进展期直肠癌	Jing Sun	类器官指导	未开始招募	192	病理完全缓解率	05352165
进展期胃癌	Jing Sun	类器官指导	未开始招募	54	客观缓解率	05351398

注：ctDNA：circulating tumor DNA，循环肿瘤 DNA；TCR－T：T cell receptor-engineered T cell，T 细胞受体工程 T 细胞；数据来源：https：//clinicaltrials.gov/（截止到 2023 年 5 月）

14.5.2　肿瘤类器官展望

1. 肿瘤类器官模拟肿瘤免疫微环境

类器官最初是指来源于正常组织的体外 3D 细胞培养模型。它包含干细胞以及分化细胞等多种细胞类型，可在体外重建器官的基本结构和功能[4]。肿瘤类器官能较好地保存原始肿瘤组织的基因型特征和表型特征，并能保留肿瘤细胞的异质性，因此和传统 2D 肿瘤细胞系相比是一种更加优化的肿瘤研究模型。近年来随着研究的进展，类器官技术在肿瘤研究中也有着越来越广泛的应用。

但使用传统方法时原有肿瘤组织中的基质成分无法保留，因此若想将此种模型用于肿瘤免疫的研究，则需要改进培养方法保留肿瘤组织内原有免疫细胞或者在体系中加入外源性免疫细胞，如图 14－5 所示。

（1）保留组织中原有免疫细胞

① ALI 培养法

气液交互法（ALI）是一种特殊的类器官培养方法。在这种模型中，肿瘤组织被机械

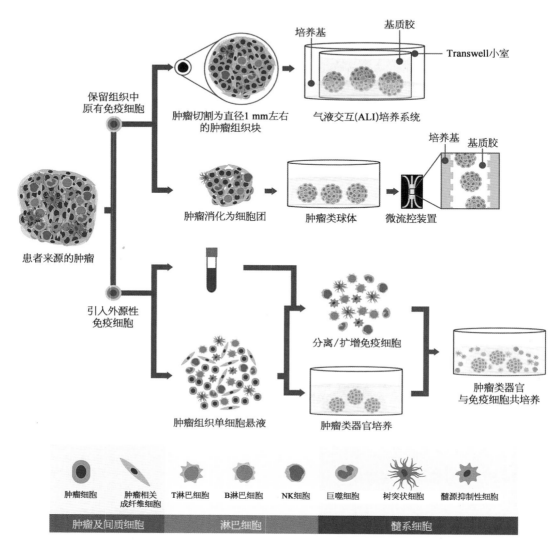

图 14‑5　肿瘤类器官与免疫共培养示意图[112]

性切碎成直径 1 mm 左右的组织块,不进行酶解消化为单个细胞,直接与基质胶混合后平铺于预包被的 transwell 小室底部。将 transwell 小室置于细胞培养皿中,在培养皿和小室之间加入类器官培养基。ALI 培养方法可以增加体系中的氧气供应,对于呼吸道、消化道或体表肿瘤来说这种气液交互的培养方式也更能模拟肿瘤本身的生长环境。在 ALI 模型中,肿瘤细胞可以正常生长并形成肿瘤类器官,器官可以保留原始肿瘤的病理特征和基因改变,此外肿瘤组织块中原始的免疫细胞等基质成分也可以在一定时间内得到保留。

　　利用这一方法,James Neal 等人建立了结直肠癌、肾癌、肺癌、胰腺癌、甲状腺癌等多种来源的类器官,发现在这些类器官中原有肿瘤组织中的 T 细胞、B 细胞、NK 细胞、巨噬细胞等多种免疫细胞得到了保留,且免疫细胞的种类和比例与原有肿瘤存在很高的一致性。虽然随着培养时间的延长免疫细胞的含量逐渐减少,但在培养基中加入 IL－2 的情况下免疫细胞可以保留 30 天以上,且在类器官传代后还有一定程度的保留。通过 TCR 测序发现类器官中保留的 T 细胞与肿瘤组织中含有的 T 细胞有较高的相似性。在此模型中加入纳武单抗(nivolumab)药物进行处理发现在部分类器官中加入药物后,T 细胞激活的标志物如 IFN－γ、GZMB、PRF1 明显升高,肿瘤细胞也发生了明显的凋亡,说明此模型可以成功模仿肿瘤免疫治疗的反应过程,有望被应用于患者 ICB 治疗疗效评估和 ICB 治疗增敏方法的研究中[34]。

② 微流控培养法

微流控技术是指一种控制微小流体($10^{-9} \sim 10^{-18}$ L)在微型管道(尺寸为数十到数百微米)中流动的技术[106]。在这种体系中,微型通道的尺寸以及细胞与细胞外液的体积比例与肿瘤微环境中都十分类似,且由于雷诺系数较低体系中的液体以层流的方式流动,使得微流体系统中可溶性因子形成与体内相似的浓度梯度,因此微流控系统是模拟肿瘤微环境的良好模型[107]。将微流控装置和类器官技术相结合,不仅可以通过微流体通道的设计和液体流速的控制,提高类器官的均一性和可控性,还让类器官的高通量生产成为可能,提供了一种高通量集成化的药物筛选方法。

由于微流控装置与在体环境有更高的相似性,肿瘤微环境中原始的免疫细胞及基质成分在此系统中能得到较好的保留。利用微流控系统建立患者和小鼠来源的类器官,发现类器官中可以保留患者或小鼠肿瘤组织中原有的免疫细胞并可以对体外的 PD－1 单抗治疗产生反应。来自本身对 PD－1 治疗敏感或耐药肿瘤的类器官在体外可以保持与体内相同的药物反应性[108,109]。此外,沈西凌团队建立的微小类器官球体(MOSs)模型能够保留和原有组织相似的髓系和淋系免疫细胞,免疫抑制相关标志物的表达也和原有肿瘤高度一致,可用于评估免疫检查点抑制剂治疗疗效。该模型还可用于与外源性免疫细胞的共培养,由于 MOSs 有较小的体积和较大的表面积-容积比,外加的肿瘤浸润淋巴细胞(tumor-infiltrating lymphocytes, TILs)和外周血单个核细胞(peripheral blood mononuclear cells, PBMCs)都更容易渗透入 MOSs 与肿瘤细胞发生接触并有效杀死肿瘤细胞,为过继性 T 细胞治疗的疗效评估提供了有效工具[27]。

(2) 引入外源性免疫细胞

加入外源性免疫细胞最简便的方式是直接在培养基中加入。免疫细胞分泌细胞因子可能会对肿瘤细胞产生作用,当免疫细胞的迁移趋化能力较强时,也可以进入基质胶与肿瘤细胞直接接触。如在患者来源的神经胶质瘤、成神经细胞瘤以及结直肠癌类器官中加入同患者来源的(刺激激活后的)PBMC,并加入 PD－1 单抗或其他免疫激活剂也可以观察到 T 细胞的激活以及对肿瘤细胞的杀伤作用,为个性化筛选潜在的抗肿瘤免疫治疗药物或 ICB 增敏药物提供了新的平台[110,111]。但这种方法较适用于研究免疫细胞与肿瘤细胞的间接作用,研究直接作用时即使免疫细胞有较强的迁移浸润能力或对基质胶进行稀释,细胞间的接触仍不够充分。且基质胶中的成分可能影响免疫细胞功能,导致非特异性激活等情况。因此,在研究细胞间直接作用时,还可以将培养成熟的类器官从基质胶中分离出来,与免疫细胞一起进行悬浮培养。如 Krijn Dijkstra 等人将患者来源微卫星高度不稳定(microsatellite instability-high, MSI－H)的肠癌类器官与非小细胞肺癌类器官与同源外周血 PBMCs 进行共培养。首先将类器官从基质胶中分离出来并消化为单细胞悬液,用 IFNγ 处理增加肿瘤细胞表面 I 类主要组织相容性复合体(major histocompatibility complex－I,MHC－I)分子表达从而促进抗原递呈。同时将从外周血中提取出来的 PBMCs 用抗 CD28 和抗 PD－1 的抗体孵育以提供共刺激信号并抵消因 IFNγ 处理所导致的 PD－L1 表达上调。将处理好的类器官单细胞与 PBMCs 按照一定比例混合并在含有 IL－2 的 T 细胞培养基中共培养 7 天。经过 2 轮共培养后所获得的 T 细胞可被对应的类器官激活并对其产生特异性杀伤作用。应用此种方法可以在外周血中富集肿瘤反应性的 T 细胞并可以在个体水平检测 T 细胞对肿瘤的杀伤效率,为细胞治疗的优化提供了良好的模型[104]。

2. 3D 生物打印在肿瘤类器官中应用

3D 生物打印作为一项新兴的技术,是将生物单元(细胞/蛋白质/DNA 等)和生物材料按照仿生形态学、生物体功能或细胞特定微环境要求用三维打印的技术制造出的具有个性化的体外三维生物结构模型。传统的类器官通过干细胞增殖、分化、自组装而形成,因此在细胞数量、细胞类型比例以及 2D 形态等方面缺乏控制。而 3D 生物打印技术通过精准稳定的模型构建,配合多喷头带来的多细胞可控类器官打印,可同时打印细胞外基质、多种细胞成分和细胞生长因子,有效改善类器官的微环境,实现复杂结构的重建,从仿生程度和自动化程度等多方面提升传统类器官的质量,在肿瘤微环境的研究中也有着较大应用潜力。

2020 年,Kunyoo Shin 团队基于 3D 打印技术引入了一种被称为组装体的迷你器官的新概念,在结构和功能上对人体组织进行全面仿生。该团队利用生物 3D 打印技术构造患者特异性的膀胱肿瘤组装体,在这一模型中,肿瘤组装体不仅保持了亲本肿瘤的遗传变化,还引入了肿瘤微环境成分,揭示了肿瘤细胞和基质细胞之间的信号反馈在控制肿瘤可塑性方面发挥着关键的作用[92]。

3. 肿瘤类器官与血管化

肿瘤血管生成是肿瘤生长和转移的前提,也与肿瘤耐药表型密切相关。单细胞测序技术表明,包括肿瘤组织在内的器官系统中内皮细胞存在异质性。然而,现有的血管生成模型往往依赖于正常血管内皮细胞,而正常血管内皮细胞与肿瘤血管内皮细胞有显著不同,表现出明显的遗传和代谢特征。此外,个体内差异的存在也要求开发改进的肿瘤血管模型系统,以实现个性化医疗[113]。此前应用最广泛的模型系统是人脐部静脉内皮细胞(human umbilical vein endothelial cells, HUVECs)和真皮微血管内皮细胞(human dermal microvascular endothelial cells, HDMECs)原代二维培养模型,但该模型因为缺乏三维结构不能全面概括肿瘤微环境[113]。

血管化类器官的三维结构能够更接近肿瘤微环境。类器官血管化的方法可以分类分为两类:体外和体内血管化[114]。在体外血管化是指通过与血管内皮细胞共培养的策略。对于体外血管化可分为模板化和自组织方法[115]。模板方法包括针水凝胶成型、祭祀水凝胶板的成型、组装及生物打印[115]。自组织方法指血管内皮细胞和支持细胞在血管生长因子的诱导下形成的血管化类器官。体内血管化指当类器官移植到宿主,血管化过程模仿发生在人体内的天然血管生成的过程[116]。因此,体内血管化移植将更有效地开发功能完整的类器官,更有利于类器官的生存。芯片技术和 3D 打印技术大大促进了血管化类器官的发展,然而类器官血管化领域还有很多挑战需要实现,如构建全功能、自发灌注的功能性血管,也是未来研究的重点。

4. 肿瘤类器官发展方向

肿瘤类器官能够较好保留患者原位肿瘤组织的基因组改变、病理分子特征、转录组特征、对放化疗及靶向治疗、免疫治疗的敏感性以及肿瘤异质性,是研究恶性肿瘤发生发展机制、寻找新的药物靶点、为患者疗效进行预测的良好体外模型。在基础研究方面,肿瘤类器官与 CRISPR – Cas9 技术的结合为研究肿瘤的发生发展机制奠定了基础。肿瘤类器官与病原微生物的共培养也为探究病原微生物在肿瘤发生发展中的作用提供了较好的模型。尽管缺少肿瘤微环境中的免疫和间质成分,但随着微流控技术以及其他共培养技术的发展,肿瘤类器官也能够被用于探索免疫治疗以及抗血管生成受体抑制剂等作用于免疫成分或间质的药物疗效的探索和新靶点开发、新药疗效的测试等。

此外,肿瘤类器官库的建立与多组学测序的结合为我们研究肿瘤耐药机制和寻找新靶点提供了验证模型和前期数据。在临床研究方面,用肿瘤类器官药物敏感性做临床匹配的研究已经越来越多,并且大多显示出较高的一致性。在未来,类器官药物敏感性或结合其他疗效预测指标做前瞻性治疗指导的研究数量会越来越多,期待这些临床研究能够为肿瘤类器官的转化研究提供更多的依据。

然而,目前肿瘤类器官的提取和培养体系仍没有统一的标准,不同实验室的类器官培养体系可能存在差异。如何做到类器官培养和药敏体系的标准化,期待未来出现更多专业指南标准,以指导肿瘤类器官培养和药物敏感性测试的规范化。此外,肿瘤类器官生物库的应用问题涉及的伦理及法规问题仍比较空白,希望未来更多的相关法规能够规范肿瘤类器官的应用场景,完善当前存在的相关问题。

(章真,华国强,张龙,吕涛)

参考文献

[1] Chen W, Zheng R, Baade P D, et al. Cancer statistics in China, 2015. CA Cancer J Clin, 2016, 66(2): 115 – 132.

[2]　Tuveson D, Clevers H. Cancer modeling meets human organoid technology. Science, 2019, 364 (6444): 952 - 955.

[3]　Lau H C H, Kranenburg O, Xiao H, et al. Organoid models of gastrointestinal cancers in basic and translational research. Nat Rev Gastroenterol Hepatol, 2020, 17(4): 203 - 222.

[4]　Sato T, Vries R G, Snippert H J, et al. Single Lgr5 stem cells build crypt-villus structures in vitro without a mesenchymal niche. Nature, 2009, 459(7244): 262 - 265.

[5]　Sato T, Stange D E, Ferrante M, et al. Long-term expansion of epithelial organoids from human colon, adenoma, adenocarcinoma, and Barrett's epithelium. Gastroenterology, 2011, 141(5): 1762 - 1772.

[6]　Van De Wetering M, Francies H E, Francis J M, et al. Prospective derivation of a living organoid biobank of colorectal cancer patients. Cell, 2015, 161(4): 933 - 945.

[7]　Robinson D, Van Allen E M, Wu Y M, et al. Integrative clinical genomics of advanced prostate cancer. Cell, 2015, 161(5): 1215 - 1228.

[8]　Pauli C, Moch H, Rubin M A. Establishment of a living biobank: Improved guidance of precision cancer care with in vitro and in vivo cancer models. Pathologe, 2017, 38(Suppl 2): 160 - 168.

[9]　Sachs N, De Ligt J, Kopper O, et al. A living biobank of breast cancer organoids captures disease heterogeneity. Cell, 2018, 172(1 - 2): 373 - 86.e10.

[10]　Hill S J, Decker B, Roberts E A, et al. Prediction of DNA repair inhibitor response in short-term patient-derived ovarian cancer organoids. Cancer Discov, 2018, 8(11): 1404 - 1421.

[11]　Vlachogiannis G, Hedayat S, Vatsiou A, et al. Patient-derived organoids model treatment response of metastatic gastrointestinal cancers. Science, 2018, 359(6378): 920 - 926.

[12]　Yan H H N, Siu H C, Law S, et al. A comprehensive human gastric cancer organoid biobank captures tumor subtype heterogeneity and enables therapeutic screening. Cell Stem Cell, 2018, 23(6): 882 - 897.

[13]　Sachs N, Papaspyropoulos A, Zomer-Van Ommen D D, et al. Long-term expanding human airway organoids for disease modeling. Embo j, 2019, 38(4).

[14]　Driehuis E, Kolders S, Spelier S, et al. Oral mucosal organoids as a potential platform for personalized cancer therapy. Cancer Discov, 2019, 9(7): 852 - 871.

[15]　Kopper O, De Witte C J, Löhmussaar K, et al. An organoid platform for ovarian cancer captures intra- and interpatient heterogeneity. Nat Med, 2019, 25(5): 838 - 849.

[16]　Ooft S N, Weeber F, Dijkstra K K, et al. Patient-derived organoids can predict response to chemotherapy in metastatic colorectal cancer patients. Sci Transl Med, 2019, 11(513).

[17]　Ganesh K, Wu C, O'rourke K P, et al. A rectal cancer organoid platform to study individual responses to chemoradiation. Nat Med, 2019, 25(10): 1607 - 1614.

[18]　Yao Y, Xu X, Yang L, et al. Patient-derived organoids predict chemoradiation responses of locally advanced rectal cancer. Cell Stem Cell, 2020, 26(1): 17 - 26.

[19]　Calandrini C, Schutgens F, Oka R, et al. An organoid biobank for childhood kidney cancers that captures disease and tissue heterogeneity. Nat Commun, 2020, 11(1): 1310.

［20］　De Witte C J, Espejo Valle-Inclan J, Hami N, et al. Patient-derived ovarian cancer organoids mimic clinical response and exhibit heterogeneous inter- and intrapatient drug responses. Cell Rep, 2020, 31(11): 107762.

［21］　Kawasaki K, Toshimitsu K, Matano M, et al. An organoid biobank of neuroendocrine neoplasms enables genotype-phenotype mapping. Cell, 2020, 183(5): 1420 – 1435.

［22］　Chalabi M, Fanchi L F, Dijkstra K K, et al. Neoadjuvant immunotherapy leads to pathological responses in MMR-proficient and MMR-deficient early-stage colon cancers. Nat Med, 2020, 26(4): 566 – 576.

［23］　Löhmussaar K, Oka R, Espejo Valle-Inclan J, et al. Patient-derived organoids model cervical tissue dynamics and viral oncogenesis in cervical cancer. Cell Stem Cell, 2021, 28(8): 1380 – 1396.

［24］　Jacob F, Salinas R D, Zhang D Y, et al. A patient-derived glioblastoma organoid model and biobank recapitulates inter- and intra-tumoral heterogeneity. Cell, 2020, 180(1): 188 – 204.

［25］　Herpers B, Eppink B, James M I, et al. Functional patient-derived organoid screenings identify MCLA-158 as a therapeutic EGFR × LGR5 bispecific antibody with efficacy in epithelial tumors. Nat Cancer, 2022, 3(4): 418 – 436.

［26］　Shi X, Li Y, Yuan Q, et al. Integrated profiling of human pancreatic cancer organoids reveals chromatin accessibility features associated with drug sensitivity. Nat Commun, 2022, 13(1): 2169.

［27］　Ding S, Hsu C, Wang Z, et al. Patient-derived micro-organospheres enable clinical precision oncology. Cell Stem Cell, 2022, 29(6): 905 – 917.

［28］　He G W, Lin L, Demartino J, et al. Optimized human intestinal organoid model reveals interleukin – 22 – dependency of paneth cell formation. Cell Stem Cell, 2022, 29(12): 1718 – 1720.

［29］　Artegiani B, Hendriks D, Beumer J, et al. Fast and efficient generation of knock-in human organoids using homology-independent CRISPR – Cas9 precision genome editing. Nat Cell Biol, 2020, 22(3): 321 – 331.

［30］　Driehuis E, Kretzschmar K, Clevers H. Establishment of patient-derived cancer organoids for drug-screening applications. Nat Protoc, 2020, 15(10): 3380 – 3409.

［31］　Zhang L, Mo S, Hu X, et al. Establishment and identification of organoids from human circulating colorectal cancer cells. Clin Transl Med, 2020, 10(8): e247.

［32］　De Angelis M L, Francescangeli F, Nicolazzo C, et al. An organoid model of colorectal circulating tumor cells with stem cell features, hybrid EMT state and distinctive therapy response profile. J Exp Clin Cancer Res, 2022, 41(1): 86.

［33］　Kim M, Mun H, Sung C O, et al. Patient-derived lung cancer organoids as in vitro cancer models for therapeutic screening. Nat Commun, 2019, 10(1): 3991.

［34］　Neal J T, Li X, Zhu J, et al. Organoid modeling of the tumor immune microenvironment. Cell, 2018, 175(7): 1972 – 1988.

[35] Xie B Y, Wu A W. Organoid culture of isolated cells from patient-derived tissues with colorectal cancer. Chin Med J (Engl), 2016, 129(20): 2469 - 2475.

[36] Lee S H, Hu W, Matulay J T, et al. Tumor evolution and drug response in patient-derived organoid models of bladder Cancer. Cell, 2018, 173(2): 515 - 528.

[37] 中国抗癌协会肿瘤多学科诊疗专业委员会. 肿瘤类器官诊治平台的质量控制标准中国专家共识 (2022 年版). 中国癌症杂志, 2022, 32(7): 657 - 668.

[38] Flensburg C, Sargeant T, Oshlack A, et al. SuperFreq: Integrated mutation detection and clonal tracking in cancer. PLoS Comput Biol, 2020, 16(2): e1007603.

[39] Tiriac H, Belleau P, Engle D D, et al. Organoid profiling identifies common responders to chemotherapy in pancreatic cancer. Cancer Discov, 2018, 8(9): 1112 - 1129.

[40] Seino T, Kawasaki S, Shimokawa M, et al. Human pancreatic tumor organoids reveal loss of stem cell niche factor dependence during disease progression. Cell Stem Cell, 2018, 22(3): 454 - 467.

[41] Roerink S F, Sasaki N, Lee-Six H, et al. Intra-tumour diversification in colorectal cancer at the single-cell level. Nature, 2018, 556(7702): 457 - 462.

[42] Sung H, Ferlay J, Siegel R L, et al. Global Cancer Statistics 2020: GLOBOCAN Estimates of Incidence and Mortality Worldwide for 36 Cancers in 185 Countries. CA Cancer J Clin, 2021, 71(3): 209 - 249.

[43] Drost J, Van Jaarsveld R H, Ponsioen B, et al. Sequential cancer mutations in cultured human intestinal stem cells. Nature, 2015, 521(7550): 43 - 47.

[44] Comprehensive molecular characterization of human colon and rectal cancer. Nature, 2012, 487 (7407): 330 - 337.

[45] Roper J, Tammela T, Akkad A, et al. Colonoscopy-based colorectal cancer modeling in mice with CRISPR - Cas9 genome editing and organoid transplantation. Nat Protoc, 2018, 13(2): 217 - 234.

[46] Lannagan T R M, Lee Y K, Wang T, et al. Genetic editing of colonic organoids provides a molecularly distinct and orthotopic preclinical model of serrated carcinogenesis. Gut, 2019, 68 (4): 684 - 692.

[47] Roper J, Tammela T, Cetinbas N M, et al. In vivo genome editing and organoid transplantation models of colorectal cancer and metastasis. Nat Biotechnol, 2017, 35(6): 569 - 576.

[48] Roulis M, Kaklamanos A, Schernthanner M, et al. Paracrine orchestration of intestinal tumorigenesis by a mesenchymal niche. Nature, 2020, 580(7804): 524 - 529.

[49] Mo S, Tang P, Luo W, et al. Patient-derived organoids from colorectal cancer with paired liver metastasis reveal tumor heterogeneity and predict response to chemotherapy. Adv Sci (Weinh), 2022, 9(31): e2204097.

[50] Ooft S N, Weeber F, Schipper L, et al. Prospective experimental treatment of colorectal cancer patients based on organoid drug responses. ESMO Open, 2021, 6(3): 100103.

[51] Sato T, Clevers H. SnapShot: Growing organoids from stem cells. Cell, 2015, 161(7): 1700.

［52］ Merker S R, Weitz J, Stange D E. Gastrointestinal organoids: How they gut it out. Dev Biol, 2016, 420(2): 239 − 250.

［53］ Drost J, Clevers H. Organoids in cancer research. Nat Rev Cancer, 2018, 18(7): 407 − 418.

［54］ Wallaschek N, Niklas C, Pompaiah M, et al. Establishing pure cancer organoid cultures: Identification, selection and verification of cancer phenotypes and genotypes. J Mol Biol, 2019, 431(15): 2884 − 2893.

［55］ Nanki K, Toshimitsu K, Takano A, et al. Divergent routes toward Wnt and R-spondin niche independency during human gastric carcinogenesis. Cell, 2018, 174(4): 856 − 869.

［56］ Steele N G, Chakrabarti J, Wang J, et al. An organoid-based preclinical model of human gastric cancer. Cell Mol Gastroenterol Hepatol, 2019, 7(1): 161 − 184.

［57］ Kijima T, Nakagawa H, Shimonosono M, et al. Three-dimensional organoids reveal therapy resistance of esophageal and oropharyngeal squamous cell carcinoma cells. Cell Mol Gastroenterol Hepatol, 2019, 7(1): 73 − 91.

［58］ Li X, Francies H E, Secrier M, et al. Organoid cultures recapitulate esophageal adenocarcinoma heterogeneity providing a model for clonality studies and precision therapeutics. Nat Commun, 2018, 9(1): 2983.

［59］ Liu X, Cheng Y, Abraham J M, et al. Modeling Wnt signaling by CRISPR − Cas9 genome editing recapitulates neoplasia in human Barrett epithelial organoids. Cancer Lett, 2018, 436: 109 − 118.

［60］ Boj S F, Hwang C I, Baker L A, et al. Organoid models of human and mouse ductal pancreatic cancer. Cell, 2015, 160(1 − 2): 324 − 338.

［61］ Lee J, Snyder E R, Liu Y, et al. Reconstituting development of pancreatic intraepithelial neoplasia from primary human pancreas duct cells. Nat Commun, 2017, 8: 14686.

［62］ Broutier L, Mastrogiovanni G, Verstegen M M, et al. Human primary liver cancer-derived organoid cultures for disease modeling and drug screening. Nat Med, 2017, 23(12): 1424 − 1435.

［63］ Nuciforo S, Fofana I, Matter M S, et al. Organoid models of human liver cancers derived from tumor needle biopsies. Cell Rep, 2018, 24(5): 1363 − 1376.

［64］ Sun L, Wang Y, Cen J, et al. Modelling liver cancer initiation with organoids derived from directly reprogrammed human hepatocytes. Nat Cell Biol, 2019, 21(8): 1015 − 1026.

［65］ Chan L H, Zhou L, Ng K Y, et al. PRMT6 regulates RAS/RAF binding and MEK/ERK − Mediated cancer stemness activities in Hepatocellular carcinoma through CRAF methylation. Cell Rep, 2018, 25(3): 690 − 701.

［66］ Nie Y Z, Zheng Y W, Miyakawa K, et al. Recapitulation of hepatitis B virus-host interactions in liver organoids from human induced pluripotent stem cells. EBioMedicine, 2018, 35: 114 − 123.

［67］ Votanopoulos K I, Mazzocchi A, Sivakumar H, et al. Appendiceal cancer patient-specific tumor organoid model for predicting chemotherapy efficacy prior to initiation of treatment: a feasibility study. Ann Surg Oncol, 2019, 26(1): 139 − 147.

［68］ Yuan B, Zhao X, Wang X, et al. Patient-derived organoids for personalized gallbladder cancer modelling and drug screening. Clin Transl Med, 2022, 12(1): e678.

[69] Saito Y, Muramatsu T, Kanai Y, et al. Establishment of Patient-Derived Organoids and Drug Screening for Biliary Tract Carcinoma. Cell Rep, 2019, 27(4): 1265 – 1276.

[70] Dost A F M, Moye A L, Vedaie M, et al. Organoids model transcriptional hallmarks of oncogenic KRAS activation in lung epithelial progenitor cells. Cell Stem Cell, 2020, 27(4): 663 – 678.

[71] Hu Y, Sui X, Song F, et al. Lung cancer organoids analyzed on microwell arrays predict drug responses of patients within a week. Nat Commun, 2021, 12(1): 2581.

[72] Walsh A J, Cook R S, Sanders M E, et al. Quantitative optical imaging of primary tumor organoid metabolism predicts drug response in breast cancer. Cancer Res, 2014, 74(18): 5184 – 5194.

[73] Campaner E, Zannini A, Santorsola M, et al. Breast cancer organoids model patient-specific response to drug treatment. Cancers (Basel), 2020, 12(12).

[74] Arun G, Diermeier S, Akerman M, et al. Differentiation of mammary tumors and reduction in metastasis upon Malat1 lncRNA loss. Genes Dev, 2016, 30(1): 34 – 51.

[75] Corda G, Sala G, Lattanzio R, et al. Functional and prognostic significance of the genomic amplification of frizzled 6 (FZD6) in breast cancer. J Pathol, 2017, 241(3): 350 – 361.

[76] Nolan E, Vaillant F, Branstetter D, et al. RANK ligand as a potential target for breast cancer prevention in BRCA1 – mutation carriers. Nat Med, 2016, 22(8): 933 – 939.

[77] Cellurale C, Girnius N, Jiang F, et al. Role of JNK in mammary gland development and breast cancer. Cancer Res, 2012, 72(2): 472 – 481.

[78] Ebrahimi N, Nasr Esfahani A, Samizade S, et al. The potential application of organoids in breast cancer research and treatment. Hum Genet, 2022, 141(2): 193 – 208.

[79] Jelovac D, Armstrong D K. Recent progress in the diagnosis and treatment of ovarian cancer. CA Cancer J Clin, 2011, 61(3): 183 – 203.

[80] Liu H D, Xia B R, Jin M Z, et al. Organoid of ovarian cancer: genomic analysis and drug screening. Clin Transl Oncol, 2020, 22(8): 1240 – 1251.

[81] Girda E, Huang E C, Leiserowitz G S, et al. The use of endometrial cancer patient-derived organoid culture for drug sensitivity testing is feasible. Int J Gynecol Cancer, 2017, 27(8): 1701 – 1707.

[82] Wu Y L, Li J Q, Sulaiman Z, et al. Optimization of endometrial cancer organoids establishment by cancer-associated fibroblasts. Neoplasma, 2022, 69(4): 877 – 885.

[83] Kazama A, Anraku T, Kuroki H, et al. Development of patient-derived tumor organoids and a drug testing model for renal cell carcinoma. Oncol Rep, 2021, 46(4).

[84] Grassi L, Alfonsi R, Francescangeli F, et al. Organoids as a new model for improving regenerative medicine and cancer personalized therapy in renal diseases. Cell Death Dis, 2019, 10(3): 201.

[85] Schutgens F, Rookmaaker M B, Margaritis T, et al. Tubuloids derived from human adult kidney and urine for personalized disease modeling. Nat Biotechnol, 2019, 37(3): 303 – 313.

［86］ Wang B, Xue Y, Zhai W. Integration of tumor microenvironment in patient-derived organoid models help define precision medicine of renal cell carcinoma. Front Immunol, 2022, 13: 902060.

［87］ Vilgelm A E, Bergdorf K, Wolf M, et al. Fine-needle aspiration-based patient-derived cancer organoids. iScience, 2020, 23(8): 101408.

［88］ Ao Z, Cai H, Wu Z, et al. Evaluation of cancer immunotherapy using mini-tumor chips. Theranostics, 2022, 12(8): 3628 - 3636.

［89］ Meijer R P. Urothelial cancer organoids: a tool for bladder cancer research. Pathologe, 2021, 42 (Suppl 2): 165 - 169.

［90］ Melzer M K, Zehe V, Zengerling F, et al. Organoids as a milestone on the way to personalized treatment of urothelial carcinoma: a systematic review. Urologie, 2022, 61(7): 745 - 752.

［91］ Mullenders J, De Jongh E, Brousali A, et al. Mouse and human urothelial cancer organoids: A tool for bladder cancer research. Proc Natl Acad Sci U S A, 2019, 116(10): 4567 - 4574.

［92］ Kim E, Choi S, Kang B, et al. Creation of bladder assembloids mimicking tissue regeneration and cancer. Nature, 2020, 588(7839): 664 - 669.

［93］ Yu L, Li Z, Mei H, et al. Patient-derived organoids of bladder cancer recapitulate antigen expression profiles and serve as a personal evaluation model for CAR - T cells in vitro. Clin Transl Immunology, 2021, 10(2): e1248.

［94］ Gao D, Vela I, Sboner A, et al. Organoid cultures derived from patients with advanced prostate cancer. Cell, 2014, 159(1): 176 - 187.

［95］ Puca L, Bareja R, Prandi D, et al. Patient derived organoids to model rare prostate cancer phenotypes. Nat Commun, 2018, 9(1): 2404.

［96］ Beshiri M L, Tice C M, Tran C, et al. A PDX/organoid biobank of advanced prostate cancers captures genomic and phenotypic heterogeneity for disease modeling and therapeutic screening. Clin Cancer Res, 2018, 24(17): 4332 - 4345.

［97］ Van Hemelryk A, Mout L, Erkens-Schulze S, et al. Modeling prostate cancer treatment responses in the organoid era: 3D environment impacts drug testing. Biomolecules, 2021, 11(11).

［98］ Allemani C, Matsuda T, Di Carlo V, et al. Global surveillance of trends in cancer survival 2000 - 14 (CONCORD - 3): analysis of individual records for 37 513 025 patients diagnosed with one of 18 cancers from 322 population-based registries in 71 countries. Lancet, 2018, 391 (10125): 1023 - 1075.

［99］ Xu X, Li L, Luo L, et al. Opportunities and challenges of glioma organoids. Cell Commun Signal, 2021, 19(1): 102.

［100］ Linkous A, Balamatsias D, Snuderl M, et al. Modeling patient-derived glioblastoma with cerebral organoids. Cell Rep, 2019, 26(12): 3203 - 3211.

［101］ Papaioannou M D, Sangster K, Sajid R S, et al. Cerebral organoids: emerging ex vivo humanoid models of glioblastoma. Acta Neuropathol Commun, 2020, 8(1): 209.

［102］ Lv T, Shen L, Xu X, et al. Patient-derived tumor organoids predict responses to irinotecanbased neoadjuvant chemoradiotherapy in patients with locally advanced rectal cancer. Int J Cancer, 2023, 152(3): 524 – 535.

[103] Narasimhan V, Wright J A, Churchill M, et al. Medium-throughput drug screening of patient-derived organoids from colorectal peritoneal metastases to direct personalized therapy. Clin Cancer Res, 2020, 26(14): 3662 – 3670.

[104] Dijkstra K K, Cattaneo C M, Weeber F, et al. Generation of tumor-reactive T cells by co-culture of peripheral blood lymphocytes and tumor organoids. Cell, 2018, 174(6): 1586 – 1598.

[105] Farshadi E A, Chang J, Sampadi B, et al. Organoids derived from neoadjuvant FOLFIRINOX patients recapitulate therapy resistance in pancreatic ductal adenocarcinoma. Clin Cancer Res, 2021, 27(23): 6602 – 6612.

[106] Wu M H, Huang S B, Lee G B. Microfluidic cell culture systems for drug research. Lab Chip, 2010, 10(8): 939 – 956.

[107] Xie H, Appelt J W, Jenkins R W. Going with the flow: Modeling the tumor microenvironment using microfluidic technology. Cancers (Basel), 2021, 13(23).

[108] Deng J, Wang E S, Jenkins R W, et al. CDK4/6 inhibition augments antitumor immunity by enhancing T – cell activation. Cancer Discov, 2018, 8(2): 216 – 233.

[109] Jenkins R W, Aref A R, Lizotte P H, et al. Ex vivo profiling of PD – 1 blockade using organotypic tumor spheroids. Cancer Discov, 2018, 8(2): 196 – 215.

[110] W M K, Derieppe M, Van Den Ham F, et al. Neuroblastoma and DIPG organoid coculture system for personalized assessment of novel anticancer immunotherapies. J Pers Med, 2021, 11(9).

[111] Sui Q, Liu D, Jiang W, et al. Dickkopf 1 impairs the tumor response to PD – 1 blockade by inactivating CD8+ T cells in deficient mismatch repair colorectal cancer. J Immunother Cancer, 2021, 9(3).

[112] Yuki K, Cheng N, Nakano M, et al. Organoid models of tumor immunology. Trends Immunol, 2020, 41(8): 652 – 664.

[113] Bhat S M, Badiger V A, Vasishta S, et al. 3D tumor angiogenesis models: recent advances and challenges. J Cancer Res Clin Oncol, 2021, 147(12): 3477 – 3494.

[114] Zhao X, Xu Z, Xiao L, et al. Review on the vascularization of organoids and organoids-on-a-chip. Front Bioeng Biotechnol, 2021, 9: 637048.

[115] Nashimoto Y, Hayashi T, Kunita I, et al. Integrating perfusable vascular networks with a three-dimensional tissue in a microfluidic device. Integr Biol (Camb), 2017, 9(6): 506 – 518.

[116] Lancaster M A. Brain organoids get vascularized. Nat Biotechnol, 2018, 36(5): 407 – 408.

第15章
复杂类器官与多器官互作

　　随着生命科学领域的快速发展,目前已经成功建立了针对人体不同组织器官的多种类器官模型,用以模拟特定器官的结构和功能特征,为组织器官发育研究、疾病模拟和药物筛选等提供了新的途径。由于人体组织器官内在功能的复杂性,体外构建具有高度生理关联度、可重复性和高保真度的类器官模型仍然面临迫切需求和巨大挑战。近年来,工程学、材料学和生物学手段交叉融合,用以改善传统类器官培养体系,为应对类器官研究中的问题和挑战,促进新一代复杂器官模型构筑和多器官互作体系的发展提供了新的思路和策略。

15.1　复杂类器官的定义

　　传统方法产生的类器官仍存在结构单一、成熟度较低、缺乏关键细胞类型(如血管和免疫细胞等)、组织微环境不可控、缺乏可重复性等方面的问题,这些简单的类器官难以真正概括体内器官的复杂结构和功能特点,在一定程度上制约了其在转化医学方面的广泛应用。体内组织器官的发生受到内部基因和外部细胞微环境因素的协同调控。在器官发育过程中,干细胞微环境的生物物理和生化因素已被证明可影响细胞增殖和分化等行为,对调控和维持组织器官发育、成熟和代谢活动等起到重要作用。近年来,随着对器官发生机制的深入了解和多学科领域的显著进展,科学家们能够借助多学科交叉研究方法,包括干细胞生物学、生物工程、材料学、化学、生物物理学和计算研究等,致力于创建更接近体内的组织微环境,以可控的方式产生具有高度生理相关性的复杂类器官,高保真地再现组织器官特异的生理学特征。此外,通过集成多种分析手段和器官间功能连接,复杂类器官模型将快速推动类器官研究向器官水平生物学、下一代疾病建模和再生医学方向发展。

15.2　复杂类器官的构建策略

15.2.1　多细胞组分
人体器官是由多种类型的细胞按照一定的次序组合起来形成的具有一定功能的结

构。在胚胎发育过程中,组织器官的形态发生涉及多谱系分化和不同类型细胞间的相互作用,如间质细胞、上皮细胞和血管内皮细胞等。细胞间的相互作用和多谱系通信可通过激活关键信号通路调节器官发育和组织成熟,最终实现器官特异性功能。与传统 2D 细胞培养体系相比,类器官包含多种细胞成分,可模拟器官形态发生和一些组织特定功能。目前,多能干细胞(pluripotent stem cells,PSCs)或成体干细胞(adult stem cells,ASCs)衍生的多种类器官模型已在体外成功构建,如肠、肝、肺、肾和脑。大多数类器官模型是通过诱导和培养 ASCs 或 PSCs 来源的上皮干细胞通过自组织形成的 3D 结构,如富含亮氨酸重复-包含 G 蛋白偶联受体 5 阳性(leucine rich repeat containing G protein-coupled receptor 5＋,Lgr5＋)干细胞来源的肠道类器官[1]、性别决定区 Y 框蛋白转录因子 2 阳性(sex determining region Y-box transcription factor 2＋,Sox2＋)神经上皮干细胞来源的脑类器官[2]等。在特定诱导条件下,产生的肠类器官包含肠上皮细胞、内分泌细胞、杯状细胞和潘氏细胞 4 种主要的肠上皮细胞类型。然而,这些类器官模型仅概括了器官实质部分,仍缺乏血管、结缔组织、周围神经和免疫细胞等其他间质细胞。

大部分间质细胞来源于中胚层,例如中胚层祖细胞衍生的肾类器官可包含肾间质结构和血管网络,这是由于血管内皮细胞和肾祖细胞可以同时诱导[3]。最近的研究通过在类器官培养体系中加入间质细胞成分增加类器官的复杂性。一些肝脏类器官的研究表明,肝母细胞、间充质干细胞和内皮细胞共培养所产生的肝芽组织具有更成熟的表型和增强的肝特异性功能[4-6],因此,这 3 种细胞类型之间存在多谱系相互作用。间充质细胞和肝母细胞可释放血管内皮生长因子(vascular endothelial growth factor,VEGF),刺激内皮网络的形成[5]。此外,间充质细胞和内皮细胞通过调节 TGF－β 和 Wnt 信号,控制肝母细胞的命运。类似地,将间充质干细胞加入肺类器官培养体系,可通过旁分泌作用促进肺泡的分化和类器官形成[7]。这些研究显示,多谱系细胞间的信号传导和通信可以驱动类器官的分化和成熟,并且类似的相互作用也可能在其他类器官体系中发挥作用。

除了血管和结缔组织,目前大多数类器官也缺乏免疫细胞。其中,组织驻留巨噬细胞非常重要,参与器官的发育过程和疾病状态下的病理反应[8,9]。组织内巨噬细胞有不同的起源,在胚胎发育早期渗透到不同组织中,在整个生命周期中维持特异功能[10]。脑组织存在的巨噬细胞被称为小胶质细胞。由于小胶质细胞起源于中胚层谱系,由神经干细胞衍生而来的传统脑类器官中不含小胶质细胞类型。最近的一项研究将诱导性多能干细胞(induced pluripotent stem cells,iPSCs)分化产生的小胶质细胞与不同类型的脑类器官进行共培养[11,12],通过将类器官移植到小鼠大脑中,可以进一步实现含有小胶质细胞的脑类器官模型建立[13]。在肿瘤类器官中,免疫微环境可影响肿瘤生长和进展以及肿瘤对免疫治疗的反应。因此,实现肿瘤类器官与免疫细胞的共培养对维持肿瘤免疫微环境和肿瘤-免疫相互作用研究至关重要[14]。例如,胰腺癌类器官与骨髓来源抑制细胞共培养中观察到肿瘤生长增强和细胞毒性 T 细胞增殖受损[15]。总体而言,将间质细胞成分纳入现有的类器官模型可能会改善它们的功能,并使其更接近体内组织的结构和生理功能。

15.2.2　组织微环境模拟

细胞微环境的时空动态调控对指导干细胞的分化和类器官的形态发生具有重要作用。细胞微环境因素包括生物化学和生物物理因素,主要由内源的自分泌、旁分泌信号以及外源的细胞外基质、生长因子和机械力等组成。基于对组织细胞微环境的深入认识和理解,如何在体外培养体系中优化类器官生长微环境成为领域研究的热点。随着生物材料、微流控器官芯片技术、生物打印和干细胞生物学的发展,工程化 3D 类器官模型的构建成为可能[16]。例如,微流控技术可通过精确控制细胞微环境因素,如机械流体、可控 3D 培养和细胞-细胞/基质相互作用等,指导细胞的一系列行为(如细胞黏附、分化和增殖)和类器官形态发生。将微流控技术与类器官结合,将有利于整合各自的优势,提高类器官系统的生理相关性和可重复性[17-19]。生物材料具有相对明确的成分、良好的生物相容性、可调的物理化学性质(如软硬度)等特点,可以作为 3D 仿生基质或支架材料,模拟细胞基质微环境,从而调控类器官发育过程[20]。生物打印技术在组织器官制造、器官移植和修复等生物医学领域具有重要意义。生物打印由带有活细胞的生物材料组成,这些活细胞可以层层叠加的方式进行精确定位,从而创建模拟天然组织和器官的结构和功能的 3D 生物结构[21-23]。结合以上这些工程技术和策略,将有望实现具有可控仿生组织微环境和高保真度的复杂类器官模型的构建。

1. 可控动态培养

传统方法中,类器官通常是在培养皿中培养和产生,类器官的尺寸和大小不均一,且缺乏动态可控的微环境,产生的类器官具有较高的变异性。因此,需要建立生成类器官的稳定方法以提高类器官的可重复性。2017 年,秦建华团队较早地将器官芯片技术引入干细胞衍生的类器官培养体系[19]。利用微柱阵列芯片可控形成具有均一大小和形态的 hiPSCs 来源的拟胚体,实现了脑类器官的原位发育和高通量产生,从而大大减少了传统类器官操作步骤的繁琐和类器官的变异性。最近研究报道了基于水凝胶的微孔培养系统来控制类器官的产生,类器官之间具有相似的形态大小和分化效率[24-26]。例如,利用仿生水凝胶聚乙二醇(polyethylene glycol,PEG)[24]或聚碳酸酯薄膜[25]制备的阵列微孔,也可以实现类器官的尺寸控制,降低其异质性。

传统类器官培养体系通常是静态培养条件,由于营养物质供应有限,组织内部往往会出现细胞坏死,从而影响类器官的长期存活。尽管有一些旋转生物反应器或摇床已经用于类器官的动态培养,然而,这些系统中的流体或剪切力通常不可控,有可能导致类器官的异常分化。微流控技术可以通过精确控制微流体来模拟血流灌注,是解决这一问题的潜在策略。例如,Sangeeta Bhatia 等人利用可灌流培养的微流控芯片构建了 iPSCs 来源的 3D 肝组织模型[27]。将 iPSCs 分化的肝细胞与人脐静脉内皮细胞(human umbilical vein endothelial cells,HUVECs)混合培养并包埋在 PEG 水凝胶微球中,进一步将微球置于芯片上进行连续灌注培养,可有效提高肝组织活性并提高白蛋白分泌。这一策略可进一步应用于其他器官的培养和工程化模型构建等。秦建华团队构建了含有微孔阵列结构的多层芯片系统,在灌注培养条件下,发现流体培养条件可减少类器官细胞坏死,增强胰岛素分泌功能,并通过调节细胞外黏附蛋白(E‐cadherin)的表达促进胰岛类器官的成熟。类似地,动态培养微环境有利于增强 hiPSCs 衍生的肝类器官的细胞活性和特异性功能,促进肝类器官分化和成熟。这些研究证明了动态培养微环境在促进类器官分化和功能成熟中起到重要作用。

随着类器官技术的发展及对各胚层、组织器官建模的需要,类器官的培养方法也越来越多样。包埋法和悬浮培养法是上皮组织类器官的经典培养方法,是将细胞或细胞聚集体包埋于细胞外基质(extracellular matrix,ECM)中形成半球状凝胶块,之后加入培养基使胶块浸没并进行悬浮培养。近年来,气液界面培养法也逐渐用于一些具有特殊结构的类器官培养。气液界面培养法通常需要利用含有多孔膜的细胞培养小室,将细胞或聚集体包埋于 ECM 后接种于上层小室暴露于空气,只在下层加入培养基,形成气液界面,从而产生特定类器官[28,29]。例如,肺上皮类器官的培养,将上层气道上皮干细胞接触空气,底端接触分化培养基,上皮细胞可分化成与体内气道上皮组织结构和细胞成分一致的假复层柱状上皮。肿瘤与免疫细胞的共培养也可以利用气液界面培养法[30,31]。Chiara M. Cattaneo 等人研究发现结肠癌类器官、外周血单核细胞和添加抗程序性死亡受体 1(programmed death receptor 1,PD‐1)治疗共培养能够产生肿瘤反应性 CD4+ T 细胞和 CD8+ T 细胞[32]。

2. 生化因子梯度控制

生物化学梯度是生物学中普遍存在的重要信号,是确保体内平衡、离子转运和远距离细胞信号传导的基础[33]。理解和操纵这些梯度能够帮助我们精确指导和调控类器官发育和生成。一般情况下,类器官在干细胞自组织发育过程中,通过在特定时间点施加诱导因素,激活特定信号通路,使类器官向特定谱系进行分化和成诱导熟[34]。传统的类器官诱导和培养过程中,添加外源因子能够影响类器官分化命运和效率。但是这种自发形成的外源因子或是干细胞自分泌的因子,往往浓度差异不均一,形成条件不可控,导致干细胞分化形成的类器官存在异质性。

传统细胞培养方法难以生成规律变化的梯度并进行精确控制。微流控技术可以用来建立因子浓度梯度,通常基于流体分流和汇合装置实现梯度控制,可以用来研究细胞的趋化性、干细胞发育或药物筛选。例如,Lutolf 研究组报道了一种梯度芯片,可在体外人工实现干细胞的空间分化。通过在通道中灌注 PEG 水凝胶将外侧流体通道和中央细胞培养通道分隔开形成屏障,可在中央细胞通道中产生浓度梯度。将人多能干细胞(human pluripotent stem cells,hPSCs)暴露于中央 BMP4 信号梯度中,可实现细胞分化模式的空间调控[35]。体内神经管发育过程涉及 Wnt 等信号因子的浓度梯度,指导神经管向特定的轴向发育。研究人员设计了一种在凝胶区域内产生正交线性因子浓度梯度的微流控芯片装置。利用该芯片装置将嵌在胶原基质中的小鼠胚胎干细胞(embryonic stem cells,ESCs)暴露于维 A 酸(retinoic acid,RA)和平滑激动剂(smoothing agonists,SAG)

正交浓度梯度的组合中,模拟了体内神经管发育过程中,运动神经元在高浓度 RA 和 SAG 条件下的优先分化的过程[36]。近期,Pedro Rifes 等利用含有网格结构的浓度梯度芯片实现了 Wnt 信号梯度的产生和控制,指导干细胞的分化,模拟了神经管的前—后轴发育模式[37]。

3. 细胞外基质调控

类器官的培养通常依赖 ECM,ECM 可为干细胞体外培养提供 3D 条件,并模拟生理条件下的基质环境,促进干细胞在体外自组装形成具有 3D 结构的类器官。这一方法适用于大多数上皮组织来源的类器官及其肿瘤类器官。类器官培养体系中常用的 ECM 为动物源性细胞外基质(如 Matrigel),然而 Matrigel 的蛋白质成分较复杂,具有不可控性和批次差异性,很难明确其理化因素在类器官形态发生中的作用,并可能导致产生的类器官在结构和表型等方面具有较高的变异性。最近研究显示,选用成分明确的水凝胶材料可以替代 Matrigel,并通过调节其化学组成、结构和机械因素等理化性质,指导类器官的定向分化产生。例如,Nicolas Broguiere 等人利用纤维蛋白类水凝胶支持上皮类器官的产生和长期培养[38]。并发现交联层粘连蛋白-111(laminin-111)的纤维蛋白水凝胶更有利于促进上皮类器官的增殖和生长。此外,合成水凝胶 PEG 具有无毒性和良好的渗透性,被广泛用于细胞培养和组织工程。研究人员利用 PEG 水凝胶促进 ESCs 衍生的 3D 神经管的形成[39]。与 Matrigel 相比,优化的 PEG 水凝胶诱导形成的神经上皮细胞更加均一化和极性化,更有利于神经管的背腹轴形成。

ECM 是组织细胞发育和生长的支架和营养成分,除了明确 ECM 的蛋白质成分来实现类器官的可控产生,ECM 的力学参数,包括材料刚度、应力松弛、降解速率和几何形状等都会影响细胞的命运,调控类器官的形态发生等生物学行为[40-42]。因此,在生成类器官时应考虑这些参数可能通过调控干细胞向特定谱系分化的关键信号通路来影响类器官的形成和发育。Matthias P. Lutolf 等设计了一种成分确定、软硬度可调的功能性 PEG 水凝胶,其含有 RGD 黏附肽(arginine-glycine-aspartic acid),利于细胞的黏附。利用这种 PEG 水凝胶材料调控 PSCs 来源肠类器官的增殖和分化[43],发现软基质材料(~190Pa)可促进肠干细胞的分化和肠类器官形成,而机械强度相对较硬(~1.3kPa)的基质材料有利于肠干细胞的增殖[40]。因此,可控的 ECM 微环境对类器官的形成、分化和成熟等命运调控具有重要的作用和意义。水凝胶材料已显示出巨大的潜力和优势来通过调节其生化或机械特性构建可控的细胞微环境。将微流控技术、生物材料等领域与类器官进行交叉融合,结合时空可控的机械信号,模拟组织 ECM 微环境来引导类器官的生长发育,有望提高类器官产生的可重复性,产生更加真实地反映体内生理特点的类器官模型系统。

4. 生物物理因素控制

到目前为止,已有类器官的分化和维持体系,主要依靠细胞因子和小分子化合物的定向诱导,指导类器官的定向分化和功能成熟。然而,组织微环境中除了生化因素,生物物理因素(如机械力、拓扑结构、生物电信号等)也对类器官的形成和发育起到重要影响,然而这些生物物理因素在传统类器官培养体系难以进行模拟和研究。借助生物工程策略,有望探讨生物物理因素在干细胞命运决定和类器官形态发生过程中的作用。人体内环境中存在各种机械力,包括流体剪切应力、收缩力和组织形变等,这些生物力学因素在不同维度对组织的形成和发育产生重大影响。有研究利用可控机械力影响类器官的发生和发展,模拟人体器官的结构和功能。例如,Kang Kug Lee 等构建了一种具有腔内蠕动流的人胃类器官芯片,通过控制腔内流体流动来调节胃类器官的节律性收缩和舒张,模拟胃的蠕动[44]。该模型有利于胃类器官的长期培养和实时成像。此外,通过不同的拓扑结构调控干细胞的分化和组装,在一定程度上可减少类器官产生过程中的变异性,产生具有复杂结构和功能的类器官。结合微纳加工技术,微流控芯片可根据特定组织器官的结构特点,灵活设计相应的拓扑结构进行干细胞的培养和分化。例如,研究人员根据肠特有的隐窝结构,设计了一种具有阵列凹槽结构的芯片,这种图案化微结构能够模拟肠隐窝结构,导向肠干细胞的分化和迁移,从而产生具有绒毛结构的肠组织[45,46]。这种工程策略为发现和研究在干细胞发育过程中与机械信号相关的器官形态发生的机理提供了新的思路。

15.2.3 血管化类器官

类器官的血管化与其成熟度密切相关,是类器官研究中亟待解决的关键问题。血管网的形成可以维持足够的营养供应和氧气交换,有利于类器官的发育和功能成熟。但是,目前的类器官培养体系通常缺乏血管结构,不能真实地再现体内器官的发育和生理特点。多项研究表明 PSCs 衍生的类器官在发育过程中更像胎儿器官,很难达到类似成人组织器官的成熟度[2,47]。此外,PSCs 衍生的类器官如大脑或肾脏等不能像 ASCs 衍生的类器官可以在培养过程中进行消化分割,随着类器官的体积不断增大,氧气和营养物质扩散到类器官中心区域受到限制,导致内部细胞容易发生凋亡或坏死。因此,在类器官模型中纳入有功能的血管系统对于类器官的成熟和发育都是必不可少的。

一种策略是将类器官与内皮细胞共培养进行类器官的预血管化,再移植进入动物体内,使宿主血管浸润到类器官中诱导血管网络成熟,构建血管化类器官。例如,Missy T. Pham 等将同一供体来源的 hiPSCs 衍生脑类器官和血管内皮细胞进行共培养,并移植到免疫缺陷的小鼠脑内,发现移植后脑类器官内部形成人毛细血管,且血管化脑类器官展现出良好的活性[48]。类似地,Takanori Takebe 等人将 iPSCs 衍生的肝前体细胞与血管内皮细胞和间充质干细胞(mesenchymal stem cells,MSCs)混合培养,产生了血管化肝芽组织,当肝芽组织被移植到小鼠体内时,脉管系统与宿主循环系统相连,并进行血液灌注。结果显示该方法显著提高了肝组织的功能成熟度,并且还可用于急性肝衰竭的移植治疗[49]。另一种策略是通过优化类器官诱导分化条件实现类器官中内源性内皮细胞的共分化。Emily M. Holloway 等发现肠类器官的形成早期存在大量的内源性血管内皮细胞,然而伴随定向诱导试剂的分化培养,内皮细胞数量逐渐减少。他们进一步通过优化肠类器官的培养方法,在培养体系中加入内皮相关促进因子 EGF、VEGF、BFGF 和 BMP-4 等,诱导内源性内皮细胞的共分化和功能维持,从而形成血管化的小肠类器官[50]。另外,多层血管网络的构建除了用内皮细胞、平滑肌细胞和间充质干细胞等几种细胞类型组装形成,也可以通过 PSCs 在 3D 条件下自组织形成血管类器官[51]。这种血管类器官可以用来与其他类器官融合组装形成具有功能血管网络的复杂类器官[52],用于相关疾病研究。

体内血液流动产生的剪切力能够调节内皮细胞功能,影响体内血管发生[53-55]。利用工程化的方法构建血管结构具有独特的技术优势。微流控芯片的微通道可进行可控的流体灌注模拟血管网络和血液流动,从而为血管化类器官的构建提供新的平台。例如,Kimberly A. Homan 等利用可灌流的芯片装置培养 PSCs 来源的肾类器官,发现在肾类器官发育过程中,高流体剪切力可促进血管内皮细胞的产生,进而促进类器官的功能成熟和管腔结构形成[3]。在肾脏的形成过程中,持续血流会诱发可增殖内皮祖细胞的产生,并以剪切应力依赖的方式形成可灌注血管。这种反应伴随着更成熟的管状结构的产生。剪切应力还诱导肾小球腔室显著的血管化,增加足细胞足突的形成和成熟,这表明流动产生的微环境线索有助于体外肾脏类器官的结构和功能发育。这些结果提示流体剪切力作为体内组织血管结构形成的重要因素,可能激活了肾类器官中内源性的血管生成途径,从而促进血管化肾类器官的形态发生和成熟,这为血管化类器官的体外构建提供了新的思路[3]。Kangli Cui 等建立了一种包含特定生长因子和细胞外基质的 3D 培养体系,通过诱导 hiPSCs 向滋养层细胞和血管内皮细胞进行多向分化,形成具有血管样结构的胎盘类器官,并且对肿瘤坏死因子 α(TNF-α)和 VEGF 受体抑制剂的刺激产生响应,可模拟体内胎盘组织的生理、病理特征[56]。此外,微流控芯片还可以集成不同层级的血管网络,有望作为组织的 3D 血管支架用于血管化类器官的构建。

15.2.4　类器官高通量产生

现有类器官的形成主要依靠细胞自组装过程,难以控制类器官形貌尺寸的一致性,从而造成类器官较高的可变性,且通量较低,无法满足高通量分析与实际应用需求。微流控技术可建立形式和功能多样的阵列化、高通量微观实验体系,将这些微阵列芯片用于类器官的形成与分析,可大大提高实验效率及其重现性。如秦建华研究团队设计并制备了一种微柱阵列芯片,能高通量形成一致性的脑类器官,并实现对脑类器官的实时和原位观察[19]。另外,液滴微流控技术作为微流控领域的一个重要分支,可通过微通道内多相流的相互作用产生和操纵离散的液滴,这些液滴可直接作为细胞 3D 培养的独立体系,也可经交联固化后得到载有细胞的微囊培养器。所得微囊结构能够将细胞隔离到微纳级的小室之中,以便进一步组装和分离;同时,将液滴微流控平台整合到功能化的细胞操作和分析系统中,可用于高通量、多维度的 3D 细胞培养和分析。如 Haitao Liu 等开发了一种基于双水相液滴微流控的杂合水凝胶微囊制备体系,基于微观界面效应,实现了高效的海藻酸钠-壳聚糖杂合微囊生产,并尝试将其用于 iPSCs 衍生胰岛细胞的 3D 培育、组装和胰岛类器官形成[57](图 15-1)。结果表明,这种微囊制备过程简单,生物相容性高,具有灵活可控和高通量等特点,有利于大规模体外类器官扩增。由于微囊中细胞负载数量可控,产生的胰岛类器官形态大小比较均一,可显著降低类器官形成中的变异性。这种微囊还可作为免疫隔离载体,在体内移植和再生医学等方面具有重要应用潜力。将该微囊应用于肝类器官的构建与扩增,也取得了类似的效果,证明了该体系在不同类器官形成与培养过程中的普适性[58]。另外,微流控体系可集成高通量、多模态生物传感系统,包括显微成像、荧光测定、机械测量、多电极阵列和其他分析系统等,有望实现类器官的自动化监测和实时分析[59,60]。

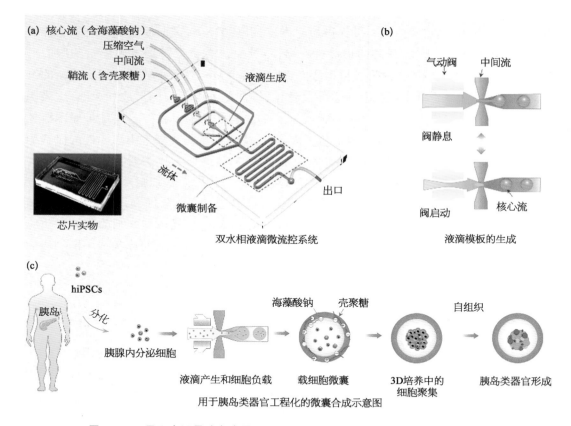

图 15-1　用于高通量胰岛类器官工程化的双水相液滴微流控体系示意图[57]

(a) 芯片实物和液滴微流控芯片的组成单元;(b) 辅助液滴生成的气动阀局部示意图;(c) 杂合微囊用于 hiPS 细胞衍生胰岛类器官工程化的流程图

15.2.5　多器官互作

人体是一个复杂的多器官互联的生命系统,探索基于多器官间或者整体系统的发育、生理、病理和药物代谢等研究,一直以来是生命科学领域的难点。以往针对不同组织器官间的互作研究基于传统的 2D 细胞培养体系和动物模型,尽管这些模型在疾病研究和药物研发等领域取得了许多重要成果,然而,由于 2D 细胞在反应组织微环境特征,以及动物模型存在巨大的种属差异等问题,这些模型在精确模拟人体器官间的相互作用关系等方面存在局限性。为了在体外构建具有器官间互作的仿生器官微生理系统,研究人员利用微流控芯片技术将不同类型组织或器官进行共培养,通过在芯片通道结构中施加流体灌注实现多种组织的功能化集成和互联,从而模拟器官间相互作用,实现多器官芯片体系的建立[61-63]。根据不同的组织类型,可灵活设计结构和功能不同的芯片,形成具有精确可控的流体剪切力、周期性牵张力和化学梯度等因素的 3D 培养系统。近年来,从单一器官芯片到多器官互作芯片的发展,更加在系统层面反映出人体器官生理微环境和功能的复杂性。多器官芯片可通过循环流体的流动将不同区域的组织器官功能模块连接起来,模拟人体内器官间的血流,促进营养物质的交换和吸收。并能够模拟和监测人体对药物的系统性反应(如吸收、分布、代谢、排泄等),为疾病研究、个性化医疗和药物测试等领域提供了有潜力的平台[64-67]。

多器官系统能够更真实地反映组织微环境特征,模拟组织结构和功能、反应器官特异性应激反应等。例如,模拟具有机械牵张能力的肺泡结构,实现免疫细胞的招募和迁移,以及研究多器官间对药物或有毒物质的响应等。此外,利用微流控的流体灌注体系,结合血管内皮细胞、血液细胞和流体介质,模拟体内血管和血流,在体外按照血流动力学连接不同的组织,可用于研究基于不同器官的人体各种生命活动,包括糖脂代谢、免疫反应、药物吸收和代谢等[68,69]。多器官芯片系统已经开始用于研究干细胞的分化、类器官互作和系统疾病模拟。例如,Tingting Tao 等人建立了 hiPSCs 来源的肝—胰岛类器官互作体系,模拟了生理情况下的糖调控特点和 Ⅱ 型糖尿病的主要病理特征[70]。利用同一患者来源的干细胞,可实现干细胞衍生的不同组织器官模型构建,与多器官芯片系统相结合,有望最终形成个性化的人体芯片,实现个性化精准医疗和新药开发。

15.3　复杂类器官实例

15.3.1　神经类器官

脑是中枢神经系统的重要组成部分,具有复杂的结构、功能和多种细胞组成。大脑的发育受到细胞内部基因表达和外部动态微环境的协同调控。遵循脑发育学原理,体外hPSCs 衍生的脑类器官可以在细胞组成、组织结构和发育轨迹方面模拟脑早期发育的重要特征。脑类器官是由 PSCs 在 3D 培养条件下自组织形成的,PSCs 来源的拟胚体在特定培养条件下可分化形成神经外胚层球体,将其包埋在 3D Matrigel 后进一步转移到旋转生物反应器中分化和培养,可产生包含不同脑区结构的异质性脑类器官结构。Madeline A. Lancaster 等人建立了一种无添加神经诱导因子的培养体系产生非定向分化脑类器官,包含背侧皮层、腹侧端脑、脉络丛、海马和视网膜等相关细胞及组织结构,概括了早期发育过程中脑的基本结构和功能特点[2]。近年来,研究人员通过在培养基中添加特定小分子和诱导因子产生多种具有特定区域结构的脑类器官,如大脑皮层[71,72]、脑垂体[73]、中脑和下丘脑[74]等。除了模拟脑早期发育过程,脑类器官已用于脑疾病模型建立和研究,例如神经退行性疾病[75]、自闭症谱系障碍[76]、寨卡病毒(Zika virus,ZIKV)感染[77]等。

尽管这些脑类器官体系在神经发育和脑疾病研究领域取得了一定进展,但干细胞随机自组织的分化方式引起的高可变性对脑类器官的可控培养和定量研究提出了挑战,包括难以控制的理化微环境因素,限制了其在大规模药物评价和疾病研究中的应用。秦建华团队建立了一种多通道可灌注培养的脑类器官芯片,探究了机械流体因素对脑类器官发育的影响,发现机械流体因素可促进神经前体和皮层神经元的分化,并有利于不同脑区结构组装形成[78](图15-2)。Eyal Karzbrun 等[79]建立了一种空间限域的芯片小室用于脑类器官的培养和发育。随着脑类器官的尺寸增大,芯片内的空间限制促使脑类器官发生结构上的褶皱和卷曲,模拟了大脑发育过程中褶皱形成的物理过程。此外,利用微

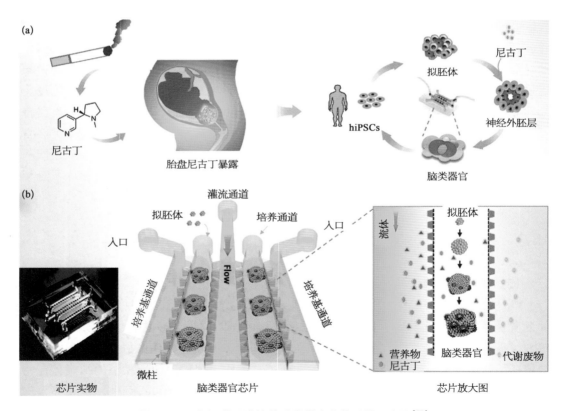

图 15 - 2 多通道可灌培养脑类器官芯片系统示意图[78]

(a) 芯片上 hiPSCs 来源脑器官的形成过程及利用其研究尼古丁暴露对脑器官发育影响的流程;(b) 脑类器官芯片的组成及其局部方大图

流控梯度芯片还可形成特定的生化因子梯度,模拟体内脑发育过程的轴向模式(如前-后轴和背-腹轴),从而更精确地模拟脑类器官发育过程[36,37]。目前 PSCs 衍生的脑类器官包含神经干细胞及其衍生的不同神经细胞类型,如放射状胶质细胞、神经元、星形胶质细胞等,但仍缺乏成熟的血管系统。在过去几年中,研究人员已经探索了几种实现神经类器官血管化的方法。例如,将脑类器官与 iPSCs 来源的内皮细胞混合培养,并将预血管化的类器官移植到小鼠大脑中[48]。ETV2 是一种将细胞转化为内皮细胞的必要且充分的转录因子[80]。另一项研究将过表达 ETV2 的 hiPSCs 与正常 hiPSCs 混合进行悬浮培养,并诱导神经分化[81],从而产生含有内皮细胞的脑类器官。另一种方法是将脑类器官移植到宿主生物(如小鼠)的大脑中[13,82],促使宿主血管渗透到脑类器官中进行人脑组织的功能性血管化,并可进行血液灌注。

15.3.2　肠道类器官

人肠道组织是由肠干细胞及其分化的多种功能细胞通过自我更新和自组织形成的高度复杂结构。小肠负责选择性消化吸收营养物质,并阻隔有害物质进入肠道屏障,其功能的发挥离不开绒毛和隐窝结构。小肠由 6 种不同的细胞组成,包括吸收性和分泌性细胞,肠上皮细胞占所有细胞总数的 80%～90%,分泌性细胞包括分泌黏液的杯状细胞、提供抗菌物质的潘氏细胞和肠内分泌细胞等。2009 年,Hans Clevers 团队培养出 Lgr5＋标记的肠干细胞衍生的肠类器官[1],包含 4 种主要的肠上皮细胞类型,如肠绒毛上皮细胞、杯状细胞、潘氏细胞和肠内分泌细胞,肠类器官培养技术的出现是类器官领域的一项重大进步。肠道类器官不仅可以来源于成体组织干细胞,还可以由 ESCs／iPSCs 定向分化得到。Jason R. Spence 等人建立了 hPSCs 衍生的肠类器官体系,模拟肠发育的过程[83]。具体为将 PSCs 包埋在 Matrigel 基质中进行悬浮培养,在一系列生长因子诱导下形成间质包裹上皮细胞的结构。产生的肠类器官移植到小鼠肾包囊下 6 周后,肠类器官的活性和分化能力有了显著的提高。

肠类器官的培养除了传统的悬浮培养方式,近年来也发展出气液界面培养方法,可以更好地再现肠道屏障功能。Xia Wang 等人建立了气液界面的 3D 培养方法产生 ASCs 来源的肠类器官,更好地模拟了肠道上皮组织的隐窝结构,具有完善的上皮屏障功能[84]。微流控芯片技术为肠类器官的可控性产生提供了新的策略。例如,Robert J. Barrett 团队[85]在可灌注芯片上培养肠类器官,发现流体可促进肠上皮细胞的折叠,形成极性的肠绒毛样结构。产生的肠类器官包含主要的肠上皮细胞类型,并对外源刺激有生物响应性。这证明了流体环境有利于肠类器官的复杂生理结构形成。此外,Mikhail Nikolaev 等人[86]利用微加工方法建立了具有类似肠绒毛凹陷结构的可灌注芯片平台,发现微结构可以导向肠干细胞的分化,并且流体循环系统有利于清除死细胞,维持肠类器官的长期生长和活性。该系统有效地提高了肠类器官的分化能力,发现并富集了罕见的肠道细胞,如微褶细胞和肠内分泌细胞,这在传统静态培养条件下是难以实现的。该体系也为体外模拟肠道微生物感染和共生提供了有价值的平台。肠道类器官也被广泛应用于肠道疾病或遗传病的发病机制研究，并以此为模型开发新的药物和治疗方法。将肠类器官培养与 CRISPR - Cas9 基因编辑、多组学等前沿技术相结合，将进一步促进复杂肠类器官模型的开发建立。例如，Gerald Schwank 等利用 CRISPR - Cas9 基因编辑技术修复囊性纤维化类器官模型中的 *CFTR* 位点，挽救了类器官中的囊性纤维化表型[87]。肠道类器官还用来模拟炎症性肠病的多个方面，包括细胞死亡、细菌感染和炎症等，推动了对炎性肠病发病机制的深入研究[88]。

15.3.3 肾脏类器官

肾脏是体内重要的排泄器官，负责过滤血液中的杂质、维持体液和电解质的平衡，最后产生尿液经尿道排出体外。肾脏包括肾小球和肾小管单位结构，主要负责体内代谢产物的滤过和重吸收功能。肾脏含有丰富的血管网络，肾小球本身也是具有特殊结构的毛细血管团。肾脏类器官来源于中间中胚层，包含输尿管芽和后肾间充质。输尿管芽可分化为集合管和输尿管，后肾间充质向上皮转化并且分化为分段肾小管。输尿管芽和后肾间充质相互作用将导致进一步分化并自组织为肾单位结构[89,90]。目前，PSCs 衍生的肾脏类器官包含足细胞、近端小管、远端小管、集合管、间质细胞、内皮细胞和基质细胞等，模拟胎儿肾脏发育和功能。肾脏类器官已被证明是研究肾脏发育和疾病的重要工具。然而，该领域还存在一些需要克服的挑战，包括肾类器官缺乏脉管系统和关键的细胞类型，包括系膜细胞、免疫细胞、肾小球内皮等[91]。

类器官缺乏血管结构通常会导致氧气和营养供应不足，导致组织中心坏死，难以长期培养和功能成熟，这阻碍了肾脏类器官用于疾病建模和药物测试。因此，构建血管化的肾类器官对于模拟和研究近似体内的肾脏生理病理特征具有重要意义。尽管缺乏脉管系统，肾脏类器官仍存在一些 CD31＋内皮细胞[92]。此外，在肾脏类器官中检测到 VEGF 的高表达。然而，传统的悬浮培养方式或基于 Transwell 的培养方法无法实现可灌注的内皮结构的形成和功能成熟。Kimberly A. Homan 等利用微流控芯片培养 PSCs 来源的肾类器官，并施加流体剪切力，发现高剪切力可促进内源性血管内皮细胞的产生，并诱导肾小球腔室显著的血管化，从而促进血管化肾类器官的管腔结构形成和功能成熟[3]。类似地，Han Na Lee 等发现与静态培养条件相比，在芯片流体培养条件下的肾脏类器官显示出更成熟的足细胞和血管结构，在肾毒性评价实验中具有更高的敏感性[93]。Amanda Bas-Cristóbal Menéndez 等研究发现芯片上培养的肾类器官内源性内皮细胞的成熟度增加且周围通道中培养的 HUVECs 的迁移和增殖能力增强，这些 HUVECs 与内源性内皮细胞相互连接，形成了类似血管的开放管腔结构[94]。该模型为体外肾类器官血管化提供了新的见解，为肾发育研究和药物测试等提供了有用的工具。

15.3.4　类器官互作

人体是一种复杂的多器官互联系统,目前,传统类器官培养方式难以反映出多种类器官之间的功能互联。借助微流控芯片技术,有望为实现多种类器官功能互作提供可靠的研究平台,有助于从系统层面深入理解人体器官的发育和疾病发生的病理学机制。一项研究报道了一种人体仿生肠-肝-脑类器官互作系统,通过灌注免疫细胞研究人神经退行性疾病帕金森(Parkinson's disease,PD)的病理机制[95]。发现多器官体系内脑类器官具有近似体内的生理病理反应,同时还发现肠道微生物来源的短链脂肪酸能够加速 PD的发病进程。该研究将多器官体系与免疫细胞、肠道微生物结合,有利于研究器官-器官、器官-免疫系统和器官-肠道微生物之间的特异性相互作用。特别是结合了患者来源的 iPSCs 可用于解析遗传和环境因素如何导致神经退行性疾病的发生和发展。

体内药物的吸收、运输、代谢和排出(absorption,distribution,metabolism,and excretion,ADME)涉及多种器官。传统单一细胞或类器官难以真实准确的模拟体内生理过程,在用于临床前和体内药物实验中,出现未能预测的药物疗效或药物毒性,造成难以估量的损失。在药物筛选和检测过程中,迫切需要自动化操作和实时监控细胞和组织培养平台,以实现快速准确的药物筛选和毒性测评。目前有研究报道建立了集成肝、心、血管、肺、脑、肠和生殖等多种原代组织和类器官的芯片系统,模拟药物跨多个组织的相互依赖的代谢和下游效应,并用于药物开发过程中的毒性检测[96,97]。通过对多种器官的表型和生化指标进行实时检测,及时发现不同器官对药物反应的时间和空间差异,对明确药物代谢过程具有指导意义。同时,这种集成多器官药物筛选模型显示了人体生理相关性,可能会降低新药研发相关的成本和失败率。此外,Fangchao Yin 等人构建了一种hiPSCs 来源的心肌-肝类器官体系用于抗抑郁药氯米帕明的药物毒性研究。结果显示,氯米帕明经肝代谢后产生去甲基氯米帕明,导致心肌活性明显降低,跳动和钙离子运输功能受损,显示该药物在体内具有肝代谢依赖性的心脏毒副作用[98]。在另一些研究中,发现有些药物反应的出现依赖于肝和其他组织间的相互作用,这提示在研究药物的疗效和副作用时,只针对一种器官进行药物评估可能会出现较大偏差,因而应同时考虑多种器官间的相互作用。近期,一种干细胞来源的人心脏类器官、肝脏类器官、骨骼和皮肤组织共培养的多器官芯片系统开发出来,由动态灌注培养的血管内皮屏障进行器官功能连接,该系统显示了 4 种组织器官的长期培养和功能成熟,并用于药物测试,体现了功能更成熟的复杂类器官的相互作用和近似体内的药物反应。

15.4　复杂类器官在生物医学领域的应用

15.4.1　器官发育模拟

长期以来,单层的 2D 细胞培养体系无法在体外真实复现体内组织器官发育和生物学过程。类器官作为一种新兴的体外 3D 培养模型,对于研究体内器官发育和稳态维持、疾病建模以及药物筛选测试等都有重要意义。传统类器官体系通常只能模拟来源组织器官的单一或部分功能特征,结合工程策略和多学科交叉手段,构筑复杂类器官模型,有望模拟组织器官发育过程中更复杂的结构和功能特点以及各种生物学过程。

通常,类器官的形成需要由 Matrigel 或基底膜提取物提供 3D 结构支撑并促进类器官的形态发生。然而,这些基质材料的组成不明确,具有批次差异性。要解决这一问题需要深入了解器官发育的时空动态过程,并结合先进的工程技术策略来实现微环境的高度可控,重现类器官培养过程中的发育特点。例如,设计成分明确、机械硬度可调的 PEG 水凝胶材料,用于培养肠干细胞形成肠类器官,证明了由基质硬度调控的干细胞增殖、分化和类器官形态发生过程。在更基础的层面上,通过基因工程改造干细胞,可以增加干细胞衍生类器官的功能相关性,例如,通过定制对特定实验刺激的反应或通过驱动稀有细胞类型的分化。在体内,组织器官是在周围微环境因素(包括流体流动、机械力)和细胞-细胞及细胞-基质相互作用的情况下生长,并与其他组织器官发生调控响应以及共同发育。整合这些系统水平的关键参数将有助于增加类器官的生理相关性,进行长期的体外研究。因此,通过人为地操控类器官的微环境和成熟程度,可以在体外重现器官发育的各个阶段,进而更加深入地了解组织器官发育进程中的信号调控机制,为生物医学研究提供重要理论和模型基础。

15.4.2 疾病研究

类器官能够重现组织的体内结构、细胞多谱系分化、功能和基因特征,显现出其用于疾病模拟的巨大潜力。非酒精脂肪肝(non-alcoholic fatty liver disease,NAFLD)是一种长期慢性的代谢性疾病。Yaqing Wang 等利用微流控芯片技术实现 hiPSCs 衍生的肝类器官的原位形成和动态培养,通过控制拟胚体的大小和动态微环境,减少了肝类器官产生的变异性并提高了类器官分化效率[99]。在此基础上通过在肝芯片上施加游离脂肪酸刺激模拟了 NAFLD 的发生发展的病理过程[100]。肝类器官表现出一系列 NAFLD 的关键病理特征,包括脂滴形成、甘油三酯积累和肝纤维化等,这对于更好地理解 NAFLD 的发生机制以及药物开发具有重要意义。类器官互作体系在模拟体内涉及多器官关联的系统性疾病,如糖脂调控的代谢性疾病等方面具有独特的技术优势。体内肝和胰岛组织之间的生物学功能是血糖稳态调控和糖尿病研究的关键问题。Tingting Tao 等利用多器官芯片体系,实现了 hiPSCs 衍生的肝和胰岛类器官的动态共培养和功能连接(图 15 - 3)。肝-胰岛类器官共培养体系能够促进类器官的生理功能维持,提升糖调控功能相关通路表达。并且该体系能够有效模拟血糖调控生理过程和糖尿病病理反应,以及二甲双胍的治疗作用。在体外再现了人体肝-胰岛轴介导的糖调控作用及其在生理和病理条件下的响应,突破了现有传统研究手段的局限,为 Ⅱ 型糖尿病研究和相关药物开发等提供了技术平台[70]。

类器官重现来源组织的多细胞谱系特征的能力使其成为模拟传染性疾病的理想模

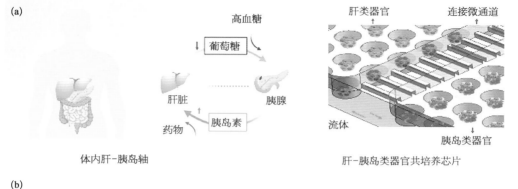

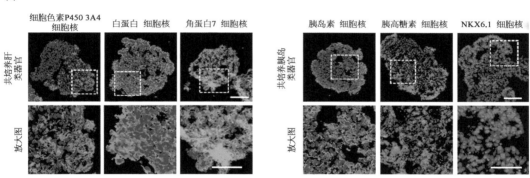

图 15 - 3　hiPSCs 来源的肝-胰岛类器官互作芯片用于二型糖尿病研究[70]

(a) 体内肝-胰岛轴示意图及芯片上肝-胰岛轴在血糖调控过程示意图;(b) 共培养条件下,肝和胰岛功能特异性蛋白表达上升

型。例如,Patricia P. Garcaz 等利用 PSCs 衍生的人脑类器官再现了寨卡病毒感染大脑诱发脑畸形的过程,提出寨卡病毒感染人神经干细胞将诱导其发生凋亡、自噬和神经发育受损,最终导致小头症的发生[101,102]。包含血管结构或免疫细胞的复杂脑类器官用于病毒感染等将有助于深入解析涉及不同细胞谱系相互作用或宿主免疫反应的疾病机制。传染性疾病通常会累及全身多个脏器,引起多种器官的功能损伤。开发多种类器官互作体系用于传染性疾病研究和药物开发等领域将更具有优势。利用微流控芯片产生的类器官也可能在个性化医疗或创建患者和人群特定的疾病模型方面发挥重要作用。微工程设备提供了一种模拟疾病特异性培养环境的方法,这种环境可以重建组织的病理性改变性质和生物学行为。利用患者来源的干细胞或组织产生成熟的类器官,可以增强类器官的疾病表型,并可以开发个性化的疾病模型和治疗策略。

15.4.3　药物筛评

对特定疾病进行新药研发往往耗时费力,且受限于患者之间的个体差异,其临床疗效往往难以预测。类器官技术的发展与相关科学研究的推进将促使针对特定疾病的类器官构建或者个性化的类器官模型定制,将有望发展为药物筛评的强大工具。类器官具有维持正常细胞生长的功能,在药物筛选过程中同步对患者疾病组织来源及正常组织来源类器官进行检测,有助于评判药物毒副作用。针对肿瘤患者,通过筛选选择可杀死肿瘤细胞而又不损害健康细胞的化合物,能够增加开发毒性较小的药物的机会。此外,肝毒性作为临床试验中药物失败的常见原因之一,也可以利用肝类器官对新药的肝毒性进行预测。此外,血管网络、免疫系统等纳入类器官体系构筑更加成熟功能完整的复杂类器官是类器官用于药物开发的未来发展方向。鉴于体内环境的复杂性,传统简单的类器官体系尚不能够真正代表患者系统性的反应。不同细胞类型的相互作用和微环境控制能够对药物疗效和潜在毒性做出更完整的评估。2017 年 Aleksander Skardal 等构建了由心脏、肺部、肝脏组成的集成于循环体系中的类器官芯片,全面揭示了药物对不同器官的毒性和药效[97]。

新药研发领域中,更加精准的模拟体内药物 ADME 过程,对提高新药开发的有效性和准确性具有重要意义。体内药物的 ADME 过程,主要涉及肝、肾、肠等多种组织器官,它们在药物的代谢、吸收和排泄等过程中发挥着不同的作用。以往针对药物 ADME 研究主要依靠实验动物模型,由于存在伦理和巨大的种属差异等问题,导致新药研发临床试验失败率较高,造成巨大的损失。多器官互作芯片能够集成多种组织细胞在同一个芯片体系中,模拟药物在多种组织器官中的动态变化规律和对药物刺激的真实响应。以多器官互作体系为基础的 ADME 研究,能够模拟人体组织关键功能特点,获得更为可靠的测试数据、减少动物实验数量,使得对新药研发和疾病治疗疗效进行精准预测和指导将成为可能。

15.5　总结与展望

类器官已在器官发育研究、疾病模拟和新药开发等生物医学领域显示出重要应用潜力。传统类器官体系只能模拟来源器官的单一或部分结构和功能,仍面临诸多局限。结合工程学策略和多学科交叉手段将有利于控制干细胞微环境、类器官均一化产生、功能成熟、血管化形成和类器官互作等,从而实现具有更高生理相关性的复杂器官模型构筑,克服传统类器官研究中的一些局限。现阶段,复杂类器官和多器官互作体系的研究已经取得了显著进展,但该领域仍处于发展时期,尚有很大的提升空间。通过结合基因编辑先进技术以及多组学分析、高分辨成像等多功能分析手段,将有利于监测复杂类器官发育各个阶段的结构和功能特点以及多种生物学过程。复杂类器官模型通过集成高通量检测方法还可以进行通量药物筛选和评估,为实现体外器官模型更加精准的药物反应预测和个性化医疗等临床转化研究提供新的平台。与多模态生物传感和智能大数据分析系统相结合,将有助于在系统层面深入解析人体器官发育和疾病过程。以上工作需要多种学科领域的专业人员共同协作,以推动新一代器官模型系统在生物学、药物开发和疾病治疗等领域的基础研究和转化应用。

(秦建华,刘海涛,陶婷婷,王亚清)

参考文献

[1] Sato T, Vries R G, Snippert H J, et al. Single lgr5 stem cells build crypt-villus structures in vitro without a mesenchymal niche. Nature, 2009, 459(7244): 262 - 265.

[2] Lancaster M A, Renner M, Martin C A, et al. Cerebral organoids model human brain development and microcephaly. Nature, 2013, 501(7467): 373 - 379.

[3] Homan K A, Gupta N, Kroll K T, et al. Flow-enhanced vascularization and maturation of kidney organoids in vitro. Nat Methods, 2019, 16(3): 255 - 262.

[4] Asai A, Aihara E, Watson C, et al. Paracrine signals regulate human liver organoid maturation from induced pluripotent stem cells. Development, 2017, 144(6): 1056 - 1064.

[5] Camp J G, Sekine K, Gerber T, et al. Multilineage communication regulates human liver bud development from pluripotency. Nature, 2017, 546(7659): 533 - 538.

[6] Goulart E, De Caires L C, Telles-Silva K A, et al. Adult and ips-derived non-parenchymal cells regulate liver organoid development through differential modulation of wnt and tgf-beta. Stem Cell Res Ther, 2019, 10(1).

[7] Leeman K T, Pessina P, Lee J H, et al. Mesenchymal stem cells increase alveolar differentiation in lung progenitor organoid cultures. Sci Rep, 2019, 9(1): 6479.

[8] Wynn T A, Chawla A, Pollard J W. Macrophage biology in development, homeostasis and disease. Nature, 2013, 496(7446): 445 - 455.

[9] Mekala S R, Worsdorfer P, Bauer J, et al. Generation of cardiomyocytes from vascular adventitia-resident stem cells. Circ Res, 2018, 123(6): 686 - 699.

[10] Stremmel C, Schuchert R, Wagner F, et al. Yolk sac macrophage progenitors traffic to the embryo during defined stages of development. Nat Commun, 2018, 9(1): 75.

[11] Song L, Yuan X, Jones Z, et al. Functionalization of brain region-specific spheroids with isogenic microglia-like cells. Sci Rep, 2019, 9(1): 11055.

[12] Muffat J, Li Y, Omer A, et al. Human induced pluripotent stem cell-derived glial cells and neural progenitors display divergent responses to zika and dengue infections. Proc Natl Acad Sci U S A, 2018, 115(27): 7117 - 7122.

[13] Mansour A A, Goncalves J T, Bloyd C W, et al. An in vivo model of functional and vascularized human brain organoids. Nat Biotechnol, 2018, 36(5): 432 - 441.

[14] Xu H, Jiao D, Liu A, et al. Tumor organoids: Applications in cancer modeling and potentials in precision medicine. J Hematol Oncol, 2022, 15(1): 58.

[15] Holokai L, Chakrabarti J, Lundy J, et al. Murine- and human-derived autologous organoid/ immune cell co-cultures as pre-clinical models of pancreatic ductal adenocarcinoma. Cancers

(Basel), 2020, 12(12):

[16] Yin X, Mead B E, Safaee H, et al. Engineering stem cell organoids. Cell Stem Cell, 2016, 18(1): 25 – 38.

[17] Takebe T, Zhang B, Radisic M. Synergistic engineering: Organoids meet organs-on-a-chip. Cell Stem Cell, 2017, 21(3): 297 – 300.

[18] Sunghee Estelle Park A G, Dongeun Huh. Organoids-on-a-chip. Science, 2019.

[19] Zhu Y, Wang L, Yu H, et al. In situ generation of human brain organoids on a micropillar array. Lab Chip, 2017, 17(17): 2941 – 2950.

[20] Liu H, Wang Y, Cui K, et al. Advances in hydrogels in organoids and organs-on-a-chip. Adv Mater, 2019, e1902042.

[21] Moroni L, Burdick J A, Highley C, et al. Biofabrication strategies for 3d in vitro models and regenerative medicine. Nat Rev Mater, 2018, 3(5): 21 – 37.

[22] Bajaj P, Schweller R M, Khademhosseini A, et al. 3d biofabrication strategies for tissue engineering and regenerative medicine. Annu Rev Biomed Eng, 2014, 16(247 – 276).

[23] Murphy S V, Atala A. 3d bioprinting of tissues and organs. Nat Biotechnol, 2014, 32(8): 773 – 785.

[24] Shin H S, Hong H J, Koh W G, et al. Organotypic 3d culture in nanoscaffold microwells supports salivary gland stem-cell-based organization. Acs Biomater Sci Eng, 2018, 4(12): 4311 – 4320.

[25] Kakni P, Hueber R, Knoops K, et al. Intestinal organoid culture in polymer film-based microwell arrays. Adv Biosyst, 2020, 4(10): e2000126.

[26] Decembrini S, Hoehnel S, Brandenberg N, et al. Hydrogel-based milliwell arrays for standardized and scalable retinal organoid cultures. Sci Rep, 2020, 10(1): 10275.

[27] Schepers A, Li C, Chhabra A, et al. Engineering a perfusable 3d human liver platform from ips cells. Lab on a Chip, 2016, 16(14): 2644 – 2653.

[28] Ootani A, Li X, Sangiorgi E, et al. Sustained in vitro intestinal epithelial culture within a wnt-dependent stem cell niche. Nature Medicine, 2009, 15(6): 701 – 706.

[29] Neal J T, Li X, Zhu J, et al. Organoid modeling of the tumor immune microenvironment. Cell, 2018, 175(7):

[30] Yuki K, Cheng N, Nakano M, et al. Organoid models of tumor immunology. Trends Immunol, 2020, 41(8): 652 – 664.

[31] Neal J T, Li X, Zhu J, et al. Organoid modeling of the tumor immune microenvironment. Cell, 2018, 175(7): 1972 – 1988.e1916.

[32] Cattaneo C M, Dijkstra K K, Fanchi L F, et al. Tumor organoid-t-cell coculture systems. Nat Protoc, 2020, 15(1): 15 – 39.

[33] Dubyak G R. Ion homeostasis, channels, and transporters: An update on cellular mechanisms. AJP Advances in Physiology Education, 2005, 28(1 – 4): 143 – 154.

[34] Huch M, Koo B K. Modeling mouse and human development using organoid cultures.

Development, 2015, 142(18): 3113 - 3125.

[35] Manfrin A, Tabata Y, Paquet E R, et al. Engineered signaling centers for the spatially controlled patterning of human pluripotent stem cells. Nat Methods, 2019, 16(7): 640 - 648.

[36] Uzel S G, Amadi O C, Pearl T M, et al. Simultaneous or sequential orthogonal gradient formation in a 3d cell culture microfluidic platform. Small, 2016, 12(5): 612 - 622.

[37] Rifes P, Isaksson M, Rathore G S, et al. Modeling neural tube development by differentiation of human embryonic stem cells in a microfluidic wnt gradient. Nat Biotechnol, 2020.

[38] Broguiere N, Isenmann L, Hirt C, et al. Growth of epithelial organoids in a defined hydrogel. Adv Mater, 2018, 30(43): e1801621.

[39] Ranga A, Girgin M, Meinhardt A, et al. Neural tube morphogenesis in synthetic 3d microenvironments. Proc Natl Acad Sci U S A, 2016, 113(44): E6831 - E6839.

[40] Glorevski N, Sachs N, Manfrin A, et al. Designer matrices for intestinal stem cell and organoid culture. Nature, 2016, 539(7630): 560.

[41] Shkumatov A, Baek K, Kong H. Matrix rigidity-modulated cardiovascular organoid formation from embryoid bodies. PLoS One, 2014, 9(4): e94764.

[42] Sorrentino G, Rezakhani S, Yildiz E, et al. Mechano-modulatory synthetic niches for liver organoid derivation. Nat Commun, 2020, 11(1): 3416.

[43] Gjorevski N, Sachs N, Manfrin A, et al. Designer matrices for intestinal stem cell and organoid culture. Nature, 2016, 539(7630): 560 - 564.

[44] Lee K K, Mccauley H A, Broda T R, et al. Human stomach-on-a-chip with luminal flow and peristaltic-like motility. Lab Chip, 2018, 18(20): 3079 - 3085.

[45] Wang Y, Kim R, Gunasekara D B, et al. Formation of human colonic crypt array by application of chemical gradients across a shaped epithelial monolayer. Cell Mol Gastroenterol Hepatol, 2018, 5(2): 113 - 130.

[46] Creff J, Courson R, Mangeat T, et al. Fabrication of 3d scaffolds reproducing intestinal epithelium topography by high-resolution 3d stereolithography. Biomaterials, 2019, 221 (119404).

[47] Eiraku M, Takata N, Ishibashi H, et al. Self-organizing optic-cup morphogenesis in three-dimensional culture. Nature, 2011, 472(7341): 51 - 56.

[48] Pham M T, Pollock K M, Rose M D, et al. Generation of human vascularized brain organoids. Neuroreport, 2018, 29(7): 588 - 593.

[49] Takebe T, Sekine K, Kimura M, et al. Massive and reproducible production of liver buds entirely from human pluripotent stem cells. Cell Rep, 2017, 21(10): 2661 - 2670.

[50] Holloway E M, Wu J H, Czerwinski M, et al. Differentiation of human intestinal organoids with endogenous vascular endothelial cells. Developmental Cell, 2020, 54(4): 516 - 528.e517.

[51] Wimmer R A, Leopoldi A, Aichinger M, et al. Human blood vessel organoids as a model of diabetic vasculopathy. Nature, 2019, 565(7740): 505.

[52] Sun X Y, Ju X C, Li Y, et al. Generation of vascularized brain organoids to study neurovascular

interactions. Elife, 2022, 11.

［53］ Zhou J, Li Y S, Chien S. Shear stress-initiated signaling and its regulation of endothelial function. Arterioscler Thromb Vasc Biol, 2014, 34(10): 2191 – 2198.

［54］ Chistiakov D A, Orekhov A N, Bobryshev Y V. Effects of shear stress on endothelial cells: Go with the flow. Acta Physiol (Oxf), 2017, 219(2): 382 – 408.

［55］ Baeyens N, Bandyopadhyay C, Coon B G, et al. Endothelial fluid shear stress sensing in vascular health and disease. J Clin Invest, 2016, 126(3): 821 – 828.

［56］ Cui K, Chen T, Zhu Y, et al. Engineering placenta-like organoids containing endogenous vascular cells from human-induced pluripotent stem cells. Bioengineering & Translational Medicine, n/a (n/a): e10390.

［57］ Liu H, Wang Y, Wang H, et al. A droplet microfluidic system to fabricate hybrid capsules enabling stem cell organoid engineering. Adv Sci (Weinh), 2020, 7(11): 1903739.

［58］ Wang Y, Liu H, Zhang M, et al. One-step synthesis of composite hydrogel capsules to support liver organoid generation from hipscs. Biomater Sci, 2020, 8(19): 5476 – 5488.

［59］ Barata D, Van Blitterswijk C, Habibovic P. High-throughput screening approaches and combinatorial development of biomaterials using microfluidics. Acta Biomater, 2016, 34(1 – 20).

［60］ Kim J A, Hong S, Rhee W J. Microfluidic three-dimensional cell culture of stem cells for high-throughput analysis. World Journal of Stem Cells, 2019, 11(10): 803 – 816.

［61］ Zhang W J, Zhang Y S, Bakht S M, et al. Elastomeric free-form blood vessels for interconnecting organs on chip systems. Lab on a Chip, 2016, 16(9): 1579 – 1586.

［62］ Esch M B, Smith A S T, Prot J M, et al. How multi-organ microdevices can help foster drug development. Adv Drug Deliver Rev, 2014, 69(158 – 169).

［63］ Oleaga C, Bernabini C, Smith A S T, et al. Multi-organ toxicity demonstration in a functional human in vitro system composed of four organs. Sci Rep-Uk, 2016, 6.

［64］ Esch M B, Smith A S, Prot J M, et al. How multi-organ microdevices can help foster drug development. Adv Drug Deliv Rev, 2014, 69 – 70(158 – 169).

［65］ Lee S H, Ha S K, Choi I, et al. Microtechnology-based organ systems and whole-body models for drug screening. Biotechnol J, 2016, 11(6): 746 – 756.

［66］ Lee S H, Sung J H. Microtechnology-based multi-organ models. Bioengineering (Basel), 2017, 4(2).

［67］ Oleaga C, Bernabini C, Smith A S, et al. Multi-organ toxicity demonstration in a functional human in vitro system composed of four organs. Sci Rep, 2016, 6(20030).

［68］ Lee D W, Lee S H, Choi N, et al. Construction of pancreas-muscle-liver microphysiological system (mps) for reproducing glucose metabolism. Biotechnol Bioeng, 2019, 116(12): 3433 – 3445.

［69］ Bauer S, Wennberg Huldt C, Kanebratt K P, et al. Functional coupling of human pancreatic islets and liver spheroids on-a-chip: Towards a novel human ex vivo type 2 diabetes model. Sci Rep, 2017, 7(1): 14620.

［70］　Tao T, Deng P, Wang Y, et al. Microengineered multi-organoid system from hipscs to recapitulate human liver-islet axis in normal and type 2 diabetes. Adv Sci（Weinh）, 2021, e2103495.

［71］　Danjo T, Eiraku M, Muguruma K, et al. Subregional specification of embryonic stem cell-derived ventral telencephalic tissues by timed and combinatory treatment with extrinsic signals. J Neurosci, 2011, 31(5): 1919 - 1933.

［72］　Kadoshima T, Sakaguchi H, Nakano T, et al. Self-organization of axial polarity, inside-out layer pattern, and species-specific progenitor dynamics in human es cell-derived neocortex. Proceedings of the National Academy of Sciences of the United States of America, 2013, 110(50): 20284 - 20289.

［73］　Suga H, Kadoshima T, Minaguchi M, et al. Self-formation of functional adenohypophysis in three-dimensional culture. Nature, 2011, 480(7375): 57 - U215.

［74］　Qian X, Nguyen H N, Song M M, et al. Brain-region-specific organoids using mini-bioreactors for modeling zikv exposure. Cell, 2016, 165(5): 1238 - 1254.

［75］　Chen X, Sun G, Tian E, et al. Modeling sporadic alzheimer's disease in human brain organoids under serum exposure. Adv Sci（Weinh）, 2021, 8(18): e2101462.

［76］　Mariani J, Coppola G, Zhang P, et al. Foxg1 - dependent dysregulation of gaba / glutamate neuron differentiation in autism spectrum disorders. Cell, 2015, 162(2): 375 - 390.

［77］　Qian X, Nguyen H N, Jacob F, et al. Using brain organoids to understand zika virus-induced microcephaly. Development, 2017, 144(6): 952 - 957.

［78］　Wang Y, Wang L, Zhu Y, et al. Human brain organoid-on-a-chip to model prenatal nicotine exposure. Lab Chip, 2018, 18(6): 851 - 860.

［79］　Karzbrun E, Kshirsagar A, Cohen S R, et al. Human brain organoids on a chip reveal the physics of folding. Nat Phys, 2018, 14(5): 515 - 522.

［80］　Morita R, Suzuki M, Kasahara H, et al. Ets transcription factor etv2 directly converts human fibroblasts into functional endothelial cells. Proc Natl Acad Sci U S A, 2015, 112(1): 160 - 165.

［81］　Cakir B, Xiang Y F, Tanaka Y, et al. Engineering of human brain organoids with a functional vascular-like system. Nat Methods, 2019, 16(11): 1169.

［82］　Daviaud N, Friedel R H, Zou H Y. Vascularization and engraftment of transplanted human cerebral organoids in mouse cortex. Eneuro, 2018, 5(6).

［83］　Spence J R, Mayhew C N, Rankin S A, et al. Directed differentiation of human pluripotent stem cells into intestinal tissue in vitro. Nature, 2011, 470(7332): 105 - 109.

［84］　Wang X, Yamamoto Y, Wilson L H, et al. Cloning and variation of ground state intestinal stem cells. Nature, 2015, 522(7555): 173 - 178.

［85］　Workman M J, Gleeson J P, Troisi E J, et al. Enhanced utilization of induced pluripotent stem cell-derived human intestinal organoids using microengineered chips. Cell Mol Gastroenterol Hepatol, 2018, 5(4): 669 - 677.

［86］　Nikolaev M, Mitrofanova O, Broguiere N, et al. Homeostatic mini-intestines through scaffold-guided organoid morphogenesis. Nature, 2020, 585(7826): 574.

[87] Schwank G, Koo B - K, Sasselli V, et al. Functional repair of cftr by crispr/cas9 in intestinal stem cell organoids of cystic fibrosis patients. Cell Stem Cell, 2013, 13(6): 653 - 658.

[88] Yoo J - H, Donowitz M. Intestinal enteroids/organoids: A novel platform for drug discovery in inflammatory bowel diseases. World J Gastroenterol, 2019, 25(30): 4125 - 4147.

[89] Little M H, Combes A N. Kidney organoids: Accurate models or fortunate accidents. Genes & Development, 2019, 33(19 - 20): 1319 - 1345.

[90] Ryuji, Morizane, Joseph, et al. Kidney organoids: A translational journey. Trends in Molecular Medicine, 2017.

[91] Wu H, Uchimura K, Donnelly E L, et al. Comparative analysis and refinement of human psc-derived kidney organoid differentiation with single-cell transcriptomics. Cell Stem Cell, 2018, 23(6).

[92] Shankar A S, Du Z Y, Mora H T, et al. Human kidney organoids produce functional renin. Kidney Int, 2021, 99(1): 134 - 147.

[93] Lee H N, Choi Y Y, Kim J W, et al. Effect of biochemical and biomechanical factors on vascularization of kidney organoid-on-a-chip. Nano Converg, 2021, 8(1): 35.

[94] Bas-Cristóbal Menéndez A, Du Z, Van Den Bosch T P P, et al. Creating a kidney organoid-vasculature interaction model using a novel organ-on-chip system. Sci Rep, 2022, 12(1): 20699.

[95] Trapecar M, Wogram E, Svoboda D, et al. Human physiomimetic model integrating microphysiological systems of the gut, liver, and brain for studies of neurodegenerative diseases. Sci Adv, 2021, 7(5).

[96] Skardal A, Aleman J, Forsythe S, et al. Drug compound screening in single and integrated multi-organoid body-on-a-chip systems. Biofabrication, 2020, 12(2): 025017.

[97] Skardal A, Murphy S V, Devarasetty M, et al. Multi-tissue interactions in an integrated three-tissue organ-on-a-chip platform. Sci Rep, 2017, 7(1): 8837.

[98] Yin F, Zhang X, Wang L, et al. Hipsc-derived multi-organoids-on-chip system for safety assessment of antidepressant drugs. Lab Chip, 2021, 21(3): 571 - 581.

[99] Wang Y Q, Wang H, Deng P W, et al. In situ differentiation and generation of functional liver organoids from human ipscs in a 3d perfusable chip system. Lab on a Chip, 2018, 18(23): 3606 - 3616.

[100] Wang Y, Wang H, Deng P, et al. Modeling human nonalcoholic fatty liver disease (nafld) with an organoids-on-a-chip system. Acs Biomater Sci Eng, 2020, 6(10): 5734 - 5743.

[101] Qian X Y, Nguyen H N, Song M M, et al. Brain-region-specific organoids using mini-bioreactors for modeling zikv exposure. Cell, 2016, 165(5): 1238 - 1254.

[102] Garcez P P, Loiola E C, Da Costa R M, et al. Zika virus impairs growth in human neurospheres and brain organoids. Science, 2016, 352(6287): 816 - 818.

　　类器官作为一种由干细胞、前体细胞或者分化细胞在胞外基质间相互作用下自我组装形成的三维结构,相较于传统的细胞系与患者源性肿瘤异种移植模型(patient-derived tumor xenograft,PDX),其优点不言而喻,包括培养存活率高、周期短、操作简便和可以反映原位组织部分的结构与功能等。目前已在疾病模型构建和药物筛选等领域有所应用。

　　尽管类器官因其可视化与短时程独具优势且发展迅猛,然而,目前 3D 类器官技术仍存在一定限制。例如,与二维细胞系相比,部分正常组织类器官显示出局限的传代与冻存-复苏率,尤其是免疫类器官与类器官固有免疫细胞,其培养时间更短,无法真实地模拟正常器官上皮细胞与免疫细胞应答微环境改变(如应答炎症因子)的生理学与病理学反应。此外,部分正常组织类器官出现上皮细胞稳态变更,如胃类器官培养时,存在壁细胞(parietal cells)丢失与主细胞(chief cells)数量增加的表型。同时,不同的课题组以及公司的培养方法、操作规范有所差异,对类器官培养的重复性和可控性影响较大,因此需要建立相关培养标准。此外,微环境在肿瘤发生发展过程中发挥着重要的作用,而目前在类器官细胞的种类上,暂时无法实现血管系统[1]和神经系统等多组织共培养,如类器官在肿瘤血管生成领域的研究仍属空白[2]。本章将就未来类器官模式的发展方向与应用前景进行阐述。

16.1　类器官与疾病资源库

　　随着对多器官、多物种类器官培养体系的不断探索和建立,科学家们将正常组织干细胞或祖细胞来源的类器官培养系统快速成功地推向了疾病研究,特别是肿瘤研究领域。由于类器官具有人源性,拥有与捐赠者器官高度相似的组织排布和空间结构,可模拟器官发育和形成的动态过程,在体外长期扩增中具有基因组稳定性,并能够形成活体生物库进行高通量筛选等优势,成为近年来备受关注的体外模型。比如,胃肠道和结肠直肠癌来源的类器官,与其各自的活检样本在组织形态结构、突变谱、基因拷贝数、常见临床诊断标志物等高度相似[3,4]。Mattero Boretto 与合作者从林奇综合征(Lynch syndrome)患者的子宫内膜增生活检组织中也建立了能够长期扩增的类器官[5]。林奇综合征子宫内膜类器官(endometrial organoids, EOs)靶向重新测序表明,影响错配修复(mismatch repair, MMR)基因($MSH2$ 和 $MSH6$)的特定突变保留在相应的类器官中[6]。因此,HypEOs再现了疾病易感性、疾病表型和遗传学的相关性,有助于探索人群疾病易感性与细胞增生表型及其向癌症发展的分子机制。由患者来源类器官构建的疾病资源库,一方面可以用来研究肿瘤细胞异质性及发病机制,另一方面可用于高通量药物筛选和药敏实验等,为个性化精准医疗进一步发展奠定基础。

3D类器官与多个类器官联通共培养研究体系代表新兴的人体生理学、药理学与肿瘤演进研究新模式,它把人体生理学功能的分子与细胞器时空动力学凝聚在更小的可视化维度(如直径为10 cm空腹胃与100 μm 直径的胃类器官),使细胞生理学分子运动的场景在现代显微镜下清晰可见。如3D类器官能有效地展示胃炎-胃癌的演进过程,从正常胃黏膜感染幽门螺杆菌,到浅表性胃炎—萎缩性胃炎—肠化生—异型增生—胃癌的发展过程[7]。

此外,利用类器官模型结合新兴的基因编辑、器官芯片和单细胞RNA测序技术等,能够突破传统模型的瓶颈,在器官水平上为疾病可视化动态演进模型的建立、药物研发、精准医疗以及再生医学等提供有价值的信息[8]。其中,癌症基因组图谱计划(The Cancer Genome Atlas)提供了大量的肿瘤相关基因突变与单核苷酸多态性数据。Fu与合作者绘制出首个常见癌症基因突变特异性 BRAF – V600E 突变新生蛋白相互作用(neo-protein-protein interaction, 简称neoPPI)网络草图,发现突变的氨基酸基团能直接诱导蛋白结合,形成新的肿瘤特有的相互作用[9],可以为基于类器官的基因突变与单核苷酸多态性致病机制研究与靶向药物发现提供新技术平台[10];与CRISPR – Cas9 技术结合,可以通过对正常组织来源的类器官进行基因编辑来重现肿瘤的发生发展整个过程,从而解析癌基因驱动的肿瘤演进过程,并探索癌前病变进程中的相关信号通路或致病基因。

16.2 类器官与新药临床试验

类器官在新药研发领域也在2022年8月出现了里程碑式的突破:FDA批准了全球首个基于"类器官芯片"研究获得临床前数据的新药进入临床试验(NCT04658472),意味着"类器官芯片"实验首次取代了传统动物实验,并且正式被官方认可。NCT04658472新药实验由赛诺菲和器官芯片公司 Hesperos 合作进行,用于治疗两种罕见的自身免疫性脱髓鞘神经疾病,即慢性炎症性脱髓鞘性多发性神经病(chronic inflammatory demyelinating polyneuropathy, CIDP)和多灶性运动神经病(multifocal motor neuropathy, MMN)。事实上,由于人类代谢动力学特征与小鼠模式的巨大差异,近生理状态的 3D 类器官模型在新药研发方面正扮演越来越重要的作用[11]。

比如,非酒精性脂肪肝(non-alcoholic fatty liver disease,NAFLD)是最常见的肝脏疾病,并可发展为非酒精性脂肪性肝炎(nonalcoholic steatohepatitis,NASH)。已知的遗传变异仅解释了患有 NAFLD／NASH 风险的一小部分,相比病毒性肝炎等,非酒精性脂肪性肝炎演进的复杂性更高。由于驱动病情发生与发展的因素很多且动态交错,自然病程演进相对缓慢,如果靠动物模型对所有因素建模,挑战较大。全球有超过 100 个针对非酒精性脂肪肝炎的临床研究,但绝大多数治疗药物的三期临床试验结果令人失望,主要原因在于缺乏理想的病理演进实验模型和预测模型。Takanori Takebe 与合作者设计了一个集合的人类脂肪性肝炎的类器官群体,来研究代谢状态对基因型—表型关联的影响[12]。在胰岛素不敏感的条件下,基于人群的表型分析预测了 NASH 的关键遗传因素,包括葡萄糖激酶调节蛋白(GCKR)基因突变 - rs1260326：C＞T。对 NASH 临床队列的分析显示,GCKR - rs1260326 - T 等位基因仅在糖尿病状态下可提高疾病的严重程度,但在非糖尿病状态下可减轻纤维化。转录组、代谢组和药理学分析表明,GCKR - rs1260326 突变导致了明显的线粒体功能障碍,并且二甲双胍不能逆转这种障碍。解除氧化机制减轻了线粒体功能障碍,并允许适应脂肪酸供应的增加,同时保护其免受氧化应激,为未来治疗糖尿病 NASH 的方法奠定了基础。因此,基于类器官的基因型-表型动态关联策略分解了代谢相关基因变异功能的时空效应机制,并为肝病的精准干预提供了丰富的信息与干预策略,从而筛选出干预炎症演进早期事件的有效靶向药物。

从药物筛选和个体化治疗的角度看,利用不同来源的器官样本库建立不同的原发性或转移性肿瘤类器官,并通过结合高通量筛选技术可获得抗肿瘤药物和高效预测肿瘤患者对不同药物的协同效应,有助于加速推动开发针对肿瘤异质性特征的个性化治疗方案。

16.3　类器官与多组织重构

虽然类器官系统有广阔的应用前景,但其也存在显而易见的不足之处,如缺乏结缔组织、血管系统和免疫系统等。目前,类器官研究未来发展方向是尽可能地模仿生理状态。但其模仿生理学程度有限,只能形成类似于三维单一细胞类型的体系,缺乏体内重要的生理过程,如内分泌(endocrine)、旁分泌(paracrine)以及血管、淋巴管和神经功能,仍无法完全复制人体器官的生理功能[12],因此只能视为简单的离体器官模型。最近,Rajasekar 与合作者设计了一个微流控平台 IFlowPlate,其内皮细胞可自组装成微血管网络,再与结肠类器官共培养,可形成具有血管灌注和先天性免疫功能的结肠类器官[13]。最新研究显示,人体血液与免疫细胞分化已经可以通过化合物诱导完成,从而替代了早期使用的细胞因子诱导方案[14]。

16.3.1　类器官与免疫系统

众所周知,肿瘤免疫微环境可以影响肿瘤的发生、进展、迁移等过程,已有文章报道,髓源性抑制细胞(myeloid-derived suppressor cells, MDSCs)与胰腺癌类器官共培养可以显著促进肿瘤的生长。因此,针对目前的类器官,迫切需要免疫系统的参与和共建培养,这将极大程度上拓宽类器官在疾病模型构建和药物筛选等方面的发展空间。

胃肠道是我们身体和外部世界交流的一个门户,其上皮细胞不仅帮助我们消化食物和吸收养分,当病原微生物(如细菌、病毒和过敏原)入侵时,胃肠上皮细胞会发出警报信号、触发免疫应答反应。当肠道功能障碍,或在发育过程中不能正常形成时,就会发生多种胃肠道疾病,如炎症性肠病(inflammatory bowel disease, IBD)等。最近, Michael Helmrath 与合作者利用诱导多能干细胞(induced pluripotent stem cells, iPSCs)成功地开发了一种含有功能性免疫系统的肠道类器官[15]。为了评估免疫系统在发育过程中的作用,他们使用了经过基因改造的"人源化"小鼠来替代自体免疫系统,这使得移植的人类免疫细胞能够发挥作用。随后他们将类器官移植到小鼠肾脏周围的膜下,类器官可继续生长,直径可达到约 0.5 厘米。在 12 周、16 周和 20 周时,他们收集了类器官,以分析其中包含的细胞类型。结果发现,类器官分别含有不同种类型的人类免疫细胞,这些免疫细胞来自人源化小鼠,其中包括 CD45+ 细胞和肠道相关淋巴相关细胞(gut-associated lymphoid tissue, GALT)。因此,结果显示来自人源化小鼠的免疫细胞迁移到了类器官。值得一提的是,我们在这个实验中看到了与人类发育过程中相同类型免疫细胞向特化上皮细胞群的聚集,提示发育过程免疫细胞的时空动态特征。更有意思的是,大肠杆菌碎片可以刺激肠道类器官产生功能性 M 细胞——一种关键的免疫信号细胞。因此,类器官模型为研究胃肠道稀少免疫细胞提供了一个独特的技术平台,可帮助我们更多地了解影响消化道免疫介导的疾病机制,寻找新的干预机制。

事实上,目前免疫系统与类器官共培养的方法主要有两种:① 同时维持免疫系统和类器官的存活;② 后续额外加入免疫系统与类器官短暂共存。例如,胃癌类器官与癌症相关成纤维细胞(cancer-associated fibroblasts, CAFs)共培养[16],胰腺癌类器官与单核细胞、CAFs 共培养[17],以及癌类器官与外周血淋巴细胞共培养[18]等均已建立。与动物模型不同,类器官可以更准确地反映常见疾病状态的遗传条件,甚至可以模仿特定患者器官组织。如何优化三维上皮细胞类器官的培养条件与生长因子使用,使之含有一定比例、动态平衡的功能免疫细胞群将是未来三维类器官技术的发展方向。

16.3.2 类器官与血管系统

在组织器官的发育存活、发挥生理功能和再生过程中,血管作为其重要的微环境是不可或缺的。体外培养的类器官由于缺乏有效的血管,随着类器官体积的增加,缺氧及代谢废物累积导致细胞凋亡,最终致使组织坏死,因此目前培养的类器官无论是形态大小还是生理功能都无法做到完全模拟真实的组织器官。因此,构建功能性血管浸润的类器官将为类器官培养体系注入极大的活力。目前,类器官的血管化一直是类器官研究领域的热点与挑战。

　　为了更好地研究和探索血管生成信号对正常组织和肿瘤来源类器官的影响,科学家们围绕在类器官系统中重建血管做出了很多努力和工作。将类器官植入高度血管化的组织器官是一种常用的类器官血管化的方法[19]。把类器官移植到血管丰富的动物组织后,宿主的血管会侵入类器官,建立宿主组织与移植类器官的联系。Abed Mansour 等人就人源脑类器官移植到成体小鼠脑组织中,可以观察到宿主血管广泛浸润到类器官上[20]。除此之外,为了培养血管化的脑类器官,Yingchao Shi 与合作者将 hESCs 与人脐静脉内皮细胞(HUVECs)共培养,定向诱导其分化为血管化的脑类器官[21]。免疫荧光染色结果表明,HUVECs 在脑类器官中相互连接,并形成具有通透能力的复杂血管系统,该血管系统可以在脑类器官中可稳定存在 200 天以上。研究者将血管化脑类器官植入免疫缺陷小鼠脑内 S1 皮质空洞中,免疫荧光检测结果显示在脑类器官移植物中HUVECs 与宿主小鼠血管内皮细胞发生了整合,并在脑类器官中形成了有血液流动的功能性血管网络系统,支持其成熟存活,体现了类器官血管化的生理学功能,为进一步体外重塑脑类器官生理学功能奠定基础。同样地,在肝癌类器官与细胞内皮细胞共培养时,可以成功检测到新血管生成的标志物[22]。当乳腺癌类器官与血管网络共培养时,血管化的类器官可以长时间显示明显的血管生成反应[23]。Jian Hui Low 与合作者通过动态调节 WNT 信号通路,控制近端肾小球和远端肾小管的比例,调节近端足细胞释放血管内皮生长因子 A(VEGF - A)的水平,进而诱导血管化的肾脏类器官分化形成[24]。免疫荧光检测结果明确了肾脏发育的起始阶段存在内源性血管内皮祖细胞,血管内皮祖细胞的发育依赖于足细胞分泌的 VEGF - A,并且 VEGF - A 的分泌量决定了血管网络的丰度。血管化的肾脏类器官移植入宿主小鼠后,继续发育成肾小球毛细血管簇,右旋糖酐灌注实验结果显示与野生型小鼠肾脏类似,移植的肾脏类器官具有初步的过滤和重吸收功能。Grant Rowe 与 George Daley 利用 3D 反应器(3D bioreactor)[25],以及异种移植形成类器官——动物嵌合体等技术促进类器官形成血管网络[26]。Dan Dongeun Huh 与合作者创建了一个先进的肠道类器官血管化模型,实现了与内皮细胞、成纤维细胞和免疫细胞的共培养,可体外模拟 IBD 疾病[27]。

　　由于诱导类器官血管形成的决定性因素尚不清楚,目前仅有少数种类的类器官血管化培养成功。事实上,不同种类的类器官血管化培养的条件也不尽相同。为此,探索其他类器官功能血管化的工作与连接不同血管化的类器官仍是未来类器官技术的发展方向。

　　本章中,我们首先介绍了类器官在疾病资源库中的重要应用,然后阐述了其在新药研发领域和药效筛选中的进展,最后系统介绍了未来类器官与多组织来源细胞重构的相关探索和尝试。尽管目前类器官功能可视化与标准化的相关研究已经日渐完善,但由于体外培养类器官功能异质性(heterogeneity)差异,我们需要知道类器官与体内相比,其生理学保真性、基因组稳定性与细胞可塑性的差异[28]。同时,建立类器官疾病库和未来高通量精准医疗也亟须标准操作步骤的建立、培养基条件的优化和基质胶安全性等方面的落实。近期开启的人类器官细胞图谱计划(The Organoid Cell Atlas)旨在收集来自不同人体组织和类器官的单细胞基因组数据[29]，推动类器官工程的标准化与质量控制。与此同时，除了多组学(蛋白组学、基因组学和转录组学)分析外[30]，还需要综合更精确、更全面的方法分析类器官中各种细胞的空间构筑、不同功能细胞的表观遗传、代谢和细胞群产生的协同生理学(collective physiology)等功能参数。目前，类器官领域仍有诸多问题需要解决，例如类器官与神经、血管系统的共培养以最终达到器官重构，类器官的质量控制与长期保存等。进一步的新技术与新方法拓展将促进类器官基础研究与转化潜能的进一步开发。我们期待人类器官细胞图谱计划信息库将演绎包括单细胞蛋白质组时空与信息流传递信息，为基于细胞的个性化健康诊疗提供新基石。

(姚雪彪、陈晔光、刘媛)

参考文献

[1] Lancaster M A, Renner M, Martin C A, et al. Cerebral organoids model human brain development and microcephaly. Nature, 2013, 501: 373 – 379.

[2] Tuveson D, Clevers H. Cancer modeling meets human organoid technology. Science, 2019, 364: 952 – 955.

[3] Sachs N, de Ligt J, Kopper O, et al. A living biobank of breast cancer organoids captures disease heterogeneity. Cell, 2018, 172: 373 – 386.

[4] Vlachogiannis G, Hedayat S, Vatsiou A, et al. Patient-derived organoids model treatment response of metastatic gastrointestinal cancers. Science, 2018, 359: 920 – 926.

[5] Boretto M, Maenhoudt N, Luo X, et al. Patient-derived organoids from endometrial disease capture clinical heterogeneity and are amenable to drug screening. Nat Cell Biol, 2019, 21: 1041 – 1051.

[6] Lynch H T, Snyder C L, Shaw T G, et al. Milestones of Lynch syndrome: 1895 – 2015. Nat Rev Cancer, 2015, 15: 181 – 194.

[7] Yao X, Smolka A J. Gastric parietal cell physiology and Helicobacter pylori-Induced disease. Gastroenterology, 2019, 156: 2158 – 2173.

[8] Skardal A, Shupe T, Atala A. Organoid-on-a-chip and body-on-a-chip systems for drug screening and disease modeling. Drug Discov Today, 2016, 21: 1399 – 1411.

[9] Mo X, Niu Q, Ivanov A A, et al. Systematic discovery of mutation-directed neo-protein-protein interactions in cancer. Cell, 2022, 185: 1974 – 1985.

[10] Yao X. Modeling cellular polarity, plasticity, and disease disparity in 4D. J Mol Cell Biol, 2020, 12: 559 – 561.

[11] Hiratsuka K, Miyoshi T, Kroll K T, et al. Organoid-on-a-chip model of human ARPKD reveals mechanosensing pathomechanisms for drug discovery. Sci Adv, 2022, 8: eabq0866.

[12] Kimura M, Iguchi T, Iwasawa K, et al. En masse organoid phenotyping informs metabolic-

associated genetic susceptibility to NASH. Cell, 2022, 185: 4216 – 4232.

[13] Bhaduri A, Andrews M G, Kriegstein A R, et al. Are organoids ready for prime time? Cell Stem Cell, 2020, 27: 361 – 365.

[14] Rajasekar S, Lin D S Y, Abdul L, et al. IFlowPlate-a customized 384-well plate for the culture of perfusable vascularized colon organoids. Adv Mater, 2020, 32: e2002974.

[15] Sakurai M, Ishitsuka K, Ito R, et al. Chemically defined cytokine-free expansion of human haematopoietic stem cells. Nature, 2023, 615: 127 – 133.

[16] Bouffi C, Wikenheiser-Brokamp K A, Chaturvedi P, et al. In vivo development of immune tissue in human intestinal organoids transplanted into humanized mice. Nat Biotechnol, 2023.

[17] Koh V, Chakrabarti J, Torvund M, et al. Hedgehog transcriptional effector GLI mediates mTOR –Induced PD – L1 expression in gastric cancer organoids. Cancer Lett, 2021, 518: 59 – 71.

[18] Kuen J, Darowski D, Kluge T, et al. Pancreatic cancer cell/ fibroblast co-culture induces M2 like macrophages that influence therapeutic response in a 3D model. PLoS One, 2017, 12: e0182039.

[19] Grebenyuk S, Ranga A. Engineering organoid vascularization. Front Bioeng Biotechnol, 2019, 7: 39.

[20] Mansour A A, Goncalves J T, Bloyd C W, et al. An in vivo model of functional and vascularized human brain organoids. Nat Biotechnol, 2018, 36: 432 – 441.

[21] Shi Y, Sun L, Wang M, et al. Vascularized human cortical organoids (vOrganoids) model cortical development in vivo. PLoS Biol, 2020, 18: e3000705.

[22] Wang Y, Takeishi K, Li Z, et al. Microenvironment of a tumor-organoid system enhances hepatocellular carcinoma malignancy-related hallmarks. Organogenesis, 2017, 13: 83 – 94.

[23] Shirure V S, Bi Y, Curtis M B, et al. Tumor-on-a-chip platform to investigate progression and drug sensitivity in cell lines and patient-derived organoids. Lab Chip, 2018, 18: 3687 – 3702.

[24] Low J H, Li P, Chew E G Y, et al. Generation of human PSC-derived kidney organoids with patterned nephron segments and a de novo vascular network. Cell Stem Cell, 2019, 25: 373 – 387.

[25] Qian X, Nguyen H N, Song M M, et al. Brain-region-specific organoids using mini-bioreactors for modeling ZIKV exposure. Cell, 2016, 165: 1238 – 1254.

[26] Rowe R G, Daley G Q. Induced pluripotent stem cells in disease modelling and drug discovery. Nat Rev Genet, 2019, 20: 377 – 388.

[27] Bhaduri A, Andrews M G, Mancia Leon W, et al. Cell stress in cortical organoids impairs molecular subtype specification. Nature, 2020, 578: 142 – 148.

[28] Dijkstra K K, Cattaneo C M, Weeber F, et al. Generation of tumor-reactive T cells by co-culture of peripheral blood lymphocytes and tumor organoids. Cell, 2018, 174: 1586 – 1598.

[29] Bock C, Boutros M, Camp J G, et al. The organoid cell atlas. Nat Biotechnol, 2021, 39: 13 – 17.

[30] Brancati G, Treutlein B, Camp J G. Resolving neurodevelopmental and vision disorders using organoid single-cell multi-omics. Neuron, 2020, 107: 1000 – 1013.

索 引